Rainer Nowack

Rainer Birck

Thomas Weinreich

(Hrsg.)

Dialyse und Nephrologie für Fachpersonal

3., vollständig überarbeitete Auflage

Rainer Nowack

Rainer Birck

Thomas Weinreich

(Hrsg.)

Dialyse und Nephrologie für Fachpersonal

3., vollständig überarbeitete Auflage

Mit 135 Abbildungen

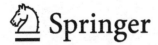 Springer

PD Dr. med. Rainer Nowack
Dialyse am Krankenhaus Lindau
Friedrichshafenerstr. 82
88131 Lindau

Dr. med. Thomas Weinreich
Nephrologisches Zentrum Villingen-Schwenningen
Schramberger Str. 28
78054 Villingen-Schwenningen

PD Dr. med. Rainer Birck
V. Medizinische Klinik
Nephrologie / Endokrinologie / Rheumatologie
Universitätsklinikum Mannheim
Theodor-Kutzer-Ufer 1-3
68135 Mannheim

Ihre Meinung ist und wichtig: www.springer.com/978-3-540-72322-6

ISBN   978-3-540-72322-6, 3. Auflage, Springer Medizin Verlag Heidelberg
ISBN   978-3-540-42811-4, 2. Auflage, Springer Medizin Verlag Heidelberg

Bibliografische Information der Deutschen Nationalbibliothek
Die Deutsche Nationalbibliothek verzeichnet diese Publikation in der Deutschen Nationalbibliografie;
detaillierte bibliografische Daten sind im Internet über http://dnb.d-nb.de abrufbar.

Springer Medizin Verlag
springer.de
© Springer Medizin Verlag Heidelberg 2003, 2009

Planung: Barbara Lengricht, Berlin
Projektmanagement: Ulrike Niesel, Heidelberg
Copy-Editing: Ute Villwock, Heidelberg
Layout und Umschlaggestaltung: deblik Berlin
Satz: TypoStudio Tobias Schaedla, Heidelberg
SPIN: 11977292

Gedruckt auf säurefreiem Papier   22/2122/UN – 5 4 3 2 1 0

Geleitwort

Als erster Vorsitzender der Deutschen Gesellschaft für Fachkrankenpflege und Funktionsdienste e. V. (DFG) bin ich sehr erfreut, dass der Springer-Verlag für die Fachkrankenpflege der Dialyse und Nephrologie ein eigenes Fachbuch bereits in der dritten Auflage veröffentlicht. In wesentlichen Teilen der praktischen Vorgehensweise bei der Behandlung und Pflege von Nierenkranken und dialysepflichtigen Patienten hat das Buch eine aktuelle Erweiterung erfahren, so dass es sowohl für die Ausbildung als auch für die Fortbildung zu empfehlen ist. In allen Bereichen der Fachkrankenpflege hängt die pflegerische Qualität direkt mit der Qualifikation der Pflegekräfte zusammen. Dazu leistet dieses Buch einen wesentlichen Beitrag für den Bereich der Nephrologie und Dialyse. Auf Grund seines Aufbaus und seiner didaktischen Herangehensweise eignet es sich als Nachschlagewerk für Fragen bei der täglichen Arbeit, zum eigenen Studium, als Begleiter während der Fachweiterbildung sowie bereits während der Ausbildung.

Die Deutschen Gesellschaft für Fachkrankenpflege und Funktionsdienste e. V. (DFG) ist ein gemeinnützig eingetragener Verein zur Förderung der Aus-, Fort- und Weiterbildung in der Fachkrankenpflege. Sie vertritt die Interessen der Fachkrankenpflege in Ministerien, Fachausschüssen und innerhalb des Deutschen Pflegerates. Ihr erstrangiges Ziel ist die Sicherstellung einer optimalen und sicheren Patientenversorgung, die qualifizierte berufsspezifische Fortbildung, die staatliche Anerkennung der Fachweiterbildungen in allen Schwerpunktbereichen der Pflege, demnach auch im Bereich der Dialyse und Nephrologie und die Förderung entsprechender wissenschaftlicher Literatur. Weiter bemüht sich die DGF um die Registrierung aller Fachpflegekräfte und aller Weiterbildungsstätten unter Qualitätsgesichtspunkten sowie um eine festgeschriebene, regelmäßige Fort- und Weiterbildung.

Die Deutschen Gesellschaft für Fachkrankenpflege und Funktionsdienste e. V. wünscht diesem Buch in seiner aktuellen Auflage eine positive Resonanz und – gerade im Interesse aller Patienten – eine weite Verbreitung.

Klaus Notz
1. Vorsitzender der Deutschen Gesellschaft für Fachkrankenpflege
und Funktionsdienste e. V. (DFG)

Weiter Informationen zu Ihrem Berufsverband für die Fachkrankenpflege und Funktionsdienste finden Sie unter www. DGF-online.de

Vorwort zur 3. Auflage

Nachdem die 2. Auflage bereits seit einiger Zeit vergriffen ist, wurde eine Neubearbeitung notwendig. Das bewährte Konzept der ersten beiden Auflagen haben wir bewusst beibehalten, nachdem wir hierzu vor allem von Weiterbildungseinrichtungen für nephrologische Pflegekräfte ermuntert wurden. Dozenten dieser Einrichtungen haben immer wieder hervorgehoben, dass sich die grundlegende und vertiefende Einführung in die Nephrologie und Dialyse durch dieses Buch unterrichtsbegleitend besonders eignet. An vielen Stellen musste der Wissensstand aktualisiert werden, und es wurden Kapitelumstellungen gegenüber den Vorauflagen vorgenommen. Besonders die Thematik der »adäquaten Dialyse« hat in den letzten Jahren an Bedeutung Gewonnen. Dem wurde inhaltlich Rechnung getragen.

Wir danken allen Mitarbeitern des Springer-Verlags, vor allem Frau Barbara Lengricht, für die angenehme Zusammenarbeit bei der Fertigstellung der 3. Auflage.

Die Herausgeber im Juni 2009

Inhaltsverzeichnis

Mitarbeiterverzeichnis

Birck, Rainer, Dr. med., PD
V. Medizinische Klinik
Universitätsklinikum Mannheim
Theodor-Kutzer-Ufer 1-3
68135 Mannheim

Braun, Claude, Dr. med., PD
Hôpital Kirchberg
Service de Médecine Interne et Néphrologie
9, Rue Edward Steichen
L-2540 Luxembourg

Landthaler, Irmgard
Praxis für Ernährungsberatung
Neuhauser Str. 15
80331 München

Müller, Alexander, Dr. med.
Nierenzentrum Weinheim
Kreiskrankenhaus Weinheim
Röntgenstraße 1
69469 Weinheim

Nowack, Rainer, Dr. med., PD
Dialyse am Krankenhaus Lindau
Friedrichshafenerstr. 82
88131 Lindau

Odenwälder, Willi
Leitender Techniker
V. Medizinische Klinik
Universitätsklinikum Mannheim
Theodor-Kutzer-Ufer 1-3
68135 Mannheim

Sobek, Hans, Dr. med.
Facharzt für Urologie (und Fachpfleger für Dialyse)
Theresienkrankenhaus Mannheim
Bassermannstr. 1
68139 Mannheim

Weinreich, Thomas, Dr. med.
Nephrologisches Zentrum Villingen-Schwenningen
Schramberger Str. 28
78054 Villingen-Schwenningen

Abkürzungsverzeichnis

AAMI	Association Advancement for Medical Instrumention
ACE	Angiotensinkonversions-enzym (»angiotensin converting enzyme«)
ACT	aktivierte Gerinnungszeit (»activated clotting time«)
ADH	antidiuretisches Hormon
ADPKD	autosomal dominante poly-zystische Erkrankung der Nieren (»autosomal-dominant polycystic kidney disease«)
AfnP	Arbeitsgruppe für nephrologische Pflege (in der EDTNA/ERCA)
AIN	akute interstitielle Nephritis
ANF	atrialer natriuretischer Faktor
ANV	akutes Nierenversagen
APD	automatische Peritonealdialyse
APTT	aktivierte partielle Thrombo-plastinzeit
ASS	Acetylsalicylsäure
CAPD	kontinuierliche ambulante Peritonealdialyse
CAVH	kontinuierliche arteriovenöse Hämofiltration
CAVHD	kontinuierliche arteriovenöse Hämodialyse
CCPD	kontinuierliche zyklische Peritonealdialyse
CE	Conformitée Européen (europäisches Prüfzertifikat)
CSE-Hemmer	Cholesterin-Synthese-Enzym-Hemmer
CT	Computertomographie
CVVH	kontinuierliche venovenöse Hämofiltration
CVVHD	kontinuierliche venovenöse Hämodialyse
D/P-Quotient	Verhältnis von Dialysat zu Plasma-konzentration, meist für Kreatinin, beim peritonealen Äquilibrations-test
DDAVP	Vasopressinderivat (Desmopresin)
DEAE	Diethylaminoethyl
DEHP	Di-2-ethylhexylphtalsäureester (Weichmacherzusatz, z.B. von Teflonschläuchen)
DNA	Desoxyribonucleinsäure (=DNS)
DOP	Dioktylphtalsäureester (Weich-macherzusatz, z.B. von Teflon-schläuchen)
E-PTFE	expanded Polytetrafluorethylen (aufgeschäumtes Teflon für synth. Shunts)
ECT	Ecaria-Gerinnungszeit
EDTNA	European Dialysis and Transplant Nurses Association
EMG	Elektromyographie
ERBF	effektiver renaler Blutfluss (s. RPF)
ERCA	European Renal Care Association
ETO	Ethylenoxid
EZR	Extrazellulärraum
FF	Filtrationsfraktion, d.h. der Quotient aus GFR/RPF
FFP	gefrorenes Frischplasma (»fresh frozen plasma«)
FSH	follikelstimulierendes Hormon
GPT	Glutamat-Pyruvat-Transaminase (Leberenzym)
eGFR	(e = estimated) Schätzformel für GFR nach MDRD-Studie
GFR	glomeruläre Filtrationsrate
GKW	Gesamtkörperwasser
GOT	Glutamat-Oxalat-Transaminase (Leberenzym)
h	Stunde
HAV	Hepatitis-A-Virus
HBV	Hepatitis-B-Virus
HBcAg	Hepatitis-B-core-Antigen
HCI	Salzsäure
HD	Hämodialyse
HDF	Hämofiltration
HIT	heparininduzierte Thrombo-zytopenie
HUS	hämolytisch-urämisches Syndrom
I.E.	internationale Einheit
Ig	Immunglobulin (mit Bezeichnung der Gruppen: A, E, G, M)

IZR	Intrazellulärraum
K	Harnstoffclearance des Filters (als Kt/V-Quotient mit Zeitfaktor t und Harnstoffverteilungsvolumen V)
K_{UF}	Ultrafiltrationskoeffizient
KBE	koloniebildende Einheit
kg	Kilogramm
KG	Körpergewicht
KoA	Massentransferkoeffizient
LDL	Lipoproteine geringer Dichte (»low density lipoprotein«)
LWCT	Lee-White-Vollblutgerinnungszeit
MDRD	Modification of diet in renal disease – Studie; Grundlage einer Schätzformel für die GFR (s. dort)
MedGV	Medizingeräteverordnung (seit Juni 1998 von MPG abgelöst)
MPG	Medizinproduktegesetz
NaCl	Natrimchlorid = Kochsalz (meist als physiologische 0,9%-Infusionslösung)
NaOH	Natronlauge
NCDS	National Cooperative Dialysis Study (amerikanische Studie zur Dialysequalität)
NIPD	nächtliche intermittierende Peritonealdialyse
NMH	niedermolekulares Heparin
NO	Stickstoffoxid
NSAID	nichtsterodiale Antiphlogistika (Entzündungshemmer)
PAH-Clearance	para-Aminohippursäure-Clearance (ERBF-Messparameter)
PCR	1. Eiweißabbaurate (»protein catabolic rate«) 2. Polymerasekettenreaktion (»polymerase chain reaktion«)
PD	Peritonealdialyse
PEEP	positiver endexpiratonischer Druck (»positiv endexpiratory expiration pressure«)
PET	peritonealer Äquilibrationstest
PGI_2	Prostaglandin I_2
PKD	polzystische Nieren
PTH	Parathormon
PTT	partielle Thromboplastinzeit
Q_B	Blutfluss
RPF	renaler Plasmafluss

RPGN	rapid progrendiente Glomerunephritis
S	Siemens (Einheit für elektr. Leitwert, meist bezogen auf Länge: S/cm)
S-…	Serumkonzentration von … (z.B. S-Kreatinin = Serumkreatinin)
SCUF	spontane langsame Utrafiltration
SLE	Lupus erythematodes
t	Zeit
TMP	transmembranöser Druck/Druckdifferenz
TOTM	Tri-2-ethylhexyltrimellitsäureester (Weichmacherzusatz, z.B. von Teflonschläuchen)
TTP	thrombotisch-thrombozytopenische Purpura
UFR	Ultrafiltrationsrate
URR	Harnstoffreduktionsrate (»urea reduction rate«)
V	Harnstoffverteilungsvolumen
VLDL	Lipoproteine sehr geringer Dichte (»very low density lipoproteins«)

Einführung

1

1.1 Möglichkeiten und Entwicklung der Blutreinigungsverfahren

❯ Die Blutreinigungsverfahren kommen bei Versagen der Nierenfunktion zum Einsatz. Sie sollen die Funktion der Nieren möglichst weitgehend ersetzen. Dies bedeutet die Entfernung von aufgenommenen oder vom Körper gebildeten Stoffen, die sonst überwiegend oder ausschließlich über die Niere ausgeschieden werden.

Im einzelnen muss beim Blutreinigungsverfahren
- die durch das Nierenversagen gestörte Ausscheidung von Elektrolyten und giftigen Stoffwechselprodukten übernommen werden;
- die Ausscheidung des aufgenommenen oder durch den Stoffwechsel im Körper entstandenen Wassers erfolgen.

In diesem Sinne werden die jeweiligen Blutreinigungsverfahren als *Nierenersatztherapie* eingesetzt und verhindern eine *innere Vergiftung* durch die sogenannten *Urämietoxine* und eine *gefährliche Überwässerung*. In der Praxis ist dies die häufigste Indikation für den Einsatz der Blutreinigungsverfahren.

❯ Neben der Nierenersatztherapie kommen Blutreinigungsverfahren auch als Unterstützung der noch intakten Nierenfunktion zur Elimination von Toxinen oder Antikörpern bei externen Vergiftungen (z.B. durch Medikamente) oder besonderen immunologischen Erkrankungen (Autoimmunerkrankungen) zum Einsatz.
Zum Teil werden in diesen Fällen die gleichen Transportprozesse wie beim Ausfall der Nierenfunktion, zum Teil auch andere Prozesse, genutzt. Die betreffenden Verfahren sind in den Abschnitten Hämoperfusion und Plasmaseparation beschrieben.

❗ **Das Ziel von Blutreinigungsverfahren ist die selektive Entfernung pathologischer oder in pathologisch erhöhter Menge vorliegender Moleküle aus dem Blut bei weitgehender Bewahrung der unschädlichen und physiologisch wichtigen Moleküle.**

In der Entwicklung der Blutreinigungsverfahren standen die Funktionen der gesunden Niere modellhaft Pate.

Die Niere entgiftet den Körper und reguliert seinen Wasserhaushalt durch die Produktion hochkonzentrierten Urins in zwei gekoppelten Prozessen:
- Filtration: Zunächst wird über eine halbdurchlässige Membran das Blut filtriert, wobei die großen Plasmaeiweiße und die zellulären Bestandteile im Blut zurückgehalten werden.
- Konzentration und Modifikation des Filtrats: Durch eine Vielzahl von Tansportprozessen werden dem Filtrat weitere, aus dem Blut entfernungsbedürftige Moleküle hinzugefügt, während andere, physiologisch wichtige Moleküle, z. B. Wasser, zurückgewonnen, d. h. dem Blutkreislauf wieder zugeführt werden.

❗ **Diese Transportprozessabfolge in der gesunden Niere ermöglicht die Entfernung von toxischen Molekülen in hochkonzentrierter Form mit dem Urin ohne den Verlust physiologisch wichtiger Moleküle.**

Die Nierenersatzverfahren werden ständig weiter entwickelt, um sich dem Leistungsumfang der natürlichen Nierenfunktion weitestmöglich anzunähern. Die Verfahren basieren aber seit Jahrzehnten unverändert auf einigen wenigen Transportvorgängen.
- Die Toxinelimination beruht auf den physikalischen Phänomenen der Diffusion, Konvektion und Adsorption.
- Die Wasserelimination geschieht durch Ultrafiltration oder Osmose.

Der Fortschritt und die Qualitätsverbesserung beruht auf Effizienzsteigerung und physiologischeren Kombinationen der Transportvorgänge und ihrer zeitlichen Ausdehnung. Beispielhaft ist dieser Fortschritt z.B. an der Entwicklung von Blutreinigungsverfahren mit grobporigen Filtrationsmembranen (sog. High flux-Dialyse) oder der Einführung der Hämodiafiltration mit ihrem konvektiven Stofftransport abzulesen. Mit der Steigerung des konvektiven Transports ist man bemüht, den Filtrationsprozess der Niere möglichst genau nachzuahmen. So hofft man auf eine weitere Verbesserung der Entfernung sämtlicher, auch bisher unbekannter oder schlecht meßbarer Toxine.

Die einzelnen Blutreinigungsverfahren werden ausführlich in den entsprechenden Abschnitten dargestellt.

Die Blutreinigungsverfahren haben ihre *Grenzen*. Dies wird in späteren Abschnitten deutlich werden. Die Blutreinigungsverfahren können die Aufgaben der gesunden Niere, die auf physikalischen Transportprozessen beruhen, zwar zum Teil erfüllen. Die gesunde Niere hat jedoch weitere Aufgaben, z.B. ist sie auch ein hormonproduzierendes Organ mit Wirkung auf die Blutbildung und auf den Knochenstoffwechsel.

Zum besseren Verständnis wird die Funktion der gesunden Niere in ▶ Kap. 2 vorgestellt. Ausgehend von der normalen Nierenfunktion werden die pathologischen Vorgänge, die zum chronischen Nierenversagen (*Niereninsuffizienz*) führen, und das Endstadium der Urämie in ▶ Kap. 4 beschrieben. Über die wichtigsten Erkrankungen, die die chronische Niereninsuffizienz bedingen, gibt ▶ Kap. 3 einen Überblick.

Geschichtliche Entwicklung der Hämodialyse und verwandter Verfahren

1854 Erstmalige Verwendung der Bezeichnung »Dialyse« von Thomas Graham, Chemieprofessor in Glasgow. Er weist mit einer *halbdurchlässigen (semipermeablen) Membran* die Diffusion von Stoffen verschiedener Konzentrationen nach.

1913 Jahn Jakob Abel und seine Mitarbeiter Rowntree und Turner führen in Baltimore den ersten *Dialyseversuch* am lebenden Tier durch. Sie verwenden bereits Hirudin, eine aus Blutegeln gewonnene Substanz, um die Blutgerinnung zu verzögern. Als Dialysator wird eine Apparatur aus 16 Kollodiumröhrchen von 40 cm Länge verwendet, die von Blut durchströmt werden und außen von einer Spüllösung umgeben sind.

Ursprünglich war das Gerät zur Anreicherung und Untersuchung bestimmter Stoffwechselprodukte entwickelt worden. Die Verwendung bei der Urämie wurde erwogen, nachdem man die Eliminierung exogener Gifte wie Natriumsalizylat aus dem Blut mit dem System nachweisen konnte.

1914 von Hess und Mc Guigan beobachten bei Versuchen mit der Abel-Apparatur, dass die Effektivität der Dialyse durch *Bewegung des Dialysats* gesteigert werden kann.

Nachdem die Blutgerinnung unter Kontrolle ist, stellt die *Membran* das nächste Problem dar: Die Kollodiumschläuche fallen in ihrer Stärke sehr ungleichmäßig aus, sind spröde und brüchig. Nach Versuchen mit Schilfschläuchen, Tierperitoneum und Papier, die fehlschlugen, kommt Georg Haas aus Gießen erneut auf das Kollodium zurück. Sein Dialyseapparat hat den Vorteil, dass sich die 1,2 m langen Kollodiumschläuche paarweise in einzelnen Kabinen befinden, so dass bei Brüchen einzelner Schläuche leicht eine Kabine ohne großen Blutverlust ausgewechselt werden kann.

1920 Versuche Loves in Chicago mit der Verwendung von Hühnerdärmen als Dialysemembran und van der Heydes und Morses mit Fischblasen. Heinrich Necheles aus Hamburg experimentiert etwa zur gleichen Zeit mit chemisch verändertem Kälberperitoneum.

1924 Georg Haas in Gießen führt mit seiner Dialyseapparatur und einem verbesserten Hirudinpräparat die *erste Dialysebehandlung* am Menschen durch. Die Behandlung dauert 15 min und wird ohne Komplikationen beendet.

1926 Lim in Peking, Necheles in Hamburg und Haas in Gießen setzen erstmals *Heparin* bei Dialyseversuchen mit Hunden ein. Haas setzt Heparin später auch beim Menschen ein, da Hirudin für eine längere Behandlungsdauer zu toxisch und in seiner Wirksamkeit zu unzuverlässig ist. Heparin erweist sich als gut verträglich, seine Wirkung als konstant und gut kontrollierbar. Es erlaubt damit ausreichende Dialysezeiten.

Georg Haas schaltet als erster eine *Blutpumpe* zwischen Arterie und Dialysator. Der Gefäßanschluss wird von einem Chirurgen angelegt, der eine Glaskanüle in eine Vene und eine Arterie einlegt, an die ein Blutschlauchsystem angeschlossen wird. Dem Patienten werden jeweils 400–500 ml Blut entnommen und nach Dialyse wieder transfundiert. Durch den Einsatz der Blutpumpe beobachtet man neben der Verbesserung der Dialyseleistung aufgrund der Druckverhältnisse eine Abnahme des Volumens, dessen Ursache man heute als Ultrafiltration kennt.

1938 William Thalhimer aus New York benutzt erstmals *Cellophan* als Dialysemembran. Er bereitet damit den Weg für die Entwicklung leistungsfähiger Dialysatoren.

1943 Willem Johann Kolff und Hendrik Berk stellen in Kampen/Niederlande einen für eine routinemäßige Anwendung ausreichend sicheren und wirksamen Dialysator vor, die »*rotierende Trommelniere*«. Angeregt durch diese Erfolge folgen bald andere Konstruktionen nach.

1947 Alwall aus Schweden sowie Murray und Mitarbeiter aus Kanada beschreiben Dialysegeräte, bei denen der Cellophanschlauch um einen stehenden Zylinder gewickelt wird. Ein ähnliches Gerät stellt in Deutschland Curt Moeller aus Hamburg vor, Malinow und Korzon aus den USA bauen ein Gerät mit 20 parallelen Schlauchstücken.

1948 Skeggs und Leonards in Amerika bauen den ersten Plattendialysator, dessen System später in dem modifizierten Kiil-Dialysator große Verbreitung finden wird.

1950 Curt Moeller in Hamburg nimmt mit seinem Dialysator die erste *klinisch effektive* Dialyse vor. Als wichtig für die weitere Entwicklung erweist sich außerdem die Idee von Garrelts, den blutführenden Schlauch mit einem Maschendraht aufzuwickeln und die Spüllösung mit einer Pumpe durch die so entstandene *Spule* zu pressen.

1956 Die Arbeitsgruppe um Kolff entwickelt in Anlehnung an ein ähnliches Modell von Inouye und Engelberg die »Zwillingsspulenniere«, deren Dialysierspulen zum *Einmalgebrauch* für eine *Massenproduktion* geeignet waren. Durch dieses einfach zu handhabende Gerät wird nun die weltweite Verbreitung der Hämodialyse wesentlich beschleunigt.

1960 Vorstellung des *Kiil-Plattendialysators*, benannt nach dem Norweger Frederik Kiil. Das Gerät wird kontinuierlich weiterentwickelt und **1968** als Einmal-Plattendialysator nach Allwall angeboten.

Das Problem der adäquaten *Gefäßzugänge* am Patienten ist zu diesem Zeitpunkt noch nicht gelöst. Am **9. März 1960** legen Scribner und Mitarbeiter den ersten Shunt an – den sogenannten *Scribner-Shunt*. Dabei wird am Unterarm oder auch am Unterschenkel in eine Arterie und eine Vene ein Teflon-Adapter eingelegt und über der Haut mit einem Silicon-Zwischenstück kurzgeschlossen.

In den 60er und Anfang der 70er Jahre benutzt man den Scribner-Shunt sowohl für Akutdialysen als auch für die chronische Hämodialyse. Problematisch sind die häufigen Thrombosierungen und die Infektionen an der Hautdurchtrittsstelle. Später wird der Scribner-Shunt für die Akutbehandlung durch die *Katheterisierung* der großen Gefäße verdrängt.

1964 Mion erprobt *Acetat* als Puffersubstanz im Dialysat. In Athen führt Dr. Yatzides mit Aktivkohle die erste *Hämoperfusion* durch.

1966 Brescia und Cimino, zwei Italo-Amerikaner, entwickeln eine subkutane AV-Fistel, die bis heute weltweit als Gefäßzugang für die chronische Hämodialyse eingesetzt wird.

Entwicklung der Hämofiltration durch Quellhorst und Mitarbeiter in Gießen.

1967 Durch den Einsatz von *Cuprophan* als Dialysemembran wird die Effektivität der Dialysatoren weiter verbessert. Cuprophanmembranen werden auch heute noch verwendet, werden jedoch mehr und mehr von synthetisch hergestellten Membranen wie Polysulfon, Polyacrylnitril ect. verdrängt.

1974 Einsatz der Hämofiltration als Nierenersatztherapie statt der Hämodialyse.

1978 Einführung der Hämodiafiltration durch Leber und Mitarbeiter in Gießen – das Zeitalter der Kurzzeitdialysen beginnt.

Die weiteren technischen Neuerungen, die in jüngerer Zeit stattfanden, werden in den Textabschnitten über High flux-Dialyse dargestellt.

1.2   Aufgabenspektrum der nephrologischen Krankenpflege

Spezielle pflegerische Aufgaben bei Patienten mit Nierenversagen wurden erstmals 1915 von Gillespie beschrieben. Zum damaligen Zeitpunkt, als es noch keine Nierenersatzverfahren gab, bestanden diese Tätigkeiten z. B. darin, den urämischen Patienten ruhigzustellen und die Muskelaktivität zu reduzieren. Man stellte sich vor, dadurch die Produktion von Stoffwechselendprodukten möglichst gering zu halten und die urämische Symptomatik einzudämmen. Außerdem kontrollierte man sorgfältig die Ein- und Ausfuhr und achtete darauf, dass die damals in dieser Situation durchgeführte extrem eiweißarme Ernährung eingehalten wurde, und kontrollierte die Verdauungstätigkeit.

Diese aus vielen Mess- und Überwachungsmaßnahmen bestehende Tätigkeit, die sich mit den Aufgaben von Ärzten und Diätberatern ergänzte, spielt auch heute in der Pflege von Patienten mit Nierenversagen eine große Rolle.

❗ **Bei der Durchführung der Dialysen arbeiten Ärzte, Pflegepersonal und Dialysetechniker eng zusammen.**

Mit der Entwicklung der Nierenersatzverfahren und der Nierentransplantation erweiterte sich das Aufgabenfeld der nephrologischen Pflegekräfte. Das nephrologische Pflegepersonal nahm unmittelbar an der schnell fortschreitenden Entwicklung der Blutreinigungsverfahren und der Transplantation teil und musste lernen, mit Dialysemaschinen und anderen technischen Systemen umzugehen.

Heutzutage gliedern sich die Aufgaben des nephrologischen Fachpflegepersonals in:
- *technische* Tätigkeiten, z.B. beim Aufbau und bei der Inbetriebnahme der »künstlichen Nieren« und der Reinigung und Sterilisation nach der Behandlung,
- die medizinische Überwachung und Pflege der Patienten.

1.2.1 Definitionen der nephrologischen Pflege

Einteilung der Tätigkeiten nach amerikanischem Vorbild

In den USA, später auch in europäischen Ländern, war man frühzeitig bemüht, das eigenständige Berufsbild der nephrologischen Fachpflegekraft zu entwickeln, indem man die speziellen Aufgaben der Berufsgruppe und die hierfür erforderlichen Ausbildungsinhalte definierte. Die nephrologische Krankenpflege wird in Anlehnung an die Unterteilung der amerikanischen Gesellschaft für nephrologisches Pflegepersonal (ANNA) in 3 Bereiche unterteilt:
- primäre Krankenpflege
- sekundäre Krankenpflege
- tertiäre Krankenpflege.

Die primäre Krankenpflege. Die primäre Krankenpflege umfasst vor allem die Behandlung in der nephrologischen Ambulanz (▶ Kap. 3.7). Die Krankenpflegekräfte führen Beratungsgespräche durch, unterrichten den Patienten in der Handhabung der medikamentösen und diätetischen Therapie und geben Anleitung bezüglich der Bilanzierung und der Trinkmenge. Sie kümmern sich außerdem um rehabilitative Belange, z. B. durch Vermittlung von Kontakten zu Gesundheitsbehörden und sozialen Einrichtungen.

Die sekundäre Krankenpflege. Die sekundäre Krankenpflege schließt die präterminale Phase der Nierenerkrankung ein. Es gehört zu den speziellen Aufgaben der Pflegenden, den Nierenkranken und seine Familie mit den Möglichkeiten der Nierenersatztherapie vertraut zu machen, die Betreuung durch das multidisziplinäre Team zu koordinieren, auf die Vermeidung von Komplikationen zu achten und den Patienten bei der Bewältigung der Problematik der chronischen Erkrankung zu unterstützen.

Die tertiäre Krankenpflege. Die tertiäre Krankenpflege betrifft die Patienten, die in Dialyse- bzw. Transplantationseinheiten behandelt werden. Die Aufgaben der Krankenpflegekräfte umfassen die Durchführung der Dialyseverfahren und der damit verbundenen pflegerischen Tätigkeiten, die Teilnahme an der Koordinierung der interdisziplinären Betreuung sowie die Unterstützung des Patienten und seiner Familie.

Definition der europäischen Verbände

In Europa gibt es inzwischen von der europäischen Arbeitsgemeinschaft von nephrologischen Pflegekräften, der EDTNA/ERCA, eine noch umfassendere und präzisere Definition der nephrologischen Pflege mit ausführlichen Stellenbeschreibungen für die nephrologische Pflegekraft im Bereich Hämodialyse und Peritonealdialyse.

Die European Dialysis and Transplant Nurses Association (EDTNA). Die EDTNA wurde 1972 von Pflegekräften gegründet, die sich auf die nephrologische Pflege spezialisiert hatten. Die Organisation, der auch viele Dialysetechniker angehören, hat sich um die technische Weiterbildung der Pflegekräfte und in zunehmendem Maße auch um Qualitätssicherung in der nephrologischen Pflege bemüht.

Inzwischen hat dieser Verband neben einem europäischen Kernlehrplan für die nephrologische Pflege europäische Standards für die nephrologische Pflegepraxis herausgegeben, die zunächst noch sehr allgemein formuliert sind und die in einzelnen Kliniken weiterentwickelt und in die Praxis umgesetzt werden sollen. Der deutsche Zweig des Verbandes, der seit 1992 besteht, hat Stellenbeschreibungen und einen Weiterbildungslehrplan veröffentlicht sowie die europäischen Standards übersetzt und überarbeitet. Als Beispiel dieser Standards haben die Autoren die Angaben zur Durchführung der Hämodialyse im Anhang aufgenommen.

> Die nephrologische Pflege umfasst die Versorgung, Betreuung und Behandlung von Patienten mit akuten und chronischen Nierenfunktionsstörungen in den verschiedenen Stadien des Lebens mit den jeweils erforderlichen Behandlungsverfahren.
> In diesem Prozess sind Patient, Angehörige und Behandler eng eingebunden.
> Die Tätigkeiten des Pflegepersonals sind von einem hohen Maß an Eigenverantwortung und selbständigem Handeln geprägt. Das Aufgabengebiet umfasst neben der fachkundigen Durchführung grund- und behandlungspflegerischer Maßnahmen auch Fähigkeiten und Fertigkeiten im Umgang mit chronisch nierenkranken Menschen sowie medizinische, technische, pädagogische und organisatorische Kenntnisse und Schlüsselqualifikationen im Bereich der Fach- und Sozialkompetenz (Auszug eines Arbeitspapiers der Arbeitsgruppe »Nephrologische Pflege (AfnP) und der EDTNA/ERCA Deutscher Zweig«).

Ziele der nephrologischen Pflege (nach EDTNA/ERCA und AfnP)

- Sicherstellung einer ganzheitlichen Prozesspflege, unter Anwendung von aktuellen Pflegestandards, mit dem Ziel einer kontinuierlichen Qualitätsverbesserung
- Förderung der Unabhängigkeit und Selbständigkeit der Patienten
- Erhaltung und kontinuierliche Verbesserung der Lebensqualität der Patienten
- Verhütung von zusätzlichen akuten und chronischen Komplikationen

---

1.2.2 Aufgabenbereiche nach den Stellenbeschreibungen der EDTNA/ERCA

Das Tätigkeitsfeld der nephrologischen Fachpflegekraft umfasst ein breites Spektrum verschiedenster Aufgaben, das in einigen Teilen die Zusammenarbeit mit anderen Fachkräften erfordert, z.B. von Technikern oder Diätberatern. Die Koordination der Zusammenarbeit obliegt der Pflegekraft, und sie trägt auch die Verantwortung für die Delegation bestimmter Aufgaben an angelernte Pflegehilfskräfte. Ebenso ist die nephrologische Fachpflegekraft für das Training und das Anlernen zur Mitarbeit des Patienten verantwortlich.

In den Stellenbeschreibungen der EDTNA/ERCA werden die Aufgabenbereiche wie folgt aufgeführt und kommentiert:

Durchführungsverantwortung. Die Fachpflegekraft führt die vom Arzt verordnete Dialysebehandlung selbständig und nach allgemeinen pflegerischen Standards durch. Sie muss in der Lage sein, inadäquate oder unzulängliche Behandlungen zu erkennen, um ein ärztliches Eingreifen zu ermöglichen.

Behebung von Komplikationen. Die Behebung von drohenden oder beginnenden Akutkomplikationen wird von Fachpflegekräften häufig selbständig auf der Grundlage eines gemeinsam mit dem verantwortlichen Arzt vereinbarten Standard-Behandlungsplanes durchgeführt. Die Maßnahme wird dokumentiert und der Arzt anschließend benachrichtigt. Dieser Standard-Behandlungsplan sollte in schriftlicher Form vorliegen und bei einzelnen Patienten individuell erweitert werden.

Auswertung der Patientenbeobachtung. Durch die selbständige Patientenbeobachtung entscheidet die Fachpflegekraft, wann die rechtzeitige Einschaltung des Arztes zu erfolgen hat. Sie entscheidet, ob und in welcher Form in der Zwischenzeit besondere therapeutische Maßnahmen erfolgen müssen, um eine weitere Gefährdung des Patienten zu verringern oder zu verhüten.

Auswertung von Befunden. Aufgrund ihrer Erfahrung ist die Fachpflegekraft in der Lage, Standard-Untersuchungsbefunde wie Serumkalium, Gerinnungsparameter ect. zu beurteilen und in Absprache mit dem Arzt Änderungen in der Behandlung vorzunehmen.

Pädagogische Aufgaben. Pädagogische Aufgaben stellen ein wichtiges Merkmal der Tätigkeiten nephrologischer Fachpflegekräfte dar. Die Einarbeitung neuer Pflegekräfte und anderer Mitarbeiter ist Aufgabe von Fachpflegekräften.

Da diese im spezifischen Bereich der Nierenersatztherapie wie auch in den anderen Bereichen (z.B. Intensivtherapie) recht umfangreich ist und sich meistens über einen längeren Zeitraum als in der allgemeinen Pflege erstreckt, sind umfangreiche Kenntnisse über Lernen und Lehren notwendig.

Anleitungskonzepte müssen für die jeweilige Qualifikation der Mitarbeiter erstellt und immer wieder überarbeitet werden.

Patientenschulung und -training sind originäre Aufgaben der Fachpflegekraft. Die Einbeziehung der Patienten in die Behandlung und der damit verbundenen Steigerung der Eigenverantwortung hat weitreichende Auswirkungen auf die Krankheitsbewältigung, Morbidität und Mortalität.

Instruktion und Beratung. Die Fachpflegekraft führt die für Patienten und Angehörige notwendige Sicherungsaufklärung und -beratung durch.

Diese dient der Erhaltung und Verbesserung der Lebensqualität der Patienten im Rahmen der Behandlung und ist auf die Behandlung bezogen, wie z. B. der Prävention von Komplikationen sowie der Rehabilitation und Steigerung der Selbstständigkeit. Hierzu gehört auch die Weitergabe von Erkenntnissen aus Fortbildungen an Patienten und Angehörige.

Information, psychosoziale Betreuung. Patienten und Angehörige sollen zur Bewältigung der schwierigen Lebenssituation jede nur mögliche Unterstützung erhalten. Dies bedeutet, dass sie von Fachpflegekräften über mögliche Hilfen und Ansprechpartner informiert werden.

Qualitätskontrolle, Qualitätsentwicklung und Qualitätsmanagement. Fachpflegekräfte sind im Umgang mit Materialien und Geräten zur ständigen Qualitätskontrolle verpflichtet. In Zusammenarbeit mit den Herstellern sind sie an der Verbesserung von Materialien und Geräten beteiligt. Des weiteren ist eine ständige Qualitätssicherung und -verbesserung der pflegerischen Tätigkeiten erforderlich. Dies bedeutet, dass Pflegekräfte bereit sein müssen, ihr berufliches Wissen, Verhalten und Handeln immer wieder zu überprüfen, in Frage zu stellen und auf dem Laufenden zu halten. Anerkannte Standards, regelmäßige Besprechungen, Austausch mit anderen Kollegen und Fortbildungen sind erforderlich, um die Pflegequalität zu halten bzw. kontinuierlich zu verbessern.

Dieser Liste von Aufgabenbereichen folgend, wurden von den Berufsverbänden detaillierte Stellenbeschreibungen für die Hämodialyse und für die Peritonealdialyse erstellt, die im Anhang (z. T. in Auszügen) wiedergegeben werden.

1.2.3 Medizinische Fachangestellte in der Dialyse

Medizinische Fachangestellte unterstützen seit Jahren zusammen mit examinierten Pflegekräften die Arbeit der niedergelassenen Nephrologen und nephrologisch tätigen Ärzte. Mit ihrer unterschiedlichen Ausbildung ergänzen sich medizinische Fachnagestellte und examinierte Pflegekräfte sehr gut, sofern beide in die speziellen Erfordernisse der ambulanten Dialyse eingearbeitet werden. Bei wachsendem Bedarf von qualifizierten Mitarbeitern in diesem Einsatzbereich wurde zur Sicherung der Strukturqualität der Versorgung ein entsprechendes Curriculum entwickelt, das unter Federführung der Bundesärztekammer gemeinsam mit Vertretern der Deutschen Dialysegesellschaft niedergelassener Ärzte (DDnÄ), neuer

Verbandsname: Verband Deutsche Nierenzentren (CDN e.V.), des Kuratoriums für Dialyse und Nierentransplantation (KfH) und der Patienten-Heimversorgung (PHV) entstanden ist. Die Deutsche Arbeitsgemeinschaft für klinische Nephrologie (DAGKN) als zuständige ärztliche Fachgesellschaft und die Verbände der medizinischen Fachangestellten und der professionellen Pflegekräfte waren unmittelbar beteiligt.

Medizinische Fachangestellte sind auf Grund der laut Ausbildungsverordnung vorgeschriebenen Ausbildungsinhalte nicht von vornherein für die Mitwirkung in der Nierenersatztherapie ausreichend qualifiziert. Doch gerade ihre breit gefächerte Ausbildung und die Einsatzmöglichkeiten in der Arztpraxis bieten gute Voraussetzungen für eine zusätzliche Spezialisierung in der ambulanten Dialyse. Durch Fortbildungsmaßnahmen sind systematische qualifikatorische Voraussetzungen zu schaffen, die über das »Learning by doing« oder vereinzelte Fortbildung innerhalb oder außerhalb der Praxis hinausgehen. Sie sollen den fachlichen Ansprüchen, die i. S. der Sicherung und Förderung der Strukturqualität der medizinischen Versorgung an das Assistenzpersonal gestellt werden müssen, genügen. Das jetzt erarbeitete, im Anhang vorliegende Curriculum ist allerdings nicht als eine obligatorische Maßnahme, sondern als ein sinnvolles und zweckmäßiges Angebot zu verstehen. Damit werden in der ambulanten Dialyse mit einem bundesweit geltenden Standard die erforderlichen Voraussetzungen für eine einheitliche Mindestqualifikation des Personals geschaffen.

Die Ziele der Fortbildung sind in Form von Kenntnis- und Fertigkeitszielen formuliert. Sie lassen sich in ein übergreifendes Leitziel, nämlich die qualifizierte Vorbereitung, Durchführung und Nachbereitung der Nierenersatztherapie unter Anweisung und Verantwortung des Arztes zusammenführen.

Das Aufgabenspektrum besteht
- in der Mitwirkung bei der Durchführung der Nierenersatztherapie mit allen damit zusammenhängenden Maßnahmen der Vor- und Nachbereitung,
  - der Gerätebetreuung und der Hygienemaßnahmen,
  - der psychosozialen Betreuung der Patienten und Angehörigen im Team und
- in der Wahrnehmung organisations- und verwaltungsbezogener sowie qualitätssichernder Aufgaben (s. hierzu auch das Kap. Information, Stellenbeschreibung für medizinische Fachangestellte für den Bereich Dialyse).

Die gesunde Nierenfunktion

2.1   Anatomie und Physiologie der Niere

2.1.1   Lage der Nieren und makroskopischer Aufbau

Die Nieren sind als paariges Organ angelegt und liegen geschützt seitlich im Retroperitonealraum.

Die Nieren des Erwachsenen sind ca. 12 cm lang, 5–6 cm breit und wiegen etwa 150 g. Die linke Niere steht etwa 1,5 cm höher als die rechte Niere. Die Nieren sind eingebettet in eine bindegewebige Kapsel und eine Fettkapsel. Grob werden anatomisch zwei Hauptstrukturen unterschieden:
- Nierenhilus und
- Nierenparenchym (❑ Abb. 2.1).

Nierenhilus

Der Nierenhilus bildet den Eingang zum sogenannten *Sinus renalis*, der innerhalb des Nierenparenchyms einen Hohlraum darstellt. Über den Nierenhilus treten die großen Gefäße *Arteria* und *Vena renalis* in die Niere ein, während der Harnleiter (*Ureter*) hier austritt. Er nimmt den im Nierenbeckenkelchsystem gesammelten Urin auf und transportiert ihn zur Blase.

Nierenparenchym

Das Nierenparenchym ist das eigentliche funktionelle Nierengewebe mit den *Nephronen*. Es wird unterteilt in:
- die 1–1,5 cm breite Rinde (*Cortex*), die peripher liegt, und
- das zentral liegende Mark (*Medulla*).

Rinde und Mark bilden keine gleichmäßige Grenze, sondern greifen wie Eierkartons ineinander. Die keilartigen Markparenchymzapfen werden auch als Markpyramiden bezeichnet. Ihre Basis zeigt in Richtung Peripherie, ihre Spitze wird als *Papilla renalis* bezeichnet und mündet in den *Sinus renalis*. Das zwischen die einzelnen Markpyramiden weiter nach zentral reichende Rindenparenchym trennt die Pyramiden durch die sogenannten *Columnae renales*.

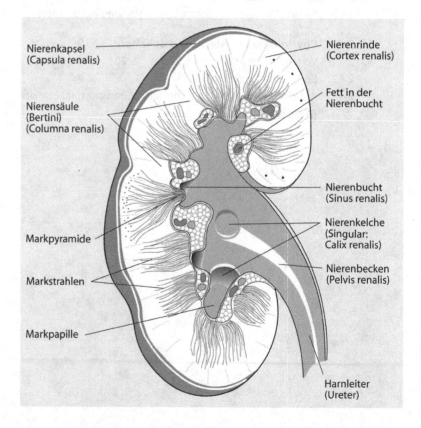

Nierenkapsel
(Capsula renalis)

Nierensäule
(Bertini)
(Columna renalis)

Markpyramide

Markstrahlen

Markpapille

Nierenrinde
(Cortex renalis)

Fett in der
Nierenbucht

Nierenbucht
(Sinus renalis)

Nierenkelche
(Singular:
Calix renalis)

Nierenbecken
(Pelvis renalis)

Harnleiter
(Ureter)

❑ **Abb. 2.1.** Anatomische Strukturen der Niere

Die Markpyramiden zeigen makroskopisch eine Streifung, die durch die hier gebündelten Sammelrohre (s.u.) entsteht. Der Urin in den Sammelrohren tritt durch die an der Papillenspitze gelegene poröse Siebplatte (*Area cribosa*) in die kleinen Kelche des Nierenbeckenkelchsystems ein und verlässt so das Nierenparenchym.

2.1.2 Mikroskopischer Aufbau der Nephrone

Die Urinbildung geschieht in der zusammenhängenden anatomischen Struktur des Nephrons (◘ Abb. 2.2), die sich grob gliedern lässt in:
- Glomerulus und
- Tubulus.

Jede Niere enthält 1–3 Mio. Nephrone. Jedes Nephron beginnt mit einem sogenannten Nierenkörperchen (*Malpighi-Körperchen*) mit einem Durchmesser von etwa 0,2 mm. Das Malpighi-Körperchen besteht aus:
- dem *Glomerulus* und
- der *Bowman-Kapsel*.

Man erkennt an der Bowman-Kapsel:
- einen Gefäßpol; hier tritt das Blut über die zuführende (afferente) Arteriole ein, verzweigt sich in ein knäuelartiges Kapillarnetz und wird schließlich über die abführende (efferente) Arteriole wieder weitergeführt,
- einen Harnpol; hier geht die Bowman-Kapsel in den Tubulus über und leitet den entstandenen Primärharn ab.

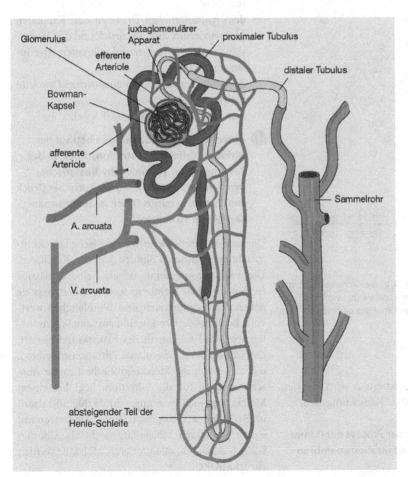

◘ Abb. 2.2. Schematische Darstellung eines Nephrons vom Glomerulus bis zum Sammelrohr als funktionelle Einheit der Niere. (Aus Larsen 2004)

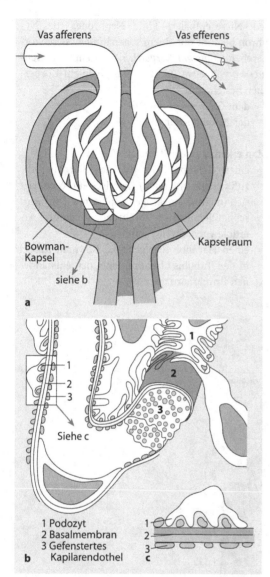

a

b
1 Podozyt
2 Basalmembran
3 Gefenstertes
  Kapilarendothel

c

◻ **Abb. 2.3.** Mikroskopischer Blick in das Glomerulus (**a**), mit Schnitt durch eine glomeruläre Kapillare (**b**) und dreischichtigem Aufbau der glomerulären Filtrationsmembran (**c**). (Aus Schmidt u. Thews 1980)

Der Kapillarknoten des Glomerulus wird von den beiden Blättern der Bowman-Kapsel umgeben.

🛈 **Im Glomulerus findet der Prozess der Primärharnbildung über eine Filtrationsmembran (◻ Abb. 2.3c) statt.**

Das innere Blatt der Bowman-Kapsel trägt spezialisierte sternförmige Zellen, die sogenannten *Podozyten*, deren Ausläufer sich reißverschlussartig über die Kapillaren legen und damit Filtrationslücken bilden.

Die glomeruläre Filtrationsmembran setzt sich zusammen aus:
- dem Kapillarendothel,
- der glomerulären Basalmembran; die hier fixierten negativen Ladungen stellen eine wichtige Filtrationsbarriere dar, die in erster Linie das Zurückhalten der Plasmaeiweiße bedingt, und
- den Filtrationslücken zwischen den Ausläufern der Podozyten.

Das Filtratvolumen hängt ab von:
- der Durchlässigkeit (*Permeabilität*) der Basalmembran,
- dem *hydrostatischen Druck* in den Kapillaren (der wiederum vom Blutdruck und den Widerständen der efferenten und afferenten Arteriolen abhängig ist),
- dem entgegenwirkenden *onkotischen Druck* im Blut und
- dem Druck in der Bowman-Kapsel.

🛈 **Unter normalen Bedingungen beträgt der wirksame (effektive) Filtrationsdruck an der Basalmembran 10 mmHg (hydrostatischer Druck von 45 mmHg minus onkotischer Druck von 25 mmHg minus Druck in der Bowman-Kapsel von 10 mmHg).**

Der hierfür erforderliche hydrostatische Druck entspricht dem mittleren Blutdruck in den Kapillaren. Die Filtrationsmembran ist als halbdurchlässige (semipermeable) Membran so beschaffen, dass sie neben den Erythrozyten und Blutplättchen wertvolle hochmolekulare Eiweiße zurückhält, ansonsten aber alle Bestandteile des Plasmas frei filtriert. Der Cut-off der glomerulären Filtrationsmembran, d.h. die durch die Molekülgröße bestimmte Ausschlussgrenze für die Filtration, liegt bei einem Molekulargewicht von ungefähr 65.000 und damit im Bereich des Albumins, d.h. alle Substanzen mit einem geringeren Molekulargewicht als Albumin können passieren, alle größeren Moleküle werden zurückgehalten.

⬛ Tab. 2.1. Filtrierbarkeit unterschiedlich großer Moleküle über die Basalmembran

Substanz	Molekular-gewicht	Molekülabmessungen (Radius ermittelt aus den Diffusionskoeffizienten [nm])	Filtrierbarkeit (Konzentrationsverhältnis Filtrat/Plasma)
Wasser	18	0,10	1,0
Harnstoff	60	0,16	1,0
Glukose	180	0,36	1,0
Rohrzucker	342	0,44	1,0
Inulin	5.500	1,48	0,98
Myoglobin	16.000	1,95	0,75
Eieralbumin	43.500	2,85	0,22
Hämoglobin	64.500	3,25	0,03
Serumalbumin	69.000	3,55	< 0,01

Das abgepresste Ultrafiltrat (180 l/Tag, das entspricht dem 60fachen Plasmavolumen) ist frei von korpuskulären Elementen, entspricht im Wesentlichen der Zusammensetzung des Blutplasmas und wird als Primärharn bezeichnet.

❶ **Der Primärharn ist dem Blutplasma in seiner Zusammensetzung noch sehr ähnlich.**

Zunächst gehen Elektrolyte, Puffer, kleinere Eiweiße und Energieträger wie die Glukose in den Primärharn verloren. Das nachgeschaltete Tubulussystem kann diese aber zum Teil zurückgewinnen und den Urin auch noch weiter modifizieren. Die Filtrierbarkeit der gelösten Moleküle sinkt mit steigender Molekülgröße (⬛ Tab. 2.1).

2.1.3 Funktionen der Tubulusabschnitte

Am Harnpol des Glomerulus beginnt das Tubulussystem. Der Tubulus verläuft nach seinem Austritt aus dem Glomulerus nicht direkt zum Nierenbecken, sondern ändert mehrfach seine Richtung und auch seinen Durchmesser (⬛ Abb. 2.2). Auf diese Weise können verschiedene Tubulusabschnitte unterschieden werden, die jeweils spezifische Funktionen haben (⬛ Abb. 2.4).

Die Zusammensetzung des durch Filtration entstandenen Primärharns wird im Tubulus modifiziert:

- durch Konzentration (Wasserrückresorption),
- durch Zurücktransport von Molekülen (kleine Eiweiße, Elektrolyte u.a.) aus dem Urin in das Blut (Re(ab)sorption) und
- durch aktive Ausschleusung von Molekülen aus dem Blut in den Urin (Sekretion).

❶ **Onkotischer Druck**
Als *onkotischen Druck* (kolloidosmotischer Druck) bezeichnet man den durch große Moleküle (meistens Proteine) in Lösung verursachten osmotischen Druck. Die Ursache hierfür ist nicht vollständig verstanden und hängt nur teilweise von der Anzahl gelöster Teilchen ab. Der durch Plasmaproteine bedingte onkotische Druck im Blut liegt bei ca. 1,4 mOsm/kg H_2O oder 28 mmHg und spielt eine wesentliche Rolle beim Flüssigkeitstransport über Kapillarwände.

Für die verschiedenen Transportprozesse sind zahlreiche spezielle Kanäle im Epithel des Tubulus vorhanden, die entweder *aktiv* unter Energieverbrauch arbeiten oder den *passiven* Transport entlang eines bestehenden Konzentrationsgefälles erlauben. Bei vielen dieser Transportprozesse sind Sekretion und Resorption verschiedener Moleküle gekoppelt. *Hormone* beeinflussen die Transporte ebenfalls. So steht die Resorption von Natrium teilweise unter dem Einfluss von Angiotensin 2 und dem Nebennierenhormon Aldosteron. Die Wasserresorption und damit die Urinkonzentration in den Sammelrohren ist abhängig vom ADH (antidiuretisches Hormon).

Die energieverbrauchenden Transportprozesse sind sehr empfindlich gegenüber Störungen und können durch Medikamente gezielt gehemmt werden. Die Wirkung der Diuretika beruht auf diesem Prinzip.

Die tubulären Transportprozesse spielen eine wichtige Rolle für:
- die Begrenzung des Verlustes von Glukose und kleineren, frei filtrierten Proteinen,
- die gezielte Entfernung überschüssiger Elektrolyte und Säuren,
- die Rückgewinnung von unverzichtbaren Elektrolyten und Puffern und
- die Wasserrückresorption.

Der Austausch zwischen dem im Tubuluslumen befindlichen Urin und dem Blut kann stattfinden, da sich die efferente Arteriole nach ihrem Austritt aus dem Glomerulum erneut in ein feines Kapillarnetz aufteilt, das die Tubuli umgibt.

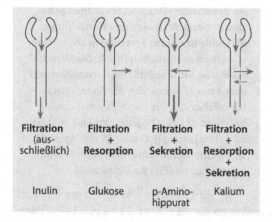

❏ **Abb. 2.4.** Lokalisation und Funktion der tubulären Transportprozesse (*dünne Pfeile* zeigen geringere Transportmengen an) mit Beispielstoffen. (Aus Schmidt u. Thews 1980)

⊖ **Bei der Hämodialyse versucht man, fehlende wesentliche Funktionen des Tubulussystems der Nieren durch Variationen in der Elektrolytzusammensetzung und durch den Pufferzusatz im Dialysat zu ersetzen.**

Einzelne Tubulusabschnitte und ihre Aufgaben
Proximaler Tubulus

In diesem, dem Glomerulus nächstgelegen Tubulusabschnitt erfolgen erste Veränderungen des Primärharns, z. B. die Rückgewinnung von *Bikarbonat*, von *Phosphaten* und von *Glukose*, kleineren *Eiweißen* und den *Aminosäuren*, die von der Basalmembran nicht zurückgehalten wurden. Bei einer Funktionsstörung des proximalen Tubulus werden die genannten Moleküle in pathologischer Menge mit dem Urin ausgeschieden (s. Fanconi-Syndrom). Neben den aufgeführten Stoffen werden hier aber auch 60–80 % des filtrierten *Kochsalzes* und *Wassers* zurückgewonnen.

Henle-Schleife

Der zunächst in Richtung Nierenmark laufende Tubulus ändert seine Richtung im Bereich der sogenannten Henle-Schleife und kehrt in den Bereich der Nierenrinde zurück. In diesem Tubulusabschnitt werden v. a. *Natrium* und *Chlorid* zurückgewonnen. Die aktive Elektrolytrückresorption in der aufsteigenden Henle-Schleife kann durch Medikamente gehemmt werden und führt dann zu einer ausgeprägten Diurese und Ausscheidung von Elektrolyten (Natriurese und Chlorurese). Medikamente, die auf diese Weise wirken, sind die Schleifendiuretika, z. B. das Furosemid.

Distaler Tubulus

Im distalen Tubulus laufen *Wasser-* und *Kochsalzrückresorption* weitgehend unabhängig voneinander ab. Der Natriumchlorid-Transport kann in diesem Abschnitt durch die Thiaziddiuretika gehemmt werden. Sie führen so zu einer Mehrausscheidung von Kochsalz und Wasser, hemmen aber die Kalziumausscheidung. Am Ende des distalen Tubulus, kurz vor Einmündung in das Sammelrohr, steht die weitere Natriumrückresorption unter dem Einfluss des Nebennierenhormons Aldosteron.

Sammelrohre

Die distalen Tubuli münden in die Sammelrohre. Ein Sammelrohr nimmt den Urin zahlreicher Tubuli auf, und mehrere Sammelrohre werden kurz vor Einmündung in das Nierenbeckenkelchsystem zu den *Ductus papillares* zusammengeschlossen. In den Sammelrohren findet nochmals unter dem Einfluss von ADH eine weitere *Wasserrückresorption* und damit Urinkonzentrierung statt.

Transport einzelner Stoffe in den Tubuli
Glukose

Glukose wird glomerulär frei filtriert und tubulär normalerweise komplett rückresorbiert, so dass Glukose nicht im Urin erscheint. Dieser Rücktransport ist Na^+-gekoppelt. Er erfolgt zu 98 % im frühen proximalen Tubulus.

Das Transportmaximum für Glukose liegt bei etwa 300 (Frauen) – 375 (Männer) mg/min.

Wird die Transportkapazität überfordert, tritt eine Glukosurie auf. Das ist z.B. der Fall, wenn der Blutzuckerwert 180 mg% übersteigt.

Aminosäuren

Auch die Rückresorption von Aminosäuren wird durch eine bestimmte Transportkapazität begrenzt. Die Transportkapazität liegt jedoch so hoch, dass Aminosäuren selten im Urin erscheinen. Man kennt 4 verschiedene Transportenzyme, die jeweils nur bestimmte Aminosäuren transportieren. Aminosäuren, die um das gleiche Transportsystem konkurrieren, können sich gegenseitig verdrängen, wenn eine einzelne Aminosäure im Überschuss vorliegt.

Folgende Gruppen von Aminosäuren werden jeweils über das gleiche Transportenzym resorbiert:

- Basische Aminosäuren
  - Arginin
  - Lysin
  - Ornithin
- Saure Aminosäuren
  - Glutamin
  - Asparaginsäure
- Neutrale Amonosäuren
  - Glyzin
  - Prolin
  - Hydroxyprolin
- Sonstige Aminosäuren.

Proteine

Im Primärharn ist eine kleine Menge Eiweiß, vor allem Albumin, enthalten. Es sind ca. 10–100 mg/l. Dieses Eiweiß wird resorbiert und in den Tubuluszellen abgebaut. Der Endharn ist praktisch proteinfrei.

- Schäden der glomerulären Basalmembran führen zur vermehrten Ausscheidung großmolekularer Eiweiße wie Albumin. Man spricht von der *glomerulären Proteinurie*.
- Die *tubuläre Proteinurie* entsteht durch eine verminderte Rückresorption von frei filtrierten, kleinmolekularen Eiweißen bei Störung der entsprechenden tubulären Transportsysteme. Durch Untersuchung der Eiweißzusammensetzung des Urins kann zwischen glomerulärer und tubulärer Proteinurie unterschieden werden.

Wasser

Zwischen 1% und 15% des Glomerulumfiltrats werden als Endharn ausgeschieden. Die Menge der Wasserausscheidung wird durch tubuläre Vorgänge gesteuert (❑ Abb. 2.4). Damit hat die Niere wichtige Regulationsfunktionen:

- Bei geringer Wasserzufuhr begrenzt sie den Wasserverlust (*Antidiurese*).
- Bei hoher Zufuhr kann sie die Wasserausscheidung erhöhen (*Wasserdiurese*).

Bis zum distalen Tubulus ist die Resorption von Wasser relativ konstant und kann wenig variiert werden. Erst im distalen Tubulus und in den Sammelrohren besteht die Möglichkeit, unter dem Einfluss von ADH die resorbierte Wassermenge dem Hydratationszustand des Organismus anzupassen.

2.1.4 Nierendurchblutung

Die Blutversorgung der Niere geschieht durch die *Arteria renalis*. Meist liegt eine Arterie vor, nicht selten ist auch ein zweites arterielles Gefäß angelegt. Die Arterie teilt sich in 5 *Segmentarterien* auf. Die Segmentarterien wiederum teilen sich erst in *Interlobärarterien*, dann in *Arteriae arcuatae* auf (❑ Abb. 2.2). Es bestehen wenige Verbindungen, sog. *Anastomosen*, an der Oberfläche mit den

Nierenkapselarterien. Diese Verbindungen können sich bei Drosselung der arteriellen Blutzufuhr, z.B. bei einer sich langsam entwickelnden Nierenarterienstenose vergrößern und damit die Nierendurchblutung aufrechterhalten.

Die Niere ist ein sehr kapillarreiches Organ, und die Durchblutung beider Nieren macht ca. 25% des Herzminutenvolumens aus.

> ❗ Die Durchblutung der Nieren kann mit dem *renalen Plasmafluss* (RPF, engl. ERBF), gemessen als Paraminohippursäure(PAH)-Clearance, bestimmt werden.

2.2   Messmethoden der Nierenfunktion

Bei der Beurteilung der Nierenfunktion ist in erster Linie die glomeruläre Filtrationsrate (GFR) von Interesse.

> ❗ Die glomeruläre Filtrationsrate zeigt die Anzahl der funktionstüchtigen, also zur Filtration zur Verfügung stehenden Glomeruli an. Bei gesunden Nieren werden aufgrund der großen Anzahl der Glomeruli täglich 135–180 l Filtrat (Primärharn) gebildet.

Diese ungeheuer große Filtrationsmenge führt nur deshalb nicht zur Austrocknung des Organismus, weil bis zu 95% der Flüssigkeitsmenge im Tubulussystem wieder zurückgewonnen werden.

> ❗ Ein Verlust von funktionstüchtigen Glomeruli führt zum Anstieg der harnpflichtigen, also glomerulär filtrierten Substanzen. Leicht messbare harnpflichtige Substanzen im Serum sind das Kreatinin und der Harnstoff.

2.2.1   Serumkreatinin zur Beurteilung der Nierenfunktion

Zu einer ersten groben Beurteilung der Nierenfunktion ist das Serumkreatinin durchaus geeignet. Als ein Molekül, das komplett glomerulär filtriert wird, zeigt sein Anstieg im Blut einen Verlust der glomerulären Filtrationsrate an.

Kreatinin entsteht als Stoffwechselprodukt aus dem Kreatin der Muskulatur.

> ❗ Bei normaler Nierenfunktion ist die Höhe des S-Kreatinins abhängig von der Muskelmasse. Der Normalwert liegt zwischen 0,9–1,3 mg/dl.

Bei einem Bodybuilder muss ein S-Kreatininwert von 1,7 mg/dl keine Nierenfunktionsstörung anzeigen, sondern lediglich eine ungewöhnlich große Muskelmasse. Dagegen bedeutet der gleiche Wert bei einem mangelernährten, kleinen Mann mit zurückgebildeter Muskulatur eine bereits erheblich eingeschränkte Nierenfunktion.

Transportverhalten des Kreatinins in der Niere

Das Kreatinin wird auf Grund seiner geringen Molekülgröße komplett glomerulär filtriert und im nachfolgenden Tubulussystem weder wiederaufgenommen (Reabsorption) noch aktiv in das Filtrat ausgeschieden (Sekretion). Einschränkung: bei fortgeschrittener Niereninsuffizienz wird S-Kreatinin auch tubulär sezerniert sowie über den Darm ausgeschieden.

Einschränkungen des Serumkreatinins zur Beurteilung der Nierenfunktion

Ein Nachteil des S-Kreatinins als Maß der Nierenfunktion ist die Tatsache, dass der Wert erst dann ansteigt, wenn bereits ca. 50% der Nierenfunktion verloren gegangen sind (◻ Abb. 2.5). Damit ist der Wert speziell zur Überwachung einer leicht eingeschränkten Nierenfunktion nicht gut geeignet. Obwohl das S-Kreatinin bei diesen Patienten nicht messbar ansteigt, geht die Reinigungsleistung der Nieren parallel zu dem Verlust an Glomeruli zurück.

2.2.2   Kreatinin-Clearance

Die genauere und frühzeitigere Erfassung eines Rückgangs der Nierenfunktion gelingt duch die Messung der Kreatinin-Clearance, die der glomerulären Filtrationsrate recht genau entspricht.

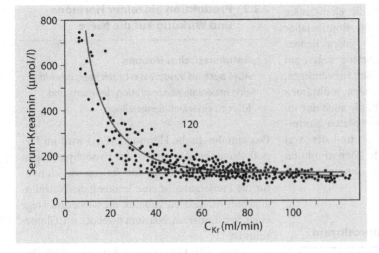

■ **Abb. 2.5.** Zusammenhang von Kreatinin-Clearance und Serumkreatinin bei verschiedenen Schweregraden der Niereninsuffizienz. Ein deutlicher Anstieg des Serumkreatinins erfolgt erst dann, wenn die Nierenfunktion, gemessen an der Kreatinin-Clearance, bereits fast auf die Hälfte zurückgegangen ist. (Aus Hautmann u. Huland 1997) C_{Kr} = Kreatinin-Clearance

> Die Clearance beschreibt die Reinigung eines Volumens Blut von einer bestimmten Substanz, d. h. die völlige Entfernung der Substanz aus diesem Volumen in einer bestimmten Zeit (▶ Kap. 7.3.1). Für die Kreatinin-Clearance bedeutet ein Wert von 100 ml/min, dass von den Nieren in jeder Minute 100 ml Blut von Kreatinin gereinigt werden.

Messung der Kreatinin-Clearance mit Sammelurin

Die Kreatinin-Clearance wird am zuverlässigsten mit der gesamten während eines Tages im Urin ausgeschiedenen Kreatininmenge errechnet. Hierzu muss der Patient zu einer sorgfältigen und möglichst verlustfreien Urinsammlung über 24 h instruiert werden. Aus der Urinkonzentration im Sammelurin, der Menge des Sammelurins und des S-Kreatinins zum Zeitpunkt der Urinsammlung errechnet sich die Kreatinin-Clearance nach folgender Formel:

$$C = \frac{U_{Krea} \cdot V \cdot 1{,}73\,m^2}{S_{Krea} \cdot t \cdot KO}$$

U_{Krea} Kreatininkonzentration im Urin in mg/dl
V Urinvolumen in ml
S_{Krea} Kreatininkonzentration im Serum zum Zeitpunkt der Urinsammlung in mg/dl
t Zeit in Minuten; bei 24-h-Urin also 1440 (24 h × 60 min = 1440 min)

KO Körperoberfläche, ermittelt aus einem Normogramm nach Gewicht und Größe

Um die ermittelte Clearance zwischen unterschiedlich großen Personen vergleichen zu können, wird sie auf die Körperoberfläche als Schätzmaß bezogen.

Um wieviel sensibler die Kreatinin-Clearance gegenüber dem Serumkreatinin den Nierenfunktionsverlust, insbesondere bei leicht eingeschränkter Nierenfunktion, anzeigt, veranschaulicht ■ Abb. 2.5.

> Der Normalwert der Kreatinin-Clearance beim Erwachsenen
> Männer: 97–140 ml/min
> Frauen: 85–125 ml/min

Eine noch exaktere Bestimmung der GFR ist mit der Inulin-Clearance möglich.

Inulin wird, im Gegensatz zum Kreatinin, ausschließlich glomerulär filtriert. Es ist ein pflanzlicher Zucker und muss dem Körper zur Messung der Inulin-Clearance als Infusion zugeführt werden. Die Inulin-Clearance spielt außerhalb wissenschaftlicher Fragestellungen keine Rolle.

Schätzformeln für die glomeruläre Filtrationsrate ohne Urinsammlung

Auch die Kreatininsammel-Clearance wird in der Routine zunehmend durch indirekte Schätzformeln abgelöst (► Kap. 4.1.1), die die glomeruläre Filtrationsrate mit einfachen, im Routinelabor erhobenen Messparametern in ausreichender Genauigkeit abschätzen. Die Vorteile liegen auf der Hand. Der Patient ist von der aufwändigen, und besonders für ältere Patienten mühsamen Urinsammlung über 24 h befreit, die auch nur im Falle wirklich korrekter und kompletter Sammlung eine Genauigkeitsvorteil hat, und der Arzt kann eine sich rasch ändernde Nierenfunktion beliebig oft allein anhand von Blutmesswerten kontrollieren.

2.3   Die Niere als Hormonproduzent

2.3.1   Die wichtigsten Nierenhormone im Überblick

- Viele der Hormone renaler Herkunft haben ihren Wirkort direkt in der Niere. Dies trifft für die Hormone des *Renin-Angiotensin-Systems* zu. *Renin* ist ein Hormon, das in der Niere gebildet wird und dazu führt, dass aus dem in der Leber gebildeten Angiotensinogen *Angiotensin 1* entsteht. *Angiotensin 1* wird durch das in der Lunge lokalisierte Konversionsenzym zu *Angiotensin 2* umgewandelt. Dieses Hormon wirkt an der Niere in vielfältiger Art und Weise, u. a. verengt es die Gefäße, die den Glomerulus versorgen.
- Lokal in der Niere gebildete Hormone mit Wirkung auf die renale Mikrozirkulation sind die *Prostaglandine.*
- *Erythropoetin* ist ein Hormon, das im Knochenmark die Blutbildung unterstützt (»Erythropoese«). Es wird im Bindegewebe der Niere, also dem Interstitium, gebildet. Der Rückgang der Erythropoetinproduktion ist die Ursache für die Entwicklung einer renalen Anämie bei zunehmender Niereninsuffizienz.
- *Vitamin D* ist in seiner aktiven Form, dem Vitamin D_3 oder 1,25 Cholecalciferol, ein Hormon mit vielfältiger Wirkung auf den Organismus. Der letzte Schritt der Synthese des aktiven Hormons findet in der Niere statt. Besonders wichtig ist die Wirkung auf den Knochenstoffwechsel.

2.3.2   Produktion einzelner Hormone und Wirkung auf die Niere

> **Antidiuretisches Hormon**
> ADH, auch als Vasopressin bezeichnet, bewirkt eine maximale Konzentration des Harns und führt zu einer Gefäßengstellung.

Das antidiuretische Hormon (ADH) wird im Hypothalamus gebildet und in der Hypophyse gespeichert, wird also erst von dort freigesetzt. Stimulus für die Freisetzung ist eine Senkung des Natriumangebots im distalen Tubulus, die wiederum Folge eines verminderten Natriumangebots im Glomerulus ist.

Verliert der Körper vermehrt Flüssigkeit (Erbrechen, Durchfall, Schwitzen u. a.), so wird weniger Flüssigkeit im Glomerulus filtriert und damit auch weniger Natrium.

- ADH senkt die Durchblutung in der Nierenpapille, was eine Voraussetzung für eine hohe Konzentration des Urins ist.
- Zum anderen erhöht ADH die Natriumresorption im distalen Tubulus und Sammelrohr.
- Unter ADH-Einfluss steigt v. a. auch die Wasserdurchlässigkeit des Epithels im distalen Tubulus und im Sammelrohr. Gemeinsam haben die Angriffspunkte des ADH in der Niere zur Folge, dass maximal konzentrierter Urin ausgeschieden wird, um einen weiteren Flüssigkeitsverlust zu verhindern.

Ein Ausfall der zerebralen ADH-Produktion oder vermindertes Ansprechen am Wirkort führt zum Verlust der Harnkonzentrationsfähigkeit und damit zum *Diabetes insipidus.*

> **Erythropoetin**
> Erythropoetin stimuliert die Blutbildung.

Erythropoetin ist ein Hormon, das in den Nieren in Zellen des Bindegewebes zwischen den Nierentubuli produziert wird. Unter seinem Einfluss findet die Bildung der roten Blutkörperchen im Knochenmark statt. Die normalen Blutspiegel des Erythropoetins können bis zu 1000fach ansteigen, wenn den Nieren ein erhöhter Bedarf an Erythrozyten signalisiert wird. Der wichtigste Reiz hierzu ist eine Sauerstoffminderversorgung der Gewebe, z.B. bei Höhenaufenthalt oder Lungenerkrankungen. Als Folge der Erythropoetinausschüttung steigt die Zahl der roten Blutkörperchen und damit der Hämatokrit an.

Bei fortschreitendem Verlust von Nierengewebe sinken die Erythropoetinspiegel im Blut und es kommt zur Anämie. Bereits bei einer Reduktion der Nierenfunktion auf etwa ⅓ kann die renale Anämie auftreten, allerdings gibt es krankheitspezifische Unterschiede. Patienten mit Zystennieren können auch bei fortgeschrittenem Nierenfunktionsverlust noch relativ hohe Spiegel des Hormons aufrecht erhalten und haben dementsprechend eine gering ausgeprägte Anämie.

Menschliches Erythropoetin wurde erstmals 1977 isoliert, und 1986 wurde seine molekulare Struktur aufgeklärt. Davon ausgehend fand mit der gentechnologischen Herstellung des rekombinanten humanen Erythropoetins eine der wichtigsten Verbesserungen der Therapie chronisch nierenkranker Patienten statt.

> **Vitamin D**
> Vitamin D steigert die Kalziumaufnahme im Darm, die Kalziummobilisation aus den Knochen und senkt die Kalziumausscheidung durch die Niere.

Vitamin D ist kein Vitamin im eigentlichen Sinne, sondern mit den *Steroidhormonen* verwandt. Es wird aus einem Abbauprodukt des Cholesterins vom Körper selbst produziert. Aus dem in der Leber gebildeten Abbauprodukt des Cholesterins, dem 7-Dehydroxycholesterin, wird in der Haut unter Einfluss von UV-Licht Cholecalciferol. Das Cholecalciferol wird in der Leber biochemisch weiterverändert (das Kohlenstoffatom an der Position 25 des Moleküls wird hydroxyliert). Das so entstandene 25-OH-Cholecalciferol wird danach in der Niere in Position 1 hydroxyliert und zum wirksamen Vitamin D, dem *1,25-Dihydroxychole-calciferol*. Ein Absinken des Serumkalziums ist ein Stimulus zur Vitamin D-Produktion.

Die Wirkungen des Vitamin D werden zum Teil gemeinsam mit dem Parathormon (PTH) der Nebenschilddrüsen vermittelt. Auf eine Hypokalzämie reagieren die Nebenschilddrüsen mit einer vermehrten Parathormonausschüttung. Das Parathormon wiederum stimuliert die Vitamin-D-Produktion, genauer gesagt die Hydroxylierung in der Niere. Hohe Kalziumspiegel unterdrücken die Parathormonbildung und -ausschüttung. Aktives Vitamin D ($1,25 – Dihydroxyvitamin D_3$) wiederum supprimiert die Bildung von Parathormon direkt und inhibiert das Wachstum der Nebenschilddrüsen.

> **Renin-Angiotensin-Aldosteron-System**
> Renin ist ein Hormon, das in hochspezialisierten Zellen im Bereich der Nierenkörperchen, sogenannten juxtaglomarulären Zellen, produziert wird.

Angiotensin I wird mittels des Angiotensinkonversionsenzyms (ACE) zu Angiotensin II umgewandelt.

> Angiotensin II ist eines der stärksten gefäßverengenden Wirkstoffe und steigert über diesen Mechanismus den Blutdruck.

Ein Blutdruckabfall in den Nieren und der damit verbundene Rückgang von Glomerulusfiltrat wird entlang des Tubulussystems der Niere als ein vermindertes Natriumangebot wahrgenommen. Dies ist der Stimulus für die Reninfreisetzung durch die spezialisierten Tubuluszellen. Nach Ablauf der Umwandlungsschritte wird letzendlich der Filtrationsdruck in den Glomeruli durch die Angiotensin II Wirkung wieder erhöht.

Angiotensin II setzt außerdem *Aldosteron* aus der Nebenniere frei, wodurch die tubuläre Natriumrückresorption und damit auch die Flüssigkeitswiederaufnahme im Tubulus gesteigert wird.

2.4 Physiologie der Körperflüssigkeiten

Eine der Hauptaufgaben der Niere ist die Regulation des Wasser- und Elektrolythaushalts. Die Folgen einer gestörten Regulation des Wasserhalts bei Nierenkrankheiten und die Möglichkeiten, korrigierend mit Nierenersatzverfahren einzugreifen, können nur in Kenntnis der Verteilung des Körperwassers verstanden werden.

2.4.1 Verteilung der Körperflüssigkeiten

❗ **Der menschliche Körper besteht zu ca. 60% aus Wasser (Gesamtkörperwasser).**

Der Wasseranteil am Körpergewicht wird wesentlich von der Menge des vorhandenen *Fettgewebes* und dem *Alter* bestimmt:

- Da Fettgewebe einen geringeren Wasseranteil hat, ist bei adipösen Menschen der Wasseranteil am Körpergewicht reduziert.
- Bei Neugeborenen beträgt der Anteil des Wasser am Körpergewicht ca. 75% und nimmt dann mit zunehmendem Alter ab.

Das *Gesamtkörperwasser* (GKW) verteilt sich auf 2 Kompartimente, die durch Zellmembranen voneinander abgetrennt sind:

- dem Extrazellulärraum (EZR) mit ⅓ des GKW,
- dem Intrazellulärraum (IZR) mit ⅔ des GKW.

Der Extrazellulärraum kann weiter unterteilt werden in:

- die *interstitielle Flüssigkeit* (ISR) im Interstitium, welches die Zellen umgibt,
- das *Plasma* des Intravasalraums (IVR).

ISR und IVR werden durch die Kapillarwand voneinander getrennt. Die interstitielle Flüssigkeit macht ca. ¾ und das Plasma ca. ¼ des EZR aus. Die Verteilung der Körperflüssigkeiten zeigt ◨ Abb. 2.6.

Der *transzelluläre (dritte) Raum* (seröse Hohlräume wie Herzbeutel, Pleuraraum, Bauchfell, Darmlumen) spielt unter physiologischen Bedingungen keine Rolle, kann aber bei bestimmten Krankheitszuständen (Ileus, Pankreatitis) von großer Bedeutung sein, da dann große Mengen an Flüssigkeit in diese Räume verschoben werden.

2.4.2 Bedeutung für die Dialyse

Die Urämietoxine verteilen sich in erster Linie im extrazellulären Wasser, das als kleine Fraktion von 5% als Plasmawasser intravasal vorliegt (◨ Abb. 2.6). Hier setzen extrakorporale Blutreinigungsverfahren an.

- *Primär* erfolgt die Reinigung des kleinsten Flüssigkeitskompartiments (IVR).
- Erst *sekundär* werden die größeren Flüssigkeitskompartimente in den Reinigungsprozess miteinbezogen. Der Konzentrationsabfall der Toxine im Plasmawasser setzt sich allmählich auf das interstitielle und schließlich auf das intrazelluläre Wasserkompartiment fort. Auch das durch Filtration aus dem Intravasalraum entfernte Wasser strömt aus dem Interstitium nach.

❗ **Weil diese Rückverteilungsprozesse Zeit benötigen, dauert die Dialyse entsprechend lange. Bei zu kurzer Dialyse steigen die Toxinwerte**

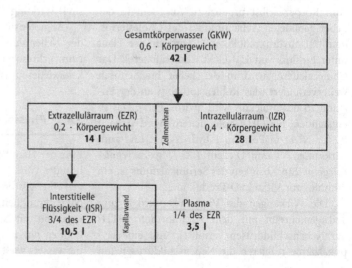

◨ **Abb. 2.6.** Volumenverteilung zwischen den Hauptflüssigkeitsräumen des Körpers, bezogen auf 70 kg Körpergewicht

im Blut um so rascher wieder durch Einstrom aus dem Interstitium an. Selbst bei langen Dialysezeiten von 4–5 h steigt der Harnstoff kurz nach der Dialyse bereits um 5–10% wieder an.

2.4.3 Aus der Nierenphysiologie abgeleitete Transportprozesse der Blutreinigungsverfahren

In Analogie zur Nierenfunktion ist die Aufgabe aller extrakorporalen Blutreinigungsverfahren
- die Elimination exogener oder endogener Giftstoffe,
- die Aufrechterhaltung der Homöostase bezüglich der Elektrolytverhältnisse resp. des Säure-Basen-Haushalts und
- der Entzug überschüssiger Körperflüssigkeit.

Je nach Verfahren werden unterschiedliche physikochemische Transportmechanismen zur Stoffelimination eingesetzt, die sich an den physiologischen Transportmechnismen der menschlichen Niere zur Elimination harnpflichtiger Substanzen orientieren.

Neben der Filtration sind Diffusion und Osmose wichtige Transportmechanismen, die im Rahmen extrakorporaler Blutreinigungsverfahren zur Stofftrennung eingesetzt werden.

> **Filtration**
> Als Filtration bezeichnet man das Trennen gelöster bzw. ungelöster Stoffe aus Flüssigkeiten über einen Filter unter Zuhilfenahme eines hydrostatischen Druckgefälles (◘ Abb. 2.7).

Über den abgepressten Flüssigkeitsstrom erfolgt die Elimination sowohl von Volumen als auch von gelösten Substanzen, die mitgerissen werden (»solvent drag«). Dieser Transportmechanismus wird Konvektion genannt.

❗ **Die Konvektion kommt bei der Hämofiltration zum Einsatz.**

> **Diffusion**
> Unter Diffusion versteht man die Ausbreitung eines gelösten Stoffes entlang eines Konzentrationsgefälles, die schließlich zum Konzentrationsausgleich führt (◘ Abb. 2.8).

Ursache für diesen Ausgleich ist die Brown-Molekularbewegung. Die Wanderung der Teilchen erfolgt hierbei vom Ort höherer zum Ort niedrigerer Konzentration. Sind verschiedene Flüssigkeitskompartimente mit Teilchen in unterschiedlicher Konzentration durch eine semipermeable Membran voneinander getrennt, erfolgt der Konzentrationsausgleich nur für Moleküle, die die Membran passieren können.

❗ **Die Diffusion ist der wesentliche Transportmechanismus der klassischen Hämodialyse mit Low-flux-Membranen.**

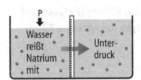

◘ **Abb. 2.7.** Filtration. Übertritt von Flüssigkeit über die semipermeable Membran aus der linken in die rechte Kammer aufgrund des hydrostatischen Drucks (p). Mitnahme der gelösten Teilchen, sofern sie die Membran passieren können (Konvektion). (Aus Hautmann u. Huland 1997)

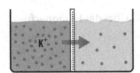

◘ **Abb. 2.8.** Diffusion. Übertritt von gelösten Substanzen aus der linken Kammer mit höherer Konzentration über die semipermeable Membran in die rechte Kammer mit niedrigerer Konzentration mit dem Resultat der Konzentrationsangleichung. (Aus Hautmann u. Huland 1997)

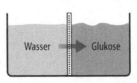

◘ **Abb. 2.9.** Osmose. Übertritt von Flüssigkeit von der linken Kammer über die semipermeable Membran in die rechte Kammer, die aufgrund einer hohen Glukosekonzentration einen starken osmotischen Sog ausübt. Der Prozess läuft bis zum Ausgleich der Konzentration und damit der Osmolarität. (Aus Hautmann u. Huland 1997)

> **Osmose**
>
> Als Osmose bezeichnet man die Diffusion
> von Flüssigkeit durch eine semipermeable
> Membran, die zwei Flüssigkeitskompartimente
> mit unterschiedlicher Konzentration trennt
> (◨ Abb. 2.9).

Der Flüssigkeitsstrom erfolgt hierbei vom Ort der niedrigeren zum Ort der höheren Konzentration. Ursache ist die Differenz der osmotischen Drücke zwischen den Flüssigkeitskompartimenten, die wiederum vom Dissoziationsgrad der betreffenden Teilchen abhängt.

❗ **Osmotische Vorgänge spielen eine Rolle bei
der Wasseraufbereitung für das Dialysat und
bei der Peritonealdialyse (osmotische Filtration, ▶ Kap. 13.2.3).**

> **Adsorption**
>
> Mit dem Begriff Adsorption wird die Anreicherung von Stoffen im Bereich von Phasengrenzgebieten, also beispielsweise zwischen »fest« und »flüssig« verstanden.

Ursache für diesen Prozess sind chemische, physikalische und elektrostatische Kräfte.

❗ **Die Adsorption wird v. a. bei der Hämoperfusion eingesetzt.**

Nierenerkrankungen

Nierenerkrankungen können alle Teile der Niere betreffen, die Glomeruli, das Tubulo-Interstitium, die renalen Gefäße und das ableitende Harnleitersystem. Dabei sind auch fließende Übergänge möglich, z.B. eine tubulointerstitielle Mitbeteiligung bei primär glomerulären Erkrankungen. Waren in früheren Jahren die primär entzündlichen glomerulären Nierenerkrankungen die am häufigsten zur Dialysepflichtigkeit führende Erkrankungen, so sind heute vor allem Nierenschädigungen im Rahmen anderer Systemerkrankungen, wie Diabetes und Hypertonie, die mit Abstand häufigsten Ursachen der terminalen Niereninsuffizienz.

Grundkenntnisse über die häufigsten renalen Erkrankungen sind auch für Fachpflegekräfte in der Dialyse unumgänglich, sind doch vielfach Verlauf der Grunderkrankung, Folgekomplikationen, Langzeitprognose an der Dialyse und nach Transplantation hiervon abhängig. Möglichkeiten der systematischen Einteilung sind vielfältig – Lokalisation, Verlauf, erworbene oder ererbte Erkrankungen.

Im Folgenden werden die Nierenerkrankungen primär nach ihrer Lokalisation eingeteilt, dabei wird zwischen chronischen Verläufen und akuten Erkrankungen unterschieden. Beispiele erblicher Nierenerkrankungen und renale Beteiligung bei Systemerkrankungen werden in eigenen Unterkapiteln betrachtet.

3.1   Glomeruläre Nierenerkrankungen

Die Glomeruli mit ihren Kapillarschlingen und der speziellen Basalmembran sind besonders empfindliche Strukturen, die einer Vielzahl von Schädigungen ausgesetzt sein können.

❗ Glomeruläre Nierenerkrankungen spielen als Ursache des chronischen Nierenversagens quantitativ die größte Rolle.

Wenn die Integrität der glomerulären Basalmembran gestört ist, führt dies zu veränderten Filtereigenschaften, die an der Zusammensetzung des Urins erkennbar sind. Pathologische Veränderungen der Basalmembran können verschiedene Ursachen haben:

- Immunologisch bedingte Entzündungen wie bei den Glomerulonephritiden

- Physikalische Schäden wie bei schwerem Hochdruck
- Stoffwechselveränderungen wie beim Diabetes
- Seltener genetisch bedingte Veränderungen der Basalmembran wie beim Alport-Syndrom (▶ Kap. 3.3.2)
- Ablagerungen pathologischer Eiweisse (z.B. Amyloidose).

Im folgenden Abschnitt werden die primären entzündlichen glomerulären Erkrankungen behandelt (Glomerulonephritiden). Die Klassifizierung der glomerulären Erkrankungen ist vielfach uneinheitlich und verwirrend, da verschiedene Einteilungskriterien gleichzeitig benutzt werden. Gerade im Falle der Glomerulonephritiden sollte man sich, um Ordnung hineinzubringen, immer wieder überlegen:

- Spricht man von *klinischen Syndromen*, die für die Praxis häufig am bedeutsamsten sind?
- Handelt es sich um die Einteilungskriterien des Pathologen?

3.1.1   Einteilung glomerulärer Erkrankungen nach klinischen Kriterien

Besonders häufig werden als Bezeichnungen glomerulärer Erkrankungen die Begriffe benutzt:
- nephrotisches Syndrom,
- nephritisches Syndrom,
- rapid progrediente Glomerulonephritis und
- chronische Glomerulonephritis.

Diese Begriffe beruhen auf klinischen Kriterien, die mit der Anamnese und der körperlichen Untersuchung des Patienten erfassbar sind, sowie einigen Laborwerten in Blut und Urin. Sie fassen damit häufige, immer wieder auftretende Verlaufsformen glomerulärer Nierenerkrankungen zusammen, die mit bestimmten histologisch typischen Veränderungen in den Glomeruli assoziiert sind.

❗ Eine Erkrankung im engeren Sinne wird durch diese Begriffe nicht bezeichnet, denn jedem dieser Syndrome können verschiedene glomeruläre Nierenerkrankungen zugrunde

liegen. **Eine einzelne Nierenerkrankung, z. B. eine IgA-Glomerulonephritis, kann auf der anderen Seite zu verschiedenen klinischen Symptomen führen, die zeitlich versetzt unter Umständen sogar bei ein und demselben Patienten beobachtet werden können.**

Im folgenden werden die klassischen klinischen Verlaufsformen mit den typischen zugrundeliegenden Glomerulonephritiden besprochen.

Nephritisches Syndrom

> Das nephritische Syndrom tritt meist plötzlich mit einer akuten pathologischen Ausscheidung von Erythrozyten im Urin, der sog. Hämaturie, Bluthochdruck (Hypertonie), einer variablen Proteinurie und Wassereinlagerung im Gewebe (Ödeme) auf.

— Diagnostisch besonders wichtig ist der mikroskopische Nachweis von Erythrozytenzylindern (■ Abb. 3.1) und abnorm geformten, sog. dysmorphen Erythrozyten im Urin. Das Auftreten von dysmorphen Erythrozyten und Erythrozytenzylindern nennt man auch *nephritisches Sediment*. Es weist auf einen glomerulären, bzw. renalen Ursprung der Erythrozyten hin. Eine Hämaturie, deren Ursache in den ableitenden Harnwegen liegt, führt nicht zu dysmorphen Erythrozyten und Erythrozytenzylindern.

— Die Nierenfunktion kann beim akuten nephritischen Syndrom normal oder eingeschränkt sein.

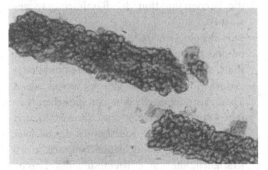

■ **Abb. 3.1.** Erythrozytenzylinder im Urin eines Patienten mit akuter Glomerulonephritis

Das nephritische Syndrom kann von verschiedenen Formen der Glomerulonephritis verursacht werden. Besonders charakteristisch ist das nephritische Syndrom für die post- oder parainfektiöse Glomerulonephritis.

Früher war diese Form der Glomerulonephritis auch als Post-Streptokokkennephritis bekannt und hauptsächlich durch bakterielle Infekte mit Streptokokken (z.B. Angina tonsillaris, Impetigo, Otitis media) assoziiert. Der Beginn lag zwischen 1–4 Wochen nach der akuten Infektion. In den meisten Fällen verlief die Erkrankung mit einer Spontanheilung, wobei Erkrankungen im Erwachsenenalter eine ungünstigere Prognose haben. Heute ist die Infektion mit Streptokokken als Auslöser in unseren Breiten rückläufig. Die Erkrankung tritt jedoch auch im Zusammenhang mit anderen bakteriellen Infekten (Staphylokokken, gramnegative Erreger) auf. Die »Shuntnephritis« ist eine Sonderform bei Patienten mit einem meist durch Staphylokokken infizierten ventrikulo-aurikulären Shunt. Dieser Shunt hat nichts mit dem Dialyseshunt zu tun. Shunt bedeutet Kurzschluss und im Falle des ventrikulo-aurikulären Shunts erfolgt permanent bei gestörtem physiologischem Abfluss eine Ableitung des Gehirnliquors aus den Gehirnventrikeln in das Herz. Im Herz erfolgt der Anschluss dieses Shunts in einen Kammer des rechten Herzvorhofs, die Herzohr genannt wird (auriculum: Ohr).

Nephrotisches Syndrom

> Als nephrotisches Syndrom bezeichnet man das gemeinsame Auftreten einer großen Proteinurie von mehr als 3,5 g/Tag/1,73 m² Körperoberfläche, Ödemen (■ Abb. 3.2), erniedrigtem Albuminspiegel im Serum (Hypalbuminämie) und erhöhten Blutfettwerten (Hyperlipidämie).

Die Erkrankungen, die zum nephrotischen Syndrom führen, stören in erster Linie die Rückhaltefähigkeit der glomerulären Filtrationsbarriere (■ Abb. 2.3.c).

— Als Folge des erheblichen Eiweißverlustes mit dem Urin kommt es zu:
  – einem Abfall des Albumins im Blut,
  – einer verstärkten Produktion von fetttransportierenden Eiweißen, den Lipoproteinen,

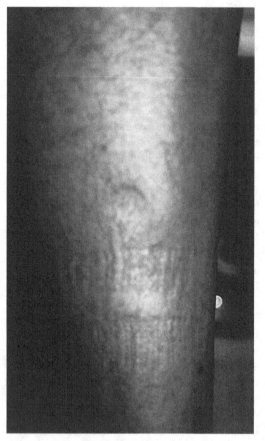

Abb. 3.2. Unterschenkelödeme bei nephrotischem Syndrom; der Druck mit dem Finger hinterlässt eine Delle

– einer erhöhten Infektneigung durch den Verlust von Immunglobulinen,
– einer erhöhten Thromboseneigung durch den Verlust von Eiweißen, die antithrombotisch wirksam sind.
— Das nephrotische Syndrom kann u. a. entstehen durch:
– primäre Glomerulonephritiden (Minimalchange-GN, membranöse GN) oder
– sekundäre glomeruläre Erkrankungen im Rahmen von Systemerkrankungen (Lupus erythematodes), Einnahme von Medikamenten (Gold, NSAID), Stoffwechselerkrankungen (diabetische Nephropathie) oder durch Toxine wie Sublimat (Quecksilberchlorid).

Rapid progrediente Glomerulonephritis (RPGN)

> Die rapid progrediente Glomerulonephritis ist durch einen rasch fortschreitenden Nierenfunktionsverlust innerhalb von wenigen Wochen bis Monaten charakterisiert. Eine Glomerulonephritis als Ursache des raschen Nierenfunktionsverlusts wird durch ein entsprechendes nephritisches Urinsediment wahrscheinlich.

— Differentialdiagnostisch kommen alle Ursachen für ein akutes Nierenversagen in Betracht.
— Die RPGN tritt häufig im Rahmen einer Systemerkrankung wie dem Lupus erythematodes oder einer systemischen Vaskulitis auf.

❗ **Eine RPGN stellt einen nephrologischen Notfall dar und sollte in jedem Fall so rasch wie möglich durch eine *Nierenbiopsie* abgeklärt werden, da nur die feingewebliche Untersuchung die Diagnose einer speziellen Nierenerkrankung zulässt und die weitere Therapie bestimmt.**

— In der histologischen Untersuchung werden die für eine RPGN typischen »Halbmonde« nachgewiesen (**Abb. 3.3**). Es handelt sich hierbei um Zellen und bindegewebige Grundsubstanz (Matrix), die halbmondförmig an einem Pol des Glomerulus zwischen den Kapillarschlingen und der Bowman-Kapsel abgelagert werden. Diese Gewebsreaktion zeigt, wie heftig die Entzündung ist und wie sehr die Barrierefunktion der Basalmembran gestört ist.
— Eine histologisch nachgewiesene RPGN muss besonders aggressiv therapiert werden, sonst führt sie zum irreversiblen Nierenfunktionsverlust. Im einzelnen gibt es verschiedene Therapiestrategien, die von der speziellen Nierenerkrankung abhängig sind, die histologisch diagnostiziert wurde. Klassisch ist das Beispiel der RPGN bei Goodpasture-Syndrom, einer Krankheit, die am effizientesten mit zytotoxischen Substanzen, Kortisonpräparaten und Plasmaseparation therapiert wird.

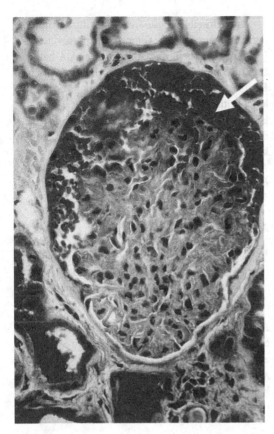

◘ Abb. 3.3. Glomerulus bei rapid-progredienter Glomerulonephritis mit Halbmondbildung in der Bowman-Kapsel (*Pfeil*). (Mit freundlicher Genehmigung von Herrn Dr. Back, Pathologisches Institut, Universitätsklinikum Mannheim)

Chronische Glomerulonephritis

❯ Die chronische Glomerulonephritis kann das chronische Stadium aller bekannten Glomerulonephritisformen sein. Es kommt meist zu einer Persistenz der entsprechenden Symptome wie Proteinurie, Hämaturie oder Hypertonie.

Die Nierenfunktion kann über Jahre stabil sein oder unaufhaltsam in Richtung Dialysepflichtigkeit abnehmen. Häufig sind die Patienten asymptomatisch, und die Nierenerkrankung wird nicht selten erst bei einer Routineurinuntersuchung (z.B. Hochdruckabklärung) oder beim Auftreten erster Urämiesymptome beim Hausarzt festgestellt.

3.1.2 Glomerulonephritiden nach pathologischen Kriterien

Eine Darstellung sämtlicher Glomerulonephritiden kann in diesem Rahmen nicht erfolgen, die Autoren beschränken sich daher auf eine allgemeine Einführung.

❗ Die klinische Diagnose der einzelnen Krankheitsformen ist ohne histologische Beurteilung eines Nierenbiopsats nicht möglich.

Bezüglich der Ursache, Entstehung und Progression der Glomerulonephritiden sind trotz wachsender Fortschritte gerade auf molekularbiologischem Gebiet nach wie vor viele Fragen offen. Histologisch lassen sich prinzipiell drei Grundmuster unterscheiden:
- Immunkomplexnephritiden
- Antibasalmembrannephritis
- Pauci–immune Glomerulonephritis.

Diese Begriffe beschreiben jeweils den mittels spezieller Färbetechniken und gegebenenfalls der Elektronenmikroskopie diagnostizierten immunhistologischen Befund, Ablagerungen von Antigen/Antikörperkomplexen (Immunkomplexen, s.u.), Antikörpern gegen die Basalmembran oder das Fehlen entsprechender typischer Ablagerungen (»pauci–immun«) in den Glomeruli. Aus Art der beteiligten Antikörper, der Lokalisation der Immunkomplexe in den glomerulären Kapillaren und der Art der begleitenden Entzündungsreaktion wird die exakte Diagnose gestellt (z.B. IgA-Nephritis).

❗ Spricht man von einer Immunkomplex- oder einer Antibasalmembrannephritis, bezieht sich diese Bezeichnung innerhalb der komplexen Terminologie der Glomerulonephritiden lediglich auf den immunhistologischen Befund.

Immunkomplexnephritis

❯ Immunkomplexnephritiden sind Glomerulonephritiden, bei denen in der Immunfluoreszenz Antikörper in Form von Immunkomplexen mit granulärem, d. h. körnchenartigem Muster nachgewiesen werden. Die Antikörper sind nicht direkt gegen Nierenstrukturen gerichtet.

Eine wichtige Waffe des Immunsystems gegen Krankheitserreger sind erregerspezifische Antikörper, die gegen Antigene auf der Oberfläche der Krankheitserreger gerichtet sind. Im Blut zirkulierende Komplexe aus Antigenen und Antikörpern nennt man *Immunkomplexe*. Derartige Immunkomplexe lassen sich im Nierengewebe von Patienten mit Glomerulonephritis häufig nachweisen. Sie sind in der Lage, entzündliche Gewebsveränderungen hervorzurufen, und führen u. a. zur Aktivierung des sog. Komplementsystems, deren einzelne Bestandteile das Gewebe weiter attackieren. Der Nachweis dieser Immunkomplexe gelingt heute mit dem Verfahren der Immunfluoreszenz, d. h. sie werden durch einen Farbstoff im Gewebe markiert. Sie zeigen ein *granuläres Muster* (◘ Abb. 3.4).

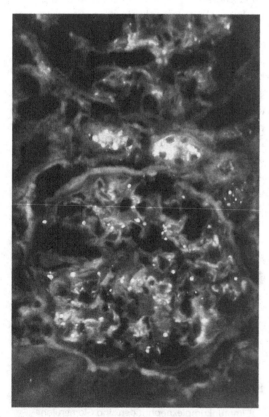

◘ **Abb. 3.4.** Glomerulus bei Immunkomplex-Glomerulonephritis mit Nachweis von Immunkomplexen entlang der Basalmembran als Leuchtpunkte durch Anfärben mit einem durch Grün-Fluoreszenz markierten Antikörper. (Mit freundlicher Genehmigung von Herrn Dr. Back, Pathologisches Institut, Universitätsklinikum Mannheim)

Die weltweit häufigste Form einer durch Immunkomplexe ausgelösten Glomerulonephritis ist die IgA-Glomerulonephritis (Ablagerungen IgA-haltiger Immunkomplexe). Ein weiteres charakteristisches Beispiel ist die post- oder parainfektiöse Glomerulonephritis (»Poststreptokokkennephritis«, s.o.). Es ist sehr wahrscheinlich, dass die Antigene innerhalb der Immunkomplexe Bestandteile der Streptokokken sind, die sich entweder bereits im Blut mit den Antikörpern binden, oder erst im Nierengewebe, nachdem sie dort zuvor abgelagert wurden.

Antibasalmembrannephritis

> Bei der Antibasalmembrannephritis werden in der Immunfloreszenz Antikörper gegen die Basalmembran nachgewiesen, die ein durchgehendes, lineares Muster zeigen.

Auch Antikörper gegen Strukturen der Basalmembran können, wie beim Goodpasture-Syndrom, zur Glomerulonephritis führen. Durch das *lineare Muster* der Ablagerung in der Immunfluoreszenz können diese Antikörper von Immunkomplexen unterschieden werden.

Pauci-immune Glomerulonephritis

> Bei einem Teil der Glomerulonephritiden können weder Immunkomplexe noch Antikörper nachgewiesen werden. Diese Form bezeichnet man als pauci-immune Glomerulonephritiden.

Glomerulonephritiden ohne Antikörper oder Immunkomplexe sind besonders häufig bei Systemerkrankungen wie der Wegener-Granulomatose anzutreffen.

Lichtmikroskopische Befunde

Die durch Antikörper oder durch Immunkomplexe entstandene Entzündung des Glomerulus führt zu mikroskopisch nachweisbaren Veränderungen, z. B. zur entzündlichen Zellvermehrung in den Kapillaren oder im Mesangium oder zu einer Verdickung der Basalmembran. Auf diese Veränderungen bezieht sich eine weitere wichtige Terminologie der Glomerulonephritiden.

> Entzündungen mit Zellvermehrung im Mesangium des Glomerulums heißen mesangioproliferative Glomerulonephritiden.

— Wird dies nur in wenigen durch die Biopsie erfassten Glomeruli gefunden, spricht man von *fokalen* Veränderungen.
— Ist jedoch die Mehrzahl betroffen, handelt es sich um eine *diffuse* Glomerulonephritis.
— Sind innerhalb eines Glomerulums nur umschriebene Areale betroffen, spricht man von einer *segmentalen* Glomerulonephritis.

Die aktive Entzündung kann später in ein narbiges Stadium übergehen.

> Narbig verödete Kapillarschlingen des Glomerulums bezeichnet man als Glomerulosklerose.

Es kann auch sein, dass mit der herkömmlichen Lichtmikroskopie fast keine Veränderungen im Glomerulum erkennbar sind, wie häufig beim nephrotischen Syndrom.

> Ohne den lichtmikroskopischen Nachweis einer Entzündung spricht man von einer Minimal-change-Glomerulonephritis.

Liegen halbmondförmige Zell- und Matrixablagerungen zwischen dem Kapillarbündel und der Bowman-Kapsel, handelt es sich um eine Extrakapillärproliferation, die klinisch einer RPGN entspricht (◘ Abb. 3.3).

Zwischen der an der Lichtmikroskopie orientierten Terminologie und den klinischen Syndromen besteht häufig ein enger Zusammenhang:
— Die Minimal-change-Glomerulonephritis führt zum nephrotischen Syndrom.
— Halbmonde sind bei der RPGN nachweisbar.

Nur selten orientiert sich die allgemein übliche Bezeichnung einer speziellen Glomerulonephritis an der Immunhistologie wie im Fall der häufigsten Glomerulonephritis überhaupt, der *IgA-Glomerulonephritis*.

❶ Die auf dem Nachweis glomerulärer IgA-Immunkomplexe beruhende Diagnose IgA-Glomerulonephritis bedeutet, dass verschiedenartige lichtmikroskopische Veränderungen vorliegen können und das gesamte Spektrum klinischer Syndrome vom nephritischen Syndrom bis zur RPGN möglich ist.

Glomerulonephritiden bei Systemerkrankungen

Glomerulonephritiden oder anderweitige glomeruläre Schädigungen können im Rahmen von Systemerkrankungen (z.B. Vaskulitiden, Lupus erythematodes, Diabetes mellitus) auftreten. Diese Erkrankungen werden gesondert in ▸ Kapitel 3.4 behandelt.

3.1.3 Therapie

Auf die Behandlung der einzelnen Glomerulonephritisformen kann hier nicht im Detail eingegangen werden. Die Behandlung richtet sich grundsätzlich nach der histologischen Diagnose der Erkrankung sowie ihrem Verlauf (akut oder chronisch) und teilt sich in unspezifische und spezifische Behandlungsansätze auf.

Ausgangspunkt einer jeden Behandlung sind die unspezifischen Maßnahmen, die unabhängig von der jeweiligen histologischen Form eingesetzt werden. Hier ist vor allem die konsequente Einstellung des Blutdrucks auf niedrig normale Durchschnittswerte, gegebenenfalls unter Einsatz besonders wirksamer Medikamente wie ACE-Hemmer oder Angiotensin-2-Rezeptorantagonisten, zu nennen. Diese Maßnahme ist von entscheidender Bedeutung für die Verhinderung oder Verlangsamung der Progression zahlreicher renaler Erkrankungen. Darüber hinaus richtet sich die Behandlung auf die begleitenden Komplikationen der Erkrankung oder der zunehmenden Urämie sowie der Bekämpfung von Ödemen, der Prävention des sekundären Hyperparathyreoidismus oder der renalen Anämie.

Für einige glomeruläre Erkrankungen gibt es immunsuppressive Therapieansätze. Medikamente, die hierbei eingesetzt werden sind Kortikosteroide, Mycophenolat, Cyclophosphamid oder Azathioprin. Aufgrund der potentiellen Nebenwirkungen dieser Substanzen muss die Indikation zu diesen Therapien immer in Abwägung des potentiellen

Nutzens mit dem Risiko getroffen werden und hängt sowohl von der jeweiligen histologischen Diagnose, dem Schweregrad der Erkrankung und der Geschwindigkeit des Fortschreitens ab.

3.2 Interstitielle Nierenerkrankungen

> ❯ Erkrankungen im Nierenbindegewebe nennt man interstitielle Nierenerkrankungen im Gegensatz zu den glomerulären Nierenerkrankungen wie der Glomerulonephritis.

Bei einer entzündlichen Erkrankung des Interstitiums, einer interstitiellen Nephritis gibt es zwei Krankheitsformen:
- Sie kann **akut** auftreten und zu einer raschen Nierenfunktionsverschlechterung führen.
- Sie kann **chronisch** verlaufen.

Die Nachbarschaft des Bindegewebes zu den tubulären Strukturen führt bei interstitiellen Nierenerkrankungen neben der akuten oder chronischen Nierenfunktionseinschränkung zu Transportfunktionsstörungen der Tubuli. Diese Störungen werden als sog. *tubuläre Syndrome* zusammengefasst und äußern sich in Störungen der Rückresorption von Elektrolyten, Puffern, Aminosäuren und Glukose.

3.2.1 Akute interstitielle Nephritis

> ❯ Die akute interstitielle Nephritis ist die plötzliche Entzündung des Interstitiums der Nieren, die zu einem pathologischen Urinsediment und meist zur akuten Nierenfunktionsverschlechterung führt.

- Eine akute interstitielle Nephritis (AIN) kann verschiedene Ursachen haben. Auslösende Faktoren:
  - medikamentös-toxisch (Antibiotika, NSAID, Diuretika)
  - infektiös (systemische Infektionen, Pyelonephritis)
  - immunologisch (SLE)
  - idiopathisch (unklar)

- Die beiden ersten Gruppen spielen klinisch die größte Rolle. Die AIN kann wegen ihrer prinzipiell allergischen Auslösung von *Hautausschlägen, Fieber* oder *Gelenkbeschwerden* begleitet werden. Das klinische Spektrum reicht von leichter Nierenfunktionseinschränkung bis hin zur dialysepflichtigen Niereninsuffizienz.

Die Therapie richtet sich nach der zugrunde liegenden Ursache der interstitiellen Nephritis. Im Falle einer medikamentös-toxischen AIN besteht die Therapie aus der Vermeidung der auslösenden Noxe (z.B. eines Medikamentes) sowie unterstützenden Maßnahmen (z.B. akute Nierenersatztherapie falls erforderlich). Die Erkrankung heilt meist von alleine aus. Akute interstitielle Nephritiden wurden bei einer Vielzahl von Medikamenten beschrieben, insbesondere bei Antibiotika, nichtsteroidalen Antiphlogistika (z.B. Diclofenac), Furosemid und Thiaziddiuretika, Allopurinol und 5-Aminosalicylate. Wenn sich die Nierenfunktion nicht sehr rasch erholt, werden gelegentlich Kortikosteroide eingesetzt. Bei der akuten bakteriellen interstitiellen Nephritis (akute Pyelonephritis) ist eine antibiotische Therapie erforderlich. Interstitielle Nephritiden im Rahmen von Systemerkrankungen (Sarkoidose, systemischer Lupus erythematodes) werden nach den Maßgaben für die Grunderkrankung therapiert.

3.2.2 Chronische interstitielle Nephritis

> ❯ Unter dem Begriff »chronisch interstitielle Nephritis« fasst chronische Entzündungen des Niereninterstitiums verschiedener Ursachen zusammen.

Ursachen

- Auslösende Faktoren können hier wie bei der akuten Form sein:
  - medikamentös-toxisch (Analgetika, Kontrastmittel, Rheumamedikamente, Antibiotika) oder
  - chemisch (Blei, Kadmium, Lithium).
- Bei einigen speziellen Formen der chronischen interstitiellen Nephritiden wie der *Balkan-Nephropathie* wird eine Pilzkontamination der

Nahrung als Ursache vermutet. Die Toxine und ihre Herkunft sind aber nicht genau bekannt, so dass im Falle der Balkan-Nephropathie, die im Bereich des Dambe-Flusses auf dem Balkan endemisch vorkommt, keine wirksame Prophylaxe empfohlen werden kann.

Analgetikanephropathie

Die Analgetikanephropathie spielt unter den chronischen interstitiellen Nierenerkrankungen eine wichtige Rolle.

> Die Analgetikanephropathie wird durch die regelmäßige Einnahme hoher Mengen von Schmerzmitteln verursacht und führt nicht selten zur chronischen Niereninsuffizienz.

– Insbesondere die Einnahme des Analgetikums Phenacetin in kumulativen Dosen von 1–3 kg hat in der Vergangenheit zur Analgetikanephropathie geführt, und die Krankheit wurde daher auch *Phenacetinniere* genannt. Die kumulative Dosis bezeichnet die über den Einnahmezeitraum addierte Gesamtmenge des konsumierten Phenacetins. Das Phenacetin war früher ein häufiger Bestandteil von Mischanalgetika, denen z. T. auch aufputschende Substanzen zugesetzt wurden. Die Substanz ist heute aus solchen Schmerzmitteln verschwunden.

❗ **Beachte**
Die heute noch zum Einsatz kommenden Analgetika und entzündungshemmenden Substanzen (nichtsteroidale Antiphlogistika wie Indomethacin oder Diclofenac) besitzen ebenfalls ein toxisches Potential und sollten insbesondere dann mit Vorsicht eingenommen werden, wenn die Nieren bereits durch andere Krankheiten vorgeschädigt sind.

– Die Pathophysiologie der Analgetikanephropathie ist nicht vollständig geklärt. Man vermutet, dass die Abbauprodukte der Analgetika sich im Nierenmark anreichern und zu einer lokalen Minderdurchblutung und Sauerstoffunterversorgung führen. Das Resultat ist ein Absterben des Gewebes. Charakteristisch sind v. a. die *Papillennekrosen*. Durch Gewebseinziehungen führen sie zu einer unregelmäßigen Schrumpfung der Nieren.

– Die nekrotischen Papillen verkalken häufig. Diese morphologischen Veränderungen sind sonographisch und durch Röntgenuntersuchungen der Niere erkennbar.

– Abgestoßene, nekrotische Papillen können ähnliche Probleme wie Nierensteine bereiten und zu kolikartigen Schmerzen und Makrohämaturie führen, wenn sie im Nierenbeckenhohlsystem oder im Harnleiter steckenbleiben. Eine weitere Komplikation der Analgetikaeinnahme ist das gehäufte Auftreten von Urothelkarzinomen im Bereich der ableitenden Harnwege.

Chronische Pyelonephritis und Refluxkrankheit

Bei der chronischen bakteriellen interstitiellen Nephritis kommt es zu rezidivierenden, in Schüben verlaufenden Pyelonephritiden, die mit einer fortschreitenden Schädigung des Organs einhergehen.

– Ursache einer chronischen Pyelonephritis sind vielfach Anomalien der ableitende Harnwege oder ein vesiko-ureteraler Reflux (Refluxnephropathie), rezidivierende Steinbildung, Diabetes mellitus oder eine vorbestehende Analgetikanephropathie, die die bakterielle Besiedelung begünstigt.

– In der Vergangenheit wurde die chronische Pyelonephritis als Ursache einer terminalen Niereninsuffizienz in ihrer Bedeutung vielfach überschätzt (»pyelonephritische Schrumpfniere«).

Zum vesiko-ureteralen Reflux kommt es, wenn der Verschluss der Ureteren bei der Kompression der Blase durch eine fehlerhafte Anlage nicht vollständig erfolgt. Zumeist liegt ein zu kurzer intramuraler Ureterenverlauf in der Blasenwand oder eine Verengung der Harnröhre vor. Ein Reflux kann ein- oder beidseitig bestehen und tritt zumeist schon intra-uterin oder in der ersten Lebensphase auf. Durch den Reflux gelangt bakteriell kontaminierter Urin unter erhöhtem Druck in die Niere und führt zu Schäden (rezidivierende Pyelonephritiden).

– Meist kommt es im Alter von ca. 6 Jahren zur Rückbildung des Refluxes. Die bis dahin entstandenen Nierenschäden in Form von Gewebsnarben sind aber nicht mehr rückgängig zu machen und häufig für eine spätere Niereninsuffizienz verantwortlich.

— Wird der Reflux bei den Kindern rechtzeitig entdeckt, so ist eine antibakterielle Therapie der Harnwegsinfekte vorrangig, um die chronische bakterielle Infektion des Nierengewebes zu verhindern. In schweren Fällen muss die Indikation zur korrigierenden Operation gestellt werden, z.B. bei sehr massivem intrarenalem Reflux mit Ureterdilatation oder großen Nierenbeckenkelchsteinen.

— In vielen Fällen bleibt ein Reflux jedoch auch weitgehend unbemerkt und bildet sich im Laufe der Entwicklung zurück. In diesen Fällen kommt es erst im höheren Erwachsenenalter zur Entwicklung eines Bluthochdrucks, einer zunehmenden Proteinurie und einer Niereninsuffizienz, vielfach verbunden mit dem Bild einseitiger Schrumpfnieren. Histologisch findet sich in diesen Fällen nicht selten eine fokalsegmentale Glomerulosklerose als Ausdruck einer langjährig bestehenden glomerulären Überlastungsreaktion.

3.2.3 Tubuläre Syndrome

> Interstitielle Nierenerkrankungen ziehen häufig Schäden der Tubulusstrukturen nach sich, die zum Teil zu charakteristischen Tubulustransportstörungen, den tubulären Syndromen, führen.

Die tubulären Syndrome können auch aufgrund anderer Krankheiten auftreten, z. B. als vererbte Transportstörung ohne weitere Krankheitsmanifestationen. Wichtige tubuläre Syndrome sind:
— nephrogener Diabetes insipidus
— renal-tubuläre Azidose.

Nephrogener Diabetes insipidus

> Bei Erkrankung des distalen Tubulus kann das Hormon ADH (▶ Kap. 2.3.2) an seinem Wirkort nicht die Wasserrückresorption steuern. Die Folgen sind übermäßige Produktion eines wenig konzentrierten Urins (Polyurie) und damit ein extremer Wasserverlust.

Die Krankheit tritt als erbliche Krankheit mit X-chromosomal-gebundener Vererbung auf oder als Folge anderer Störungen des distalen Tubulus, z.B. bei chronischer Hypokaliämie, Hyperkalzämie oder immunologischen Erkrankungen wie dem Sjögren-Syndrom.

Renal tubuläre Azidose

> Durch Störung der tubulären Säureausscheidung kommt es zur renal tubulären Azidose.

Im Gegensatz zur Azidose bei fortgeschrittener Niereninsuffizienz liegt nur eine isolierte Störung der tubulären Säureausscheidung vor, während die übrigen Funktionen der Niere noch ungestört sind. Man unterscheidet 2 Formen:
— distal-tubuläre Azidose und
— proximal-tubuläre Azidose.

Der distalen Form der Krankheit liegt eine Störung der aktiven Säuresekretion in das Tubuluslumen zugrunde.

Die proximale Form der renal-tubulären Azidose entsteht durch mangelhafte tubuläre Bicarbonatwiederaufnahme und wird häufig als ein Symptom des sog. *Fanconi-Syndroms* gefunden. In diesem Fall sind mehrere proximaltubuläre Transportprozesse gemeinsam gestört und führen neben der Azidose zu einer vermehrten Ausscheidung von Aminosäuren, Phosphat und Glukose. Das Fanconi-Syndrom wird häufig als Indikator eines Nierenschadens bei chronischer Schwermetallbelastung, z.B. durch Blei, gefunden, kann aber auch Manifestation einer Leichtkettenablagerung bei monoklonaler Gammopathie sein.

3.3   Erbliche Nierenerkrankungen

3.3.1 Zystennierenerkrankungen

Unter den erblichen Nierenerkrankungen, die zum chronischen Nierenversagen führen können, sind die Zystennieren in Mitteleuropa am bedeutendsten.

Autosomal-dominante polyzystische Nieren

❗ Die autosomal-dominante polyzystische Erkrankung der Nieren (ADPKD) ist in Europa bei 10% der Dialysepflichtigen die Ursache des Nierenversagens. Sie ist eine der häufigsten erblichen Krankheiten. Bei etwa 50% der Patienten mit ADPKD führt die Krankheit vor dem 60. Lebensjahr zur terminalen Niereninsuffizienz und damit zur Dialysepflichtigkeit.

Die Erkrankung wird autosomal-dominant vererbt, d. h. es liegt bei 90% der Betroffenen eine Mutation auf dem Chromosom 16 vor, deren Weitergabe bei 50% der Kinder eines Betroffenen zur Erkrankung führt.

Die Zystennierenerkrankung betrifft immer beide Nieren. Die Zysten durchsetzen das gesamte Nierengewebe und schädigen durch Verdrängung das funktionsfähige Nierengewebe (❒ Abb. 3.5).

Bei der Aufklärung der genetischen Defekte konnten zwei Varianten der autosomal dominanten Zystennierenerkrankung identifiziert werden (ADPKD 1 und 2). Die genetischen Defekte der beiden Varianten liegen an verschiedenen Stellen und führen zu einem etwas unterschiedlichen Verlauf der Erkrankung. Bei der ADPKD 2 Variante ist der Verlauf der Nierenschädigung in der Regel später und weniger rasch progredient als bei ADPKD 1. Mit der Identifizierung der Gendefekte, der Lokalisation der durch sie codierten Proteine und der Entschlüsselung ihrer funktionellen Bedeutung in der Zelle wurden in den vergangenen Jahren auch Hypothesen über das Entstehen der Zysten entwickelt.

Die tubulären Strukturen und die Bowman-Kapsel weiten sich allmählich auf und werden zu Zysten, die mit einer urinähnlichen Flüssigkeit gefüllt sind. In der Regel bilden sich die Zysten zwischen dem 30. und 50. Lebensjahr. Bei den Patienten tritt frühzeitig eine schwere Hypertonie auf. Bei sehr großen Zysten füllen die Nieren einen großen Teil des Bauchraums aus und sind von außen gut zu tasten. Es können eine Reihe von Komplikationen auftreten:

- Durch stumpfe Verletzungen von außen sind die Zysten rupturgefährdet.
- Eine weitere spezifische Problematik sind infizierte Zysten, die durch aufsteigende Harn-

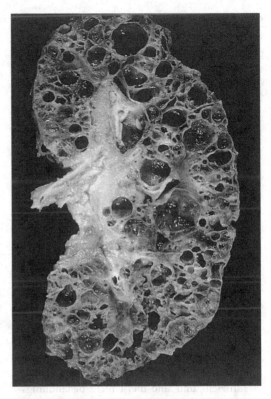

❒ **Abb. 3.5.** Längsschnitt durch Operationspräparat: Autosomal-dominanten Zystennieren mit großen und kleinen Zysten, die die Nierenkontur völlig zerstören. (Mit freundlicher Genehmigung von Herrn Dr. Back, Pathologisches Institut, Universitätsklinikum Mannheim)

wegsinfekte entstehen können und den Patienten schwer erkranken lassen.
- Bei Patienten mit polyzystischer Nierenerkrankung treten Zysten häufig auch in der Leber und in der Bauchspeicheldrüse auf.
- Pathologische Aufweitungen von arteriellen Gefäßen, sog. Aneurysmen, treten bei den betroffenen Patienten ebenfalls gehäuft auf und können im Bereich des Gehirns zu Schlaganfällen durch Blutungen führen.

Das Voranschreiten der polyzystischen Nierenerkrankung lässt sich bisher therapeutisch nicht aufhalten. Mit der Identifikation der defekten Genprodukte wurden aber medikamentöse Konzepte entwickelt, die nach erfolgreichen Tierversuchen erstmals Hoffnung auf eine therapeutische Beeinflussbarkeit der Erkrankung geben. Diese Ansätze werden derzeit in großen Studien an Patienten erprobt. Solange keine wirksame kausale Therapie gesichert ist, gelten folgende Behandlungsmaximen:

- Wichtig ist die Vermeidung von Harnwegsinfekten und eine möglichst gute Senkung des Bluthochdrucks zur Vermeidung einer allzu frühzeitigen Dialysepflichtigkeit.
- Da große Zystennieren sehr raumfordernd sind, ist vor einer geplanten Transplantation häufig die Entfernung einer Niere erforderlich, um für das Transplantat Platz zu schaffen.
- Bei Patienten mit gehäuften Kopfschmerzen oder einer familiären Belastung für Hirnbasisaneurysmen oder intrazerebrale Blutungen wird ein Screening auf das Vorhandensein derartiger Gefäßanomalien empfohlen.
- Wichtig ist die Unterscheidung der polyzystischen Nierenerkrankung von einzelnen Nierenzysten, die mit zunehmendem Alter häufiger als sonographische Zufallsbefunde entdeckt werden. Diese einzelnen oder zu mehreren auftretenden Zysten führen nicht zur Niereninsuffizienz und sind meist nicht behandlungsbedürftig.
- Die Diagnose von Zystennieren kann sehr gut durch bildgebende Verfahren gesichert werden. Besonders geeignet ist die Ultraschalluntersuchung.

Autosomal-rezessive polyzystische Nieren

Die autosomal-rezessive polyzystische Erkrankung ist durch eine Mutation auf Chromosom 6 bedingt. Sie führt zum frühzeitigen, meist bereits intrauterinen Auftreten von Zysten und nicht selten zum Abort.

- Die Erkrankung tritt nur auf, wenn das mütterliche *und* väterliche Chromosom diese Mutation aufweisen.

3.3.2 Alport-Syndrom

> Beim Alport-Syndrom liegt eine vorwiegend x-chromosomal vererbte qualitative Störung der Kollagensynthese vor. Dies führt zu Schäden an den Nieren, den Ohren und den Augen.

- An der Niere kommt es wegen einer Schädigung der glomerulären Basalmembran zum Auftreten einer mikroskopischen *Hämaturie* mit dysmorphen Erythrozyten und Erythrozytenzylindern sowie einer *Proteinurie*. Bei Männern schreitet die Krankheit unaufhaltsam in Richtung terminale Niereninsuffizienz fort. Bei heterozygoten Frauen sind die Krankheitsausprägungen milder, ungefähr 20 % werden terminal niereninsuffizient.
- Viele Patienten leiden zudem an einer Innenohrschwerhörigkeit, seltener kommt es zu einer Beteiligung der Augen.
- Eine kausale Therapie ist nicht bekannt.

In einigen wenigen Fällen sind auch autosomale Erbgänge beschrieben worden, sodass sich in der Familienanamnese kein geschlechtsabhängiger Unterschied in der Ausprägung der Erkrankung nachweisen lässt.

3.4 Renale Beteiligung bei Systemerkankungen

Viele primär nicht renale Erkrankungen können sekundär die Nieren mitbefallen oder ihre Funktion beeinträchtigen, z.B. über entzündliche Schädigungen der Glomeruli (Glomerulonephritis), atherosklerotische oder entzündliche Veränderungen der Gefäße oder Ablagerung pathologischer Eiweiße. So sind die Hauptursachen der terminalen Niereninsuffizienz in Deutschland und den industrialisierten Ländern weltweit heute Folgeschäden der häufigsten Wohlstandserkrankungen Diabetes mellitus und arterielle Hypertonie.

3.4.1 Glomerulonephritiden bei Autoimmunerkrankungen

Diese Erkrankungen sind allgemein durch eine Überaktivität und Fehlsteuerung des Immunsystems gekennzeichnet, die zu einem Angriff des Immunsystems auf körpereigene Strukturen führt. Man spricht daher von *Autoimmunerkrankungen*. Sie manifestieren sich häufig an zahlreichen Organen (Systemerkrankungen), typisch ist ein Befall der Gelenke und der Haut sowie Entzündungen der Gefäße. Die Nierenbeteiligung in Form einer Glomerulonephritis ist häufig ein Zeichen erhöhter generalisierter Krankheitsaktivität und führt unbehandelt nicht selten zum *terminalen Nierenversagen*.

Zur Stellung der Diagnose und Einschätzung der Krankheitsaktivität bedarf es in der Regel der Nierenbiopsie. Bei einigen Systemerkrankungen lassen sich im Serum charakteristische Autoantikörper nachweisen (z.B. anti-nukleäre Antikörper (ANA) beim systemischen Lupus erythematodes, anti-neutrophile cytoplasmatische Antikörper (ANCA) bei der Wegenerschen Granulomatose oder mikroskopischen Polyangiitis). Im Urin finden sich Zeichen einer akuten Nephritis mit Mikrohämaturie, Akanthozyten, Erythrozytenzylindern und einer mehr oder weniger stark ausgeprägten Proteinurie.

In den meisten Fällen handelt es sich bei einer renalen Beteiligung im Rahmen einer Systemerkrankung um einen akuten Krankheitsverlauf im Sinne einer rasch progredienten Glomerulonephritis, vor allem wenn es sich um Erstdiagnosen bei bislang unbehandelten Patienten handelt. Die wichtigste Therapiestrategie ist daher eine immunsuppressive, entzündungshemmende Therapie. Die Wahl der eingesetzten Medikamente, Intensität und Dauer der Therapie richten sich dabei nach der histologischen Diagnose der Erkrankung und ihrer Aktivität. Meist kommen Kortikosteroide und Zyklophosphamid, auch als intravenöse Infusion, und Mycophenolat zum Einsatz.

3.4.2 Diabetische Nephropathie

❗ Die diabetische Nephropathie ist zur wichtigsten Ursache der terminalen Niereninsuffizienz im höheren Alter geworden. Patienten beider Diabetes-mellitus-Typen sind gleichermaßen betroffen. Etwa die Hälfte der Diabetiker entwickelt eine diabetische Nephropathie. Ca. 30% dieser Patienten werden dialysepflichtig.

Ursachen

Die Ursachen für die diabetische Nephropathie sind vielschichtig:
- Sicher sind die mit ständig erhöhten Blutzuckerwerten zusammenhängenden Stoffwechselveränderungen für Gefäßveränderungen der Nierengefäße und Veränderungen der glomerulären Basalmembran verantwortlich. Dafür spricht, dass eine gute Stoffwechseleinstellung das Risiko für die Nephropathie reduziert. Es gibt aber auch Patienten, die trotz sehr schlechter Stoffwechselkontrolle vor der Nephropathie geschützt sind. Dies lässt vermuten, dass andere, zum Teil noch unbekannte Risikofaktoren für die diabetische Nephropathie eine Rolle spielen.
- Vieles spricht dafür, dass es ein genetisches Risiko für die Entwicklung der Nephropathie gibt.
- Von überragender Bedeutung ist die Blutdruckeinstellung der Patienten. Eine schwere Hypertonie begünstigt und beschleunigt die Entwicklung einer diabetischen Nephropathie.

Diagnose

Sonographisch ist die diabetische Nephropathie meist durch große Nieren gekennzeichnet. Viele andere Nierenerkrankungen führen dagegen zu Schrumpfnieren. Das Vorliegen verkleinerter Nieren bei einem Diabetiker spricht jedoch nicht zwingend gegen das Vorliegen einer diabetischen Schädigung, da insbesondere bei Typ 2-Diabetikern meist ein langjähriger Hochdruck begleitend zu einer vaskulären Schädigung mit narbiger Schrumpfung der Nieren führt. In der Regel bedarf es zur Sicherung der Diagnose einer diabetischen Nephropathie bei Diabetikern mit entsprechenden typischen Befunden wie Hypertonie, Proteinurie und eingeschränkter Nierenfunktion nicht der bioptischen Sicherung. Lediglich bei gleichzeitigem Nachweis anderweitiger Pathologien (unklare sonographische Veränderungen, konstante Mikrohämaturie und Zeichen eines nephritischen Sediments, übermäßige Proteinurie oder ein über den zu erwartenden Verlauf rasche Funktionsverschlechterung) ist die Nierenbiopsie angezeigt (◻ Abb. 3.6).

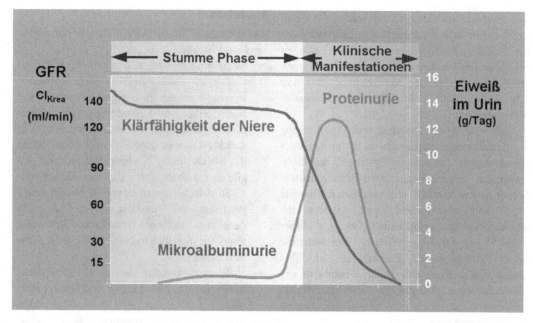

■ **Abb. 3.6.** Verlauf der diabetischen Nephropathie

Die Entwicklung der diabetischen Nephropathie durchläuft einige charakteristische Stadien:

- Zunächst sind noch keinerlei pathologische Blut- oder Urinwerte messbar. Mit der Clearancetechnik kann aber eine erhöhte GFR festgestellt werden. Man spricht von der *Hyperfiltration.* Dieser Befund verwirrte zunächst, da eine Erhöhung der GFR nicht ungünstig zu sein schien. In der Tat führt dieser Effekt zu einer Überbeanspruchung der Nephrone und später zum manifesten Gewebsschaden und Rückgang der GFR auf erniedrigte Werte.
- Im weiteren Verlauf tritt eine leicht erhöhte Ausscheidung von Albumin auf, die sog. *Mikroalbuminurie* (30–200 mg/24 h).
- Erst später kommt es zur großen *Proteinurie* und langsamen *Nierenfunktionsverschlechterung.*

Parallel zur Entwicklung der diabetischen Nephropathie treten meist andere Organschäden des Diabetes auf. Besonders charakteristisch sind:

- diabetische Augenhintergrundsveränderungen (*diabetische Retinopathie*), die zur Erblindung führen können,

- die arterielle Verschlusskrankheit,
- die koronare Herzkrankheit und
- eine diabetische Schädigung des peripheren Nervensystems, die Polyneuropathie.

Dialyse

Die Dialyse wird bei Diabetikern möglichst früher als bei Patienten mit anderen Ursachen der terminalen Niereninsuffizienz begonnen. Orientiert sich der Arzt an der Kreatinin-Clearance, sollte bei einem Abfall unter 15 ml/min die Dialyse indiziert sein. Erfahrungsgemäß können bei Diabetikern in diesem Stadium bereits urämische Symptome auftreten, und die Kontrolle der Hypertonie kann schwierig werden.

Die Prognose der Patienten mit diabetischer Nephropathie ist innerhalb der Gruppe der terminal Niereninsuffizienten besonders ungünstig, unabhängig davon, ob die Hämodialyse oder eine Form der Peritonealdialyse als Nierenersatzverfahren durchgeführt wird.

◉ Nierenbiopsie

Außer bei den Zystennieren kann die Sonographie bei einer Vielzahl von Nierenerkrankungen diagnostisch nicht weiterhelfen. Auch die Laboruntersuchungen des Bluts und des Urins lassen häufig nur eine grobe Einordnung der Nierenerkrankung zu. Die Diagnostik der speziellen Nierenerkrankung wird oft erst durch die feingewebliche (histologische) Untersuchung einer Gewebeprobe aus einer der beiden Nieren möglich. Hierzu ist eine Gewebeprobeentnahme, eine Nierenbiopsie, notwendig.

In der Vergangenheit wurde die Biopsie »offen« durchgeführt, d. h. es wurde operativ in Vollnarkose ein Zugang zur Niere geschaffen und dann chirurgisch ein Gewebepräparat entnommen. Durch die Entwicklung neuer Punktionstechniken und durch die Möglichkeit, die Niere entweder durch Röntgenuntersuchung mit Kontrastmitteln oder mit Ultraschall zu lokalisieren, ist heute die geschlossene, perkutane Biopsie möglich. Meist wird die Biopsie unter Ultraschallkontrolle durchgeführt. Da die Niere retroperitoneal nahe der Wirbelsäule liegt, erfolgt die Punktion am günstigsten in Bauchlage des Patienten (◘ Abb. 3.7). Die Niere wird mit Ultraschall lokalisiert, es erfolgt eine Lokalanästhesie und schließlich wird die Punktionskanüle bis an die Niere herangeführt und der Punktionsmechanismus betätigt.

Die wichtigste Komplikation bei der Nierenpunktion ist die Blutung, die entweder als Hämatom im Bereich des Nierengewebes oder der Nierenkapsel entsteht oder die bei direktem Zugang zum Nierenbeckenkelchsystem zur Makrohämaturie führt. In Ausnahmefällen kann es zum Verlust des punktierten Organs kommen. Dieses Komplikationsrisiko bedeutet, dass man die Indikation zur Nierenbiopsie sorgfältig stellen muss. Es muss klar sein, dass durch die histologische Diagnostik eine wesentliche therapeutische oder prognostische Information für den Patienten zu gewinnen ist. Eine wichtige Indikation, die die Biopsie rechtfertigt, ist z.B. eine RPGN oder ein nephrotisches Syndrom unklarer Ursache.

Die Gefahr einer Blutungskomplikation steigt, wenn der Patient zum Biopsiezeitpunkt einen schlecht eingestellten Blutdruck hat und wenn Störungen der Blutgerinnung vorliegen. In diesem Zusammenhang ist besonders darauf zu achten, dass der Patient zuvor keine Medikamente mit blutgerinnungsverschlechternden Eigenschaften eingenommen hat wie z. B. Marcumar oder Aspirin.

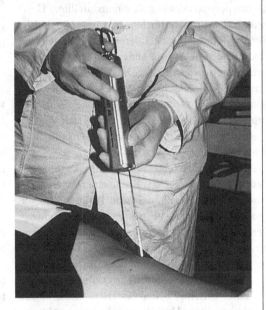

◘ **Abb. 3.7.** Nierenbiopsie: Bauchlage des Patienten zur Biopsie, Lokalisation der Einstichregion mit Ultraschall und Führung der Biopsienadel durch den Untersucher

3.4.3 Hypertensive Nephropathie (benigne Nephrosklerose), Nierenarterienstenose und Cholesterinembolien

> Langjährig bestehende und unzureichend behandelte arterielle Hypertonie führt häufig zum chronischen Nierenversagen. Die Niereninsuffizienz entsteht durch eine Schädigung der kleinen Nierengefäße, man spricht von der benignen Nephroangiosklerose.

Die Diagnose hypertensive Nephropathie oder benigne Nephroangiosklerose wird jedoch selten bioptisch gestellt. Häufiger ist sie Verdachtsdiagnose bei älteren Patienten mit langjährigem Bluthochdruck und möglicherweise anderweitigen Hochdruckfolgen wie einer linksventrikulären Herzhypertrophie, wenn sie ein unauffälliges Urinsediment, einen normalen immunserologischen Befund, eine fehlende oder geringe Proteinurie und keine Hinweise auf andere Nierenerkrankungen aufweisen. In den vergangenen Jahren ist die durch Hochdruckschäden verursachte Niereninsuffizienz aber zur häufigsten Ursache von Dialysepflichtigkeit geworden, und zwar noch vor der diabetischen Nephropathie, die diese Position über Jahre innehielt.

Schlecht eingestellter Bluthochdruck erhöht neben anderen Faktoren das Risiko einer Arteriosklerose der großen Gefäße. Davon können auch die großen Nierenarterien betroffen werden. Es entstehen arteriosklerotische Verengungen der Nierenarterien, sog. Nierenarterienstenosen (◘ Abb. 3.8).
- Treten sie beidseits auf, so kann daraus eine chronische Niereninsuffizienz entstehen.
- Eine einseitige Nierenarterienstenose führt dagegen zur Hypertonie über eine Aktivierung des Renin-Angiotensin-Systems. In bestimmten Fällen kann über einen arteriell bis zur Nierenarterie eingeführten Katheter eine Aufweitung der Nierenarterienstenose durchgeführt (sog. Ballondilatation) und damit der Bluthochdruck beseitigt werden.

Eine weitere, vielfach zu wenig beachtete, vaskulär bedingte Ursache einer progredienten Niereninsuffizienz sind Cholesterinembolien. Hierbei

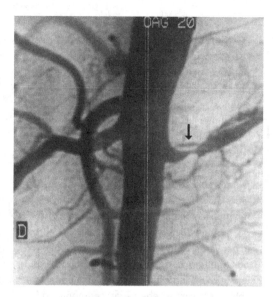

◘ **Abb. 3.8.** Röntgenbild mit Verengung der linken Nierenarterie (*Pfeil*) eines Patienten mit schwerem Bluthochdruck. Nach Aufdehnung der Engstelle war der Bluthochdruck geheilt (Aus Hautmann u. Huland 2007)

kommt es zu Streuung kleinster Cholesterinkristalle aus atherosklerotischen Plaques der Aorta. Besonders gefährdet sind Patienten mit schwerer Atherosklerose und Marcumartherapie. Die Embolien treten gehäuft nach intraarteriellen Katheteruntersuchungen (Koronarangiographie, digitale Substraktionsangiographie der Beine) auf und führen dann zu Verlegungen in den kleinsten Gefäßen der Niere. In diesen Fällen verschlechtert sich die Nierenfunktion relativ rasch. Embolien können aber auch ohne äußere Einwirkung auftreten und bleiben dann, wenn kein bioptischer Nachweis erfolgt, vielfach unentdeckt. Kommt es zu gleichzeitigen Verschlüssen in der Mikrostrombahn der Füße mit typischen Nekrosen, kann das diagnostisch wegweisend sein.

3.4.4 Monoklonale Gammopathien und Amyloidose

Monoklonale Gammopathien können auf unterschiedlichste Weise zu renalen Schädigungen führen. Am häufigsten ist die akut auftretende

Niereninsuffizienz durch das intratubuläre Ausfällen von Paraproteinen im Rahmen eines Plasmozytoms (»Cast-Nephropathie«). Durch die hohe Proteinkonzentration kommt es zur Verlegung des Tubuluslumens durch Proteinzylinder und einer zunehmenden Niereninsuffizienz bis hin zur Dialysepflichtigkeit. Begünstigend wirken bei dieser Komplikation eine Exsikkose und die Anwendung von Röntgenkontrastmittel. Andere Manifestationen mit meist weniger akutem Verlauf sind die Leichtketten-Nephropathie mit Ablagerungen pathologischer Leichtketten im Bereich der tubulären und/oder glomerulären Basalmembran, Plasmazellinfiltrationen der Niere, Amyloidablagerungen in Glomeruli und Gefäßen (AL-Amyloid, primäre Amyloidose) oder eine Hyperkalzämie. Entsprechend finden sich typische Laborveränderungen, wie erhöhte Retentionswerte, ein Fanconi-Syndrom, erhöhte Serumkalziumspiegel oder ein nephrotisches Syndrom (Amyloidose). Die Differenzialdiagnose lässt sich aber in vielen Fällen nur aus der Biopsie stellen, insbesondere, wenn eine monoklonale Gammopathie sonst zu wenig anderweitigen Veränderungen geführt hat und keine Plasmozytom definierenden Komplikationen vorliegen. Die Therapie richtet sich nach dem Stadium der Grunderkrankung und der Ursache der Niereninsuffizienz.

Die (primäre) AL-Amyloidose wird differenzialdiagnostisch von den sekundären Amyloidosen abgegrenzt, bei denen die Ablagerungen überwiegend aus Serum-Amyloid A bestehen. Der übermässigen Bildung von Serum-Amyloid A liegt eine chronisch entzündliche Erkrankung zugrunde wie das familiäre Mittelmeerfieber, rheumatische Erkrankungen, Tuberkulose, Bronchiektasen, chronische entzündliche Darmerkrankungen oder Osteomyelitis. Die Langzeitprognose von Patienten mit Amyloidose ist insgesamt ungünstig, insbesondere bei der AL-Amyloidose und/oder gleichzeitiger Herzbeteiligung. Die Therapie der Erkrankung besteht auch hier in erster Linie aus der Behandlung der Grundkrankheit. Eine Behandlung der Amyloidablagerungen gibt es bislang noch nicht, wenngleich auch nachgewiesen werden konnte, dass einmal gebildetes Amyloid langfristig durchaus abbaubar ist, wenn keine neue amyloidogene Substanz mehr gebildet wird.

3.4.5 Sarkoidose

Die Ursache dieser nicht ganz seltenen Erkrankung (ca. 40 Fälle pro 100.000 Einwohner) ist unbekannt. Es kommt zur Bildung nicht-verkäsender Granulome, überwiegend in der Lunge und den thorakalen Lymphknoten, aus denen sich längerfristig eine Lungenfibrose entwickeln kann. Andere Organe können aber auch betroffen sein. Eine renale Beteiligung wird mit unterschiedlicher Häufigkeit beschrieben (1–20%). Diese Diskrepanz mag an den unterschiedlichen Formen renaler Komplikationen liegen, die im Rahmen einer Sarkoidose auftreten können. So kann die Sarkoidose der Niere als interstitielle Nephritis (mit und ohne Granulomnachweis) vorliegen, mit einer Glomerulopathie (meist membranöse Glomerulonephritis) einhergehen oder in Form eines akuten Nierenversagens bei Hyperkalzämie manifest werden. Die Hyperkalzämie entsteht durch die vermehrte Bildung von aktivem Vitamin D3 (1,25-Dihydroxyvitamin D3) in den Granulomen.

Bei symptomatischen Sarkoidosen besteht die Therapie in der Gabe von Steroiden, in resistenten Fällen auch von Immunsuppressiva (Methotrexat). Bei Hyperkalzämie bedarf es zugleich der Volumensubstitution, gegebenenfalls Furosemidgabe, Kalzium und Vitamin D-Restriktion und des Vermeidens von Sonnenexposition (gesteigerte Vitamin D-Bildung).

3.5 Akutes Nierenversagen

> Als akutes Nierenversagen bezeichnet man eine innerhalb von Stunden bis wenigen Tagen eintretende Verschlechterung der exkretorischen Nierenfunktion, die prinzipiell reversibel sein kann.

3.5.1 Einteilung

Das Syndrom eines akuten Nierenversagens (ANV) kann nach klinischen Gesichtspunkten klassifiziert werden in:
- prärenales ANV
- renales (intrinsisches) ANV
- postrenales ANV.

Prärenales ANV

⏵ Als prärenales ANV bezeichnet man eine funktionelle Einschränkung der Nierenfunktion, die nach Beseitigung der Ursache sofort reversibel ist. Die Bezeichnung »prärenal« weist darauf hin, dass die Ursache gewissermaßen »vor« der Niere zu suchen ist, also in Kreislaufveränderungen, die zu einer verminderten Nierendurchblutung führen.

Alle Faktoren, die zu einer Verminderung der renalen Durchblutung führen, können Ursache eines prärenalen ANV sein.

Häufigste Ursache eines prärenalen ANV

- Verminderte Herzleistung:
  - Herzvitien
  - Herzinsuffizienz
  - Arrythmien
- Vermindertes intravasales Volumen:
  - Dehydratation
  - Hämorrhagie
  - Verschiebung von Flüssigkeit in »dritte Räume« (z. B. Pankreatitis, Ileus)

Im Unterschied zum eigentlichen, »intrinsischen« ANV bleibt der Tubulusapparat zunächst morphologisch völlig intakt.

❗ Das prärenale ANV als funktionelle Veränderung ist nach Beseitigung der auslösenden Ursache sofort reversibel. Geschieht dies nicht rechtzeitig, kann das prärenale ANV zu einem intrinsischen ANV ohne sofortige Reversibilität mit histologisch fassbaren Schäden werden.

Renales (intrinsisches) ANV

⏵ Das intrinsische ANV ist im Gegensatz zum prärenalen ANV nach Beseitigung der Ursache nicht unmittelbar reversibel und verläuft häufig phasenhaft mit einer gewissen Gesetzmäßigkeit ab. Es kann mit Schäden am tubulären Apparat einhergehen.

Die Pathophysiologie des ANV ist letztendlich unklar. Übereinkunft besteht in der Annahme, dass ein multifaktorielles Geschehen mit tubulären und vaskulären Komponenten vorliegt, wobei die Ge-

wichtung der beteiligten Faktoren von der auslösenden Ursache (ischämisch, nephrotoxisch) und dem Zeitverlauf (Initial-, Erhaltungs-, Erholungsphase) abhängt.

Einteilung des intrinsischen ANV nach den häufigsten Ursachen

- Akutes ANV im engeren Sinn (intrinsisches ANV):
  - ischämische Schädigung wegen *renaler Hypofusion* bei hypovolämischen Zuständen jeder Art;
  - Schädigung durch exogene oder endogene nephrotoxische Substanzen (Hämoglobin, Myoglobin, Harnsäure).
- Primäre und sekundäre renoparenchymatöse oder renovaskuläre Erkrankungen:
  - Glomerulonephritiden,
  - interstitielle Nephritiden,
  - Vaskulitiden.
- Makrovaskuläre Erkrankungen:
  - Nierenarterienverschluss,
  - Nierenvenenverschluss.

Postrenales ANV

⏵ Eine Abflussstörung des Harns in den harnableitenden Wegen kennzeichnet das postrenale ANV.

Einteilung nach Lage des Abflusshindernisses

- Obstruktion in Nierenbecken und Harnleitern durch:
  - Steine,
  - Koagel,
  - Papillennekrosen.
- Kompression der Harnleiter von außen, z.B. bei:
  - Schwangerschaft,
  - Retroperitonealfibrose,
  - gastointestinale Entzündungen:
    - M. Crohn,
    - Divertikulitis,
  - Tumoren,
  - Aneurysma der Aorta abdominalis.

- Obstruktion der unteren Harnwege durch:
  - Steine,
  - Blasentamponade,
  - benigne Prostatahyperplasie (BPH),
  - Harnröhrenstrikturen.

3.5.2 Klinik

Symptome und Diagnostik

Beim ANV sind folgende Symptome zu beobachten und Parameter zu kontrollieren:

- Sistieren der Urinproduktion (*Oligurie* <500 ml/Tag, *Anurie* <100 ml/Tag); es sind aber auch *nichtoligurische Formen* mit normaler Urinausscheidung möglich!
- Anstieg der Retentionswerte:
  - Das *Serumkreatinin* steigt erst an, wenn die Nierenfunktion bereits zu ca. 50% reduziert ist. Trotzdem lässt sich mit dem Serumkreatinin ungefähr die verbleibende Nierenfunktion abschätzen.
  - *Harnstoff* ist ein eher ungenauer Parameter, da der Wert von vielen Störgrößen abhängig ist (Ernährung, Hydratationszustand, Katabolismus, Medikamente etc.). Er kann, mit gewissen Einschränkungen, als Maß der Urämie dienen.

Im allgemeinen gilt:

> ❗ **Kreatinin korreliert gut mit einer Nierenfunktionseinschränkung, Harnstoff dient als Maß der Urämie.**

Das intrinsische ANV läuft häufig mit einer gewissen Gesetzmäßigkeit ab. Die unterschiedlichen Stadien zeigt ◘ Tab. 3.1.

Komplikationen

Im Rahmen eines ANV treten nicht selten gefährliche Komplikationen auf.

Hyperkaliämie

Die Hyperkaliämie ist mit die gefährlichste Komplikation des ANV, da ohne Vorwarnung lebensbedrohliche Herzrythmusstörungen auftreten können. Da diese nicht absehbar sind, sollten bereits bei Werten um 6 mmol/l kaliumsenkende Maßnahmen eingeleitet werden. Zwingend notwendig sind diese bei EKG-Veränderungen und Symptomatik (Parästhesien, aufsteigende Muskelschwäche, Rhythmustörungen). Folgende Faktoren, außer dem ANV, können zudem zur Akkumulation von Kalium im Intravasalraum beitragen:

- Metabolische Azidose
- Katabolismus
- Polytrauma
- Rhabdomyolyse (Skelettmuskelzerfall z.B. durch Quetschung)
- Narkose und Muskelrelaxation
- Heparin.

In letzter Zeit wird eine Häufung lebensbedrohlicher Hyperkaliämien vor allem bei Patienten mit Herzinsuffizienz beobachtet, seitdem in einer Studie gezeigt werden konnte, dass die Gabe kaliumsparender Diuretika zusätzlich zur ACE-Hemmer Therapie die Prognose der Patienten verbessert.

◘ **Tab. 3.1.** Stadien des akuten Nierenversagens

Stadium	Dauer	Symptome	Komplikationen
Initialphase	Stunden bis Tage	Oligurie bis Normurie, Azotämie	
Erhaltungsphase	7 Tage bis ca. 10 Wochen	Oligurie	Überwässerung, Hyperkaliämie, metabolische Azidose, Medikamentenakkumulation, Urämie
Erholungsphase	Tage bis Wochen	Polyurie	Dehydratation, Elektrolytverluste

Folgende Maßnahmen können zur Behandlung der Hyperkaliämie durchgeführt werden (◘ Tab. 3.2):

- Kalziumglukonat: Kalzium antagonisiert direkt die Kaliumwirkung an den Herzmuskelzellen, was zu einer sofortigen Wirkung führt. Kalzium sollte nur bei einer hämodynamisch relevanten Herzrhythmusstörung eingesetzt werden. Es darf nicht bei digitalisierten Patienten eingesetzt werden, da es die Digitalistoxizität verstärkt.
- β_2-Mimetika: β_2-Mimetika führen über eine Aktivierung der Na^+/K^+-ATPase zu einer Verschiebung des Kaliums von extra- nach intrazellulär.
- Insulin und Glukose: Insulin führt ebenfalls über eine Aktivierung der Na^+/K^+-ATPase zu einer Verschiebung des Kaliums von extra- nach intrazellulär. Die begleitende Glukose wird zur Vermeidung einer Hypoglykämie verabreicht.
- Natriumbicarbonat: Über einen Ausgleich der die Hyperkaliämie häufig begleitenden metabolischen Azidose durch alkalische Äquivalente kann versucht werden, ebenfalls Kalium von extra- nach intrazellulär zu verschieben. Das Ansprechen auf diese Maßnahme ist sehr variabel und führt nicht immer zum Erfolg.
- Kationentauscher: Diese binden Kalium im Darm, so dass keine Resorption stattfinden kann. Diese Maßnahme eignet sich nicht zur Notfalltherapie, da der Effekt erst nach mehreren Stunden eintritt.

❶ Beachte

Abgesehen von den Kationentauschern führen diese Maßnahmen nur zu einer Umverteilung des Kaliums von extra- nach intrazellulär und vermindern nicht den Kaliumpool des Körpers. Dies kann nur erreicht werden, wenn Kalium entweder via naturalis über die Urinausscheidung des Patienten oder sicherer durch eine Hämodialyse aus dem Körper entfernt wird.

Hypervolämie

Eine Flüssigkeitsüberlastung bei ANV lässt sich entweder durch Gabe von Schleifendiuretika oder bei deren Versagen durch den Einsatz extrakorporaler Blutreinigungsverfahren behandeln. Je nach klinischem Gesamtbild kommen entweder intermittierende oder kontinuierliche Hämodialyse-/ Hämofiltrationsverfahren zum Einsatz.

Infektiöse Komplikationen

Das Immunsystem von Patienten mit ANV ist durch die meist vorliegende Urämie geschwächt. Darüber hinaus wird durch Blasenkatheter und zentralvenöse Zugänge die Keiminvasion begünstigt. Dies führt zu einer gesteigerten Infektanfälligkeit. Die Therapie besteht i. A. in der Beseitigung der Eintrittspforte und der Gabe von Antibiotika.

Urämie

Die Anhäufung toxischer Stoffwechselprodukte beim ANV führt – wie bei der chronischen Niereninsuffizienz – zu einer endogenen Vergiftung, deren Auswirkungen sich auf alle Organsysteme erstrecken.

◘ Tab. 3.2. Behandlung der Hyperkaliämie

Schweregrad	Serumkalium [mmol/l]	Behandlung der Hyperkaliämie	Wirkungseintritt
Perakut	> 8	– Kalziumglukonat 10% 10 ml i.v. (Cave Digitalis!) – Dialyse	Sofort, ggf. wiederholen
Akut	> 7	– β_2-Mimetika (Spray oder Vernebler) – Glukose 20% 200 ml + Alt-Insulin 20 IE über 20 min – NaHCO$_3$ 8,4% 100 ml (Cave Volumenbelastung) – Dialyse	30–60 min
Subakut	> 6	– Kationentauscher (Resonium A) oral oder rektal – Dialyse	Nach Stunden

Im Gegensatz zum langsam-progredienten chronischen Nierenversagen führt die akute Nierenfunktionsverschlechterung zu einem rascheren Eintreten urämischer Symptome, d.h. Komplikationen können bereits bei deutlich niedrigeren Retentionswerten als sie von chronischen Urämikern toleriert werden, auftreten.

Zu den Komplikationen zählen (► Kap. 3.6.1):
- Perikarditis als bedrohlichste Komplikation mit der Gefahr der Einblutung in den Herzbeutel und der Tamponade
- Periphere und zentralneurologische Komplikationen bis hin zu Vigilanzstörungen, Krampfanfällen und Koma
- Gastro-intestinale Störungen (Durchfälle, Übelkeit, Inappetenz und Erbrechen)
- Erhöhte Blutungsneigung durch Störungen der Thrombozytenfunktion (gastrointestinale Blutungen, gesteigertes Blutungsrisiko nach Punktionen)
- Elektrolyt- und Säure-Basenstörungen.

Die Behandlung erfolgt durch die Einleitung einer Nierenersatztherapie, was meistens die Durchführung einer Hämodialyse bedeutet (► Kap. 4).

Therapie
- Die Therapie des *prärenalen* ANV umfasst die Beseitigung der auslösenden Ursache oder den Ersatz des meistens vorhandenen Flüssigkeitsdefizits. Bei dem rein funktionellen Syndrom nimmt die Niere danach sofort ihre Funktion wieder auf, weitere Maßnahmen sind nicht erforderlich.
- Die Behandlung des *postrenalen* ANV besteht meistens in einer Wiederherstellung des Harnabflusses über Kathetereinlagen oder Nephrostomien und gehört damit vorwiegend in urologische Hände. Typischerweise tritt nach Entlastung der Harnwege eine Polyurie auf, so dass engmaschig der Volumenstatus und die Elektrolyte des betroffenen Patienten überwacht werden müssen.
- Bis heute gibt es keine kausale Therapie des *intrinsischen* ANV. Der Schwerpunkt der Behandlung liegt in der Vermeidung von Komplikationen, bedingt durch den Ausfall der Nierenfunktion. Folgende Maßnahmen sollten v. a. ergriffen werden:
  - Tägliche Bilanzierung mit Kontrolle von Ein- und Ausfuhr und Gewicht sowie tägliche körperliche Untersuchung und Inspektion möglicher Eintrittsstellen von Infektionen.
  - Bei persistierender Oligurie trotz Korrektur prärenaler Faktoren oder Hypervolämie Gabe von Schleifendiuretika wie Furosemid (2–5–10–15–20 mg/kgKG, maximal 2 g/Tag). Die Gabe von Dopamin führt, wie in mehreren Studien belegt werden konnte, zu keiner Besserung der renalen Funktion bei ANV und ist kontraindiziert. Durch den Einsatz von Diuretika gelingt in manchen Fällen die Überführung eines oligurischen in ein normurisches Nierenversagen durch Steigerung des tubulären Harnflusses. Die glomeruläre Filtrationsrate und damit die Clearance-Leistung der Niere bleiben unbeeinflusst. Der Vorteil liegt in dem einfacheren Volumen- und Elektrolytmanagement des Patienten.
  - Anpassung der Flüssigkeitszufuhr an Flüssigkeitsverlust und -bedarf. Hierzu muss berücksichtigt werden:
    - Perspiratio insensibilis (Wasserverlust über Atemwege und Haut): ca. 1 l/Tag (hiervon können ca. 500 ml endogene Wasserproduktion durch den Stoffwechsel abgezogen werden)
    - Renale Ausscheidung
    - Extrarenale Verluste (Erbrechen, Durchfall, Magensaft).

> Extrarenale Verluste + Ausscheidung + 500 ml Flüssigkeit (vorzugsweise keine kaliumhaltigen Lösungen) = tägliche Flüssigkeitszufuhr.

  - Korrektur der Elektrolyte und des Säure-Basen-Haushalts, insbesondere Therapie der Hyperkaliämie (◘ Tab. 3.2).
  - Anpassung der Medikamentendosierung.
  - Dialysebehandlung bei konservativ nicht beherrschbarer Hyperkaliämie, Hypervolämie oder Urämie. Einsatz kontinuierlicher Verfahren (CVVHF, CVVHD etc.) bei instabilen Kreislaufverhältnissen, ansonsten intermittierende Hämodialyse.

Der Einfluss des gewählten Nierenersatzverfahrens auf die Prognose des Patienten ist nach wie vor nicht geklärt. Bislang konnte nicht gezeigt werden, dass das Überleben bei Patienten, die mit kontinuierlichen Nierenersatzverfahren behandelt wurden, besser ist als unter der intermittierenden Therapie. Eine Zwischenform aus intermittierender und kontinuierlicher Therapie stellen die langen, langsamen intermittierenden Verfahren (SLEDD: slow extended daily dialysis), z.B. mit dem Genius®-Verfahren, dar. Hier hofft man auf die Verbindung der Vorteile einer langsamen Volumenkorrektur (z.B. 12 h/Tag über Nacht) und der besseren kleinmolekularen Clearance. Der Stellenwert auch dieser Therapieverfahren bleibt aber noch in größeren Studien zu sichern.

Prognose

Die Letalität des ANV liegt insgesamt zwischen 30 und 50%. Hierbei ist festzuhalten, dass nicht das ANV, sondern die begleitenden Grunderkrankungen (respiratorische Insuffizienz mit maschineller Beatmung, katecholaminpflichtige Kreislaufinsuffizienz, Sepsis) für die Prognose ausschlaggebend sind. So erreicht die Letalität auf Intensivstationen 80%. Überlebt der Patient das ANV, so kommt es in ca. 90% aller Fälle zu einer kompletten Erholung der Nierenfunktion.

3.6   Urämisches Syndrom

> Die Urämie als Endzustand einer hochgradigen Niereninsuffizienz ist Folge des Ausfalls der exkretorischen und endokrinen Funktion der Nieren. Die Urämie ist ein Syndrom, das die wichtigsten Symptome der terminalen Niereninsuffizienz zusammenfasst.

- Durch Abnahme der glomerulären Filtrationsrate kommt es zur Anhäufung harnpflichtiger toxischer Stoffwechselprodukte, und die gestörte tubuläre Funktion führt zu Entgleisungen im Elektrolyt-, Wasser- und Säure-Basen-Haushalt.
- Darüber hinaus kommt es durch die verminderte Synthese von Erythropoetin und 1,25(OH$_2$)D$_3$ zur renalen Anämie bzw. renalen Osteopathie.

Die Urämie kann als endogene Vergiftung angesehen werden, die sich mit Störungen an Herz, Magen-Darm-Trakt, Gehirn und Nerven, Blutbildung und Immunsystem manifestiert. Welche Substanzen für das Bild der Urämie verantwortlich sind, ist weitgehend unklar. Dass die Symptome der Urämie durch Eiweißrestriktion oder durch Dialyse kurzfristig gebessert werden können, spricht dafür, dass dialysierbare Metaboliten des Eiweißstoffwechsels eine Rolle spielen. Der Harnstoff selbst ist bei den bei chronischer Niereninsuffizienz auftretenden Konzentrationen nicht toxisch.

> Azotämie ist von Urämie zu unterscheiden. Azotämie ist definiert als Erhöhung der Retentionswerte im Blut ohne klinische Zeichen der Urämie.

Wichtige Urämietoxine und pathophysiologische Größen zeigt die folgende Übersicht.

Pathogenese des urämischen Syndroms

Urämietoxine (in Klammern Angabe des Molekulargewichts in Dalton)	
Klassische »kleine« Moleküle:	**Klassische »Mittelmoleküle«:**
Harnstoff (60,1)	β$_2$-Mikroglobulin
Kreatinin (113,1)	(11818)
Guanidine (175,1)	Parathormon (9424,7)
Myoinositol (180,2)	Atrialer natriuretischer Faktor (ANF),
Spurenelemente	(3080,5)

Hormonelle Veränderungen	
Mangel:	**Überschuss:**
Erythropoetin	Parathormon
1,25-(OH)$_2$-Vitamin D$_3$	Prolactin
Testosteron	Wachstumshormon
Follikelstimulierendes	(GH)
Hormon (FSH)	
Insulin	

Störungen im Extrazellulärraum
Metabolische Azidose
Hyperkaliämie
Hyperphosphatämie
Hypokalzämie

3.6.1 Allgemeine Symptomatik

Bei leicht bis mittelgradig eingeschränkter Nierenfunktion bestehen häufig keine Symptome. Beim Fortschreiten der Nierenerkrankung treten dann Müdigkeit und Leistungsschwäche auf. Schließlich kommt es zu einer Reihe zunehmend schwerer Symptome:

- Appetitlosigkeit,
- Konzentrationsschwäche,
- Juckreiz,
- gastrointestinale Beschwerden wie Übelkeit und Erbrechen,
- erhöhter Blutdruck,
- ein schmutzig-braunes Hautkolorit,
- Lid- und Unterschenkelödeme.

Bei sehr hohen Harnstoffkonzentrationen kommt es zum *Foetor uremicus*, d. h. die Patienten riechen nach Urin, und es kann zum Ausschwitzen von Harnstoffkristallen, dem sog. »urämischen Frost« kommen.

Prinzipiell unterscheiden sich die Urämiesymptome akuter nicht von denen chronischer hochgradiger Nierenfunktionseinschränkungen.

Beim *akuten* Nierenversagen treten allerdings eher die durch den Ausfall der exkretorischen Nierenfunktion bedingten Komplikationen in den Vordergrund, z. B.:

- Urämische Enzephalopathie
- Urämische Perikarditis
- Hypervolämie
- Hyperkaliämie.

Es zeigen sich beim ANV weniger die Komplikationen durch Störung der endokrinen Funktion wie Anämie und Osteopathie.

3.6.2 Gestörte Organfunktionen

Prinzipiell beeinflusst die Urämie jedes Organ bzw. jede Organfunktion. Am häufigsten kommt es zu kardialen, gastrointestinalen, hämatologischen und neurologischen Beschwerden.

Renale Anämie

> ❗ Fast alle Patienten mit fortgeschrittener Niereninsuffizienz entwickeln eine Anämie, im wesentlichen als Folge des *Erythropoetinmangels*.

Allerdings tragen auch eine verkürzte Überlebenszeit der Erythrozyten im urämischen Milieu sowie gesteigerte interne (Magen-Darm-Trakt) oder externe (Hämodialyse) Blutverluste durch die abnorme urämische Blutungsneigung hierzu bei. Therapie der Wahl ist die Gabe von Erythropoetin.

Urämische Blutungsneigung

> ❗ Die Urämie ist durch eine verlängerte Blutungszeit gekennzeichnet.

Die erhöhte Blutungsneigung manifestiert sich klinisch in Form von Hautblutungen, Nasenbluten oder Blutungen im Urogenital- oder Gastrointestinaltrakt. Seltener treten retroperitoneale Blutungen oder intrakranielle Hämatome auf. Ursachen sind eine gestörte Thrombozytenfunktion sowie die renale Anämie. Als Therapie kommt die Gabe des Vasopressinderivats DDAVP, konjugierte Östrogene und v. a. die Anhebung des Hämatokrits durch Gabe von Erythropoetin und/oder Gabe von Blutkonserven in Betracht.

Urämische Herzbeutelentzündung (Perikarditis)

> ❗ Die urämische Perikarditis ist eine gefürchtete Komplikation bei fortgeschrittener Niereninsuffizienz.

Der entzündliche Reizzustand des Perikards, der sich durch thorakale Schmerzen und ein charakteristisches Geräusch bei der Auskultation des Herzens äußert, kann plötzlich durch eine *Einblutung in den Herzbeutel* kompliziert werden. Dies führt zu einem konservativ nicht beherrschbaren Rechtsherzversagen mit der Notfallindikation zur *Herzbeutelpunktion*.

> ❗ **Beachte**
> Patienten mit Verdacht auf Perikarditis müssen heparinfrei dialysiert werden.

Urämische Enzephalopathie und Polyneuropathie

❗ **Störungen der Gehirn- und Nervenfunktionen gehören zu den häufigsten Folgen einer Niereninsuffizienz.**

Schlaflosigkeit, Tremor, epileptische Anfälle, Schläfrigkeit bis hin zum Koma können bei fortgeschrittener Niereninsuffizienz auftreten. Darüber hinaus kann es zum Verlust der Sehnenreflexe, des Vibrationsempfindens sowie zu Störungen im vegetativen Nervensystem kommen.

Gastrointestinale Komplikationen

❗ **Gastrointestinale Beschwerden sind bei Nierenfunktionseinschränkung sehr häufig. Appetitlosigkeit, Übelkeit und Erbrechen stehen im Vordergrund.**

Die Schleimhäute können von der Mundhöhle (*Stomatitis*) bis zum Enddarm (*Proktitis*) entzündlich verändert sein. Klinisch am gefährlichsten sind Blutungen aus dem oberen Gastrointestinaltrakt, die aus Schleimhauterosionen oder -ulzerationen entstehen können, durch die urämische Blutungsneigung begünstigt werden.

3.7 Interdisziplinäre Betreuung und pflegerische Aufgaben im prädialytischen Stadium

Obwohl die Erkrankungen, die zum chronischen Nierenversagen führen, verschiedene Ursachen haben und zum Teil unterschiedlich therapiert werden müssen, sind viele pflegerische Aufgaben für alle niereninsuffizienten Patienten gemeinsam gültig. Wie beschrieben, ist das Fortschreiten der Niereninsuffizienz bei einigen Erkrankungen nur wenig zu beeinflussen (z.B. familiäre Zystennieren) oder es ist keine spezifische Therapie für die Erkrankung bekannt. In jedem Fall aber ist es Aufgabe der ärztlichen und pflegerischen Betreuung in dieser Phase, alle Maßnahmen zu ergreifen, die die Progression verlangsamen können, die Funktion der Niere zu überwachen und mögliche Begleitkomplikationen und Erkrankungen rechtzeitig zu erkennen und zu behandeln.

❗ **Wichtig ist die enge interdisziplinäre Zusammenarbeit von Ärzten, Pflegepersonal, Diätberatern, Sozialarbeitern und evtl. Physiotherapeuten, um den Patienten so lange wie möglich im guten Allgemeinzustand bis zum Stadium der terminalen Niereninsuffizienz zu bewahren.**

In der Tat haben Studien gezeigt, dass sich durch die Betreuung eines chronisch niereninsuffizienten Patienten innerhalb eines strukturierten ambulanten Programms, in dem alle erforderlichen Disziplinen und Berufszweige kooperieren, das Überleben des Patienten an der Dialyse verbessern. Darüber hinaus lassen sich durch rechtzeitig getroffene und vielfach auch ambulant durchzuführende Vorbereitungen (z.B. Shuntanlage) Behandlungskosten in erheblichem Masse senken.

Im Falle der Diabetiker, die heute einen großen Anteil der Patienten mit chronischer Niereninsuffizienz ausmachen, kommen die speziellen pflegerischen Probleme dieser Patientengruppe hinzu. Nicht selten werden diese Probleme in der Phase der präterminalen und später der terminalen Niereninsuffizienz akut und müssen daher von dem Pflegepersonal in der Nephrologie bewältigt werden.

Die Behandlung und Betreuung der chronisch niereninsuffizienten Patienten erfolgt in Facharztpraxen oder den nephrologischen Ambulanzen der Krankenhäuser. Ziele der interdisziplinären Betreuung im prädialytischen Stadium sind:

- Therapie der Grunderkrankung, sofern möglich und noch sinnvoll (z.B. immunsuppressive Therapie bei bestimmten Glomerulonephritiden oder intensivierte Insulintherapie bei diabetischer Nephropathie).
- Überwachung der Nierenfunktion und Vermeidung des Fortschreitens der Niereninsuffizienz durch Komplikationen wie Bluthochdruckkrisen oder Harnwegsinfekte.
- Erkennung und Vermeidung von Akutkomplikationen durch die bereits eingeschränkte Nierenfunktion. Dies sind z.B. Überwässerung

und gefährliche Elektrolytstörungen oder Symptome durch ausgeprägte renale Anämie; Erkennen von urämischen Symptomen.

- Frühzeitige Erkennung und Prophylaxe der sich in diesem Stadium bereits anbahnenden Langzeitkomplikationen der terminalen Niereninsuffizienz wie renale Osteopathie, Hautveränderungen, Mangelernährung usw.
- Vorbereitung der Patienten auf die Nierenersatztherapie durch Beratung über die verschiedenen Möglichkeiten und bereits einsetzende Schulung und praktische Anleitung des Patienten und ggf. seiner Familie.
- Psychologische und soziale Hilfen zur Absicherung des Patienten.

Aus diesem Aufgabenspektrum ergeben sich die pflegerischen Tätigkeiten bei chronisch niereninsuffizienten Patienten, die sich häufig mit den Aufgaben der anderen beteiligten Berufsgruppen überschneiden.

3.7.1 Kurzanamnese, Abfragen von Symptomen

Bei Ambulanzbesuchen der Patienten sind in einer Kurzanamnese die spezifischen Komplikationen bei chronischer Niereninsuffizienz orientierend auch vom Pflegepersonal abzufragen und klinische Zeichen zu beachten:

- **Urämie:** morgendliche Übelkeit, Erbrechen, Thoraxschmerzen (Perikarditis), urämischer Fötor;
- **Überwässerung:** Gewichtszunahme, Atemnot, besonders nachts beim Liegen, Wassereinlagerung (Ödeme), z.B. an den Unterschenkeln oder Augenlidern;
- **Anämie:** nachlassende körperliche Leistungsfähigkeit, ungewöhnliches Schlafbedürfnis, Erschöpfbarkeit, Blässe.

Weitere Fragen betreffen:

- Komplikationen: Blutdruckkrisen, Symptome von Harnwegsinfekten wie Brennen beim Wasserlassen, Fieber, Flankenschmerzen u. a.
- Sorgfalt und Probleme bei der Medikamenteneinnahme (Überprüfung der Compliance).

3.7.2 Überwachung der Patienten und Anleitung zur Selbstkontrolle

- Der Patient wird bei jedem Ambulanzbesuch gewogen. Zusätzlich zur Gewichtskontrolle ist es wichtig, auf Zeichen der Mangelernährung zu achten. Patienten mit chronischer Niereninsuffizienz haben oft eine gestörten Geschmacks- und Geruchsinn und nehmen weniger lustbetont Nahrung zu sich. Neben Laborwerten wie dem Serumalbumin geben Messungen der Unterhautdicke Auskunft über das Ausmaß der Mangelernährung. Diese Untersuchungen werden meist von Ärzten durchgeführt.
- Das Selbstwiegeprotokoll wird mit dem Patienten besprochen. Er wird angeleitet, sich morgens ohne Kleidung zu wiegen und dieses Gewicht zu protokollieren. Die Trinkmenge muss mit dem Patienten besprochen und ebenfalls selbständig protokolliert werden. Bei weit fortgeschrittener Niereninsuffizienz kann die Beschränkung der Trinkmenge sinnvoll sein. Sie orientiert sich an der Urinmenge des Vortags. Zusätzlich zu diesem Volumen dürfen noch etwa 500–700 ml Wasser getrunken werden, wobei auf verstecktes Wasser in vielen Nahrungsmitteln zu achten ist.
- Beim Ambulanztermin erfolgt eine Blutdruckmessung in Ruhe im Sitzen, gegebenenfalls wird eine 24-h-Blutdruckmessung angelegt. Die Blutdruckwerte werden mit dem Patienten besprochen, ebenso die Bedeutung einer sehr strengen Blutdruckeinstellung (Zielwerte < 140/90 mmHg). Dem Patienten ist die Technik der Blutdruckmessung beizubringen (Hinweise zur Blutdruckmessung ▶ Kap. 11.1.). Der Patient wird angeleitet, ein Blutdruckprotokoll zu führen.
- Probleme mit der Medikamenteneinnahme werden besprochen. Bei Unplausibilität der klinischen Befunde, z.B. katastrophale Blutdruckwerte bei sehr vielen blutdrucksenkenden Medikamente, ist auch Nichteinnahme der Medikamente (Incompliance) zu bedenken. Dies kann ggf. überprüft werden durch die Anzahl ausgestellter Rezepte oder Zählen des Tablettenschachtelinhalts. Nachfragen nach Unver-

träglichkeit der Tabletten sollten ebenfalls zu der Anamnese gehören.

– Austrocknung der Haut kann bereits im prä-dialytischen Stadium ein Problem sein und sollte durch Hautpflege mit Waser-Öl-Immer-sionen verhindert werden. Zur Vermeidung ei-nes ausgeprägten urämischen Fötors sollte der Patient zu sorgfältiger Mundpflege angehalten und evtl. angeleitet werden.

3.7.3 Bestimmung von Blut- und Urinwerten

– Für die Überwachung der Patienten und die medikamentöse Therapieeinstellung sind Blut- und Urinuntersuchungen von großer Bedeu-tung.

– Besonders bei Therapie mit Diuretika müs-sen sowohl die Elektrolyte und die Blutgase als auch die Nierenwerte Kreatinin und Harn-stoff und das Blutbild bestimmt werden. Da die Nierenfunktion zuverlässiger durch die Kreatinin-Clearance als durch den Serum-wert des Kreatinins abgeschätzt werden kann (▶ Kap. 2.2.2), muss in regelmäßigen Abständen die Sammlung des Urins über 24 h erfolgen. Hierfür muss der Patient ein geeignetes Sam-melgefäß erhalten und instruiert werden, den Urin wirklich komplett zu sammeln. Morgens vor Beginn der Sammlung muss die Blase noch einmal entleert werden, danach beginnt die Sammlung, die mit der morgendlichen Blasen-entleerung in das Sammelgefäß am nächsten Morgen endet.

– Für die Urinuntersuchung bei Verdacht auf Harnwegsinfekte ist die Untersuchung von Mittelstrahlurin, unter Umständen mit direk-ter Hilfe des Pflegepersonals notwendig. Zur Vermeidung von Keimkontamination müssen die Glans penis bei Mann und die Vulva bei der Frau gründlich mit seifegetränkten Tup-fern gereinigt werden.

– Bei der Blutabnahme ist frühzeitige Schonung der Venen an den Unterarmen geboten. Diese Venen werden evtl. später für die Shuntanlage benötigt. Die Punktionen für die Blutentnahme sollten bevorzugt am Handrücken erfolgen.

❗ Weitaus gefährdeter sind die Unterarm-venen durch die Anlage von Verweilkanü-len bei längeren Krankenhausaufenthal-ten. Bereits nach 1–2 Tagen ist die Vene langfristig für eine Shuntanlage nicht mehr zu verwenden. Verweilkanülen in den Unterarmgefäßen bei Patienten mit chronischer Niereninsuffizienz sind daher strikt zu vermeiden. Diesbezüglich sind auch Ärzte und Pflegemitarbeiter anderer Disziplinen anzuleiten und zu informieren. Betroffene Patienten sollen, wenn mög-lich, auch selber darauf achten, dass bei ihnen im Bedarfsfall Blutentnahmen und Infusionszugänge nur am Handrücken er-folgen.

3.7.4 Vorbereitung auf das Dialyseverfahren

– Die Dialyseverfahren sollten dem Patienten aus Sicht des Arztes und des Pflegepersonals frühzeitig dargestellt werden. Diese Informa-tion soll am besten bereits im Stadium 3–4 der chronischen Nierenerkrankung erfolgen (Kreatinin-Clearance 20–30 ml/min). Hier-bei haben sich besonders strukturierte Schu-lungsprogramme, die außerhalb der regulären Sprechstunde abgehalten werden (z.B. »Fit für Dialyse«) bewährt. In diesen Kursen wird in verständlicher ausführlicher Weise in alle Belange der chronischen Nierenerkrankung und der Nierenersatztherapie eingeführt, die verschiedenen Verfahren werden dargestellt und dem Patienten und seinen Angehörigen bietet sich Gelegenheit zu Information und Nachfrage.

– Wenn ein Heimdialyseverfahren (Heimhämo-dialyse oder CAPD) gewählt werden soll, ist es sinnvoll, mit dem Patienten in seiner Woh-nung die Durchführbarkeit des Verfahrens zu diskutieren und ihn zu beraten, welche Veränderungen evtl. vorgenommen werden müssen.

– Wichtig ist ein frühzeitiges Training der Pa-tienten, die Peritonealdialyse durchführen wollen.

3.7.5 Organisationsarbeit

— Das Pflegepersonal ist auch mit der Koordination von Konsiliararztbesuchen, medizinischen Untersuchungen im Rahmen der Transplantationsvorbereitung u. ä. befasst.
— Wichtige Fragen für die soziale Absicherung des Patienten wie Arbeitsplatzgarantie, Berentung, Schwerbehindertenausweis sollten in Zusammenarbeit mit Sozialarbeitern gelöst werden.
— Auch im Prädialysestadium ist die Beratung durch einen engagierten Diätberater wichtig, um die Senkung der Phosphat- oder Kaliumzufuhr und die Flüssigkeitsrestriktion zu besprechen.

Beginn der Nierenersatztherapie

4.1 Stadieneinteilung der chronischen Niereninsuffizienz (chronisches Nierenversagen)

Beim chronischen Nierenversagen handelt es sich um einen langsamen, über Monate oder Jahre voranschreitenden Verlust der exkretorischen und endokrinen Nierenfunktion. In der neueren Literatur hat sich heute eine Stadieneinteilung durchgesetzt, bei der der Schweregrad eines chronischen Nierenversagens nach der glomerulären Filtrationsrate (▶ Kap. 2.2) und damit nach der exkretorischen Nierenfunktion beurteilt wird (◘ Tab. 4.1). Das Endstadium (Stadium 5) ist erreicht, wenn die exkretorische Nierenfunktion ca. 15% der Norm oder darunter (entsprechend einer glomerulären Filtrationsrate von unter 15 ml/min/1,73m²) beträgt oder die Notwendigkeit einer Nierenersatztherapie besteht.

4.1.1 Bestimmung der glomerulären Filtrationsrate (GFR)

Die glomeruläre Filtrationsrate (GFR) wird traditionell durch sogenannte Clearance-Berechnungen bestimmt. Da die Berechnung der endogenen Krea-tinin-Clearance fehleranfällig ist (▶ Kap. 2.2), haben sich in jüngster Zeit die sogenannten »modification of diet in renal disease«-(MDRD-)Formeln durchgesetzt, anhand derer die **GFR** mit hinreichender Genauigkeit abgeschätzt werden kann (◘ Tab. 4.2). Die »lange Version« der Schätzformel führt zu präziseren Ergebnissen und sollten routinemäßig vor allem während einer stationären Abklärung von Nierenkranken eingesetzt werden, da die hierfür notwendigen Laborparameter in der Regel bereits durch das Routinelabor ermittelt wurden.

Eine Alternative, die GFR ohne Urinsammlung zu schätzen, stellt die **Cockcroft-Gault-Formel** dar.

Die einfache Version der Cockcroft-Gault-Formel hilft, die Kreatinin-Clearance [ml/min] zu schätzen:

■ Mit der Einheit $Kreatinin_{Plasma}$ in *mg/dl* und Gewicht in *kg*

$$CKreatinin = \frac{(140 - Alter) \times Gewicht}{72 \times Kreatinin} \times (0,85 \text{ bei Frauen})$$

■ Mit der Einheit $Kreatinin_{Plasma}$ in *mmol/l* und gewicht in *kg*

$$CKreatinin = \frac{(140 - Alter) \times Gewicht}{815 \times Kreatinin} \times (0,85 \text{ bei Frauen})$$

◘ **Tab. 4.1.** Stadieneinteilung der chronischen Niereninsuffizienz

Stadium	Beschreibung	GFR (ml/min/1,73m²)
1	Schädigung mit normaler oder erhöhter GFR	≥90
2	Schädigung mit milder Einschränkung der GFR	60-89
3	Moderate Einschränkung der GFR	30-59
4	Schwere Einschränkung der GFR	15-29
5	Nierenversagen	<15 oder Dialyse/Transplantation

GFR: Glomeruläre Filtrationsrate

◘ **Tab. 4.2.** Geschätzte GFR mit der MDRD Formel

Lange Version
GFR (ml/min/1,73m²) = $170 \times (S_{Cr})^{-0,999} \times (Alter)^{-0,176} \times (BUN)^{-0,170} \times (Alb)^{+0,318}$ (× 0,742 bei Frauen)

Kurze Version
GFR (ml/min/1,73m²) = $186 \times (S_{Cr})^{-1,154} \times (Alter)^{-0,203}$ (× 0,742 bei Frauen)

GFR: Glomeruläre Filtrationsrate; S_{Cr}: Serum-Kreatinin in mg/dl; Alter: in Jahren; BUN: Harnstoff-Stickstoff in mg/dl (× 2,14 = Harnstoff); Alb: Serum-Albumin in g/dl

Bei Frauen wird wegen des geringeren Muskelanteils der errechnete Wert mit 0,85 multipliziert.

4.2 Wann sollte mit der Nierenersatztherapie begonnen werden?

Die Entscheidung zum Beginn einer chronischen Nierenersatztherapie bei einem Patienten mit Niereninsuffizienz im Stadium 5 muss sich am klinischen Zustand des Patienten und an einigen Laborwerten orientieren.

❗ **Indikationen zum sofortigen Dialysebeginn sind die Symptome der Urämie, da sonst vital gefährdende Komplikationen auftreten.**

Zur Urämie ► Kap. 3.6, Urämisches Syndrom.

Nicht notfallmäßig, aber dennoch ohne lange Verzögerung, sollte auch bei fortgeschrittenen Einschränkungen der Lebensqualität, d. h. bei Gewichts- und Appetitverlust, Schwäche, Juckreiz sowie Einschränkung der kognitiven Fähigkeiten, mit der chronischen Dialyse begonnen werden.

Wichtige absolute und relative Dialyseindikationen

▬ **Absolute Indikationen**
   – Urämische Perikarditis
   – Fortgeschrittene urämische Symptomatik (Übelkeit, Verwirrung etc.)
   – Hypervolämie mit pulmonaler Stauung
   – Hyperkaliämie
   – Malnutrition
   – Konservativ schlecht eingestellter Bluthochdruck
   – Urämische Blutungsneigung
   – Kreatinin >12 mg/dl oder Harnstoff >200 mg/dl
▬ **Relative Indikationen**
   – Leichte urämische Symptomatik
   – Periphere diuretikaresistente Ödeme
   – Hartnäckiger Juckreiz
   – Anämie mit schlechtem Ansprechen auf Erythropoetin.

Vorurämisches Stadium

❗ **Eine Dialysebehandlung sollte bereits rechtzeitig vor dem Stadium der Urämie beginnen.**

Ein in ärztlicher Betreuung befindlicher Patient sollte natürlich erst gar nicht in die Urämie gelangen, sondern viel früher von seinen Betreuern davon überzeugt werden, dass es jetzt Zeit für den Dialysebeginn ist.

Große Untersuchungen haben gezeigt, dass der Dialysebeginn regional sehr uneinheitlich bei unterschiedlichen Stadien der Niereninsuffizienz erfolgt. In einigen Zentren liegt das durchschnittliche Serumkreatinin bei 8 mg/dl, in anderen Zentren bei fast 15 mg/dl. Ein Vergleich der Krankheitsentwicklung dieser Patienten konnte neuerdings zeigen, dass man eher früher als später mit der Dialyse beginnen sollte.

❗ **Je höher das Serumkreatinin und je geringer die Kreatinin-Clearance der Patienten bei Dialysebeginn ist, desto kürzer ist die Lebenserwartung und desto häufiger erkranken sie an Urämie.**

Darüber hinaus verschlechtert sich der Ernährungszustand der Patienten bereits frühzeitig, subjektiv aber fast unbemerkt, durch mangelnde Eiweißaufnahme. Die daraus entstehende Mangelernährung beeinträchtigt ebenfalls die Krankheitsprognose der Patienten.

❗ **Die Mortalität der Patienten ist umso höher, je geringer das Serumalbumin bei Dialysebeginn ist.**

Kriterien zum Einleiten einer Nierenersatztherapie

▬ Gemäß europäischer Empfehlungen sollte mit einer Nierenersatztherapie begonnen werden, wenn die GFR weniger als 15 ml/min/1,73m² beträgt und eins oder mehrere folgender Symptome vorliegen:
   – Konservativ nicht beherrschbare Überwässerungszustände (Hypervolämie) oder Hochdruckentgleisungen
   – Zunehmende Verschlechterung des Ernährungszustands

- Auf jeden Fall sollte mit einer Nierenersatztherapie begonnen werden, wenn die GFR auf 6 ml/min/1,73m² abgefallen ist, unabhängig davon, ob der Patient bereits optimal konservativ behandelt oder asymptomatisch ist
  - Es sollte hierbei angestrebt werden, bereits ab einer GFR von 8-10 ml/min/1,73m² mit der Dialyse zu beginnen, um den oben genannten Grenzwert nicht zu verpassen
- Diabetiker profitieren eventuell von einem etwas früheren Dialysebeginn.

4.3   Mögliche Nierenersatzverfahren

Die verschiedenen Möglichkeiten der Nierenersatztherapie, einschließlich der Nierentransplantation, sollten 6 bis 12 Monate vor Erreichen einer Dialysepflichtigkeit gemeinsam mit dem Patienten besprochen werden.

❗ Grundsätzlich kommen die Bauchfelldialyse, die Hämodialyse und in Einzelfällen die sogenannte präemptive Lebendnierentransplantation, also eine geplante Nierentransplantation im Stadium 5 des Nierenversagens bereits vor der Durchführung der ersten Dialysebehandlung, in Frage.

Es muss bedacht werden, dass insbesondere bei den häufig älteren Patienten bei einer geplanten Shuntanlage eine Shuntreifung vor der ersten Dialyse von mindestens 8, besser 12 Wochen angestrebt werden sollte. Für die Implantation eines Bauchfellkatheters sind 14 Tage zur Einheilung in der Regel ausreichend.

Für die allermeisten Patienten wird zunächst die Wahl zwischen Peritoneal-(Bauchfell)- oder Hämodialyse anstehen. Bei korrekter Durchführung dieser Verfahren und Eignung der Patienten für das jeweilige Verfahren sind Peritonealdialyse und Hämodialyse bzgl. der Dialysequalität gleichwertig. Das nicht selten geäußerte Vorurteil, dass Patienten mit Peritonealdialyse schlechter dialysiert seien und auch eine höhere Sterblichkeit hätten, trifft nicht zu.

Das Dialyseteam sollte die Patienten möglichst objektiv über die Vor- und Nachteile beider Verfahren informieren. Es gibt allerdings einige medizinische Gesichtspunkte, die bei dem einzelnen Patienten mehr für das eine oder andere Verfahren sprechen.

4.3.1   Entscheidung für die Peritonealdialyse

❗ Der Stoffaustausch und Volumenentzug findet bei der Peritonealdialyse über das Bauchfell statt. Über einen Kunststoffschlauch, den Peritonealdialysekatheter, gelangt das in Plastikbeuteln verfügbare Dialysat in die Bauchhöhle und nimmt während der Verweilzeit in der Bauchhöhle Urämietoxine und Elektrolyte auf. Durch osmotischen Sog, durch eine hohe Glukosekonzentration im Dialysat erreicht, wird dem Patienten Volumen entzogen. Nach der vorgesehenen Verweilzeit lässt man das Dialysat aus der Bauchhöhle abfließen. Es ist dann mit Urämietoxinen angereichert und um das Ultrafiltrationsvolumen vermehrt.

Es gibt verschiedene Möglichkeiten, die Bauchfelldialyse durchzuführen.

Am häufigsten wird die kontinuierlich ambulante Peritonealdialyse (CAPD) gewählt. Bei diesem Verfahren wird die Bauchhöhle mit 2–3 l Dialysat gefüllt und dieses Dialysat 4-mal am Tag gewechselt.

- Für die CAPD sind keine Maschinen notwendig, und alle Handgriffe können vom Patienten selbst zu Hause durchgeführt werden. Damit ist die CAPD ein Heimdialyseverfahren mit den Vorteilen der Selbständigkeit und Unabhängigkeit. Auch auf Reisen kann die CAPD durchgeführt werden. Voraussetzung ist ein gründliches Training der Patienten durch das Dialyseteam. Eine über das normale Maß hinausgehende technische Fertigkeit der Patienten ist nicht erforderlich.
- Ein weiterer Vorteil ist die kontinuierliche Blutreinigung und der kontinuierliche Volumenentzug, der große Schwankungen vermeidet und damit den Kreislauf der Patienten relativ wenig belastet.

Eine diätetische Beschränkung der Kaliumzufuhr ist bei den meisten CAPD-Patienten ebenfalls nicht notwendig.

Die Kosten der Peritonealdialysebehandlung werden meist tiefer angesetzt als für eine Hämodialysebehandlung. Dies gilt jedoch nur, solange der Patient mit einem Standardregime (4 × 2 l Dialysat/Tag) ausreichend behandelt ist und wenn die Zentrumsdialyse zum Vergleich gezogen wird; bei aufwändigeren Verfahren und Verwendung höherer Dialysatvolumina / Cycler) ist die Behandlung in etwa gleich teuer wie eine Hämodialysetherapie.

Nachteile. Nachteile der Peritonealdialyse hängen überwiegend mit dem PD-Katheter zusammen, der z. T. als kosmetisch störend empfunden wird und der durch den Zugang zur Bauchhöhle das Risiko der Peritonitis mit sich bringt. Bei hygienischem Arbeiten mit dem System kann die Peritonitisrate heute aber sehr niedrig gehalten werden.

Medizinische Gegenanzeigen. Medizinische Gegenanzeigen zur Durchführung einer Bauchfelldialyse können neben anderen ausgedehnte Voroperationen im Bauchraum oder Darmerkrankungen sein. Aus medizinischer Sicht ist die Peritonealdialyse zu bevorzugen, wenn ein Gefäßzugang für die Hämodialyse bei schlechten Gefäßverhältnissen kaum herstellbar ist oder wenn der Patient aufgrund von Herzerkrankungen einen sehr instabilen Kreislauf hat.

Bei einem Teil der Patienten ist die CAPD mit 4-täglichen Beutelwechseln langfristig für eine gute Dialysequalität nicht ausreichend. Dies liegt oft an schlechter werdenden Transporteigenschaften des Bauchfells. In diesen Fällen muss die Peritonealdialyse nicht verlassen, sondern der Dialysatumsatz muss gesteigert werden, z.B. durch größere Dialysatvolumina oder häufigere Wechsel.

Cycler. Eine weitere Möglichkeit, den Dialysatumsatz zu erhöhen, allerdings bei kürzeren Kontaktzeiten in der Bauchhöhle, ist der Einsatz eines Cyclers, der automatisch die Beutelwechsel durchführt. Wegen der kürzeren Verweilzeiten des Dialysats in der Bauchhöhle ist insgesamt ein höheres Dialysatvolumen erforderlich.

IPD. Eine Besonderheit ist die intermittierende Peritonealdialyse (IPD), die in einem Dialysezentrum 3mal wöchentlich mit einem Cycler durchgeführt wird. Diese Therapie ist für Patienten mit guter Prognose und Rehabilitationschance nicht zu wählen, da die Dialysequalität längerfristig unzureichend ist. Zum Einsatz kommen kann die IPD aber z.B. bei Patienten, bei denen andere Dialyseverfahren nicht durchführbar sind (z.B. Kreislaufinstabilität, Gefäßzugang nicht möglich) und bei denen die Prognose aufgrund anderer Organerkrankungen ungünstig ist.

Insgesamt sind die Peritonealdialyseverfahren in Deutschland mit einem Anteil von 5–7% an allen Dialyseverfahren völlig zu Unrecht unterrepräsentiert und sollten ähnlich wie in anderen Ländern verstärkt eingesetzt werden.

Auf alle Einzelheiten zur Peritonealdialyse geht ▶ Kap. 13 ein.

4.3.2 Entscheidung für ein Hämodialyseverfahren

> Bei der Hämodialyse findet der Stoffaustausch durch Diffusion und Konvektion und der Volumenentzug außerhalb des Körpers im Dialysator statt. Der Dialysator ist die Schnittstelle von Blut- und Dialysatkreislauf, die im Gegenstrom aneinander vorbeilaufen, um möglichst hohe Effizienz zu erzielen.

Das zu reinigende Blut wird dem Patienten an einem Gefäßzugang entnommen, fließt pumpengesteuert über die Dialysemaschine zum Dialysator und wird nach der Reinigung über das Schlauchsystem zum Gefäßzugang zurückgeführt. Man spricht vom *extrakorporalen Kreislauf.* Um eine Blutgerinnung im extrakorporalen Kreislauf zu verhindern, ist eine *Antikoagulation* mit Heparin notwendig (▶ Kap. 6).

Zur Durchführung der Hämodialyse ist eine große technische Ausstattung notwendig:

Sie besteht zunächst aus dem *Dialysegerät* mit präzise arbeitenden Blut- und Dialysatpumpen, einem sicheren Bilanzierungssystem und zahlreichen Überwachungseinheiten zum sicheren Ablauf des Verfahrens.

- Daneben werden *Einmalartikel* wie das Schlauchsystem, Punktionskanülen und der Dialysator benötigt.

Eine weitere notwendige Voraussetzung für die Hämodialyse ist ein geeigneter *Gefäßzugang*, entweder in Form eines Katheters oder eines operativ hergestellten Shunts.

❗ Im Gegensatz zur kontinuierlichen Peritonealdialyse wird die Hämodialyse *intermittierend* durchgeführt, d. h. in der Regel 3-mal pro Woche für 4–5 h.

Problematisch ist, dass sich im Zeitraum zwischen den Dialysen Wasser und Elektrolyte wie Kalium und Phosphat ansammeln, die während eines verhältnismäßig kurzen Zeitraums bei der Dialyse entzogen werden müssen. Man erreicht zwar eine ausreichende Dialysequalität, aber der Flüssigkeitsentzug und die plötzlichen Toxin- und Elektrolytverschiebungen können z. T. zu erheblichen Belastungen der Patienten führen. Um diese Nachteile zu mildern, muss der Patient im Zeitraum zwischen den Dialysen eine *Trinkmengenbeschränkung* und eine diätetische Beschränkung der *Kaliumzufuhr* beachten.

Zentrumsdialyse. Die Hämodialyse wird meist in einem Dialysezentrum unter Betreuung von Schwestern und Ärzten durchgeführt. Die gute medizinische Überwachung ist ein Vorteil der Zentrumsdialyse, der notwendige Aufenthalt außerhalb der eigenen Wohnung und die Anfahrt zum Zentrum sind ein Nachteil.

Heimhämodialyse. Patienten, die komplikationsarm dialysieren, können das Verfahren gemeinsam mit einem eingewiesenen Partner zu Hause durchführen. Für diese Heimhämodialyse sind außer dem Training von Patient und Partner gewisse technische Voraussetzungen in der Wohnung für die Installation des Dialysegerätes notwendig (Näheres zur Heimhämodialyse in ▶ Kap. 14).

Von der Hämodialyse abgeleitete Verfahren. Bei der klassischen Hämodialyse erfolgt die Blutreinigung überwiegend über Diffusion in Hämodialysatoren mit relativ kleinen Poren der Dialysemembran. Größere Urämietoxine, deren Entfernung zunehmend als wichtiger erkannt wird, lassen sich besser durch *Filtration* über Dialysemembranen mit großen Poren entfernen.

❗ Bei der *Hämofiltration* werden große Mengen Filtrat (bis zu 50 l in 4 h) über einen großporigen Hämofilter abfiltriert und damit Urämietoxine entfernt, ohne dass eine Dialyse stattfindet.

Flüssigkeits- und Elektroytverluste werden parallel durch die Infusion einer Substitutionslösung ausgeglichen. Das Verfahren zeichnet sich durch besonders gute Kreislaufstabilität auch von kritischen Patienten aus.

❗ Bei der *Hämodiafiltration* kombiniert man die Hämofiltration mit der Dialyse und erreicht eine gute Blutreinigung bzgl. kleinmolekularer und mittelmolekularer Toxine.

Wie bei der Hämofiltration muss bei der Hämodiafiltration eine pufferhaltige Substitutionslösung infundiert werden. Die Substitutionslösungen sind bisher ein Nachteil der beiden Verfahren. Sie sind teuer und bislang arbeitsaufwendig in der Handhabung. Dialysegeräte der neuesten Generation können die Substitutionslösung im Gerät »online« aufbereiten und den Arbeitsprozess deutlich vereinfachen.

Kontinuierliche Nierenersatzverfahren

❗ Die kontinuierliche Hämofiltration, Hämodialyse und Hämodiafiltration sind Blutreinigungsverfahren, die bei bettlägerigen Patienten auf der Intensivstation zum Einsatz kommen.

Die Patienten sind rund um die Uhr an ein extrakorporales System angeschlossen, das im Prinzip aufgebaut ist wie bei den intermittierenden Verfahren. Die kontinuierlichen Verfahren arbeiten allerdings mit langsamerem Blut- und Dialysatfluss und niedrigeren Filtrationsraten als die intermittierenden und führen so zu einer schonenden konstanten Bilanzierung und Toxinentfernung.

Einzelheiten zu den Modifikationen der Hämodialyse und zu besonderen Dialyseindikationen werden in ▶ Kap. 12 besprochen.

Gefäßzugänge für extrakorporale Blutreinigungsverfahren

❶ Ohne einen Gefäßzugang sind extrakorporale Blutreinigungsverfahren nicht durchführbar.

An den Gefäßzugang werden besondere Ansprüche gestellt, die über die sonst in Kliniken üblichen Anforderungen, z.B. zur Blutabnahme oder Infusion, hinausgehen:
- Der Gefäßzugang muss einen großen Blutfluss erlauben, es sollte sich also um ein Gefäß mit großem Kaliber handeln.
- Bei chronischen Dialysepatienten ist es darüber hinaus wichtig, dass der Gefäßzugang von Dauer und von großer Belastbarkeit ist.

❶ Die Funktion des Gefäßzugangs hat eine zentrale Rolle im Leben des chronisch Dialysepflichtigen. Sie bestimmt maßgeblich die Dialyse- und damit die zukünftige Lebensqualität des Betroffenen.

Komplikationen im Bereich des Gefäßzugangs sind für bis zu 25% der stationären Krankenhausaufenthalte dialysepflichtiger Patienten verantwortlich. Die zunehmende Zahl von Problemen mit Gefäßzugängen in den Dialyseabteilungen sind besonders zurückzuführen auf:
- das allgemein immer höhere Alter der Dialysepatienten und
- den ansteigenden Anteil von Diabetikern mit relativ schlechten Gefäßverhältnissen.

5.1 Akute Gefäßzugänge

❶ Der akute Gefäßzugang ermöglicht die rasche, nicht längerfristig geplante Dialyse, z.B. bei Patienten mit akutem Nierenversagen oder nicht erkanntem chronischem Nierenversagen.

Der akute Gefäßzugang ist zeitlich nur begrenzt verwendbar und muss durch einen chronischen Gefäßzugang abgelöst werden. Ein akuter Gefäßzugang wird auch für die Plasmapherese, die kontinuierliche arteriovenöse Hämofiltration (CAVH) und die Hämoperfusion benötigt.

5.1.1 Scribner-Shunt

Der erste brauchbare Gefäßzugang in Form einer externen arteriovenösen Fistel wurde 1960 von Scribner und Quinton beschrieben. Es handelt sich hierbei um Teflonschläuche, die in distalen Arterien und Venen platziert wurden (◘ Abb. 5.1). Über diesen Scribner-Shunt können hohe Blutflüsse erzielt werden, und er ist als chronischer Gefäßzugang geeignet. Diese Form des Gefäßzuganges wurde durch moderne Katheterverfahren ersetzt.

5.1.2 Shaldon-Katheter

❶ Der großlumige Shaldon-Katheter stellt den verbreitetsten akuten Gefäßzugang für die Dialyse dar.

Der Shaldon-Katheter hat gegenüber den normalen Zentralvenenkathetern einen großen Innendurchmesser und besteht aus Polyurethan, einem festen Material, sodass er den Anforderungen für einen hohen pumpengesteuerten Blutfluss gewachsen ist.

Es gibt Shaldon-Katheter aus verschiedenen Materialien, z. B. Silicon oder Polyurethan. Shaldon-Katheter aus Silicon sind etwas weicher und daher bei Fehlplatzierungen weniger traumatisierend. Mit Siliconkathetern soll auch die Thromboserate geringer sein.

Es gibt ein- und doppellumige Shaldon-Katheter (◘ Abb. 5.2):
- In der einfachsten Ausführung sind die Katheter einlumig und ermöglichen eine Single-needle-Dialyse.
- Bei doppellumigen Kathetern erfolgt die Trennung des venösen und »arteriellen« Blutstroms mit entsprechend geringerer Rezirkulation (◘ Abb. 5.3a, b). Die Katheter werden über einen Führungsdraht (Seldinger-Technik) in das gewünschte Gefäß eingeführt.

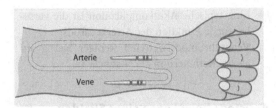

Abb. 5.1. Schematische Darstellung eines externen arterio-venösen Shunts (Scribner-Shunt)

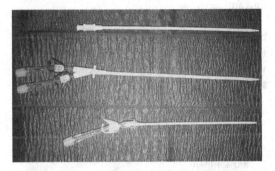

Abb. 5.2. Ein- und doppellumiger zentralvenöser Katheter zur Durchführung extrakorporaler Blutreinigungsverfahren (Shaldon-Katheter) sowie Dilatator *(oben)* (siehe auch **Abb. 5.8b)

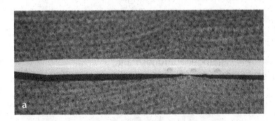

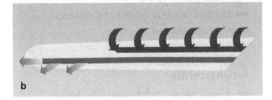

Abb. 5.3. Spitze eines doppellumigen Shaldon-Katheters. **(a)** Im Foto sind die seitlichen Öffnungen des Bluteinlasses für den arteriellen Schenkel erkennbar. **(b)** Die Schemazeichnung zeigt die getrennten Öffnungen für Blutein- und -auslass: Über die seitlichen Öffnungen wird das Blut in den arteriellen Schenkel angesaugt, über den venösen Schenkel wird das Blut über die seitliche und die Spitzenöffnung in das Gefäßsystem zurückgegeben. (Mit freundlicher Genehmigung von Fresenius Medical Care)

Platzierung von Shaldon-Kathetern

Man wählt vornehmlich zwischen 3 Möglichkeiten zur Platzierung von Shaldon-Kathetern (**Abb. 5.4):
- V. femoralis
- V. subclavia
- V. jugularis interna.

Im Allgemeinen werden die Katheter in große venöse Gefäße gelegt, im Bereich der Leiste kann eine arterielle Lokalisation gewählt werden. Diese ist für die spontanen chronischen Nierenersatzverfahren unerlässlich, da der Filtrationsdruck im Filter auf dem arteriellen Blutdruck beruht.

Vena femoralis

Die Punktion der Leistenvene (V. femoralis) für die Anlage eines Dialysekatheters ist technisch einfach und schnell durchführbar. Eine Kontrolle der

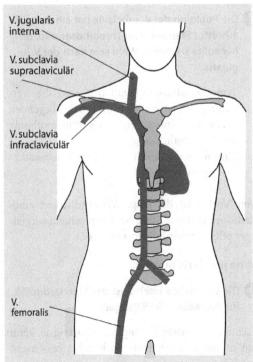

Abb. 5.4. Wichtige Punktionsstellen großer Venen bei perkutaner Implantation zentralvenöser Katheter. (Nach Franz u. Hörl 1997)

Katheterlage durch Röntgenaufnahmen ist nicht erforderlich. Bei Blutungen lässt sich diese Region leicht komprimieren.

❶ **Der Femoralis-Shaldon-Katheter wird für alle akuten Dialysenbehandlungen bevorzugt, die besonders schnell begonnen werden müssen (z. B. schwere Hyperkaliämie oder Lungenödem) oder bei denen ein erhöhtes Blutungsrisiko besteht.**

Anders als bei den Gefäßpunktionen in der oberen Körperhälfte ist keine Kopftieflage des Patienten (Trendelenburg-Lagerung) notwendig, was bei überwässerten Patienten von Vorteil ist. Nachteile beim Leistenkatheter:
- Höhere Infektionsrate
- Thrombosehäufigkeit
- Schlechte Beweglichkeit des Patienten mit liegendem Katheter.

Vena subclavia

❶ **Die Punktion der V. subclavia hat ein deutlich erhöhtes Stenose- und Thromboserisiko, daher sollte sie zweite Wahl sein nach der V. jugularis.**

- Typische Akutkomplikationen sind die Verletzung der anotomisch sehr nahe liegenden Lunge mit Entstehung eines Pneumothorax und Hämatothorax.
- Thrombosehäufigkeit ist bei Subclaviakathetern relativ hoch.

Von Vorteil ist die lange Verwendbarkeit eines Katheters an dieser Stelle bei entsprechend sorgfältiger pflegerischer Infektprophylaxe.

Vena jugularis interna

❶ **Die V. jugularis interna ist das Standardgefäß für den akuten Gefäßzugang.**

Technisch ist dieser Zugang der schwierigste, kann mit sonographischer Hilfe doch sicher beherrscht werden.
- Für diesen Zugang spricht die geringe akute Komplikationsrate in Kombination mit einer langen möglichen Verweildauer.

- Eine typische Akutkomplikation ist die versehentliche Punktion der Arteria carotis.
- Venenthrombosen treten weniger häufig auf als bei Kathetern in der V. subclavia.

Assistenz beim Legen eines Shaldon-Katheters
Patientenvorbereitung

Den Patienten situationsgerecht miteinbeziehen und aufklären.

Der Patient wird in leichte Kopftieflage gebracht (außer Femoralis-Shaldon-Katheter). Der Kopf soll leicht überstreckt und in die dem gewählten Gefäß entgegengesetzte Richtung gedreht sein.

Benötigte Materialien

Auf einem sterilen Arbeitsplatz sind griffbereit anzuordnen:
- Mundschutz, Haube, steriler Kittel
- Desinfektionsspray
- Sterile Kompressen
- 5- und 10-ml-Spritzen
- Kanülen (z.B. Nr. 2 lang)
- Lokalanästetikum (z. B. Scandicain 1%)
- NaCl 0,9%
- Seldinger-Kanüle
- Seldinger-Führungsdraht
- Dilatator
- Shaldon-Katheter
- Skalpell
- Chirurgischer Faden
- Nahtset (Pinzette, Nadelhalter, Schere)
- Verschlusskappe
- Stretchpflaster.

Arbeitsschritte

- Ausreichende Desinfektion (Einwirkzeit beachten)
- Einbringen des Lokalanästhetikums
- Nochmalige Desinfektion
- Punktion des Gefäßes mit der Seldinger-Kanüle
- Aspiration und Spülen mit NaCl zur Lagekontrolle

- Einführen des Führungsdrahtes über die Kanüle
- Entfernen der Kanüle
- Evtl. kleiner Hautschnitt
- Gefäß dilatieren
- Shaldon-Katheter über den Führungsdraht ziehen und Führungsdraht entfernen
- Shaldon-Katheter mit NaCl spülen und annähen
- Sterilen Verband anlegen
- Wenn der Katheter nicht benutzt wird, füllen mit reinem Heparin. Röntgenologische Kontrolle.

Verbandswechsel

Der Verbandswechsel sollte täglich erfolgen. Ausnahme sind die transparenten Pflaster, durch die eine optische Kontrolle der Katheteraustrittsstelle möglich ist; hier erfolgt der Verbandswechsel alle 2–3 Tage oder bei Bedarf.

Katheteraustrittsstelle kontrollieren auf:
- Rötung, Blutungen, Schwellung,
- Austreten von Exsudat,
- lokal erhöhte Hauttemperatur.

Bei Unauffälligkeit wird die Haut von Pflasterresten gereinigt und desinfiziert.

❗ **Beachte**

Bei Enzündungszeichen ist ein Abstrich von der Katheteraustrittsstelle und die Entfernung des Katheters indiziert. Die Behandlung erfolgt mit Antibiotika nach ärztlicher Anordnung.

Der Verband erfolgt wahlweise durch:
- transparentes Pflaster,
- spezielles Pflaster für Gefäßkatheter,
- sterile Kompresse, mit Stretchpflaster fixiert.

Anschließen zur Hämodialyse bei Shaldon-Katheter

Bei einlumigen Kathetern erfolgt vor dem Anschließen die Vorbereitung des Y-Adapters. Dieser muss unbedingt mit NaCl 0,9% vorgefüllt sein (Gefahr der Luftembolie)!

Patientenvorbereitung

Zur Vermeidung einer Luftembolie ist der Patient in Kopftieflage zu bringen.

Benötigte Materialien

- Sterile Kompresse (zur Ablage des Katheters)
- NaCl 0,9%
- Sprühdesinfektionsmittel
- Spritze zur Thrombenaspiration
- Mundschutz.

Arbeitsschritte

- Händedesinfektion
- Katheter mit einer Hand öffnungsfern und nach unten gerichtet halten
- Verschlussstopfen entfernen und mit Desinfektionsmittel absprühen (Einwirkzeit beachten!)
- Aspiration von Thromben mit einer Spritze
- Spülen des Katheters mit NaCl-Lösung zur Funktionskontrolle
- Anschluss der Blutschlauchsysteme (bei einlumigem Katheter NaCl 0,9 % vorgefüllter Y-Adapter)
- Zugentlastetes Fixieren.

Abschließen von der Hämodialyse bei Shaldon-Katheter
Patientenvorbereitung

Nach Rückgabe des Blutes Patienten in Kopftieflage bringen.

Benötigte Materialien

- NaCL 0,9%
- Heparin
- Sprühdesinfektionsmittel
- IN-Stopfen.

Arbeitsschritte

- Blutschlauchsystem vom Shaldon-Katheter diskonnektieren
- Spülen des Katheters mit NaCl 0,9%
- Füllung des Katheters (jedes Lumen) volumengerecht mittels physiologischer

Kochsalzlösung mit zugesetztem Heparin 1000 IE/ml
- Durchführung der Sprühdesinfektion (s. Anschließen zur Hämodialyse)
- Verschluss des Shaldon-Katheters mit einem IN-Stopfen.

5.1.3 Komplikationen beim Legen der akuten Gefäßzugänge

❗ Die Häufigkeit akuter Komplikationen von Gefäßzugängen ist in erster Linie von der Erfahrung und dem Geschick des punktierenden Arztes abhängig.

Erschwert wird die Katheteranlage durch:
- geringe Füllung der zentralen Venen bei Exsikkose, die zum Kollaps der Gefäße (Ausnahme V. subclavia) führen kann,
- eine gestörte Blutgerinnung, z.B. durch bestehende medikamentöse Antikoagulation oder durch krankheitsbedingte Thrombozytopenien oder plasmatische Gerinnungsstörungen.

Herzrhythmusstörungen

Dadurch, dass man bei der Katheteranlage mit der Spitze des Drahts in Herznähe gelangt, kommt es in bis zu 40% der Fälle zu Vorhofrhythmusstörungen und in bis zu 10% zu ventrikulären Arrhythmien. Schwerere, behandlungsbedürftige Rhythmusstörungen treten bei weniger als 1% auf.

Arterienverletzungen

Die versehentliche arterielle Punktion kann bei allen genannten Punktionslokalisationen auftreten. Die A. femoralis und mit Vorbehalt die A. carotis interna können leicht komprimiert werden und die Blutung damit stoppen. Die A. subclavia ist nicht von außen komprimierbar, dort können schwere Blutungen auftreten, die meist spontan zum Stillstand kommen.

Luftembolien

Seltener sind die gefährlichen Luftembolien, die bei Punktionen im Bereich der V. jugularis interna oder V. subclavia auftreten können. Luft kann durch die Atembewegungen des Patienten bei entstehendem Unterdruck im Brustkorb angesaugt werden, wenn eine offene Verbindung von den zentralen Venen durch den Katheter nach außen besteht.

Perforationen

Als weitere Komplikationen sind versehentliche Gefäß- und Herzperforationen möglich. Dies kann beim Einführen der Seldinger-Drähte geschehen. Derartige Perforationen sind bei geübten Punkteuren sehr selten. Eine Perforation kann sehr gut vermieden werden, wenn das Vorschieben der Seldinger-Drähte und des Katheters unter Durchleuchtungskontrolle erfolgt.

Allgemeine Richtlinien für den Umgang mit Gefäßkathetern

- Bei Manipulation an Gefäßkathetern sorgfältigste Beachtung der hygienischen Richtlinien.
- Vor jeder Manipulation an Gefäßkathetern hygienische Händedesinfektion.
- Beim Umgang mit Shaldon-Kathetern sterile Handschuhe zum eigenen Schutz anziehen, bei Vorhofkathetern grundsätzlich sterile Handschuhe. Katheter immer öffnungsfern halten.
- Infusionen steril vorbereiten und anschließen. CAVE: Vorhofkatheter zur Infusionstherapie!
- Abklemmen der Gefäßkatheter nur mit der integrierten Klemme. CAVE: Abklemmen mit Pean- oder Kocher-Klemme (Beschädigung des Materials)!

5.2 Chronische Gefäßzugänge

❗ Der permanente Gefäßzugang ist indiziert, wenn der Patient terminal niereninsuffizient wird, also die Langzeitdialyse notwendig wird.

Bei Patienten mit chronischer Niereninsuffizienz sollte ein chronischer Gefäßzugang bereits frühzeitig angelegt werden. Auf diese Weise vermeidet man die akuten Gefäßzugänge mit ihrem nicht geringen Komplikationspotential.

5.2.1 Native arteriovenöse Fistel (Brescia-Cimino-Fistel)

> Die 1966 von Brescio und Cimino beschriebene Fistel (◨ Abb. 5.5) entsteht durch eine chirurgisch hergestellte Verbindung (Anastomose) zwischen A. radialis und V. cephalica am Unterarm in Seit-zu-Seit- oder End-zu-Seit-Technik (◨ Abb. 5.6).

Als Fistel wird der von der Anastomose körperwärts laufende Venenabschnitt bezeichnet, der sich unter den veränderten Blutdruck und -flussverhältnissen durch das abgezweigte arterielle Blut aufweitet und wandstärker wird. Genau diese Veränderungen erlauben die vielfache

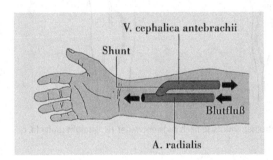

◨ **Abb. 5.5.** Schema einer Brescia-Cimino-Fistel. (Nach P. Thon, mit freundlicher Genehmigung der Fa. Boehringer, Mannheim)

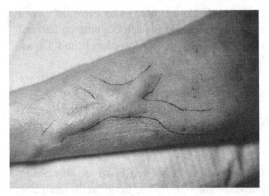

◨ **Abb. 5.6.** Brescia-Cimino-Fistel in typischer Seit-zu-Seit-Anastomose an üblicher Stelle zwischen A. radialis und V. cephalica.

Punktion mit großen Kanülen, die diese Fistel zum Standardgefäßzugang der Dialysepatienten werden ließ. Hohe Blutflüsse bei einer niedrigen Infektions- und Thrombosierungsrate sind dadurch möglich. Der Blutfluss im Gefäß liegt anfangs bei 200–300 ml/min und nimmt bei zunehmender venöser Dilatation bis auf Werte um 800 ml/min zu.

❶ Eine frisch angelegte Fistel sollte eine Reifungszeit von 2–8 Wochen vor der Erstpunktion haben. Zu frühzeitige Punktionen können die Fistel durch Einblutung und Stenosierung dauerhaft schädigen und damit langfristig keine ausreichenden Blutflüsse erlauben.

Entscheidend für den Erfolg einer nativen Fistel sind ausreichende Gefäßverhältnisse, die die Konstruktion erlauben. Probleme können auftreten, wenn bereits erhebliche Verkalkungen der Arterien vorliegen oder wenn die Venen am Unterarm durch Punktionen und Infusionen narbig geschädigt wurden.

❶ Beachte
Bei Patienten, denen eine Dialysepflichtigkeit bevorsteht, sollten daher unbedingt Punktionen am Unterarm vermieden werden. Blutabnahmen z.B. am Handrücken vornehmen.

Üblicherweise wird für die Fistelanlage der nichtdominante Arm gewählt. Eine Vorbereitung des venösen Gefäßes kann durch Venentraining erreicht werden:

- Hierzu kann eine rhythmische Handkompression mit einem Trainingsschwamm dienen.
- Eine andere Möglichkeit ist das regelmäßige Anlegen einer venösen Staubinde (bis etwa 60 mmHg) für Zeiträume von etwa 10 min.

5.2.2 Synthetische Shunts

❶ Synthetische Shunts, bei denen zwischen der Vene und Arterie eine aus Kunststoff bestehende Gefäßprothese eingefügt wird, kommen erst dann zum Einsatz, wenn eine native Fistel nicht mehr konstruierbar ist.

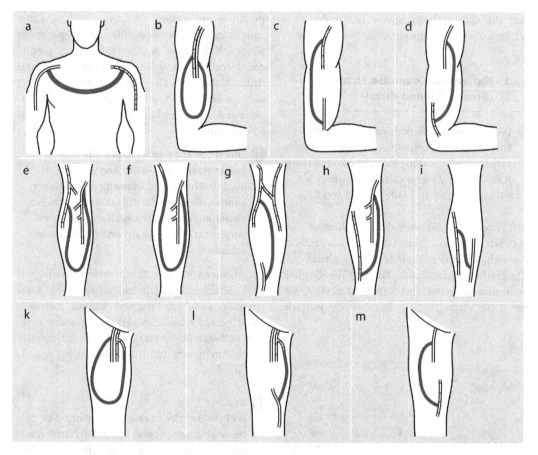

Abb. 5.7. Verschiedene Lokalisationen zur Implantation synthetischer Shunts, je nach Lage entweder als »straight graft« (**a, c, d, g–i, l, m**) oder »loop« (**b, e, f, k**). (Nach Franz u. Hörl 1997)

Diese Situation ist gegeben bei:
- Gefäßverbrauch für bereits angelegte und inzwischen funktionsuntüchtige native Fisteln,
- primär schlechten Gefäßverhältnissen; besonders häufig bei Patienten mit Diabetes mellitus oder arterieller Verschlusskrankheit.

Als Material für synthetische Shunts wird Teflon in weicher ausgeschäumter Form verwendet (genauer: E-PTFE = »expanded« Polytetrafluorethylen).

Die Gefäßprothese wird der Arzt möglichst distal an der nichtdominanten oberen Extremität anlegen. Erst bei Verbrauch der Gefäße der kör-perfernen Regionen sollte weiter proximal anastomosiert werden. Im Bereich der unteren Extremitäten ist die Gefahr von Infektionen und Thrombosierungen deutlich höher.

Grundsätzlich können die Gefäßprothesen verschiedene Formen aufweisen (Abb. 5.7):
- Gerade als »straight shunt« oder »straight graft«
- Als »loop«, der eine besonders lange Punktionsstrecke erlaubt (Abb. 5.8).

Im Gegensatz zur nativen Fistel ist eine Shuntpunktion sofort möglich, besser sollte man aber 1–2 Wochen warten, bis die Prothese gut in das umgebende Gewebe eingeheilt ist.

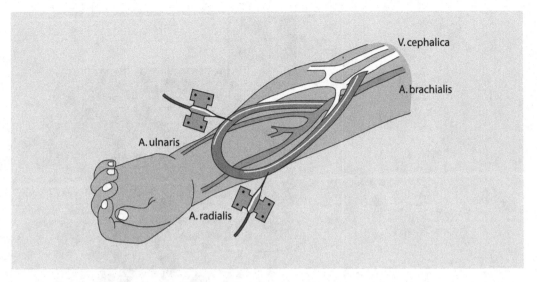

☑ Abb. 5.8. Typische Konfiguration eines PTFE-Unterarmshunts in Schleifenform (»loop«) mit liegenden Punktionskanülen in ausreichender Distanz. (Aus Hepp 1998)

❗ Beachte
An synthetischen Shunts sollte keine Areal-punktion, sondern strikt die Strickleiterpunktion durchgeführt werden (▶ Kap. 5.4.3).

Synthetische Gefäßprothesen haben eine höhere Inzidenz an Infektionen und Thrombosen als native Fisteln. Verengungen treten besonders häufig im Bereich des Anschlusses der Prothese an die Vene auf. Die Funktionsdauer ist geringer als bei der Brescia-Cimino-Fistel.

Die Technik der Shuntpunktion wird ausführlich in ▶ Kap. 5.4 besprochen.

5.2.3 Permanente Venenkatheter (Vorhofkatheter)

❗ Permanente Venenkatheter (☑ Abb. 5.9a und ☑ Abb. 5.10) **werden bei Patienten gelegt, die längerfristig über einen solchen Zugang dialysiert werden müssen.**

Meist sind es Patienten, bei denen die Gefäß-verhältnisse die Anlage eines peripheren Dialyseshunts nicht mehr zulassen, oder Patienten, bei denen ein Zeitraum bis zur Punktionsfähigkeit der Fistel überbrückt werden muss und die nach Hause entlassen werden sollen.

❗ Permanente Katheter können auch bei nicht-urämischen Patienten zum Einsatz kommen, wenn sie längerfristig einen großlumigen Gefäßzugang benötigen, z.B. für Plasmasepa-rationen.

Der Gefäßzugang für die permanenten Katheter erfolgt über die V. jugularis wie beim Shaldon-Katheter, die Katheterspritze sollte im Bereich der Einmündung der oberen Hohlvene in den rechten Vorhof zu liegen kommen.

Die wichtigsten Unterschiede zum Shaldon-Katheter, die die Länge der Verweildauer begründen, bestehen in:
- dem getunnelten Katheterverlauf und
- den zusätzlichen Dacron-Muffen (☑ Abb. 5.9a) im Verlauf, die eine Keimeinwanderung entlang des Katheters verhindern sollen.

Als permanente Venenkatheter stehen einlumige und doppellumige Modelle zur Verfügung.

Die Implantation kann in Lokalanästhesie erfolgen und dauert etwa 15–20 min.

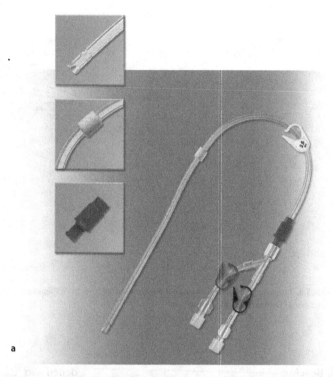

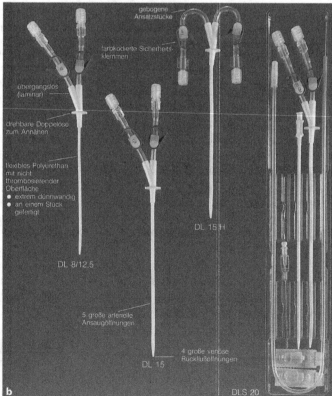

☐ **Abb. 5.9. (a)** DEMERS©-Katheter. (Mit freundlicher Genehmigung der Firma Bionic Medizintechnik GmbH, Friedrichsdorf) **(b)** Doppellumige Shaldon-Katheter mit dem zur Anlage notwendigen Einführungsset. (Mit freundlicher Genehmigung der Firma VMP/A. Schulz-Lauterbach)

⌄ Pflege

Anschließen zur Hämodialyse bei einlumigem Vorhofkatheter

Um sterile Bedingungen zu gewährleisten, sollten immer 2 Personen tätig sein:

- 1 sterile Pflegekraft
- 1 unsterile Pflegekraft.

Patientenvorbereitung

- Patienten situationsgerecht aufklären und miteinbeziehen
- Patienten in Kopftieflage bringen (Gefahr einer Luftembolie vermeiden).

Benötigte Materialien

Auf einem sterilen Arbeitsplatz sind griffbereit anzuordnen:

- Steriles Abdecktuch
- Mundschutz
- Sterile Handschuhe
- Desinfektionsmittel
- PVP-Jodlösung, z.B. Betaisodona
- Sterile Kompressen
- NaCl 0,9%
- SN-Adapter
- Stretchpflaster
- Pflaster (Rolle).

Arbeitsschritte

Unsterile Person	Sterile Person
Mundschutz anlegen	Mundschutz anlegen
Hygienische Händedesinfektion	Hygienische Händedesinfektion
	Sterile Handschuhe anziehen
Abdecktuch steril anreichen	Steriles Abdecktuch so am Patienten befestigen bzw. kleben, dass das Ansatzstück des Katheters später auf dem Abdecktuch zu liegen kommt
Abwerfen von sterilen Kompressen auf das Abdecktuch und Durchtränkung mit Betaisodona	
Verband entfernen und Ansatzstück öffnungsfern halten	Umwickeln des Ansatzstückes mit den in Betaisodona getränkten Kompressen und Ablage auf dem sterilen Abdecktuch. Einwirkzeit beachten (mindestens 2 min)!
Verband von der Hautaustrittsstelle entfernen und Umgebung mit Desinfektionsspray einsprühen Achtung: Nur bei intakter und reizloser Haut!	
Haut von evtl. Pflasterresten reinigen und neuen Verband anlegen (s. »Verbandswechsel«)	
Abwerfen von zwei 10-ml-Spritzen auf das Abdecktuch	Betaisodona-Kompressen entfernen, Aufsetzen einer 10-ml-Spritze und Aspiration des Heparins und evtl. Thromben
Anreichen von Kochsalz zum sterilen Aufziehen	Kochsalz aufziehen, nochmals kurz aspirieren (bei Thromben) und spülen
SN-Adapter mit NaCl-Lösung vorfüllen und auf den Konnektor drehen	Konnektor halten

5

⊗ **Praxis**

Abschließen von der Hämodialyse bei einlumigem Katheter
Zwei Pflegekräfte wie beim Anschließen.

Patientenvorbereitung
Wie beim Anschließen.

Benötigte Materialien
Wie beim Anschließen, jedoch zusätzlich:
- Heparin
- IN-Stopfen

An- und Abschließen bei doppellumigem Katheter
Durchführung analog, jedoch beziehen sich die Angaben auf die beiden Katheterschenkel. (Ein SN-Adapter wird hier nicht benötigt.)

Arbeitsschritte

Unsterile Person	Sterile Person
Mundschutz anlegen	Mundschutz anlegen
Hygienische Händedesinfektion	Hygienische Händedesinfektion
Handschuhe zum eigenen Schutz	Sterile Handschuhe anziehen
Rückgabe des Blutes	
Abdecktuch steril anreichen	Steriles Abdecktuch so am Patienten befestigen bzw. kleben, dass das Ansatzstück des Katheters später auf dem Abdecktuch zu liegen kommt
Abwerfen von einer 10-ml-Spritzen auf das Abdecktuch	
Anreichen von Kochsalz zum sterilen Aufziehen	Kochsalz aufziehen, Katheter spülen
Abwerfen von einer 2-ml-Spritze und einer Kanüle	
Anreichen von Heparin zum sterilen Aufziehen	Füllung des Katheters (jedes Lumen) volumengerecht mittels physiologischer Kochsalzlösung mit zugesetztem Heparin 1000 IE/ml
Abwerfen von sterilen Kompressen auf das Abdecktuch und Durchtränkung mit Betaisodona	Umwickeln des Ansatzstückes mit den in Betaisodona getränkten Kompressen und Ablage auf dem sterilen Abdecktuch
	Einwirkzeit beachten (mindestens 2 min)!
	Verschluss des Katheters mit einem IN-Stopfen

❶ Nach Beendigung der Dialyse sollte zur Vermeidung einer Thrombosierung ähnlich wie beim Shaldon-Katheter eine Füllung der Schenkel mit physiologischer Kochsalzlösung mit Heparinzusatz (z.B. 1000 IE/ml), die vor der nächsten Behandlung wieder abgezogen wird. Das jeweilige Füllvolumen der Katheterlumina muss hierbei beachtet werden.

Langzeitkomplikationen

Langzeitkomplikationen der permanent implantierten Vorhofkatheter betreffen vor allem Infektionen, Okklusionen auf dem Boden von intraluminalen Katheterthrombosen oder Fibrinscheidenbildung, mechanische Kompression von außen sowie die Ausbildung von Gefäßstenosen und -thrombosen.

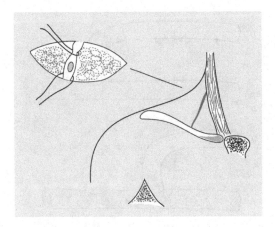

Abb. 5.10. Implantation eines DEMERS©-Katheters in die V. Jugularis externa rechts. (Aus Hepp 1998)

Katheterassoziierte Infektionen

Ätiologie

Die permanenten Vorhofverweilkatheter haben wegen ihrer Dacronmuffe und ihrer subkutanen Tunnelierung ein ca. um den Faktor 10 geringeres Infektionsrisiko im Vergleich zu ungetunnelten Shaldonkathetern. Sie stellen aber nichtsdestotrotz bei Dialysepatienten die wichtigste Eintrittspforte für Bakteriämien dar. Diese können sowohl über eine intraluminale Einwanderung von Mikroben über das externe Anschlussstück als auch durch eine extraluminale Besiedelung des Katheters entlang seines Tunnels entstehen. Die Katheter können auch hämatogen über entfernte Infektionsquellen sekundär kolonisiert werden. Das Erregerspektrum umfasst sowohl grampositive als auch -negative Keime.

Klinik

Wenn bei einem Dialysepatienten mit einem Vorhofverweilkatheter Fieber auftritt, muss immer auch an eine katheterassoziierte Infektion gedacht werden. Ganz typisch ist hierbei das Auffiebern während der Dialysebehandlung. Eine reizlose Austrittsstelle schließt eine katheterassoziierte Infektion nicht aus. Lokale Infektionen des Katheters können an der Austrittsstelle und/oder entlang des Tunnels auftreten und zeigen typischerweise lokale Rötung, Schmerzen, Schwellung und Sekretion.

Behandlung

Auffällige Austrittsstellen sollten abgestrichen werden, zudem sollten bei Fieber mehrere Blutkulturen sowohl aus dem Katheter als auch aus peripheren Venen abgenommen werden. Bei stabilen Kreislaufverhältnissen ohne absehbaren septischen Verlauf muss der Katheter nicht sofort gewechselt werden, sondern es kann zunächst eine empirische i.v.-Breitbandantibiose, die sowohl grampositive als auch -negative Erreger abdecken muss, begonnen werden und der Katheter dann im fieberfreien Intervall elektiv gewechselt werden. Bei bereits anfänglich schwerem septischem Verlauf oder fehlendem Ansprechen nach 36–48 Stunden auf die antibiotische Behandlung muss der Katheter explantiert werden. Bei lokalen Infektionen der Austrittsstelle ist eine Katheterexplantation nicht notwendig, da diese normalerweise unter einer topischen ggf. in Kombination mit einer oralen Antibiose abheilen.

Prävention

Die beste Vorbeugung gegen katheterassoziierte Infektionen ist der strikt sterile Umgang mit dem Katheter durch Patienten, Pflegepersonal und Ärzte. Die Blockung des Katheters mit antibiotikahaltigen oder zitrathaltigen Lösungen führt nachweislich zu einer Verringerung der infektiösen Komplikationen, wobei Langzeitbeobachtungen nicht vorliegen bzw. die Kosten sehr hoch sind. Für den routinemäßigen Einsatz können diese Varianten augenblicklich wohl nur bei besonderen Risikokonstellationen (Immunsuppression, Zustand nach nach Herzklappenersatz) in Betracht gezogen werden.

Katheterokklusion

Eine Beeinträchtigung der Katheterfunktion mit Folge eines mangelhaften Blutflusses auf dem Boden einer Okklusion ist im Dialysealltag allgegenwärtig. Häufig finden sich als Ursachen Thrombosen des Katheterlumens. Diese können durch Instillation von thrombolytischen Substanzen direkt in den Katheter relativ problemlos und nebenwirkungsarm in den meisten Fällen aufgelöst werden. Hierbei werden die Katheterlumina unter Beachtung steriler Kautelen und Berücksichtigung der jeweiligen Katheterfüllmengen mit entsprechenden Substanzen (Urokinase 5000 U/ml oder Gewebe-Plasminogenaktivator 1 mg/ml) aufgefüllt

und nach 20–30 minütiger Verweilzeit wieder as-
piriert. Dieser Vorgang muss teilweise mehrfach
wiederholt werden. Weiter ist auch die Bildung von
Fibrinscheiden entlang der Außenseite des Katheters beschrieben, die interventionell über transve-
nös eingebrachte Schlingen oder über systemisch
durchgeführte Lysen entfernt werden können.

Weitere Ursachen:
- Der Katheter kann bei infraklavikulärer Implantation zwischen der 1. Rippe und der Kla-
  vikula komprimiert werden. Eine Abduktion
  des ipsilateralen Armes schafft hier oft Ab-
  hilfe.
- Knickbildung bei Implantation in die V. jugularis interna, meist Neu-Anlage notwendig.

5.2.4 Komplikationen der chronischen Gefäßzugänge

Stenosen und Thrombosen

Die häufigste Komplikation des Shunts ist die
Thrombose. Diese Komplikation entsteht durch
einen reduzierten Blutfluss, gleich welcher Ursache
in Kombination mit einer Stenose. Man schätzt die
Inzidenz der Shuntthrombose auf 0,5–0,8 Episoden pro Patientenjahr an der Dialyse.

Die häufigste Störung ist die Behinderung des
venösen Rückstroms. Stenosen im venösen Abfluss
lassen sich in 75% der Shuntthrombosen nachweisen. Weitere Ursachen:
- Exzessive Shuntkompression nach Beendigung
  der Dialyse
- Hypotension
- Hypovolämie
- Arterielle Stenosen.

Weiterhin können alle Faktoren, die zu einer verstärkten Gerinnungsbereitschaft (Hyperkoaguabi-
lität) des Blutes führen, eine Thrombosierung des
Shuntes begünstigen.

> ❶ Die Häufigkeit von Thrombosen ist bei syn-
> thetischen Shuntmaterialien deutlich höher
> als bei den nativen Fisteln.

Als Therapie von venösen Stenosen stehen entweder die Ballondilatation bzw. die perkutane trans-

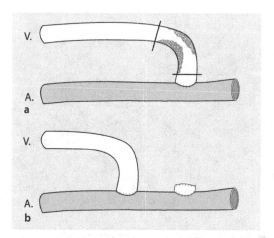

❑ **Abb. 5.11.** Chirurgische Therapie der Shuntstenose. Eine
anastomosennahe Stenose der Shuntvene (a) bei typischer
CIMINO-Fistel wird durch Neuanastomosierung der Shuntvene (**V**) auf höherem Niveau, d.h. nur wenige cm höher
korrigiert (b). Voraussetzung zur Neuanastomosierung auf
höherem Niveau ist ein einwandfreier arterieller Zustrom und
eine gute Venenpunktionsstrecke. (Aus Hepp 1998)

luminale Angioplastie oder die chirurgische Inter-
ventionen zur Verfügung (❑ Abb. 5.11a, b).
- Die klassische Intervention bei Shuntthrombose ist die chirurgische Thrombektomie mittels Ballonkatheter (Fogarty-Katheter). Dieser
  Eingriff ist am aussichtsreichsten, wenn er
  während der ersten 24 h durchgeführt wird.
- Prinzipiell ist auch eine thrombolytische Therapie möglich, wobei hier die Ergebnisse dem
  chirurgischen Eingriff deutlich unterlegen sind.

Wird eine venöse Abflussbehinderung nicht beseitigt, muss man mit einer hohen Rezidivrate
rechnen. Aus diesem Grunde sollte nach jeder
Thrombose eine Fistulographie erfolgen, um eine
eventuelle Stenosierung im venösen Abflussgebiet
zu lokalisieren und zu behandeln.

Infektionen

> ❶ Die Shuntinfektion ist die zweithäufigste Ur-
> sache für Shuntrevisionen und macht ca. 20%
> aller Shuntkomplikationen aus.

Bakteriämien bei Dialysepatienten sind in ihrer
Mehrzahl durch Shuntinfektionen bedingt. Bei

80% dieser Infektionen liegen grampositive Erreger vor, hier v. a. Staphylococcus aureus und Staphylococcus epidermidis. Gramnegative Keime sind bei 15% der Infektionen beteiligt.

Die Häufigkeit der Shuntinfektionen hängt eindeutig mit dem technischen Geschick bei der Punktion zusammen (▶ Kap. 5.4). Eine einwandfreie Punktion und steriles Arbeiten sind wesentliche Voraussetzungen einer korrekt durchgeführten Dialysebehandlung.

— Synthetische Gefäßmaterialien haben eine höhere Infektionsrate.

— Ebenso sind Shunts im Bereich der unteren Extremitäten infektionsgefährdeter.

Als Therapie genügt bei nativen Fisteln häufig ein Antibiotikum, das den grampositiven Bereich abdeckt (penizillinasefeste Penizilline, Vankomycin). Bei synthetischen Materialien muss häufig neben einer medikamentösen Therapie chirurgisch interveniert werden, was bis zum kompletten Shuntersatz führen kann.

Kardiale Komplikationen

❗ **Patienten mit einer Beeinträchtigung ihrer kardialen Auswurfleistung können sich nach einer Shuntanlage hämodynamisch verschlechtern.**

Ursache dafür ist, dass Shunts normalerweise ein Shuntflussvolumen zwischen 200 und 600 ml/min haben. Dieses kann aber in Einzelfällen auch 2–3 l betragen. Folge ist: Shuntbedingte Herzinsuffizienz.

Therapeutisch kann man versuchen, den Blutfluss im Shunt durch Verengung zu reduzieren. Häufig muss der Shunt unterbunden und neu angelegt werden.

Distale Ischämien

❗ **Bei sehr hohem Shuntvolumen, das an der Peripherie vorbei direkt zum Herzen zurückgeleitet wird, kann das nachgeschaltete Kapillargebiet nicht mehr ausreichend mit Blut versorgt sein.**

Der Patient spürt dies durch die typischen Symptome einer Durchblutungsstörung mit Kribbeln und Taubheitsgefühl, auch Schmerzen und Funktionsstörung. Häufig betrifft die Symptomatik die Hand des betreffenden Shuntarms.

Ist die Symptomatik gravierend, muss eine operative Revision erfolgen. Häufig bildet sich die Symptomatik aber innerhalb von Wochen nach der Shuntanlage zurück.

Aneurysmen und Pseudoaneurysmen

❗ **Vielfachpunktion und gehäufte Fehlpunktionen in einem umschriebenen Areal (Arealpunktionen) können zur Ausbildung von erheblichen Gefäßaufweitungen durch Schädigung der Fistelwand, d. h. zu Aneurysmen führen (❑ Abb. 5.12 und 5.13).**

Aneurysmen entstehen meist bei nativen Fisteln im Bereich der Vielfachpunktion oder im Bereich der Anastomose. Sie sind:

— thrombosegefährdet,

— infektionsgefährdet,

— mitunter ein kosmetisches Problem.

Große Aneurysmen sind außerdem rupturgefährdet und sollten chirurgisch abgetragen werden (❑ Abb. 5.14).

❗ **Bei synthetischen Shunts entstehen meist Pseudoaneurysmen, deren Wand im Gegensatz zu den echten Aneurysmen nicht die ursprüngliche Gefäßwand ist, sondern sekundär im umliegenden Gewebe entstanden ist.**

Auch diese Pseudoaneurysmen sollten bei Rupturgefahr chirurgisch abgetragen werden.

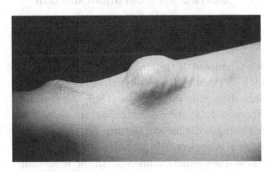

❑ Abb. 5.12. Shuntaneuryma. (Nach P. Thon, mit freundlicher Genehmigung der Fa. Boehringer, Mannheim)

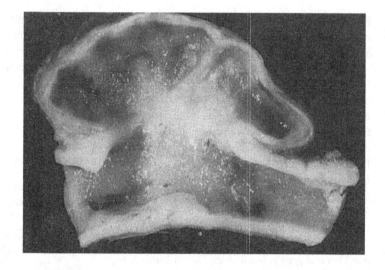

▣ Abb. 5.13. Punktionsbedingtes Pseudoaneurysma im Verlauf einer ePTFE-Strecke mit vollständigem Schwund des ePTFE-Anteils an der Oberseite des Interponates. (Mit freundlicher Genehmigung von Herrn Prof. Dr. Borchard, Institut für Pathologie der Heinrich-Heine Universität Düsseldorf. Aus Hepp 1998)

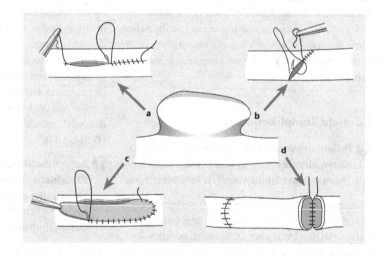

▣ Abb. 5.14. Möglichkeiten der operativen Korrektur von Dialyse-Shuntaneurysmen: **a** Resektion und Direktnaht, **b** Resektion und End-zu-End-Ananstomosierung, **c** Resektion und Patchplastik, **d** Resektion und Venen- oder Protheseninterponat. (Aus Hepp 1998)

5.3   Überwachung der Shuntfunktion

Venöse Stenosen sind die Hauptursache einer eingeschränkten Shuntfunktion und der Shuntthrombose. Stenosen der zentralen Venen treten gehäuft nach zentralen Venenkathetern auf. Aber auch ohne diese Eingriffe steigt die Häufigkeit zentraler Stenosen nach einer Shuntanlage an. Geänderte Strömungsbedingungen werden für dieses Phänomen verantwortlich gemacht. Im Bereich des eigentlichen Shunts können durch die wiederholten Punktionen Stenosen durch Gewebereaktionen innerhalb des Shunts induziert werden.

- Etwa die Hälfte der Stenosen entwickelt sich bei der nativen Fistel an der arteriovenösen Anastomose.
- Bei synthetischen Shunts werden die meisten Stenosen im Bereich des Anschlusses der Gefäßprothese an die Vene beobachtet (venöse Anastomose).

Der Shunt sollte sorgfältig überwacht werden, um frühzeitig Stenosen zu erkennen. Die Überwachung der Shuntfunktion erfordert keinen wesentlichen Zusatzaufwand innerhalb der täglichen Dialysearbeit:

- Der Venendruck wird auf dem Dialyseprotokoll bei einem standardisierten Blutfluss von 200 ml/min zu Beginn der Dialyse eingetragen.
- Bei den meisten Patienten wird der Blutfluss danach weiter hochgedreht.
- Zur Beurteilung von Veränderungen des Venendrucks müssen die Protokolle größerer Zeitabschnitte verglichen werden.

Eine schlechte Shuntfunktion senkt die Dialysequalität des Patienten und muss verbessert werden.

Venöser Rücklaufdruck

Abflusshindernisse im venösen Schenkel des Shunts gehen mit einer Erhöhung des venösen Rücklaufdrucks einher.

> ❗ Drucke über 150 mmHg sprechen bei einem Blutfluss von ca. 200 ml/min bei wiederholten Messungen für eine Stenose.

Natürlich ist der venöse Rücklaufdruck von vielen Faktoren abhängig, z.B. vom Blutfluss, von der Shunt-Anatomie, der Lage der Nadel usw. und muss daher unter Berücksichtigung dieser Faktoren beurteilt werden.

> ❗ Bei synthetischen Shunts liegt der Druck grundsätzlich höher als bei nativen Fisteln.

Nützlich ist auf jeden Fall, den venösen Druck bei standardisiertem Blutfluss im Zeitverlauf zu überwachen.

Harnstoffrezirkulation

> ❗ Ein pathologischer Rezirkulationstest (▶ Kap. 5.6) ist ein wichtiger Hinweis auf eine Shuntfehlfunktion und weist meist auf eine Stenose hin.

Der Test ist aber nicht geeignet, frühzeitig Stenosen aufzudecken. Hierzu stehen bessere Methoden zur Verfügung, z.B. die Messung des Blutflusses im Shunt mit Doppler-Sonographie.

Fistulographie

> ❗ Die Fistulographie, d.h. die Darstellung des Shunts und des proximal hierzu gelegenen Venensystems mittels Kontrastmittel, ist die Methode der Wahl zur Diagnose venöser Stenosen.

Eine Fistulographie sollte bei folgenden klinischen Zeichen in Betracht gezogen werden:

- Venöser Rücklaufdruck mehrmals über 150 mmHg bei Blutfluss Q_B = 200 ml/min
- Rezirkulation über 15–20%
- Auftreten einer Shuntthrombose
- Verstärkte Gerinnung im Filter mit Zunahme der Heparindosis
- Verlängerte Kompressionszeit nach Dialyse
- Ödem am Shuntarm
- Schwierige Shuntpunktion.

5.4 Technik der Shuntpunktion

5.4.1 Vorbereitung

- Der Patient wird dazu angehalten, den Shuntarm vor jeder Punktion gründlich mit Wasser und Seife zu waschen, wobei auf Hilfsmittel wie z.B. Bürsten aufgrund möglicher mechanischer Verletzungen mit konsekutiver Infektion verzichtet werden sollte.
- Vor jeder Dialysebehandlung sollte auf eine bequeme und funktionsgerechte Lagerung geachtet werden, die aber noch eine Teilmobilität des Patienten zulässt. Die Lagerung kann ggf. durch Einsatz von Lagerungshilfen optimiert werden. Zusätzlich wird dem Arm ein keimarmes Tuch untergelegt.
- Bei der Erstpunktion eines unbekannten Shunts sollten Besonderheiten wie Gefäßverlauf, Anzahl, Art und Punktionsrichtung der Nadel sowie Komplikationen früherer Punktionen erfragt werden.
- Anschließend erfolgt die Inspektion des Shuntarmes. Hierbei ist besonders auf Zeichen einer Infektion oder Gewebeeinblutung wie auch auf bestehende Aneurysmata zu achten.
- Die Art, die ordnungsgemäße Funktion und der genaue Verlauf des Gefäßzugangs müssen vor jeder Punktion palpatorisch und auskultatorisch gesichert werden. Weiterhin muss die Flussrichtung des Shunts (besonders bei Kunststoffprothesen) vor jeder Punktion feststehen.
- Bei schmerzempfindlichen Patienten und bei Kindern ist auf eine möglichst schmerzfreie Punktion zu achten. Dies ermöglicht z.B. eine

subkutane Infiltration mit Lokalanästhetika oder eine kutan aufzutragende Creme.

▬ Die Desinfektion des Shuntarmes erfolgt durch großflächiges Aufsprühen von Hautdesinfektionsmittel und anschließender Wischdesinfektion mit sterilen Kompressen. Hierbei darf jede Kompresse nur einmal verwendet werden, wobei von dem geplanten Punktionsfeld weggewischt wird. Anschließend erfolgt eine nochmalige Sprühdesinfektion unter Beachtung der Einwirkzeit.

▬ Zum eigenen Schutz ist das Tragen von Einmalhandschuhen zu empfehlen.

 Praxis

Folgende Materialien sind zur Shuntpunktion griffbereit vorzubereiten

▬ Stauschlauchmanschette
▬ Kanülen s.c.
▬ Desinfektionsspray
▬ Dialysekanülen (arterielle und venöse Nadel)
▬ sterile Kompressen
▬ Pflaster
▬ 2-ml- und 10-ml-Spritzen
▬ Lokalanästhetikum (Emla® Creme, Scandicain® 1 %)
▬ NaCl 0,9 %
▬ Einmalhandschuhe.

5.4.2 Durchführung

Bei der Durchführung der Shuntpunktion können verschiedene Punktionstechniken praktiziert werden (s. u.). Die Punktionstechniken werden in den einzelnen Dialysezentren unterschiedlich gehandhabt, sollten aber von dem jeweiligen Shunt abhängig gemacht werden. Die Wahl der zu verwendenden Dialysenadel hängt vom Shunt und dessen Zustand ab.

❶ Meistens werden beim chronischen Hämodialysepatienten Stahlnadeln mit einer Kanülenstärke zwischen 15 und 17 Gauge (dies entspricht einem Außendurchmesser zwischen 1,8 und 1,5 mm) und einer Schlauchlänge von 15 cm verwendet.

Arterielle und venöse Stahlnadel unterscheiden sich darin, dass die arterielle Stahlnadel über eine zusätzliche Öffnung am Kanülenschaft verfügt (◘ Abb. 5.15a–c und 5.16). Diese augenförmige Öffnung verringert die Gefahr des Ansaugens der Nadel an der Gefäßwand.

Hierauf ist bei der Shuntpunktion zu achten:

▬ Bei der Wahl der Punktionsstellen ist unbedingt zu berücksichtigen, dass die arterielle und venöse Nadel nach deren Platzierung nicht zu nahe beieinander liegen. Es kann sonst zur Rezirkulation kommen (Rezirkulationstest s. Abschn. 5.6), die eine ineffektive Dialyse und ein erhöhtes Risiko der Shuntthrombose nach sich ziehen.

▬ Von der arteriovenösen Anastomose muss ein Abstand von 5 cm eingehalten werden, um dort keine Verletzungen zu setzen.

Bei der arteriellen Kanüle (*rechts* in ◘ Abb. 5.15c) verhindert die schlitzförmige Seitenöffnung das Ansaugen der Kanüle an der Gefäßwand. (◘ Abb. 5.15b und c mit freundlicher Genehmigung von Fresenius Medical Care)

▬ Punktiert wird in Richtung des Blutflusses, wobei die venöse Nadel proximal zur arteriellen Nadel liegt.

▬ Die Punktionsrichtung hat jedoch keine Auswirkung auf die Lebensdauer eines Shunts.

▬ Eine schmerzarme Punktion ist möglich, indem die Haut über dem Gefäß gespannt und die Kanüle in einem Arbeitsgang in das Lumen des Gefäßes vorgeschoben wird.

▬ Empfehlenswert ist es, bei der Punktion den Nadelschliff nach unten zu halten. Dies verringert Gewebetraumatisierungen, Blutungen und die Gefahr der Punktion der gegenüberliegenden Gefäßwand.

▬ Der Punktionswinkel bei nativen Shunts sollten 20–30°, bei Gefäßprothesen 45° betragen. Hierdurch kommt es zu relativ kleinen Substanzdefekten des Gefäßes, die sich durch den Gewebedruck leicht verschließen und zu einer Verkleinerung des Punktionslochs führen.

Die Kanülen werden in ihrer gesamten Länge unter vorsichtigem Vorschieben in das Gefäßlumen eingeführt (◘ Abb. 5.17a) und deren freie Lage im

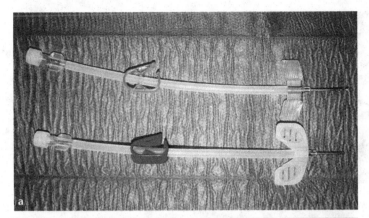

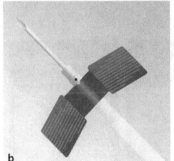

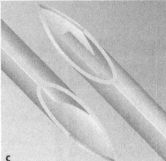

Abb. 5.15. a Arterielle und venöse Dialysekanülen mit Farbkodierung der Klemmen (*oben* arteriell, *unten* venös). **b** Schemadarstellung der abreißbaren Drehflügel an der Dialysekanüle. Der schwarze Punkt markiert die Anschliffseite, auf der Rückseite befindet sich ein roter Punkt. **c** Detailschema der Kanülenspitzen

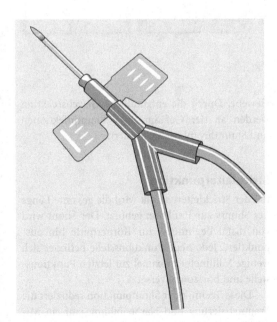

Abb. 5.16. Kanüle für die Einnadeldialyse mit vorgegebener Y-Verzweigung. Mit freundlicher Genehmigung von Gambro Medizintechnik

Lumen kontrolliert. Anschließend erfolgt die Fixierung der Nadel mit Pflaster (**Abb. 5.17b**). Auf einen festen Sitz und eine Zugentlastung der Nadel ist zu achten, da es aufgrund der Teilmobilität der Patienten zu starken Beanspruchungen an dieser Stelle kommen kann.

Die korrekte Lage der Dialysekanüle und deren Durchgängigkeit wird abschließend durch Spülen der Kanüle mit 10 ml NaCl 0,9 % überprüft. Das Spülen verhindert auch die mögliche Teilthrombosierung des Kanülenlumens und gewährleistet den notwendigen Blutfluss zur Durchführung einer Hämodialyse.

5.4.3 Punktionstechniken

Bei der Shuntpunktion werden 3 Techniken unterschieden (**Abb. 5.18**):
- Arealpunktion,
- Strickleiterpunktion,
- Knopflochpunktion.

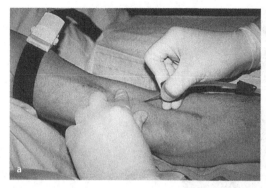
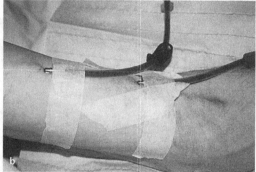

Abb. 5.17. a Vorgehen bei der Punktion, **b** Fixierung der Dialysekanülen

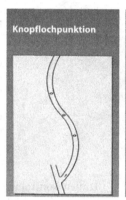
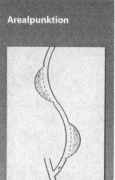
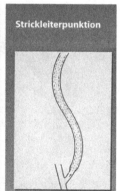

Abb. 5.18. Schema von Knopfloch-, Areal- und Strickleiterpunktion. (Nach P. Thon, mit freundlicher Genehmigung der Fa. Boehringer, Mannheim)

Arealpunktion

Bei der Arealpunktion wird ein 2–3 cm langer Bereich des Shunts – ohne Ausnutzung der gesamten Punktionsstrecke – im zeitlichen Intervall wiederholt benutzt. Häufig muss diese Art der Punktionstechnik gewählt werden, da die Anatomie der Shuntverhältnisse oft keine andere Punktionsweise zulässt: Entweder liegen große Abschnitte des Gefäßes zu tief im Gewebe und können dadurch nicht punktiert werden, oder das Lumen der Shuntvene hat sich streckenweise zu gering ausgebildet.

Ein Problem der Arealpunktion besteht in der Bildung von umschriebenen Gefäßdilatationen der punktierten Vene. Daraus entsteht längerfristig Aneurysmata. Bei Kunststoffprothesen kommt es zur Ausbildung von Pseudoaneurysmata und Austritt von Blutbestandteilen ins umliegende

Gewebe. Durch die entzündliche Gewebsreaktion werden an der Gefäßprothese Shuntinfektionen und Shuntthrombosen gefördert.

Strickleiterpunktion

Bei der Strickleitertechnik wird die gesamte Länge des Shunts zur Punktion genutzt. Der Shunt wird von distal beginnend zur Körpermitte hin auspunktiert. Jede neue Punktionsstelle befindet sich wenige Millimeter proximal zur letzten Punktionsstelle und horizontal versetzt.

Diese Technik der Shuntpunktion reduziert die Traumatisierung und Narbenbildung auf ein Minimum. Durch das Auspunktieren des Gefäßes entwickelt sich meist ein gleichmäßiger, gut punktierbarer Shunt.

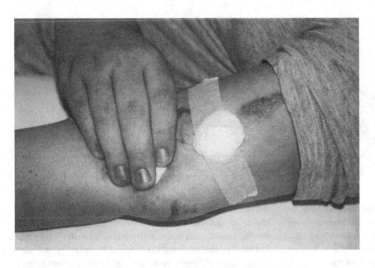

■ **Abb. 5.19.** Kompression mit Kugeltupfer durch Patienten

❶ Obwohl die Strickleitertechnik anfangs mit mehr Schmerzen bei der Punktion einhergeht, sollte diese Punktionstechnik als Standard angesehen werden. Bei der Punktion von Kunststoffprothesen ist sie unerlässlich.

Knopflochpunktion

Die Knopflochpunktion verwendet bei jeder erneuten Punktion des Gefäßzugangs den alten Stichkanal. Aus schon oben beschriebenen Gründen der hohen Komplikatiosraten findet diese Punktionstechnik in der Praxis heute keine Anwendung mehr. Nur in Ausnahmefällen sollte diese Technik zur chronischen Hämodialysebehandlung verwendet werden.

5.5   Shuntpflege

Nach Beendigung der Dialysebehandlung werden die Kanülen nacheinander entfernt, und jede Punktionsstelle wird einzeln abgedrückt.

❶ **Beachte**
Die venöse Nadel wird zuerst entfernt und der Stichkanal komprimiert, um eine spätere Rekanalisierung zu vermeiden. Wird diese Reihenfolge nicht eingehalten, kommt es durch den Kompressionsdruck auf den Shunt auch zu einer Druckerhöhung im Gefäß. Die bereits geschlossene arterielle Punktionsstelle könnte sich

durch den Druck wieder öffnen und muss dann komplett neu abgedrückt werden.

Komprimiert wird die Einstichstelle mit einem sterilen Kugeltupfer oder einem sterilen Handschuh in Stichkanalrichtung (■ Abb. 5.19). Der Kompressionsdruck sollte so gewählt werden, dass die Stichkanalblutung zum Stillstand kommt, der Shunt jedoch nicht in seinem ganzen Lumen abgedrückt wird. Eine Shuntthrombose wäre die Folge (■ Abb. 5.20).

❶ Bei der Kompression wird nicht der Shunt abgedrückt, sondern der Punktionskanal!

Zur Kontrolle des Kompressionsdrucks wird ein Stethoskop proximal zur Punktionsstelle auf den Shunt gelegt und das Shuntgeräusch beobachtet:
- Bei zu starkem Druck auf den Stichkanal verschwindet oder ändert sich das Strömungsgeräusch des Shunts.
- Bei zu geringem Druck blutet es aus der Punktionsstelle.

Jeder Dialysepatient sollte sich diese Technik aneignen, um eine lange Funktionsdauer des Shunts zu gewährleisten. Dem Patienten wird so von Anfang an das entsprechende Feingefühl für die Kompressionstechnik vermittelt, und er kann diese Technik jederzeit zur Selbstkontrolle heranziehen.

❶ Wichtig ist das Einhalten der richtigen Kompressionszeiten.

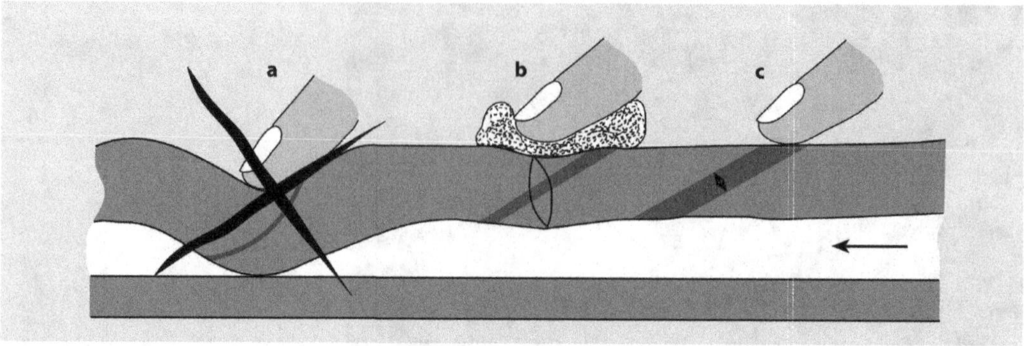

◘ Abb. 5.20. Die Kompression des Punktionskanals nach der Kanülenentfernung darf nicht das Lumen der Shuntvene verschließen (**a**). Die Höhe des digitalen Kompressionsdrucks wird daher durch den Blut(gegen)druck in der Shuntvene limitiert. Entscheidend für die Kompression des Punktionskanals ist jedoch nur die auf diesem senkrecht stehende Komponente, die umso größer (kleiner) wird, je flacher (steiler) punktiert wurde (**b**). Bei der allgemein üblichen totalen Kompression des Punktionskanals (**b**) entsteht ein eher schmaler Thrombus (wenig Gewebezunahme!).Die partielle Kompression nur der Punktionskanalöffnung in der Haut (**c**) führt zu einem dickeren Punktionsthrombus (mehr Gewebezunahme!)

Empfohlene Kompressionszeiten

- Unter- und Oberarmfisteln (z.B. Brescia-Cimius-Fistel): 20 min
- Kunststoffprothesen am Arm (z. B. PTFE-Loop): ca. 45 min
- Oberschenkelshunts: ca. 60 min

Nach Beendigung der Kompressionszeit werden die Punktionsstellen mit einer sterilen Kompresse abgedeckt und mit einer elastischen Binde in Kornährentechnik verbunden. Der Ansatz der Binde muss hierbei die Anastomose mit einschließen, um die Ausbildung von Aneurysmata in diesem Bereich zu vermeiden. Der Verband wird am folgenden Tag vom Patienten selbständig abgenommen und die Haut des Shuntarms mit einer fettenden Creme gepflegt.

Rezirkulation im Shunt bedeutet, dass das durch die venöse Nadel zurückgegebene Blut zum Teil nicht in das Venensystem abfließt, sondern zur arteriellen Nadel zurückfließt und dort wieder angesaugt wird (◘ Abb. 5.21). Die Rezikulation tritt bei schlechten venösen Abflussverhältnissen auf (Stenose) oder weil der arterielle Zufluss für den eingestellten Blutfluss nicht ergiebig genug ist.

Auch wenn eine venöse Abflussstenose vorliegt, wird die Rezirkulation um so größer, je höher der Blutfluss eingestellt wird.

Risiken für Shuntrezirkulation

- Zu geringes arterielles Blutangebot
- Punktionsnadeln liegen zu dicht beieinander oder entgegen der Flussrichtung
- Hoher venöser Rückflussdruck in Kombination mit hohen Blutflüssen

---

5.6   Rezirkulationstest

> Rezirkulation tritt auf, wenn der Fistelfluss unter die Blutpumpengeschwindigkeit sinkt. Sie ist damit ein indirektes Maß für die Effektivität der Dialysefistel. Die Rezikulation des dialysierten Blutes senkt die Effektivität der Dialysebehandlung.

5.6.1   Messung und Berechnung

Zur Rezirkulationsmessung sind 3 Blutproben notwendig, und zwar:
- aus der arteriellen Nadel,
- aus der venösen Nadel und
- systemisch (z. B. aus dem Gegenarm).

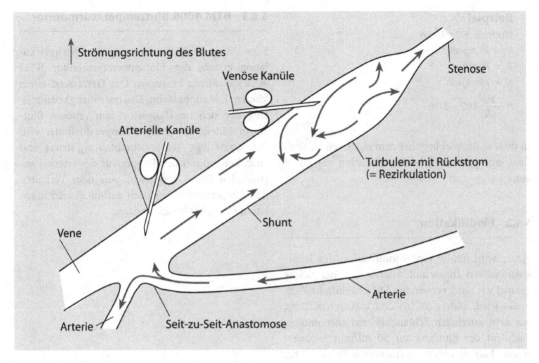

Abb. 5.21. Schematische Darstellung der Rezirkulation im Shunt

Die Blutentnahmen sollen während der ersten 30 min der Dialyse bei einem Standardblutfluss und bei vorübergehender Pause der Ultrafiltration erfolgen. Ein standardisierter Blutfluss ist für die Interpretation des Rezirkulationstests deshalb so wichtig, weil die Gefahr der Rezirkulation mit dem Blutfluss steigt.

Die Harnstoffkonzentrationen der 3 Blutproben werden verglichen und nach folgenden Gesichtspunkten bewertet:

— Während der laufenden Dialyse sollten Blutproben aus der arteriellen Nadel etwa die systemische Harnstoffkonzentration enthalten, also mit dem Harnstoffwert einer peripheren Blutprobe z. B. vom Gegenarm vergleichbar sein.
— Die Blutprobe aus der venösen Nadel dagegen weist eine durch Dialyse deutlich reduzierte Harnstoffkonzentration gegenüber der arteriellen und der systemischen Harnstoffkonzentration auf.
— Liegt der während der Dialyse gemessene Harnstoffwert aus der arteriellen Nadel niedriger als der systemische Harnstoffwert, bedeutet dies, dass das dort angesaugte Blut mit bereits gereinigtem Blut aus der venösen Nadel verdünnt wurde, dass also Rezirkulation stattfindet.

Mit der unten angegebenen Formel wird die Rezirkulation während der laufenden Dialyse errechnet. Das Ausmaß der Rezirkulation wird in % ausgedrückt.

🛈 Eine Rezirkulation von mehr als 15–20% gilt als pathologisch.

$$R\,[\%] = \frac{(K_s - K_a)}{(K_s - K_v)} \cdot 100$$

K_s Harnstoffkonzentration in Blutprobe des Gegenarms
K_a Harnstoffkonzentration aus Blutprobe des arteriellen Schenkels vor dem Dialysator
K_v Harnstoffkonzentration aus Blutprobe des venösen Schenkels nach dem Dialysator
R   Rezirkulation

Beispiel

Blutfluss 300 ml/min

$K_s = 90$ mg/dl

$K_a = 70$ mg/dl

$K_v = 25$ mg/dl

$$R = \frac{20}{65} \cdot 100 = 31\%$$

In diesem Beispiel liegt bei dem eingestellten Blutfluss eine pathologische Rezirkulation von 31 % vor.

5.6.2 Modifikation

Heute wird häufig eine Modifikation des Rezirkulationstests angewandt. Hierzu wird die gleiche Formel wie oben verwendet. Die systemische Blutprobe wird, anders als bei den klassischen Tests, aus dem arteriellen Schlauchsystem entnommen, nachdem der Blutfluss auf 50 ml/min reduziert wurde. Man vermeidet so die venöse Punktion für die systemische Blutprobe und erfasst die Shuntrezirkulation außerdem noch direkter.

Man hat erkannt, dass die Harnstoffkonzentration in den peripheren Venen nicht sehr gut mit der Harnstoffkonzentration des Blutes übereinstimmt, das den Shunt versorgt. Die wahre Harnstoffkonzentration dieses Blutes kann durch eine Blutprobe aus der arteriellen Kanüle erfasst werden, wenn die Strömungsverhältnisse im Shunt eine Rezirkulation sicher ausschließen. Dies ist dann der Fall, wenn man den Blutfluss so weit reduziert, dass keine Rezirkulation harnstoffärmeren Blutes mehr auftritt, so dass die Blutprobe nicht verfälscht wird.

Protokoll für den Rezirkulationstest ohne zusätzliche venöse Punktion

- Durchführung etwa 30 min nach Dialysebeginn; vorübergehender Ultrafiltrationsstopp
- Bei Standardblutfluss Entnahme der venösen und arteriellen Blutprobe
- Reduktion des Blutflusses auf 50 ml/min
- Entnahme einer Blutprobe etwa 20–30 s nach dem Herunterdrehen des Blutflusses aus dem arteriellen Schlauchsystem

5.6.3 BTM 4008 Bluttemperaturmonitor

Eine automatische Bestimmung der Fistelrezirkulation erlaubt der Bluttemperaturmonitor BTM 4008 der Firma Fresenius. Das Gerät setzt einen kurzen Kälteimpuls im Dialysierflüssigkeitskreislauf, der sich im Dialysator dem venösen Blutstrom mitteilt. Im venösen Temperaturfühler wird der kurzweilige Temperaturabfall registriert und anschließend mit der Temperatur des arteriell zulaufenden Blutes verglichen. Aus dem Verhalten der Temperaturkurven kann auf die Fistelrezirkulation rückgeschlossen werden.

Antikoagulation bei extrakorporalen Blutreinigungsverfahren

6.1   Erhöhte Thrombosierungsneigung

Bei extrakorporalen Blutreinigungverfahren kommt das Blut in Kontakt mit unphysiologischen Fremdoberflächen wie den Dialyseschläuchen oder der Dialysemembran. Dies führt über eine Aktivierung der plasmatischen Blutgerinnung und der Thrombozyten zu einer vermehrten Gerinnbarkeit des Blutes, also einer hohen Thrombosierungsneigung innerhalb des extrakorporalen Kreislaufs.

> Die Vermeidung der Blutgerinnung wird als Antikoagulation bezeichnet.

Die Antikoagulation kann mit verschiedenen Substanzen erreicht werden, die die Abläufe der normalen Blutgerinnung behindern.

6.2   Einsatz von Heparin

6.2.1   Heparin

> Die Antikoagulation des Blutes mit Heparin ist die Standardmethode, um die oben angesprochene Thrombosierung des extrakorporalen Kreislaufs während der Durchführung einer Hämodialysebehandlung oder verwandter Verfahren zu verhindern.

Heparin wurde 1922 von Howell entdeckt und verdankt seinen Namen seinem reichhaltigen Vorkommen in der Leber (lat. hepar).

Wirkweise

Bei Heparin handelt es sich um ein komplex aufgebautes Molekül mit einem Molekülgewicht von ca. 60.000–100.000 Dalton. Aufgrund seiner stark negativen (anionischen) Ladung bildet es mit bestimmten Proteinen im Blut Komplexe und verändert dadurch deren biologische Aktivität.

Das Zielprotein im Blut ist vornehmlich das Antithrombin III. Dieses Protein wird in der Leber synthetisiert und wirkt hemmend auf Bestandteile des plasmatischen Gerinnungssystems, konkret auf die Gerinnungsfaktoren XII_a, XI_a, IX_a, X_a und II_a (Thrombin). Die Bindung an Heparin verstärkt den antikoagulatorischen Effekt des Antithrombin III um ein vielfaches.

Beginn und Dauer der Heparinwirkung

Nach intravenöser Applikation tritt die antikoagulatorische Wirkung des Heparins sofort ein.

> Die Halbwertszeit ist abhängig von der verabreichten Dosis und liegt für die bei Hämodialyse übliche Menge zwischen 30 und 120 min.

Heparin wird vornehmlich im sog. retikuloendothelialen System des Körpers abgebaut, in geringer Menge jedoch auch über die Nieren ausgeschieden. Bei Niereninsuffizienz kommt es daher zu einer verlängerten Wirksamkeit.

Nebenwirkungen

- Die wichtigste akute Nebenwirkung des Heparins ist die Blutung (gefährlich v. a. im Magen-Darm-Trakt, in den ableitenden Harnwegen, im weiblichen Genitaltrakt).
- Darüber hinaus kann es zum Abfall der Zahl der Blutplättchen kommen, zur sog. Thrombozytopenie. Es gibt verschiedene Formen von Thrombozytopenie.

> Bei der immunologisch vermittelten und klinisch besonders bedeutsamen heparininduzierten *Thrombozytopenie (HIT) Typ 2* kommt es neben einem Abfall der Blutplättchen zum Auftreten venöser und arterieller Thrombosen.

Die Letalität liegt bei ca. 20%. Bei Nachweis einer HIT Typ 2 muss Heparin abgesetzt werden und die Antikoagulation entweder mit dem Heparinoid Orgaran (bis zu 20% Kreuzreaktion) oder mit Hirudin (Polypeptid des Blutegels) durchgeführt werden. Auch ein Spülen des extrakorporalen Kreislaufs mit heparinhaltigen Lösungen vor der Dialyse ist unbedingt zu vermeiden.

- Als weitere mögliche Nebenwirkungen des Heparins sind beschrieben worden:
  - Osteoporose,
  - Haarausfall,
  - gelegentliche Hyperkaliämien und
  - allergische Reaktionen.

Heparinzufuhr und Dosierung

Heparin wird entweder durch wiederholte Einzelgaben (Boli) oder durch eine kontinuierliche Infusion verabreicht. Grundsätzlich injiziert man bei Beginn der Dialyse eine vergleichsweise hohe Einzeldosis Heparin in das System. In manchen Fällen ist eine solche Einzeldosis bereits ausreichend, um eine Blutgerinnung innerhalb des Systems zu vermeiden (Single-shot-Antikoagulation).

❗ *Intermittierende Gabe von Einzeldosen, sog. Bolusgabe:*
Hier werden nach einer initialen Bolusgabe von 2.500–7.500 I.E. Heparin in bestimmten Zeitabständen weitere Einzelgaben verabreicht.
Kontinuierliche Gabe:
Es wird initial ein Bolus von ca. 2.500 I.E. Heparin gegeben, daran anschließend eine kontinuierliche Infusion mit 250–2.000 I.E./h.

Die kontinuierliche Zufuhr des Heparins erfolgt an den Dialysegeräten über eine mit einer Pumpe betriebene Perfusorspritze mit Zufuhr im arteriellen Schenkel des Schlauchsystems vor dem Dialysator. Für die Einstellung der Pumpengeschwindigkeit [ml/h] muss die Konzentration der verwandten Heparinlösung natürlich bekannt sein. Günstig ist es, wenn man in jedem Zentrum eine standardisierte Mischung benutzt.

❗ Für eine Erstdialyse bei einem Patienten ohne erhöhtes Blutungsrisiko kann man als *Standard* 2.500–5.000 I.E. als Einzeldosis geben und danach 15–20 I.E./kgKG/h als kontinuierliche Infusion.

Die Antikoagulation mit Heparin sollte einige Zeit vor Beendigung der Dialyse gestoppt werden, um ein unnötiges Nachbluten aus den Stichkanälen des Shunts zu vermeiden.

❗ Übliche Abstellzeiten der Heparinpumpe sind 20–30 min vor Dialyseende.

Eine andere Möglichkeit, dies zu erreichen, ist eine Reduktion der Heparinzufuhr in der zweiten Hälfte der Dialysesitzung.

Kontrolle der Heparindosierung

Die Wirkung des Heparins auf das Blutgerinnungssystem muss kontrolliert werden, damit sie einerseits für die Antikoagulation ausreichend ist, andererseits keine Blutungsgefahr eintritt. Hierzu dienen einfache Bed-side-Tests, die vom Pflegepersonal während der Dialyse durchgeführt werden können. Grundsätzlich sind auch einige der von den klinischen Labors angebotenen Gerinnungstests für die Kontrolle geeignet, z.B. der Test zur partiellen Thromboplastinzeit *(PTT)*. Diese Möglichkeit ist besonders bei kontinuierlichen Blutreinigungsverfahren auf der Intensivstation von Bedeutung (▶ Kap. 12).

❗ Das Blut zur Überwachung der Gerinnungsfunktion wird vor Einmündung der Heparinleitung aus dem arteriellen Schenkel des extrakorporalen Kreislaufs abgenommen.

Bei Routinedialysen ist eine Kontrolle der Gerinnung normalerweise nicht notwendig. Bei besonders blutungsgefährdeten Patienten bieten sich zur Überwachung der Heparinwirkung 2 Testkriterien zur Auswahl an, die beide ohne großen Zeitaufwand engmaschig während der Dialyse geprüft werden können:
- Partielle Thromboplastinzeit (PTT)
- Aktivierte Gerinnungszeit (ACT).

❗ Für Routinedialysen ist eine Verlängerung der Gerinnungsnormwerte um ca. 50–100% ausreichend, um bei einem minimalen Blutungsrisiko die Thrombosierung des extrakorporalen Kreislaufs zu verhindern.

Der früher übliche Test der Vollblutgerinnungszeit nach Lee-White (LWCT) ist heute wegen des hohen Zeitaufwands nicht mehr gebräuchlich. Bei dieser Methode wird die Gerinnung einer geringen abgenommenen Blutmenge durch Nachweis eines sichtbaren Blutgerinnsels unter Inkubieren und Kippen eines Proberöhrchens bei 37°C im Wasserbad geprüft. Bereits der Normalwert ist mit 6–12 min sehr lang.

Eine Übersicht über die geeigneten Gerinnungstests gibt ☐ Tab. 6.1.

☐ **Tab. 6.1.** Gerinnungstests zur Kontrolle der Heparinisierung

Test	Normwert [s]	Während Dialyse
ACT	120–150	+80% (200–250 s)
PTT	18–40	1,5–2faches des Ausgangswertes (60–80 s)
LWCT	240–480	20–30 min

Nicht nur außerhalb des gewünschten Bereichs liegende Gerinnungszeiten geben zu einer Änderung der Heparindosis Anlass.

> ⚠️ Anzeichen für eine *Thrombenbildung* innerhalb des extrakorporalen Systems sollten sorgfältig beachtet werden, um noch während der laufenden Dialyse durch verbesserte Antikoagulation der Thrombosierung des Dialysators entgegenwirken zu können.

Zu den Anzeichen gehören:
- venöser Druckanstieg und
- sehr dunkles Blut im venösen Schlauchsystem.

Nach der Dialyse ist durch Betrachtung des Dialysators zu prüfen, wie gut er von Blut freigespült werden konnte. Gegebenenfalls lassen sich durch Thromben verschlossene Kapillaren durch Messung des Residualvolumens feststellen. Dies ist v. a. für die Wiederbenutzung von Dialysatoren entscheidend.

> ⚠️ Erhöhte Gefahr der Thrombosierung besteht bei:
> - niedrigem Blutfluss
> - hoher UF-Rate,
> - hohem Hämatokritwert und
> - Transfusionen oder Lipidinfusionen während der Dialyse.

6.2.2 Niedermolekulares Heparin

Das in der Natur vorkommende Heparin stellt ein Gemisch aus Heparinschwefelsäureestern unterschiedlicher Molekülgröße dar. Die zur Therapie verwendeten Standardheparine werden aus tierischen Organen gewonnen und weisen ebenfalls eine große Heterogenität auf. Jüngere Untersuchungen konnten zeigen, dass verschiedene Eigenschaften des Heparins mit bestimmten Molekülgrößen des Polysaccharids zusammenhängen.

Der Faktor X nimmt in der aktivierten Gerinnungskaskade eine zentrale Stellung ein, da über ihn sowohl eine Aktivierung des intrinsischen als auch des extrinsischen Anteils der plasmatischen Blutgerinnung zur Umwandlung von Prothrombin in Thrombin vermittelt wird. Daraus ergibt sich:

> ⚠️ Die niedrigmolekularen Anteile des Heparins hemmen u. a. selektiv den Gerinnungsfaktor X_a und führen weniger zur Beeinflussung der Thrombozytenfunktion im Vergleich zu den Standardheparinen. Aufgrund des selektiven Wirkmechanismus der niedrigmolekularen Heparine soll eine geringere Blutungsgefahr als bei Standardheparinen bestehen.

Tatsächlich findet man unter einer Therapie mit niedermolekularem Heparin (NMH) nur bei Überdosierung eine Verlängerung der Gerinnungszeiten PTT und ACT.

> ⚠️ Zur Überwachung steht die Bestimmung des Anti-Faktor X_a-Spiegels zur Verfügung. Der Zielbereich bei nicht blutungsgefährdeten Patienten liegt bei >0,5 I.E./ml. Patienten mit erhöhtem Blutungsrisiko müssen eventuell auf niedrigere Spiegel eingestellt werden.

Inzwischen stehen mehrere NMH für die Dialyse zur Verfügung. Mit Dalteparin (Fragmin) liegen die meisten Erfahrungen bei der Hämodialyse vor, und es ist sowohl die Bolusgabe, als auch für die kontinuierliche Infusion während der Dialyse zugelassen. Die folgende Dosierungsempfehlung bezieht sich auf das Dalteparin.
- Kontinuierliche Gabe: Initial 30 I.E. Antifaktor-X_a/kg KG gefolgt von 10 I.E. Antifaktor-X_a stündlich als Erhaltungsdosis. Hierbei ist zu bedenken, dass aufgrund der deutlich längeren (etwa doppelt so langen) Wirkungsdauer des NMH gegenüber dem konventionellen Heparin die Abstellzeit der Pumpe früher zu wählen ist, etwa 60 min vor Dialyseende.
- Bolusgabe: 80–90 I.E. Antifaktor-X_a/kg KG einmalig zu Beginn der Dialyse. Da niedermolekulares Heparin eine doppelt so lange Halbwertszeit wie Heparin besitzt, kommt man bei 3- bis 4-stündigen Dialysen häufig mit einer Gabe aus.

Mit Enoxaparin (Clexane) und Nadroparinkalzium (Fraxiparin) stehen zwei weiter NMH für die Hämodialyse zur Verfügung.

In ◘ Tab. 6.2 werden die derzeit gültigen Dosierungsempfehlungen im Vergleich zum Dalteparin wiedergegeben:

◻ Tab. 6.2. Empfohlene Dosierung niedermolekularer Heparine bei Hämodialyse

	Nichtblutungsgefährdete Patienten		Blutungsgefährdete Patienten	
	Bolus	Erhaltungsdosis	Bolus	Erhaltungsdosis
Dalteparin	85 E/kgKG (5 h) 30–35 E/kg KG	10–15 E/kgKG × h	5–10 E/kgKG	4–5 E/kgKG × h
Enoxaparin	100 E/kgKG = 1 mg/kg KG (4 h)		50–70 E/kgKG	
Nadroparinkalzium	89 E/kgKG (4 h)			

Die Gabe von NMH bietet sich bei Komplikationen der Standardheparintherapie an (Haarausfall, Osteoporose etc.), da sie evtl. zu einer geringeren Nebenwirkungsrate führt. Gesicherte Daten liegen dazu allerdings nicht vor.

Wie auch das Standardheparin, ist NMH bei der HIT Typ 2 wegen der möglichen Kreuzallergie kontraindiziert.

Bei routinemäßiger Anwendung von NMH bei der Dialyse sind die derzeit noch deutlich höheren Kosten im Vergleich zum Standardheparin zu bedenken.

❶ Als Faustregel für die Umstellung eines Patienten von Heparin auf NMH kann man davon ausgehen, dass für das NMH etwa 2/3 der Dosis des Standardheparins benötigt werden.

6.3 Alternative Antikoagulation bei Heparin-induzierter Thrombopenie (HIT II)

Heparin (► Kap. 6.2) hat eine Reihe klinischer Nebenwirkungen, deren schwerste die Heparin-induzierte Thrombopenie (HIT) Typ II ist. Diese Komplikation ist mit einer hohen Mortalitätsrate verbunden. Niedermolekulare Heparine oder Heparinoide können wegen möglicher Kreuzreaktionen nicht bei diesen Patienten eingesetzt werden.

6.3.1 Rekombinantes Hirudin

Hirudin ist ein natürlich vorkommendes, in Blutegeln produziertes Antikoagulanz. Es kann heute mit rekombinanter Technik in ausreichendem Maße synthetisiert werden (Refludan). Die Wirkung entsteht durch die direkte Hemmung von Thrombin. Hirudin bewirkt eine zuverlässige Antikoagulation. Es akkumuliert aber in der Urämie stark, da die Elimination fast ausschließlich über die Niere läuft und die Substanz nicht dialysabel ist. Niedrige Start- und Erhaltungsdosen sind daher erforderlich (0,06–0,08 mg/kgKG). Die aktivierte PTT wird zur Therapie-Überwachung empfohlen. Noch spezifischer und sensibler erscheint die Kontrolle der Ecarin-Gerinnungszeit (ECT). Bei Dialysepatienten mit nachlassender Nierenrestfunktion kann es zu einem geringeren Hirudinbedarf bzw. zur Überdosierung kommen.

Überwachung der Hirudintherapie

■ **aPTT:** Von den Hirudinherstellern wird die aktivierte partielle Thromboplastinzeit (aPTT) empfohlen. Die aPTT sollte um das 1,5-fache verlängert sein. Allerdings lässt bei höheren Hirudinblutspiegeln die Empfindlichkeit der aPTT deutlich nach, so dass sie zur Verhütung und Erkennung von toxischen Blutspiegeln nur bedingt geeignet ist.

■ **»Ecarin Clottin Time« (ECT):** Eine weitere Möglichkeit zur Therapieüberwachung ist die Bestimmung der ECT. Diese Methode korreliert linear über einen weiten Hirudinblutspiegelbereich mit der Gerinnungszeitverlängerung. Heparingabe oder eine orale Antikoagulation beeinflussen die ECT nicht.

Nebenwirkungen

Die Hauptkomplikation der Hirudintherapie ist die Blutung. Zur Vermeidung dieser u. U. lebensbedrohenden Nebenwirkung sind die Besonderheiten bei der Dosierung und der Überwachung zu beachten, besonders bei der Planung von operativen Eingriffen. Vor einer Operation kann deshalb der Einsatz einer hirudindurchlässigen Dialysemembran vorteilhaft sein, um Hirudin aus dem Körper zu entfernen. Ein Mittel, mit dem die Wirkung von Hirudin antagonisiert werden kann, steht augenblicklich nicht zur Verfügung.

Hirudin und Dialysemembran

Hirudine sind mit eim Molekulargewicht von 7 kDa prinzipiell gut dialysabel, mit Ausnahme von Low-flux-Dialysatoren vom Polysulfon- und Zellulose-typ. Gute Eliminationsraten werden bei der Verwendung von High-flux-Membranen während der Hämodiafiltration erzielt. Diese Methode eignet sich auch, toxische Hirudinspiegel zügig zu senken.

Dosierung bei extrakorporalen Blutreinigungsverfahren

In der Literatur liegen die Angaben im Bereich 0,008–0,17 mg/kgKG. Berücksichtigt werden sollte das Ausmaß der Nierenrestfunktion, die Hirudin-permeabilität der Dialysemembran und die Dialysemodalität.

Intermittierende Hämodialyse mit Hirudin

- Erst-Hämodialyse: **Initiale Dosis 0,1 mg/kgKG als Bolus** zu Beginn der Hämodialyse unabhängig von der Dialysemembran, Bestimmung der aPTT vor der Hämodialyse, 30 min nach Beginn (aPTT <100 s) und am Ende der Hämodialyse.
- Weitere Hämodialysen: Vor Hämodialyse Bestimmung von aPTT, um Akkumulation erkennen zu können, ggf. Reduzierung der Dosis.

Kontinuierliche Blutreinigungsverfahren

Diese Verfahren werden meistens bei intensivpflichtigen Patienten eingesetzt, die ein besonders hohes Blutungsrisiko aufweisen. Die intermittierende Gabe von Hirudin-Boli scheint im Bereich der kontinuierlichen venovenösen Hämofiltration mit weniger Blutungskomplikationen behaftet zu sein als die kontinuierliche Dauerinfusion. Die Dosierung muss individuell an den Patienten angepasst werden.

6.3.2   Argatroban

Argatroban (Argatra®): Argotraban ist ein L-Arginin-Derivat und wirkt als direkter Thrombinanta-

gonist. Die Verstoffwechselung erfolgt ausschließlich über die Leber, so dass eine Dosisanpassung bei terminaler Niereninsuffizienz nicht erfolgen muss. Das lässt Argotraban für die Dialyse besonders geeignet erscheinen. Die Halbwertszeit liegt bei ca. 1 Stunde. Natürlich bedarf es bei eingeschränkter Leberfunktion aber der Dosisreduktion!

Die empfohlene Dosis liegt in initial 0,1 mg/kg/KG, gefolgt von einer kontinuierlichen Gabe von 0,2 mg/kg/KG/h. Alternativ hat sich auch ein Regime mit einem Initialbolus von 250 µg/kg/KG gefolgt von einem weiteren Bolus von 250 µg/kg/KG nach ca. 2 h bewährt.

6.3.3   Danaparoid

Danaparoid (Orgaran®): Bei diesem Präparat sind in seltenen Fällen Kreuzreaktionen mit Heparin beschrieben. Bei Patienten mit HIT II, bei denen es nach Wechsel auf Danaparoid nicht zu einem Anstieg der Thrombozyten kommt, muss mit dieser Komplikation gerechnet und die Therapie geändert werden. Danaparoid hat eine sehr lange Halbwertszeit (>25 h) und kann in der Urämie weiter akkumulieren. Empirische Dosierung mit 750 Anti X_a-Einheiten (= 1 Ampulle) in das System sowie einem Initialbolus von einer Ampulle bei kurzen Dialysen (2–3 h). Bei längeren Dialysen müssen 2–3 Ampullen als Initialbolus gegeben werden. Zur Therapieüberwachung wird der Faktor X_a-Spiegel bestimmt (Zielbereich 0,2–0,3 I.E./ml).

6.4   Vorgehen bei erhöhtem Blutungsrisiko

> ⊘ **Bei Dialysepatienten mit erhöhter Blutungsgefährdung ist Heparin nur mit Vorsicht zu verwenden.**

Ein erhöhtes Blutungsrisiko besteht z.B. im Zusammenhang mit einer Operation oder bei invasiven diagnostischen Eingriffen (Biopsien, Angiographien etc.). Die urämische Herzbeutelentzündung (Perikarditis) stellt wegen der Gefahr einer Einblutung in den Raum zwischen dem Herzbeutel und dem Herzmuskel mit nachfolgender lebensbedrohlicher Behinderung der Herzmuskelkontraktionen (Herzbeutelamponade) ebenfalls eine Kontraindikation zur Heparinisierung dar.

Folgende Möglichkeiten bieten sich bei erhöhter Blutungsgefährdung an:
- Heparinfreie Dialyse
- Regionale Heparinisierung
- Regionale Antikoagulation mit Citrat
- Einsatz von Prostacyclin.

> **Heparinfreie Dialyse**
> Unter heparinfreier Dialyse versteht man die Durchführung einer Dialyse ohne antikoagulatorisch wirksame Substanz.

Voraussetzungen hierfür sind:
- hoher Blutfluss (>250 ml/min) und
- intermittierendes Spülen des extrakorporalen Kreislaufs mit physiologischer Kochsalzlösung (250 ml alle 20 min).

Häufig muss das komplette System während einer Behandlung mehrfach ausgetauscht werden. Nachteil dieses Verfahrens ist daher der hohe materielle und personelle Aufwand.

Regionale Heparinisierung

❗ **Bei regionaler Heparinisierung wird Heparin vor dem Dialysator in den extrakorporalen Kreislauf infundiert und nach dem Dialysator Protamin appliziert, um die Heparinwirkung wieder aufzuheben.**

Dieses Verfahren ist schwierig zu steuern, darüber hinaus wirkt Protamin selbst bei Überdosierung gerinnungshemmend und kann zu anaphylaktoiden Reaktionen führen. Eine erneute Freisetzung von Heparin aus dem Heparin/Protaminkomplex nach ca. 2–4 h kann ein Wiedereinsetzen der Antikoagulation bewirken.

Regionale Antikoagulation mit Citrat

❗ **Vor dem Dialysator wird Natriumcitrat in den extrakorporalen Kreislauf infundiert, um über eine Bindung des ionisierten Kalziums die Blutgerinnung zu hemmen. Hinter dem Dialysator wird Kalziumchlorid infundiert.**

Voraussetzung für dieses Verfahren ist ein kalziumfreies Dialysat. Das Serumkalzium und der Säure-Basen-Haushalt des Patienten müssen engmaschig kontrolliert werden, um Alkalosen oder Störungen des Kalziumspiegels rechtzeitig zu erkennen. Aufgrund der Möglichkeit zur lokalen Antikoagulation ohne systemischen Effekt ist die Methode besonders für blutungsgefährdete Patienten auf der Intensivstation geeignet. Die Verstoffwechselung von Citrat erfolgt in der Leber zu Bicarbonat. Daraus ergibt sich, dass Patienten mit Leberversagen unter Umständen nicht ausreichend in der Lage sind, das Citrat zu verstoffwechseln. In der Literatur finden sich verschiedene geringfügig modifizierte Dosierungsschemata. Die Dosierung ist insbesondere von Blutfluss und gewähltem Behandlungsverfahren (Dialyse, HDF, CVVHD) abhängig.

Eine ausreichende Antikoagulation ist nach Apsner et al. (2001) mit einer Infusion von 50–60 mmol/h einer hypertonen Trinatrium-Citratlösung (500 mmol/l, 100–120 ml/h) in der arteriellen Zulauf zu erzielen. Zur Neutralisierung wurde Kalziumchlorid 17,5 mmol/h (500 mmol/l, 35 ml/h) unmittelbar vor der venösen Nadel injiziert. Die CaCl-Dosis muss unter der Dialyse entsprechend der Kalziumkonzentration im Serum adaptiert und die Bicarbonatkonzentration im Dialysat gesenkt werden, da Citrat zu Bicarbonat verstoffwechselt wird (z.B. 6 mmol/l niedriger als unter Standardbedingungen). Bei kurzfristiger Anwendung kann mit magnesiumfreiem Dialysat behandelt werden, ohne dass schwerwiegende Hypomagnesiämien auftreten (Apsner et al. 2001). Andernfalls muss Magnesium (Mg) ebenfalls hinter dem Dialysator ersetzt oder ein Dialysat mit 0,5 mmol/l Mg verwendet werden.

Einsatz von Prostacyclin

❗ **Prostacyclin wird vor dem Dialysator infundiert und darüber die Thrombozytenaggregation gehemmt.**

Aufgrund der kurzen Halbwertszeit muss die Infusion kontinuierlich während der gesamten Dialyse erfolgen. An Nebenwirkungen kann es zu einer Flushsymptomatik, Kopfschmerzen und Blutdruckabfällen kommen.

Aufbau der Dialysatoren

Der Dialysator ist das entscheidende Instrument für die Blutreinigung bei der Hämodialyse und ihren verwandten Verfahren. Hier finden die von der physiologischen Nierenfunktion abgeleiteten Transportprozesse zur Reinigung des Bluts von Toxinen und zur Filtration von Wasser statt (▶ Kap. 2.4.4).

Eine Vielzahl von Dialysetechnikfirmen stellen Dialysatoren unterschiedlicher Bauart und Leistungsfähigkeit her. Ähnlich einem Beipackzettel eines Medikamentes finden sich dem Filter beigelegte Produktionsinformationen, die – richtig gelesen – eine Einordnung der Qualität und einen differenzierten Einsatz bei den Patienten erlauben. Die dort benutzten Begriffe werden in diesem Kapitel erklärt. Am Ende wird eine Produktbeschreibung eines Dialysefilters beispielhaft gezeigt und interpretiert.

Die Leistungsfähigkeit des Dialysators definiert sich einerseits über die **Dialysemembran** als die entscheidende qualitative Komponente und andererseits über die quantitative Ausstattung des Dialysators mit dieser Membran (Oberfläche). Sämtliche weiteren Leistungsdaten der Dialysatoren gehen auf diese Grundeigenschaften zurück.

Unterschieden werden zwei Bauweisen von Dialysatoren:
- der **Kapillar- oder Hohlfaserdialysator** und
- der **Plattendialysator.**

Beiden Bauweisen ist gemeinsam, dass die Dialysemembran auf maximaler Oberfläche Kontakt mit dem Blut – und dem Dialysat – erhält, unabhängig davon, ob die Dialysemembran als Wand einer Hohlfaser oder in Form parallel verlaufender Schläuche vorliegt. Dies führt z. B. im Fall der Kapillardialysatoren zur dichten Anreihung von bis zu 14.000 Hohlfasern. Das Blut fließt bei Hohlfaserdialysatoren in den Kapillaren, bei Plattendialysatoren fließen Blut und Dialysat in alternierenden Schläuchen. In den Kapillaren befinden sich während der Behandlung zwischen 30–160 ml Blut, bei den Plattendialysatoren geometriebedingt meist mehr – was einen Nachteil darstellt. Dieser wichtige Wert wird in der Produktbeschreibung angegeben.

Äußerlich bestehen alle Dialysatoren aus einem starren Kunststoffgehäuse mit jeweils zwei Anschlüssen für das Blut und das Dialysat. Dialysatoren werden werkseitig sterilisiert und in steriler Verpackung angeliefert. Die Sterilisation erfolgt mit heißem Dampf (Autoklavieren), Bestrahlung (Gamma-Strahlen) oder chemisch mit Äthylenoxid (ETO). Während die dampf- oder strahlensterilisierten Dialysatoren unproblematisch für die Patietnen sind, erfordert das toxische und Allergie auslösende ETO eine kostenund zeitaufwändige Spülung des Dialysatores, bevor er am Patienten eingesetzt werden kann. Die Autoklavierung stellt eine kombinierte Anwendung von Überdruck (2 bar), Hitze (121°C) und Wasserdampf dar. Bestrahlte oder autoklavierte Dialysefilter werden heute bevorzugt eingesetzt.

7.1 Membranmaterial und -aufbau

❗ **Für die Blutreinigungsverfahren werden künstlich hergestellte, semipermeable Membranen zum Zweck der Stofftrennung eingesetzt.**

An diesen Membranen finden die Transportprozesse (▶ Kap. 2.4.3) statt. Man unterscheidet:
- biologische Membranen und
- synthetische Membranen.

Biologische Membranen basieren auf dem natürlichen Polymer Baumwollzellulose. Durch Unterschiede in der Herstellung können verschiedene Derivate dieses Polysaccharids gewonnen werden, z. B.:
- Cuprophan
- Hemophan
- Zellulosetriacetat.

Vollsynthetische Membranen bestehen aus polymeren Kunststoffen wie:
- Polyacrilnitril,
- Polysulfon,
- Polyamid oder
- Polycarbonat.

Die verschiedenen zur Membranherstellung verwendeten Materialien zeigt ◻ Abb. 7.1.

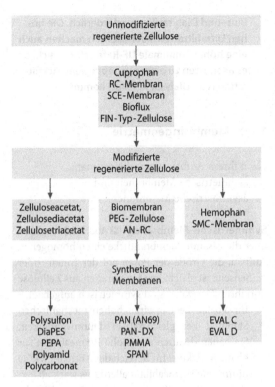

Abb. 7.1. Stammbaum der biologischen, auf Zellulose basierenden und der synthetischen Dialysemembranen

---

❗ **Ein wesentliches Merkmal der Membranen ist ihre Durchlässigkeit für verschieden große Moleküle.**

Man unterscheidet aufgrund dieser Eigenschaft:
– Low flux-Membranen (Permeabilität bis zu einem Molekulargewicht von ca. 5.000 Dalton),
– High flux-Membranen (Permeabilität bis zu einem Molekulargewicht von 50.000 Dalton).

Aus technischen Gründen ist es nicht möglich, Membranen mit durchgehend gleichgroßen Poren herzustellen. Die Verteilung der Größe der Poren folgt einer Gauß-Normalverteilung. Aus diesem Grunde ist die Angabe, bis zu welcher Größe Moleküle durchgelassen werden, der sog. »Cut-off«, nicht absolut zu verstehen. Es kommt vereinzelt auch zur Passage von größeren Molekülen.

7.1.1 Membranen verschiedener Materialtypen

Regenerierte Zellulosemembranen: Cellophan und Cuprophan

1937 wurde von Thalhimer das Cellophan und damit regenerierte Baumwollzellulose als Membranmaterial eingeführt. Zellulose ist ein aus vielen Glukosemolekülen verknüpftes Polymer.

Eine Weiterentwicklung semipermeabler Membranen auf Zellulosebasis war der Cuprammoniumprozess. Bei diesem technischen Prozess werden Zellulosemoleküle in einem Kupferammoniumbad in Lösung gebracht und als Membran ausgefällt. Das Endprodukt dieses Prozesses ist das Cuprophan, eine auch heute noch viel benutzte Dialysemembran.
– Um die **Haltbarkeit** von Zellulosemembranen zu erhöhen, wird den Membranen Glyzerin zugesetzt.
– Der durchschnittliche **Porenradius** beträgt 1,72 nm.
– Der »**Cut-off**« dieser Membranen liegt bei einem Molekulargewicht von 500–1.000, d. h. größere Moleküle werden von diesen Membranen zurückgehalten. Für die Praxis bedeutet dies, dass unter Verwendung einer derartigen Dialysemembran keine Mittelmolekül-Clearance erfolgt. Die kleinmolekulare Clearance ist häufig jedoch besser als bei großporigen synthetischen Membranen.

Molekülgrößen im Vergleich [Dalton]	
Harnstoff	60
Creatinin	113
Harnsäure	168
Vitamin B 12	1.355
β2 – Mikoglobulin	11.900
Albumin	66.248

Substituierte Zellulosemembranen

Eine Fortentwicklung der Zellulosemembran stellen die substituierten Zelluloseacetatmembranen dar. Jedes Glukosemolekül besitzt freie Hydroxylgruppen, die mit verschiedenen Liganden (Partner chemischer Verbindungen) verknüpft werden können.

Je nach dem verwendeten Liganden unterscheidet man Membranen mit speziellen Eigenschaften.

Ein Vertreter dieser Gruppe ist das **Hemophan**. Bei dieser Membran handelt es sich um modifizierte Zellulose, wobei ein Teil der Glukosemoleküle mit dem tertiären Amin DEAE (Diethylaminoethyl) ersetzt wird.

❶ Mit der Zellulosetriacetatmembran wurde eine Membran synthetisiert, die zwar auf Zellulose basiert, aber auch typische Eigenschaften von High flux-Membranen auf synthetischer Basis aufweist.

❱ **Synthetische Membranen**
Synthetische Membranen enthalten keine Zellulose, sondern bestehen aus unterschiedlichen Polymeren wie z.B. Polyacrilnitril (AN69) oder Polysulfon.
Aus synthetischen Materialien können Membranen für jedes Einsatzgebiet gefertigt werden.

Synthetische Membranen zeichnen sich gegenüber den biologischen aus durch:
- hohe Wasserdurchlässigkeit (hydraulische Permeabilität) und
- Durchlässigkeit für größere Moleküle (bis 50.000 Dalton).

Die Membranoberfläche ist wasserabweisend (hydrophob) und vermag Proteine zu binden (adsorptive Eigenschaft). Da diese Eigenschaften besonders hohe Ultrafiltrationsraten und den damit verbundenden, konvektiven Transport ermöglichen, werden die synthetischen Membranen bevorzugt für Hämofilter und High flux-Dialysatoren eingesetzt. Es werden aber auch weniger permeable synthetische Membranen hergestellt, die als Low flux-Filter dienen.

❶ **High flux/Low flux-Dialyse:**
Die Begriffe High flux bzw. Low flux-Dialyse definieren sich primär über die hydraulische Permeabilität der Dialysatoren. Von High flux-Dialysatoren spricht man ab einer UF–Rate von > 10 ml/ (mmHg x h). Gleichzeitig haben High flux-Dialysatoren auch eine höhere Durchlässigkeit für größere Moleküle (Mittelmoleküle). Um die optimale Wirkung von High flux-Dialysatoren zu erzielen, sind hohe

Blut- und Dialysatflüsse erforderlich. Die hohen Ultrafiltrationskoeffizienten machen auch eine höhere minimale UF-Rate erforderlich, da es ansonsten zu einer ausgeprägten Rückfiltration (von Dialysat ins Blut) kommt.

7.1.2   Membrangeometrie

Nach ihrem Aufbau unterscheidet man:
- symmetrische Membranen und
- asymmetrische Membranen.

Symmetrische Membranen (◘ Abb. 7.2a) besitzen über die gesamte Membrandicke einen homogenen Aufbau, die Größe der Poren auf der Innen- oder Außenseite ist gleich. Die Membranen aus Zellulose und ihren Derivaten sind symmetrisch aufgebaut.
- Ihr Vorteil liegt in einer hohen mechanischen Stabilität bei gleichzeitiger Dünnwandigkeit. Sie haben dadurch eine hohe Permeabilität für kleine Moleküle. Im Bereich der Mittelmoleküle nimmt die Permeabilität allerdings stark ab.
- Der wichtigste Transportmodus dieser Membranen ist die Diffusion.
- Die hydraulische Permeabilität ist sehr gering (kleiner Ultrafiltrationskoeffizient, Low flux-Membranen).

❶ Das Einsatzgebiet dieser Membranen ist die klassische Hämodialyse.

Asymmetrische Membranen (◘ Abb. 7.2b) haben einen inhomogenen Aufbau. Sie bestehen aus einer dünnen inneren Porenschicht, an die sich eine großporige Außenlage anschließt. Die Innenschicht, die die Grenzschicht zum Blutkompartiment bildet, ist für die eigentliche Stofftrennung verantwortlich, während die Außenschicht vorwiegend der mechanischen Stabilisierung dient.
- Asymmetrische Membranen werden überwiegend aus synthetischen Materialien hergestellt.
- Aus Stabilitätsgründen sind diese Membranen wesentlich dicker als symmetrische Membranen.
- Die Dünnwandigkeit der Innenschicht bedingt die ausgezeichnete hydraulische Permeabilität und begünstigt konvektive Transportprozesse zur Stofftrennung.

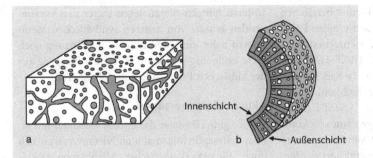

Abb. 7.2. Querschnitt durch eine (a) symmetrische Membran mit homogener Struktur und eine (b) asymmetrische Membran mit Trennung in die Innen- und Außenschicht. (Nach Franz u. Hörl, 1997)

--- Die Breite der Gesamtmembran behindert allerdings die Diffusion.

❗ Diese Membranen werden zur Herstellung von Hämofiltern und von High flux-Dialysatoren benutzt.

7.1.3 Biokompatibilität von Hämodialysemembranen

Der Kontakt des Blutes mit den auf Zellulose basierenden Membranen führt zur Aktivierung verschiedener humeraler und zellulärer Entzündungsmediatoren.

Im Gegensatz hierzu zeichnen sich die synthetischen Membranen durch eine wesentlich geringere Aktivierung der oben erwähnten Blutbestandteile aus.

Die im folgenden beschriebenen Wechselwirkungen zwischen Membran und Blutbestandteilen sind stark vereinfacht. In der Realität existieren zahlreiche weitere Verbindungen zwischen den einzelnen Komponenten, die sich in ihrer Aktivierung und Wirkung gegenseitig beeinflussen.

Blut-Membran-Interaktionen bei Hämodialyse
Humorale Mediatorsysteme

Komplementsystem. Das Komplementsystem besteht aus einer Reihe von Plasmaproteinen, die eine wichtige Rolle im Immunsystem des menschlichen Körpers spielen. Aktiviert wird dieses System auf »klassische« oder auf alternative Weise. Zellulosemembranen führen über eine Aktivierung des alternativen Wegs zu einer ausgeprägten Aktivierung des Komplementsystems.

Die maximale Komplementaktivierung tritt 15 min nach Beginn einer Hämodialyse auf und hält bis zu 90 min an. Synthetische Membranen führen entweder nicht oder nur in viel geringerem Ausmaß als organische Membranen zu einer Aktivierung des Komplementsystems.

Gerinnungs- und Kallikrein-Kininogen-Kinin-System. Im Verlauf einer Hämodialysebehandlung kommt es zu einer Aktivierung des plasmatischen Anteils des Gerinnungssystems, die zur Blutgerinnung und Thrombenbildung führt. Daher besteht die Notwendigkeit zur Heparinisierung der Patienten während der Durchführung extrakorporaler Blutreinigungsverfahren.

❗ Die einzelnen Membranmaterialien unterscheiden sich bzgl. der Gerinnungsaktivierung nur geringfügig.

Die eigentlich effektiven Mediatoren des Kallikrein-Kinin-Systems sind das Bradykinin und Kallidin. Diese Peptide fungieren als Gewebshormone, die maßgeblich an entzündlichen Prozessen beteiligt sind. Sie verursachen u. a.:

--- Schmerz,
--- Bronchokonstriktion,
--- Vasodilation und
--- erhöhte Gefäßpermeabilität.

Auslösend für die gesteigerte Synthese von Bradykinin im Rahmen der Hämodialyse ist u. a. die Aktivierung des Hageman-Faktors, eines Bestandteils der Gerinnungskaskade (Hageman-Faktor = Gerinnungsfaktor VII). Dieser wiederum wird durch

Kontakt mit unphysiologischen Fremdoberflächen aktiviert. Diese Phänomene wurden v. a. bei PAN/AN69-Membranen beobachtet, wenn bestimmte Bluthochdruckmedikamente (ACE-Hemmer) gleichzeitig verabreicht wurden (▶ Kap. 11.17.1). Wegen dieser Problematik wurde die Membran inzwischen weiterentwickelt zur sog. AN69ST (»surface treated«). Durch das Auftragen eines biokompatiblen Polymers auf die AN69-Membran konnte die elektronegative Oberfläche neutralisiert werden. Damit kommt es pH-unabhängig nicht mehr zu einer Kontaktphasenaktivierung des Bradykininsystems, ohne dass hierdurch die physikalischen Eigenschaften der Membran geändert wurden.

Zelluläre Mediatorsysteme

Neutrophile Granulozyten. Während einer Hämodialyse kommt es innerhalb von 15 min zu einem vorübergehenden Abfall der neutrophilen Granulozyten.

Dieses Phänomen wird über eine Komplementaktivierung vermittelt und tritt vornehmlich bei Einsatz von Zellulosemembranen auf. Weiterhin kommt es zu einer Aktivierung dieser Zellen und einer Freisetzung von Sauerstoffradikalen, die eine schädigende Wirkung auf das Gewebe haben.

Monozyten. Auf ähnliche Weise erfolgt eine komplementvermittelte Aktivierung von Monozyten, die kurzfristig zu Fieber führen kann und langfristig die Ablagerung von β_2-Mikroglobulin begünstigt.

> Bioinkompatibel bedeutet, dass eine Membran zu einer deutlichen Aktivierung der beschriebenen Entzündungsvorgänge führt. Dies trifft auf biologische Membranen zu.
> Biokompatible Membranen führen nicht oder in geringem Ausmaß zur Entzündungsaktivierung. Es handelt sich hierbei vornehmlich um synthetische Membranen.

Klinische Relevanz der Biokompatibilität und Porengröße (High flux/Low flux)

Wenn durch Blutreinigungsverfahren mit bioinkompatiblen Membranen regelmäßig eine Aktivierung der oben beschriebenen Entzündungsvorgänge stattfindet, wirkt sich das langfristig vermutlich negativ auf den Patienten aus. Viele Untersuchungen hierzu legen daher den vorwiegenden Einsatz von neueren synthetischen Membranen nahe, auch wenn diese Einschätzung noch nicht endgültig sein kann. Folgende Beispiele aus der klinischen Praxis sollen das illustrieren.

Akutes Nierenversagen

Es gibt gute Hinweise dafür, dass Patienten mit einem dialysepflichtigen akuten Nierenversagen sich unter Einsatz synthetischer Membranen (PAN/AN69 und PMMA) bezüglich ihrer Nierenfunktion schneller erholten und eine geringere Mortalität hatten als Patienten, die mit Cuprophanmembranen dialysiert wurden. Allerdings sind weitere Studien notwendig, um diese Ergebnisse zu bestätigen.

Chronisches Nierenversagen

Es konnte gezeigt werden, dass unter Verwendung von synthetischen High flux-Membranen eine höhere β_2-Mikroglobulin-Clearance zu erzielen ist. β_2-Mikroglobulin ist für die Entstehung der Dialyse assoziierten Amyloidose und das gehäufte Auftreten von Karpaltunnelsyndromen bei chronischen Dialysepatienten verantwortlich (▶ Kap. 15.7.1). Die Inzidenz des Karpaltunnelsyndroms ist unter High flux-Dialysen rückläufig. Darüber hinaus weisen jüngste Ergebnisse aus einer kontrollierten, prospektiv-randomisierten Studie darauf hin, dass die Verwendung von High flux-Dialysatoren die Mortalität von chronischen Dialysepatienten mit hohem Risiko (niedriges Serumalbumin, Diabetiker) gegenüber synthetischen Low flux-Dialysatoren senkt (MPO-Studie).

7.2   Architektur von Kapillar- und Plattendialysatoren

Dialysatoren bestehen aus einem Blut- und einem Dialysatkompartiment, die von einer semipermeablen Membran getrennt werden.

> ❗ Der Transport über die Membran des Dialysators kann nur dann in nennenswerter Quantität erfolgen, wenn der Kontakt zwischen Dialysat- und Blutkompartiment zu jedem Zeitpunkt auf einer möglichst großen Fläche erfolgt.

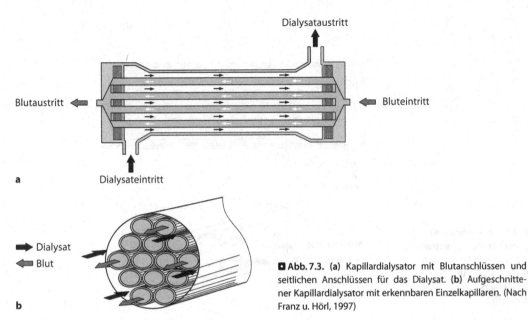

a

Abb. 7.3. (a) Kapillardialysator mit Blutanschlüssen und seitlichen Anschlüssen für das Dialysat. (b) Aufgeschnittener Kapillardialysator mit erkennbaren Einzelkapillaren. (Nach Franz u. Hörl, 1997)

Der spezielle Aufbau der Dialysatoren soll dies ermöglichen. Nach der Architektur der Kompartimente unterscheidet man:

— Hohlfaserdialysatoren und
— Plattendialysatoren.

Aufgrund der deutlich besseren Clearance-Leistung, der geringeren Blutvolumen und der größeren Sicherheit haben die Hohlfaserdialysatoren die Plattendialysatoren im klinischen Alltag praktisch vollständig verdrängt.

7.2.1 Hohlfaserdialysator (Kapillardialysator)

Kapillardialysatoren bestehen aus bis zu 20.000 engparallel angeordneten Hohlfasern, den Kapillaren (**○** Abb. 7.3a,b). Der Durchmesser einer Kapillare beträgt 200 mm, die Wandstärke 5–40 mm.
— Die Kapillaren stellen das Blutkompartiment dar.
— Der die Kapillaren umgebende und vom Gehäuse begrenzte Hohlraum stellt das Dialysatkompartiment dar.

Der Vorteil dieser Geometrie liegt in dem geringen Füllvolumen für Blut, im Durchschnitt etwa 70 ml. Gleichzeitig kommt es bei Blutlecks in einzelnen Kapillaren häufig nur zu kleinen, umschriebenen Blutungen.

7.2.2 Plattendialysator

Bei Plattendialysatoren besteht das Blutkompartiment aus einem breiten, instabilen Schlauch, der in mehreren Lagen übereinander angebracht ist. Diese Membranlagen werden von Stützplatten getrennt, die von feinen Mikrokanälen durchzogen sind, welche vom Dialysat durchströmt werden (**○** Abb. 7.4a,b).

Wegen der leichten Verformbarkeit des Schlauches nimmt das Blutfüllvolumen in Abhängigkeit vom transmembranösen Druck zu, zudem werden i. A. höhere Blutvolumina als bei Kapillardialysaten zur Füllung benötigt. Plattendialysatoren werden heute kaum noch eingesetzt und viele Firmen haben ihre Produktion sogar eingestellt.

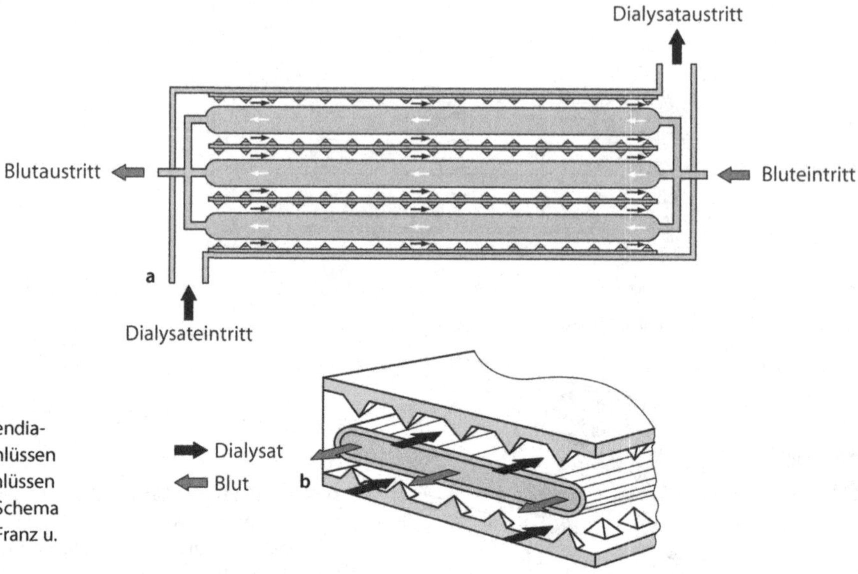

Dialysataustritt

Blutaustritt

Bluteintritt

a

Dialysateintritt

◘ Abb. 7.4. (a) Plattendialysator mit Blutanschlüssen
und seitlichen Anschlüssen
für das Dialysat. **(b)** Schema
des Aufbaus. (Nach Franz u.
Hörl, 1997)

➡ Dialysat

⬅ Blut b

7.3 Leistungskriterien der Dialysatoren

Heute stehen eine Vielzahl von Dialysatoren und Hämofiltern verschiedener Anbieter mit speziellen Leistungsmerkmalen zur Verfügung. Zur Auswahl des richtigen Dialysators ist ausschlaggebend:
- das Dialyseziel bei dem jeweiligen Patienten und
- die Leistung des Dialysators bzgl. des Stoff- und Wassertransports; die Angaben über diese Leistungen des Dialysators werden vom Hersteller gemacht und finden sich z.B. in den Beipackzetteln der Dialysatoren.

7.3.1 Dialysance bzw. Clearance als Maß des Stofftransports

Der Stofftransport kann mit der Clearance gemessen werden. Die Clearance für bestimmte Substanzen wird in Analogie zur Nierenphysiologie bestimmt (zur Clearancebestimmung beim Menschen ▶ Kap. 2.2). Hierbei ist das physikalische Prinzip unbedeutend, auf dem die Elimination der Substanz beruht, also Diffusion, Konvektion oder eine Kombination der beiden.

> Die Clearance einer Substanz wird ausgedrückt als das Blutvolumen, das in einer Minute komplett von der betreffenden Substanz befreit wird.

$$C\,[\mathrm{ml/min}] = \frac{K_a - K_v}{K_a} \times Q_b$$

Ka Konzentration vor dem Dialysator
Kv Konzentration hinter dem Dialysator
Qb Blutfluss
C Clearance

Da sich die Clearance auf das gereinigte Blut- und nicht auf das Plasmavolumen bezieht, wird sie im Englischen auch als **Whole blood-Clearance** bezeichnet, obwohl die korpuskulären Elemente nicht direkt am Stoffaustausch teilnehmen. Der errechnete Wert überschätzt die Blut-Clearance, und zwar um so mehr, je höher der Hämatokrit liegt.

> Genaugenommen ist die Clearance (C) ein Sonderfall der Dialysance (D):
> Man spricht nur dann von Clearance, wenn die Konzentration der betreffenden Substanz im Dialysat, wohin die Substanz verschoben wird, 0 ist. Dies trifft für Harnstoff, Kreatinin und Urämietoxine natürlich zu, bei Elektrolyten wie dem Kalium oder Kalzium muss man dagegen korrekterweise von Dialysance sprechen.

Im Prinzip handelt es sich um den gleichen Prozess; die Autoren verwenden daher einfachheitshalber weiter den Begriff Clearance.

Die Clearance wird von den Transporteigenschaften des Dialysators und vom Blut- und Dialysatfluss bestimmt. Daher wird die Clearance zur Vergleichbarkeit verschiedener Dialysatoren unter standardisierten Bedingungen gemessen, d. h. bei Dialysatoren bei einem Blutfluss von 200 ml/min und einem Dialysatfluss von 500 ml/min und ohne Ultrafiltration. Die durchschnittlichen Harnstoff-Clearances der Dialysatoren liegen zwischen 150 und 175 ml/min, d. h. bei einem Blutfluss von 200 ml/min werden in 1 min zwischen 150 und 175 ml Blut völlig vom Harnstoff gereinigt.

7.3.2 KoA, Messgröße für Massentransfer über Membranen

Mit der Clearance des Dialysators für eine bestimmte Substanz misst man indirekt die Transporteigenschaften der Membran für die betreffende Substanz.

> Für jede Substanz hat die Membran eine charakteristische Durchlässigkeit, die als Massentransferkoeffizient Ko gemessen werden kann.

Im Einzelnen gehen in diese Konstante z.B. für einen Stoff, der überwiegend durch Diffusion entfernt wird, die Diffusionsstrecke und die Diffusionswiderstände entlang dieser Strecke ein.

Außer vom Ko hängt die im Dialysator transportierte Menge des Stoffes von der Membranoberfläche (A) ab.

> Der gesamte Massentransfer eines Stoffs kann als das Produkt *KoA* (ml/min) angegeben werden.

KoA ist eine häufig für Dialysatoren angegebene Größe, die sich gut zum Vergleich von Dialysatoren eignet: Ein hoher KoA kennzeichnet, vereinfacht gesagt, den betreffenden Dialysator durch gute Membrantransporteigenschaften und eine große Oberfläche. Der Begriff der High efficiency-Dialyse wird über den KoA für Harnstoff definiert (s. unten).

Innerhalb einer Dialysatorenfamilie mit der gleichen Membran (also gleichem Ko) steigt der KoA der Dialysatoren mit Zunahme der Oberfläche an.

> Von Großflächendialysatoren spricht man bei einer Oberfläche von mehr als 1,6 qm.

Der KoA wird immer für einen bestimmten Stoff angegeben. Die Bedeutung dieser Information in der Praxis zeigt das folgende Beispiel:

KoA für Harnstoff. Bei einem Patienten soll z. B. die Harnstoff-Clearance gesteigert und gleichzeitig die Dialysezeit verkürzt werden. Hierzu erhöht man den Blutfluss von 200 ml/min auf 400 ml/ml. Der verwandte Dialysator hat aber nur einen KoA-Wert für Harnstoff von 150 ml/min. Die Blutflusssteigerung macht daher zumindest für die Harnstoff-Clearance keinen Sinn. Umgekehrt nutzt man die hohen KoA-Werte von High efficiency- und High flux-Dialysatoren erst dann optimal aus, wenn man einen hohen Blutfluss einstellt, sofern dies die Shuntfunktion zulässt.

Die Abhängigkeit der Dialysance vom Blutfluss bei verschiedenem KoA zeigt ❑ Abb. 7.5.

7.3.3 Clearance für Markermoleküle

Um die Clearanceleistung eines Dialysators im Bereich verschiedener Molekülgrößen zu erfassen, wird die Clearance von Molekülen mit bekanntem Molekulargewicht gemessen, z.B. von Harnstoff (60) und Kreatinin (113) für kleinmolekulare Moleküle, von Vitamin B_{12} und Inulin mit einem Molekulargewicht von 1.355 bzw. 3.500–5.000 als Surrogatmarker für Mittelmoleküle.

> Der Begriff Surrogatmarker bedeutet, dass diese Moleküle keine Urämietoxine sind, aber als bekannte, gut messbare Moleküle stellvertretend für die in diesem Molekulargewichtsbereich liegenden (nicht näher bekannten) Urämietoxine untersucht werden.

Das β2-Mikroglobulin allerdings stellt ein echtes Urämietoxin dar, dessen Clearance in den Produktbeschreibungen der Dialysatoren angegeben wird. Es hat ein Molekulargewicht von 11.800 D und akkumuliert im Verlaufe der Zeit bei Dialysepatienten, da auch eine Dialyse mit besonders hoher Clearance für dieses Molekül seine Produktion im Körper kontinuierlich unterschreitet. Die β2-Mikroglobulin-Ablagerungen in Organen führen zu einem charakteristischen Krankheitsbild des Langzeitdialysepatienten (▶ Langzeitkomplikationen). Die β2-Mikroglobulin-Clearance ist damit ein wichtiges Kriterium für die Leistungsfähigkeit von Dialysatoren geworden und definiert neben anderen Kriterien die Klasse der High flux-Dialysatoren in internationalen Klassifikationen. Darüber hinaus wird die Produktion des β2-Mikroglobulins durch bioinkompatible Dialysemembranen sogar gesteigert, was gegen den langfristigen Einsatz dieser Membranen spricht.

7.3.4 Clearance bei unterschiedlichen Blutreinigungsverfahren

> Die Gesamt-Clearance der Blutreinigungsverfahren setzt sich aus dem Clearanceanteil durch Diffusion und der Teil-Clearance durch Konvektion zusammen.

- Die Clearance bei Hämodialyse beruht vorwiegend auf Diffusion.
- Bei Hämofiltration beruht sie auf Konvektion.
- Bei der Hämodiafiltration ist sie die Summe von diffusivem und konvektivem Transport.

Clearance bei Hämodialyse

Die in ▶ Kap. 7.3.1 angegebene Formel beschreibt die Clearance bei rein diffusivem Transport ohne Flüssigkeitsverlust durch Ultrafiltration.

Im einfachsten Fall wird das komplette Blutvolumen im Dialysator von der betreffenden Substanz befreit, d. h. nach Passage des Dialysators ist die Substanz am Dialysatorausstrom nicht nachweisbar.

- Die Clearance der Substanz steigt anfangs linear mit Erhöhung des **Blutflusses** an. Bei einem Blutfluss von 100 ml/min beträgt die Clearance einer niedrigmolekularen Substanz wie dem Kreatinin daher ebenfalls 100 ml/min.
- Bei höherem Blutfluss verläuft die Beziehung zunehmend abgeflacht, so dass eine Erhöhung des Blutflusses auf über 300 ml/min die Clearance nur noch unwesentlich erhöht. Die Clearance erhöht sich nur noch dann, wenn ein Dialysator mit höherem KoA eingesetzt wird (◘ Abb. 7.5).
- Zwischen der Clearance und dem Dialysatfluss besteht ebenfalls eine kurvilineare Beziehung. Ab einem Dialysatfluss von 500 ml/min lässt sich durch weitere Flusssteigerung die Clearance nicht mehr verbessern.

Höhermolekulare Substanzen wie Vitamin B_{12} können Low flux-Dialysemembranen schlecht passieren, da die Molekülgröße oberhalb der Porengröße der Membran liegt. Eine Blutflusserhöhung bewirkt daher eine zu vernachlässigende Steigerung der Clearance dieser Substanzen im Dialysator. Möchte man sie gezielt entfernen, muss ein hochpermeabler Filter (»high flux«) zum Einsatz kommen, der zudem bei entsprechend hohem Blut- und Dialysatfluss betrieben werden muss.

◘ Tab. 7.1. Maßangaben für Transporteigenschaften von Dialysatoren		
Clearance (C)	Maß für die Elimination eines Stoffes; angegeben wird das Blutvolumen, dass rechnerisch pro Zeiteinheit von einer Substanz befreit wird	[ml/min]
Massentransferkoeffizient (KoA)	Maß für die Durchlässigkeit der Membran für eine Substanz und eine bestimmte Oberfläche A	[ml/min]
Ultrafiltrationskoeffizient (K_{UF})	Maß für die Wasserdurchlässigkeit einer Membran; angegeben wird das Ultrafiltrationsvolumen [ml] bei einem transmembranösen Druck von 1 mmHg in 1 Stunde	[ml/ h]
Transmembrandruck (TMP)	Druckdifferenz zwischen Blut- und Dialysatseite einer Membran	[mmHg]
Ultrafiltrationsrate (UFR)	Flüssigkeitsvolumen, dass pro Zeiteinheit aus dem Blut in Richtung Dialysat filtriert wird	[ml/min]

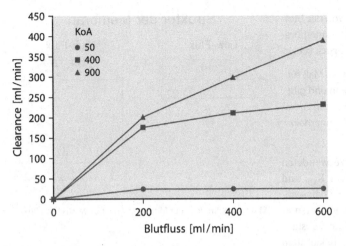

Abb. 7.5. Abhängigkeit der Clearance für Harnstoff vom Blutfluss bei Dialysatoren mit verschiedenen KoA. Man erkennt die Zunahme der Clearance mit dem Blutfluss und Erhöhung der Dialysance mit hohem KoA, die die Kurve nach oben verschiebt. Der niedrige KoA begrenzt die Clearance auf niedrigere Werte, auch wenn der Blutfluss weiter gesteigert wird

!️ **Blut- und Dialysatfluss müssen grundsätzlich in einem sinnvollen Verhältnis zueinander stehen. Der Dialysatfluss sollte 2- bis 3mal so groß wie der Blutfluss sein.**

Clearance bei Hämofiltration

Die Hämofiltration stellt den Prototyp eines auf Konvektion beruhenden Blutreinigungsverfahren dar. Die grobporige, dünne Trennmembran lässt die Passage höhermolekularer Moleküle zu. Der Cut-off der verwendeten Membranen liegt bei einem Molekulargewicht von 40.000–60.000, so dass das Plasmaalbumin zurückgehalten wird.

!️ **Die Clearance einer Substanz bei Hämofiltration ist proportional zum Filtratfluss und der im Filtrat vorhandenen Konzentration dieser Substanz.**

Clearance bei Hämodiafiltration

Die Gesamt-Clearance setzt sich hier aus der Summe der konvektiven und der diffusiven Clearance zusammen.

7.3.5 Ultrafiltrationskoeffizient als Maß für den Wassertransport

Neben den Stofftransporteigenschaften ist die Durchlässigkeit der Membran für Wasser, ihre hydraulische Permeabilität, das zweite wichtige Leistungsmerkmal eines Dialysators.

▷ Die Elimination von Körperwasser bei Dialyse erfolgt durch Ultrafiltration unter Ausnutzung eines hydrostatischen Druckgefälles zwischen Blut- und Dialysatseite. Diesen Druckunterschied bezeichnet man als transmembranöse Druckdifferenz (TMP).

Der Druck auf der Blutseite ist normalerweise positiv, auf der Dialysatseite kann er negativ oder positiv sein. Der TMP liegt bei 50–100 mmHg, bei sehr hohem Blutfluss steigt er auf bis zu 250 mmHg an. Bei einem TMP von 500 mmHg droht die Ruptur der Dialysemembran.

▷ Das Flüssigkeitsvolumen, das pro Minute aus dem Blut in Richtung Dialysatseite fließt, ist die Ultrafiltrationsrate (UFR).

Die Ultrafiltrationsrate ist abhängig vom TMP und vom Ultrafiltrationskoeffizienten, der die Wasserdurchlässigkeit der Dialysemembran angibt (s. unten). Die UFR kann wie folgt berechnet werden:

UFR = KUF(TMPm–Ponk)

UFR   Ultrafiltrationsrate
KUF   Ultrafiltrationkoeffizient (s. unten)
TMPm   mittlerer TMP
Ponk   onkotischer Druck

▷ Als onkotischen Druck bezeichnet man eine der Filtration entgegengerichtete Kraft, die durch die Eiweißbestandteile des Blutes erzeugt und als kolloidosmotischer Druck bezeichnet wird.

Damit es zu einer Flüssigkeitsfiltration von der Blut- zur Dialysatseite kommt, muss der transmembranöse Druck größer als der onkotische Druck sein.

> Der Ultrafiltrationskoeffizient (K_{UF}) ist ein Maß für die Wasserdurchlässigkeit der Membran und gibt an, wieviel Flüssigkeit in ml/h bei einer transmembranösen Druckdifferenz von 1 mmHg innerhalb einer Stunde filtriert werden kann.

Die Ultrafiltrationsleistung einer verwendeten Membran hängt entscheidend von dem K_{UF} und dem TMP ab (▶ Kap. 12.1.1). Heutige Dialysegeräte stellen den transmembranösen Druck entsprechend der gewählten Ultrafiltrationsrate selbständig ein. Der notwendige TMP kann bei bekanntem Ultrafiltrationsziel und angegebenen K_{UF} des verwendeten Dialysators auch aus der UFR-Formel errechnet werden. Bei Dialysegeräten älterer Bauart musste aufgrund dieser Berechnung die Einstellung der Druckverhältnisse am Gerät erfolgen.

Berechnungsbeispiel. Bei einer 4-stündigen Dialyse sollen 2400 ml Wasser entzogen werden. Dies macht eine stündliche Ultrafiltration von 600 ml/h notwendig. Wenn ein Dialysator mit einem K_{UF} von 6 ml/mmHg h benutzt wird, beträgt der einzustellende TMP-Wert 600 : 6 = 100 mmHg.

Einzelheiten der Ultrafiltrationskontrolle durch das Dialysegerät werden in ▶ Kap. 9.3 dargestellt.

High flux- und Low flux-Dialysatoren

Der Ultrafiltrationskoeffizient als Maß der Wasserpermeabilität der Dialysemembran hat für die Einordnung eines Dialysators als sogenannten High flux-Dialysators entscheidende Bedeutung. High flux-Dialysatoren sind aufgrund ihres besonders hohen K_{UF} sehr leistungsfähig. Ihre hohe Membranpermeabilität geht über den Bedarf der Ultrafiltration zum Wasserentzug bei der Dialyse hinaus.

Vielmehr wird mit der High flux-Dialyse die Analogie zur glomerulären Filtration der Niere als dem physiologischen Prinzip zur Toxinelimination weiterentwickelt als dies bei der Hämodialyse der Fall ist (▶ Kap. 2). Die Niere reinigt das Blut durch Filtration von bis zu 180 l Filtrat täglich, dessen Wasseranteil sie mit hohem Energieverbrauch zurückgewinnt und die filtrierten Toxine schließlich in konzentrierter Form ausscheidet.

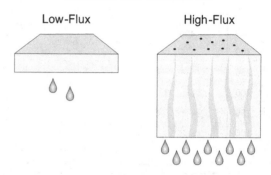

Struktur der Membran

❑ Abb. 7.6. Struktur der Membran, Low flux versus High flux

In vergleichbarer Weise erfolgt über die hochpermeable Membran des High flux-Filters eine gesteigerte Filtration, die durch ihren Mitnahmeeffekt für Toxine die Clearance erhöht. Besonders höhermolekulare Toxine lassen sich über diesen konvektiven Transport effizienter entfernen als mit der Diffusion, auf der hauptsächlich die Low flux-Dialyse basiert.

Im High flux-Dialysator erfolgt der Fitrateinstrom in Richtung Dialysatseite hauptsächlich im ersten Abschnitt des Dialysators. Im Verlaufe kehren sich die Druckverhältnisse um, es tritt eine Rückfiltration von Wasser zur Blutseite auf. Ein wesentlicher Teil der zuvor aus dem Blut entfernten Toxine verbleibt aber auf der Dialyatseite und wird mit dem aus dem Dialysator abströmenden Dialysat entfernt.

High flux-Membranen werden unterschiedlich definiert. Einige Definitionen basieren allein auf dem K_{UF}, andere zusätzlich auf der Clearance für β2-Mikroglobulin, da dies besonders gut den Zugewinn an konvektivem Transport höhermolekularer Toxine anzeigt. Gefordert wird allgemein eine β2-Mikroglobulin-Clearance von > 20 ml/min für einen High flux-Dialysator.

In der Entwicklung neuer Dialysemembranen geht der Trend zu immer großporigeren, durchlässigeren Membranen. Dabei sind Toxine, die bisher aufgrund ihrer hohen Eiweißbindung im Blut besonders schlecht zu entfernen waren, besonders im Fokus. Großporige Cellulosetriacet-Membranen sind permeabel für Albumin und erlauben damit die Entfernung albumingebundener Toxine. Diese

❏ Tab. 7.2. Definitionen von High flux-Dialysatoren	
U.S. FDA Klassifikation: Wasserpermeabilität	Low flux K_{UF} < 8 ml/h × mmHg High flux K_{UF} ≥ 8 ml/h × mmHg
NIH Hemo Studie*: Solutpermeabilität	Low flux β2M-Clearance < 10 ml/min High flux β2M Clearance > 20 ml/min K_{UF} ≥ 14 ml/h × mmHg
DGN Dialysestandard (2006)	Low flux K_{UF} < 20 ml/h × mmHg; SK für β2M < 0,6 High flux K_{UF} ≥ 20 ml/h × mmHg; SK für β2M > 0,6

* Cheung et al., JASN 1999; 10:117–127
SK = Siebkoeffizient

Membranen werden als Super flux-Membranen bezeichnet. Der dabei zwangsläufig entstehende Eiweißverlust in das Dialysat bleibt eine Einschränkung dieser Verfahren.

❗ **Für den Einsatz von High flux-Dialysatoren ist eine direkte Ultrafiltrationsmessung (volumetrische Messung) an den Dialysemaschinen aus Sicherheitsgründen unabdingbar, ebenso wie die Verwendung ultrareinen Wassers zur Herstellung des Dialysats. Indirekte Erfassungen des Ultrafiltrationsvolumens tragen das Risiko gefährlicher Fehlbilanzierung bei hochpermeablen Membranen. Die mit einer Infusion vergleichbare obligate Rückfiltration von Dialysat ins Blutkompartiment exponiert den Patietnen gegenüber allen noch im Dialysewasser vorhandenen Verunreinigungen, wie z.B. bakteriellen Toxinen.**

7.4 Wiederverwendung von Dialysatoren und Schlauchsystemen (Reuse)

Dialysatoren werden von den Herstellerfirmen als steril-verpackte Einmalartikel an die Dialysezentren abgegeben. Obwohl von der Industrie nur für den Einmalgebrauch empfohlen, werden die Dialysatoren während der Dialyse keineswegs für einen weiteren Gebrauch unbrauchbar. Sie können nach entsprechender Reinigung, Funktionstestung und Sterilisation durchaus mehrfach verwendet werden. Während in Deutschland nur sehr wenige Dialysezentren Wiederverwendung von Dialysatoren betreiben, geschieht dies in anderen Ländern, z.B. in den USA, in großem Umfang.

Ein Vorteil liegt auf der Hand: Bei einer 30- bis 40-maligen Verwendung des gleichen Dialysators für einen Patienten können Materialkosten erheblich reduziert werden. Dem steht ein personeller und apparativer Mehraufwand für die Aufbereitung des Dialysators gegenüber, der sich ebenfalls in Kosten niederschlägt und die Einsparung aufwiegen kann.

Aber auch medizinische Argumente können für die mehrfache Verwendung eines Dialysators bei demselben Patienten sprechen. Diese müssen allerdings durch besondere Sorgfalt absolut sicher gestellt sein. Besonders die ersten Generationen von Dialysatoren, die auf Zellulosebasis hergestellt wurden, führten bei Erstkontakt mit dem Patienten häufig zu Unverträglichkeitsreaktionen (First use-Syndrome). Die Mehrfachverwendung der Dialysatoren konnte diese Nebenwirkungen vermeiden, indem der bei der Dialyse stattfindende Überzug der Dialysemembranen mit einer Schicht körpereigener Eiweiße der Membran den Fremdkörpercharakter nahm. Bei Mehrfachbenutzung und korrekter Durchführung entstanden keine gravierenden Einbußen in den Filtereigenschaften, so konnte sich die Mehrfachverwendung mit guten medizinischen und ökonomischen Argumenten in manchen Ländern etablieren.

In den USA wurden ca. 80% der Dialysatoren im Jahre 1995 wiederverwendet. Dagegen hat in Deutschland die Wiederverwendung von Dialysatoren immer eine untergeordnete Rolle gespielt.

Inzwischen relativierten sich einige der Argumente für die Wiederverwendung und es tauchten einige Hinweise auf ungünstige Folgen der Wiederverwendung auf. Das früher so problematische First use-Syndrom und die langfristigen Folgen der Reaktion des Immunsystems auf den Fremdkörper Dialysemembran sind durch die Entwicklung synthetischer Dialysemembranen in den Hintergrund getreten. Diese modernen Dialysemembranen werden als biokompatibel bezeichnet. Auch das Kostenargument ist bei sinkenden Preisen für die Dialysatoren unwichtiger geworden und nicht zuletzt gibt es Hinweise auf schlechtere Dialyseeigenschaften der Membranen bei exzessiver Wiederverwendung. Zu diesem letzten Aspekt fehlen aber derzeit noch abschließende Untersuchungen.

Praxis der Aufbereitung

An dieser Stelle soll ausdrücklich nicht für oder wider die Wiederverwendung von Dialysatoren Stellung bezogen werden, sondern die Arbeitsschritte und die Sicherheitsaspekte der Wiederverwendung im Grundsatz dargestellt werden.

❗ Die Achillesferse der Wiederverwendung von Dialysatoren und Schlauchsystemen ist die genaue Zuordnung der Artikel zu jeweiligen Patienten, die bei jedem Arbeitsschritt gewährleistet sein muss. Hierfür muss das ausführende Personal höchste Sorgfalt walten lassen.

Die Wiederverwendung kann weitgehend manuell erfolgen, es werden aber auch halbautomatische Systeme von mehreren Herstellern angeboten.

> **Die Aufbereitung der Dialysatoren gliedert sich in folgende Arbeitschritte:**
> - Freispülen des Dialysators von Blutresten – am besten mit heparinisierter physiologischer Kochsalzlösung, evtl. mit reverser Ultrafiltration.
> - Reinigung mit 1%iger Hypochloritlösung (reinigt Eiweißrückstände). Vorsicht allerdings bei Zellulosemembraner, die dadurch geschädigt werden können und die Ultrafiltrationsleistung ändern. Andere mögliche Mittel sind Wasserstoffperoxid (3%) oder Peressigsäure (2%). Zur gründlichen Durchspülung wird hier die reverse Ultrafiltration angewendet.

> - Funktionstests des Dialysators auf die wichtigsten Leistungsdaten (Clearance und Ultrafiltration):
>   - Prüfung auf Leckagen.
>   - Test des Kapillarvolumens mittels Verdrängung der Flüssigkeit durch Luft, bei Rückgang des Volumens um mehr als 20% ist ein zu großer Clearanceverlust zu befürchten. Verlust meist durch zuthrombosierte Kapillaren. Am besten Ausgangsvolumen bereits vor der ersten Anwendung jedes Dialysators messen.
> - Sterilisation:
>   - Füllen der Dialysatoren mit Desinfektionslösung (verschiedene Möglichkeiten) über die Blut- und die Dialyseseite für mindestens 24 h.
>   - Meist Lagerung in Tiefkühltruhe.
>   - Nachweis des Desinfektionsmittels über Indikatorverfahren.
> - Vor erneuter Anwendung Spülung und Entfernung des Desinfektionsmittels und Nachweis der Rückstandfreiheit durch Indikator. Optische Inspektion des Dialysators auf Unversehrtheit.

Diese Übersicht zeigt nur grob und grundsätzlich die immer wiederkehrenden Arbeitsschritte bei der Wiederverwendung von Dialysatoren. Es wird deutlich, dass hier, anders als bei der Benutzung von Einmaldialysatoren, viel mehr Verantwortung auf den Anwender übergeht. Insofern sollte die Wiederverwendung von einem gut gesicherten Qualitätssicherungssystem begleitet werden und die Durchführung bei einem speziell hierfür geschulten Team liegen.

7.5　Wie lese ich eine Dialysator-Produktbeschreibung?

Beispiel: Aus der Serie der Polyflux L-Dialysatoren der Firma Gambro (Polyflux 14 L bis 21 L). Auszug von Angaben mit direkter Bedeutung für die Dialyseverordnung

◻ **Tab. 7.3.** Interpretation einer Dialysator-Produktbeschreibung

Angabe	Interpretation
Membran: Polyamix™	Patentierte synthetische Dialysemembran mit biokompatiblen Eigenschaften
Sterilisationsmethode: Dampf	Der unversehrte Dialysator ist steril und pyrogenfrei, keine Freispülung von chemischen Rückständen notwendig, geringes Allergierisiko
Oberfläche: 1,4 m² (Polyflux 14L) 1,7 m² (Polyflux 17L) 2,1 m² (Polyflux 21L)	Gesamtoberfläche der Dialysemembran, die für den Stoffaustausch zur Verfügung steht; namengebend für die einzelnen Dialsatoren der Reihe (Polyflux 14 hat 1,4 m² Oberfläche usw.); mit der Oberfläche steigt die Entgiftungs(Clearance-)Leistung an; dies kann u.a. mit dem Massentransferkoeffizienten für Harnstoff KoA angegeben werden oder alternativ mit der Clearance für Markermoleküle bei definierten Blut- und Dialyseflüssen
Blutflussbereiche: 200-400 ml/min (Polyflux 14L) 200-500 ml/min (Polyflux 17L) 300-500 ml/min (Polyflux 21L)	Einstellbare Blutflüsse; da sich die Clearance mit steigenden Blutflüssen erhöht, wird der maximal einstellbare Blutfluss eines Dialysators zur Effizienzsteigerung normalerweise ausgeschöpft
Dialysatflussbereiche: 500-800 ml/min für Polyflux 14L-21L	Die Dialysatoren dieser Reihe sind bezüglich der einstellbaren Dialyseflüsse nicht unterschiedlich; gerade bei hohem Blutfluss sollte aber eine weitere Effizienzsteigerung durch Wahl des höchstmöglichen Dialysatflusses angestrebt werden
Hämodialyse-Clearance (ml/min) Für Harnstoff (60 D), Kreatinin (113 D) (nicht gezeigt), Phosphat (96 D) (nicht gezeigt) und Vitamin B_{12} (1355 D), getrennt aufgeführt für Dialyseflüsse von 500 und 700 ml/min (nicht gezeigt) und Blutflüsse von 200-500 ml/min (◻ Tab. 7.4)	Dies ist die unmittelbarste Charakterisierung der Blutreinigungsleistung der Dialysatoren, beispielhaft angegeben mit der Clearance für kleinmolekulare (Harnstoff) und mittelmolekulare Toxine (Vitamin B_{12}), ◻ Tab. 7.4; neben den Dialysatoreigenschaften, die im Wesentlichen durch die Membrancharakteristika Oberfläche und den K_{UF} bestimmt werden, lässt sich die überragende Bedeutung des Blutflusses für die Clearance ablesen; dies betrifft vor allem die kleinmolekulare Clearance: so ist die Harnstoff-Clearance des »kleineren« Polyflux 14L größer als die des Polyflux 21L, wenn ersterer bei seinem maximalen Blutfluss benutzt wird und letzterer nur bei 300 ml/min; für die mittelmolekulare Clearance dagegen spielen die Dialysatoreigenschaften (v.a. der K_{UF}) eine größere Rolle
Ultrafiltrationskoeffizient (KUF) 10 ml/h × mmHg (Polyflux14L) 12,5 ml/h × mmHg (Polyflux 17L) 15 ml/h × mmHg (Polyflux 21L)	Der K_{UF} gibt die Durchlässigkeit der Dialysemembran für Wasser und darin gelöste Moleküle an; mit dem K_{UF} steigt besonders die Clearance von höhermolekularen Toxinen; dieser erwünschte Effekt ist gut an der Vitamin B_{12}-Clearance im vorausgegangenen Abschnitt ablesbar; die Einstufung in Low flux und High flux-Dialysator ist nicht einheitlich (◻ Tab. 7.2); nach der FDA-Klassifikation sind alle drei dieser Dialysatoren als High flux einzustufen, da ihr K_{UF} über 8 liegt; nach der sehr anspruchsvollen Definition der DGN sind alle drei noch Low flux-Dialsatoren; für High flux-Dialsatoren fordert diese Fachgesellschaft einen K_{UF} von mindestens 20

◻ **Tab. 7.4.** Hämodialyse-Clearance von Harnstoff und Vitamin B_{12}

	Harnstoff (60 D)				Vitamin B12 (1355 D)			
Blutfluss Q_B (ml/min)	200	300	400	500	200	300	400	500
Polyflux 14L	190	252	293	–	90	100	106	–
Polyflux 17L	194	264	310	342	101	114	122	128
Polyflux 21L	–	275	328	364	–	131	142	149

Dialysatfluss Q_D 500 ml/min

Zusammensetzung von Dialysat und Substitutionslösung, Wasseraufbereitung für die Dialyse

8.1   Zusammensetzung des Dialysats

> ❗ Bei der Dialyse findet *diffusiver Transport* zwischen dem Blut des Patienten und dem Dialysat statt.

Das Dialysat wird häufig als Spülflüssigkeit bezeichnet, obwohl dieser Begriff die Rolle des Dialysats im Dialysator nicht gut kennzeichnet. Bei der Dialyse erfolgt die Reinigung des Blutes durch den Übertritt von in Blut gelösten Substanzen über die Dialysemembran in das Dialysat. Die treibende Kraft dabei ist das Konzentrationsgefälle (s.u.) zwischen den beiden Flüssigkeiten. Diese Art des Stoffentzugs wird Diffusion genannt. Bedeutsam ist der diffusive Transport (▶ Kap. 2) vor allem für:

- kleinmolekulare Urämietoxine, die in Abhängigkeit von ihrer Konzentration im Blut in das toxinfreie Dialysat diffundieren,
- Elektrolyte und Puffersubstanzen, die entweder aus dem Blut entfernt (Kalium, Phosphat) oder dem Blut hinzugefügt werden müssen (Kalzium, Puffer).

Dialysat ist eine wässrige Lösung von Elektrolyten, Puffern und Glukose. Die Höhe der Konzentration der einzelnen Elektrolyte und Puffer im Dialysat bestimmt die Geschwindigkeit und die Richtung der Diffusion durch die Dialysemembran. Grundsätzlich kann Diffusion in beide Richtungen erfolgen – vom Blut in das Dialysat und umgekehrt. Durch die Wahl der Dialysatzusammensetzung lässt sich also der Diffusionsprozess beeinflussen und individuellen Bedürfnissen anpassen.

Das Beispiel des Kaliums (▶ Kap. 8.1.2) zeigt, dass es klinisch wünschenswert sein kann, die Diffusion entgegen der meist üblichen Richtung ablaufen zu lassen.

Konzentrationsgefälle. Die Diffusion findet mit beträchtlicher Geschwindigkeit statt. Während der mehrstündigen Dialyse kommt es für die Konzentration einiger Elektrolyte frühzeitig zu einem Ausgleich zwischen Dialysat und Blut. Um den Abfall der Konzentration dieser Elektrolyte von pathologisch hohen auf pathologisch niedrige Werte zu verhindern, muss die betreffende Elektrolytkonzentration des Dialysats nahe des normalen Serumwertes eingestellt werden. Hierdurch erklärt sich die Ähnlichkeit der Zusammensetzung von Dialysat und Serum (❏ Tab. 8.1).

Während der gesamten Dialysezeit bleibt ein Diffusionsgradient für Urämietoxine in das toxinfreie Dialysat bestehen. Auch für Elektrolyte, die entfernt werden müssen, ist das Aufrechterhalten eines Konzentrationsgradienten sinnvoll, da die Elektrolyte im Serum mit dem einströmenden Gewebewasser (interstitielles Wasser), das die Volumenverluste durch Ultrafiltration ausgleicht, nachgeliefert werden.

❏ **Tab. 8.1.** Zusammensetzung des Dialysats bei Acetat- und Bicarbonatdialyse im Vergleich zu den Normalwerten im Serum

Bestandteil [mmol/l]	Acetatdialyse	Bicarbonatdialyse	Norm-Werte im Serum
Natrium (Na⁺)	132–145	137–144	135–145
Kalium (K⁺)	0–3	0–4	3,5–5,0
Kalzium (Ca⁺⁺)	1,5–2,0	1,25–2,0	2,2–2,4
Magnesium (Mg⁺⁺)	0,75	0,25–0,75	0,75
Chlorid (Cl⁻)	99–110	98–112	99–103
Acetat (CH₃HCOO)	31–45	2,5–10	–
Bicarbonat (HCO₃)	–	27–35	24
Glukose (C₆H₁₂O₆)	0–5,5	0–5,5	3,6–5,6

Menge. Dialysat wird in großer Menge benötigt. Bei einem Dialysatfluss von 500 ml/min beträgt die Dialysatmenge bei einer 4- bis 5-stündigen Dialysebehandlung ca. 120–150 l, d. h. bei 3 Dialysebehandlungen pro Woche bis zu 450 l. Dialysat wird heute meist durch Verdünnung von Dialysatkonzentrat mit gereinigtem Osmosewasser produziert. Die Wasseraufbereitung wird in ▶ Kap. 8.3 besprochen, die Proportionierung in ▶ Kap. 9.

Die Möglichkeit zur Variation der Dialysatzusammensetzung durch gezielte Zumischung einzelner Bestandteile erlaubt heutzutage eine Dialysebehandlung, die auf die individuellen Bedürfnisse des Patienten zugeschnitten ist.

8.1.1 Natrium

❗ Die Serumnatriumkonzentration ist entscheidend für die Serumosmolalität und für die Verteilung des Körperwassers: Steigt die Natriumkonzentration im Blut, führt sie durch osmotischen Sog zum Einstrom von Wasser aus dem Gewebe. Das Volumen im Gefäßsystem nimmt zu und erhöht auf diese Weise den Blutdruck.

Patienten mit Nierenversagen können Natrium nicht mehr über den Urin ausscheiden, und es kommt zur Erhöhung der Gesamtnatriummenge im Körper. Diese positive Natriumbilanz ist einer der Gründe für den Bluthochdruck der Dialysepatienten und für die Empfehlung zur kochsalzarmen Diät.

Niedrige Konzentration. Um überschüssiges Natrium aus dem Körper zu entfernen und so den erhöhten Blutdruck bei Dialysepatienten zu senken, hat man in den 70er Jahren mit einer relativ niedrigen Natriumkonzentration von 130 mmol/l im Dialysat dialysiert.
- Der Vorteil dieser Dialysen war geringer Durst und relativ geringe Gewichtszunahmen im dialysefreien Intervall. Allerdings trat bei einem kleinen Teil der Dialysepatienten ein paradoxer Blutdruckanstieg auf.
- Ein entscheidender Nachteil war aber, dass die niedrige Natriumkonzentration im Dialysat während der Dialysen überproportional häufig zu Krämpfen und Blutdruckabfällen führte (▶ Kap. 11.8). Vermutlich kam es durch Rückgang der osmotisch wirksamen Kräfte im Serum bei niedrigem Dialysatnatrium zu vermehrtem Einstrom von Wasser in die Zellen und damit zu einer Unterfüllung des Gefäßsystems.

Höhere Konzentration. Wegen dieser Problematik ging man später dazu über, die Natriumkonzentration im Dialysat auf Werte um 135–145 mmol/l zu erhöhen. Tatsächlich konnte man damit ein stabileres Blutdruckverhalten während der Dialyse und eine bessere Verträglichkeit erreichen. Allerdings steigert dies wieder den Durst der Patienten und führt zu größeren Gewichtszunahmen zwischen den Dialysen.

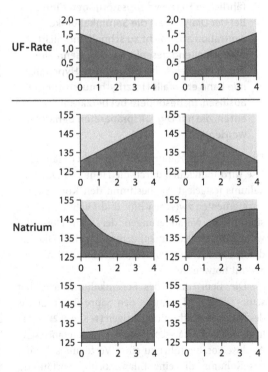

◻ **Abb. 8.1.** Verlauf des Dialysatnatriums über eine Dialysezeit von 4 h in Beispielen. Grundsätzlich werden abfallende oder ansteigende Profile unterschieden, die meist im Zusammenhang mit einem Ultrafiltrationsprofil zur Stabilisierung des Kreislaufs beitragen. (Mit freundlicher Genehmigung von Gambro Medizintechnik)

Natriumprofile. In der Zukunft stellen vielleicht die an manchen Maschinen bereits einstellbaren Natriumprofile eine Lösung der oben genannten Probleme dar. Durch elektronisch gesteuerte phasenweise Variation der Dialysatnatriumkonzentration kann in zeitlicher Kopplung mit Ultrafiltrationsphasen ein hohes Dialysatnatrium eingestellt werden, während das durchschnittliche Dialysatnatrium niedriger bleibt. Die Veränderungen in den verschiedenen Flüssigkeitskompartimenten mit niedrigem und hohem Dialysatnatrium zeigt ◘ Abb. 8.1.

8.1.2 Kalium

Die meisten Patienten mit chronischem und akutem Nierenversagen gehen mit einer erhöhten Kaliumkonzentration im Serum an die Dialyse.

❗ **Sehr hohe Kaliumwerte können zu lebensgefährlichen Herzrhythmusstörungen führen. Bei der Dialyse darf die Serumkaliumkonzentration aber nicht zu schnell und nicht überschießend gesenkt werden, denn eine durch die Dialyse herbeigeführte Hypokaliämie kann ebenfalls Herzrhythmusstörungen auslösen, insbesondere bei herzkranken Patienten, die mit Digitalispräparaten behandelt werden.**

Die Menge der Kaliumelimination bei Hämodialyse wird individuell durch die Höhe des Dialysatkaliums festgelegt. Sie bestimmt den Konzentrationsgradienten zwischen Blut und Dialysat. Häufig sind hierzu Veränderungen der vom Hersteller vorgesehenen Kaliumkonzentration im Dialysat durch Zumischung von Kaliumchlorid zum Konzentrat notwendig.

Die Beurteilung des Serumkaliumwertes hat seine Tücken. Man muss den Säure-Basen-Status des Patienten mitberücksichtigen (▶ Kap. 8.2). Meist liegt bei den Dialysepatienten eine metabolische Azidose vor. Sie führt zu einer Verteilungsstörung des Kaliums, die eine Bilanzstörung vortäuscht. Folgender Mechanismus liegt diesem Phänomen zugrunde:

▬ Die bei der Azidose im Überschuss anfallenden positiv geladenen Wasserstoffionen werden teilweise in die Zellen verschoben.

▬ Das dadurch entstehende Zuviel an positiven Ladungen in den Zellen gleicht der Körper aus, indem es die ebenfalls positiv geladenen Kaliumionen aus der Zelle entfernt.

▬ Die extrazellulär erscheinenden Kaliumionen erhöhen die Konzentration des Serumkaliums, auch wenn in der Bilanz kein Kaliumüberschuss des Organismus vorliegt.

Umgekehrt führt eine Alkalose zu Hypokaliämie. Leider reicht die Verschiebung des Kaliums nach intravasal schon aus, um den Patienten zu gefährden. Besonders für die Wirkungen des Kaliums am Herzen ist die Höhe des Serumkaliums ausschlaggebend.

❗ **Der Zusammenhang von Kalium und Säure-Basen-Haushalt erlaubt in gewissem Umfang die Therapie der Kaliumstörung durch Korrektur der Säure-Basen-Störung.**

Wenn eine Hyperkaliämie bei Azidose besteht, so kann durch Azidosekorrektur mit Puffern, d. h. durch allmähliches Anheben des ph-Wertes von erniedrigten Werten zum normalen ph-Wert von 7,4, auch eine Normalisierung des Kaliums erreicht werden. Eine Anhebung des ph-Werts um 0,1 führt zu einem Absinken des Serumkaliums um ca. 0,5 mmol/l.

Im Dialysealltag liegt bei den meisten Patienten eine Mischsituation vor:

▬ Mit der Nahrung aufgenommenes Kalium zwischen den Dialysen hat zu einem Kaliumüberschuss geführt.

▬ Zusätzlich liegt eine verteilungsbedingte Erhöhung des Serumkaliums durch die metabolische Azidose vor.

Führt man vor der Dialyse eine Bestimmung der Blutgase und der Elektrolytkonzentrationen durch, dient dies der Festlegung des Dialysatkaliums.

Beispiel. Bei einer nur leichten Erhöhung des Serumkaliums auf 5,6 mmol/l bei sehr ausgeprägter Azidose reicht der rasch erfolgende Azidoseausgleich bei der Dialyse schon zur Normalisierung des Serumkaliums aus. Da keine weitere Bilanzstörung des Kaliums besteht, kann das Dialysatkalium auf dem Niveau normaler Serumkonzentrationen, z. B. auf 4 mmol/l, eingestellt werden.

Bei Patienten mit gut erhaltener Restausscheidung mit oder ohne Diuretikatherapie wird Kalium häufig noch sehr effektiv aus dem Körper entfernt, so dass ein Dialysatkalium in der Höhe normaler Serumkonzentration gewählt werden sollte.

Die meisten Dialysepatienten lassen sich mit einem Standarddialysatkalium von 2 mmol/l ohne Probleme dialysieren. In speziellen Situationen, wie oben angesprochen, kann das Dialysatkalium bedarfsweise bis auf Werte um 4 mmol/l angehoben werden.

❗ **Zusammen mit dem Patienten sind prädialytische Kaliumwerte unter 6,0 mmol/l und ein Serumkalium am Ende der Dialyse über 3,5 mmol/l anzustreben.**

Die prädialytischen Serum-Kaliumwerte der Patienten spiegeln in erster Linie die Aufnahme kaliumreicher Nahrungsmittel im Intervall zwischen den Dialysen und die Größenordnung der Restdiurese wider.

8.1.3 Kalzium

❗ **Der Serumkalziumwert ist bei Dialysepatienten meist erniedrigt, d. h. es besteht eine Hypokalzämie. Die Wahl eines relativ hohen Dialysatkalziums beeinflusst die Kalziumbilanz des Patienten positiv. Gängige Kalziumkonzentrationen der Dialysate liegen im Bereich von 1,25–1,75 mmol/l.**

Liegt die vom Hersteller vorgegebene Konzentration zu niedrig, so kann sie gezielt durch Addition von Kalziumsalzen erhöht werden. In der Vergangenheit hat man höhere Dialysatkalziumkonzentrationen bevorzugt, um den Kalziummangel der meisten Patienten auszugleichen und die Knochenstoffwechselstörung so positiv zu beeinflussen. Mit der zunehmenden Verbreitung kalziumhaltiger oraler Phosphatbinder und aktivem Vitamin D finden vermehrt niedrigere Kalziumkonzentrationen Anwendung, um eine Hyperkalzämie zu vermeiden. Bei der Festlegung des Dialysatkalziums sind

also alle Medikamente mit Einfluss auf den Kalziumhaushalt mit einzubeziehen.

Bei Bestimmung des Serumkalziums mit einem der in vielen Dialyseabteilungen vorhandenen Blutgasanalysatoren (»Astrup«) wird meist die Höhe des ionisierten Kalziums, also das freie, ungebundene Kalzium im Serum erfasst. Der Wert ist etwa halb so hoch wie das sonst im Rahmen von Routineblutuntersuchungen bestimmte Gesamtkalzium im Serum.

Ungewollt hohe Kalziumkonzentrationen im Dialysat können Folge von nichtentmineralisiertem Wasser zur Verdünnung von Dialysekonzentrat sein und zum gefährlichen Hartwassersyndrom führen (▶ Kap. 11.11).

8.1.4 Magnesium

Die klinische Bedeutung des Dialysatmagnesiums ist weitgehend unklar. Die Serumkonzentration von Magnesium liegt bei Dialysepatienten meist im Normbereich. Die Serumkonzentration spiegelt jedoch nur einen Bruchteil des Gesamtmagnesiums wieder und ist ein schlechter Indikator für die entscheidende intrazelluläre Konzentration. Da Magnesium über die Niere ausgeschieden wird, ist bei der terminalen Niereninsuffizienz mit einer positiven Magnesiumbilanz zu rechnen. Auf der anderen Seite nehmen die meisten Dialysepatienten eher weniger Magnesium auf als Nierengesunde. Die Dialysatmagnesiumkonzentration liegt meist leicht unterhalb der normalen Serumkonzentration.

8.1.5 Chlorid

Chlorid wird dem Dialysat aus Gründen der elektrischen Neutralität beigefügt, um ein Gleichgewicht zwischen den positiv geladenen und negativ geladenen Ionen zu erreichen.

8.1.6 Puffersubstanzen

Die chronische metabolische Azidose der Dialysepatienten lässt sich während der Dialyse nicht durch Entfernung von Säuren über Diffusion oder Konvektion korrigieren. Auch wenn diese Transporte in gewissem Umfang ablaufen, spielen sie quantitativ zur Azidosekorrektur nur eine geringe Rolle.

❗ **Entscheidend ist die Zufuhr von Puffersubstanzen während der Dialyse, die das bestehende Basendefizit ausgleicht.**

Die Funktion von Puffern wird in dem Exkurs zum Säure-Basen-Haushalt (▶ Kap. 8.2) erklärt. Als Puffer für das Dialysat und für die Substitutionslösung eignen sich:

- Bicarbonat,
- Acetat und
- Laktat.

Acetat und Bicarbonat

Bei den ersten Dialysen von Kolff Anfang der 40er Jahre wurde Bicarbonat als Puffer im Dialysat in einer Konzentration von 27 mmol/l benutzt.

Technische und hygienische Probleme mit Bicarbonat als Puffer führten zur Ablösung durch das 1964 von Mion eingeführte Acetat. Als nachteilig hatte sich bei der Bicarbonatdialyse erwiesen:

- Bei Zusammenmischung aller Komponenten des bicarbonathaltigen Dialysats kommt es zur Ausfällung von Kalziumcarbonat.
- Das Dialysat bietet gute Wachstumsbedingungen für Bakterien und neigt zur Verkeimung.

Acetat war nach seiner Einführung für über 20 Jahre die Standardpuffersubstanz bei der Hämodialyse. Das Dialysat ist chemisch haltbar und mikrobiologisch unbedenklich. Mit der Zeit wurden aber auch Nachteile des Acetats als Puffer deutlich:

- Im Gegensatz zu dem physiologischen Puffer Bicarbonat muss Acetat als indirekte Puffersubstanz erst zu Bicarbonat verstoffwechselt werden. Bei der Entstehung von Bicarbonat wird pro Molekül Acetat ein Wasserstoffion verbraucht.
- Diese metabolische Umwandlung von Acetat zu Bicarbonat benötigt eine gewisse Zeit, in der es vorübergehend zu einer Zunahme der metabolischen Azidose kommt. Mit der Einführung hocheffizienter Dialysemodalitäten

mit Verkürzung der Dialysezeit entpuppte sich dies als Nachteil der Acetatdialyse. Die hohen Blut- und Dialysatflüsse führten zu einer ausgeprägten Acetatbeladung des Patienten, die die Verstoffwechslungskapazität überschritt und noch höhere Acetatspiegel im Blut verursachte.

- Bei hohen Ultrafiltrationsraten traten bei Acetatdialyse häufig Blutdruckabfälle auf, während ähnliche UF-Raten unter einer Bicarbonatdialyse besser vertragen wurden. Acetat wirkt direkt gefäßerweiternd und führt so zum Blutdruckabfall.
- Im Gegensatz zur Acetatdialyse findet bei der Bicarbonatdialyse darüber hinaus ein rascherer Rückstrom von Gewebewasser in das Gefäßsystem statt, der einer Unterfüllung des Gefäßsystems verhindert.

❗ **Bei Acetatdialysen kommt es im Vergleich zu Bicarbonatdialysen häufiger zu Blutdruckabfällen, Übelkeit und Krämpfen, v. a. wenn hocheffiziente oder High flux-Dialyseverfahren eingesetzt werden.**

Die wachsende Problematik mit der Acetatdialyse führte in Verbindung mit Fortschritten bei der Proportionierung von Bicarbonatdialysat zur Renaissance der Bicarbonatdialyse.

Damit Bicarbonat mit Kalzium- und Magnesiumionen nicht zu unlöslichem Kalzium- bzw. Magnesiumcarbonat im alkalischen Bereich ausfällt, werden das herkömmliche Dialysatkonzentrat (Säurekonzentrat) und das bicarbonathaltige Konzentrat (Basenkonzentrat) getrennt voneinander aufbewahrt und erst bei der Proportionierung zur Dialyse zusammengeführt. Um ein Ausfällen der beiden Salze im Moment der Mischung der Konzentrate zu vermeiden, wird dem Säurekonzentrat zusätzlich Acetat (3–5 mmol/l) zugesetzt. Während der Mischung der Konzentrate entsteht CO_2, das wiederum das saure Milieu zur Vermeidung der Carbonatpräzipitation herstellt. Dadurch entsteht im Dialysat eine höhere CO_2-Konzentration als im Blut, und CO_2 diffundiert ins Blut, aus dem es ohne Probleme in der Lunge abgeatmet werden kann.

Das getrennt abgefüllte, hochkonzentrierte (0,5- bis 1-molar) Natriumbicarbonat ist nicht völlig stabil. Abhängig von Luftdurchlässigkeit und Lagerungsdauer des Konzentratkanisters entweicht ständig CO_2 und führt zur Abnahme des Bicarbonats. Deshalb sollten angebrochene Bicarbonatlösungen nicht länger als 12 h verwendet werden. Heute ist diese Problematik in den Hintergrund getreten, da Bikarbonat überwiegend als Trockenkonzentrat zur Verfügung steht, das erst während der Dialysebehandlung durch Wassereinstrom aufgelöst wird. Die Bikarbonat-Kartuschen sind nur für eine Dialysebehandlung vorgesehen. Auch für die sauren Dialysatkomponenten zeichnet sich ein vergleichbarer Trend ab: hin zum Tockendialysat in der Kartusche und weg vom Flüssigkonzentrat im Kanister.

Laktat

Laktat, das wie das Acetat erst zu Bicarbonat verstoffwechselt werden muss, bevor es als Puffer wirkt, wird nicht im Dialysat eingesetzt. Es ist aber ein gebräuchlicher Puffer von in Beuteln abgefüllten Substitutionslösungen für die Hämofiltration und Hämodiafiltration und im Dialysat für die Peritonealdialyse. Allerdings ist die Verwendung von Laktat auch in diesen Bereichen rückläufig. Substitutionslösung wird heute überwiegend online von den Dialysemaschinen unter Verwendung von Bikarbonat als Puffer hergestellt, und in der Peritonealdialyse hat bikarbonat-gepuffertes Dialysat als physiologischere Alternative ebenfalls Eingang gefunden.

Pufferfreies Dialysat

Auch pufferfreies Dialysat kommt bei bestimmten Modifikationen der Dialyse zum Einsatz. Da diese Patienten dennoch Puffer zum Ausgleich der Azidose benötigen, werden diese an anderer Stelle zugeführt. Die Trennung des Dialysevorgangs von der Pufferzufuhr soll Vorteile für die Kreislaufstabilität bringen. Exemplarisch wird mit der acetatfreien Biofiltration ein solches Verfahren vorgestellt (▶ Kap. 8.2).

8.1.7 Glukose

Bereits die ersten Dialysebehandlungen wurden mit Glukose im Dialysat durchgeführt, um über ihre osmotische Wirkung eine Ultrafiltration zu erreichen. Dieses Prinzip findet heute noch bei der Peritonealdialyse Anwendung (▶ Kap. 13.2).

> ❗ **Die Ultrafiltration bei der Hämodialyse wird durch eine hydrostatische Druckdifferenz erzielt und macht den Zusatz von Glukose im Dialysat grundsätzlich überflüssig.**

Gründe für eine Glukosezusatz im Dialysat:

- Bei Dialysepatienten mit Diabetes mellitus hat ein Glukosezusatz im Dialysat in Höhe der normalen Serumnüchternwerte die wichtige Funktion, Hypoglykämien zu vermeiden.
- Höhere Glukosezusätze werden gerne zur Vermeidung von Dysäquilibriumszuständen bei Erstdialysen eingesetzt. Der während der Dialyse stattfindende schnelle Abfall der hohen Serumosmolarität bei hohen Harnstoffspiegeln kann durch gleichzeitiges Auffüllen mit der osmotisch wirksamen Glukose aufgefangen werden. Hierzu ist die Glukosekonzentration im Dialysat allerdings deutlich anzuheben (200–400 mg/dl) und der Blutzuckerspiegel des Patienten zu überwachen.

8.2 Zusammensetzung der Substitutionslösungen für Hämofiltration und Hämodiafiltration

> ❗ **Zur Durchführung aller Blutreinigungsverfahren mit hohen Ultrafiltrationsmengen müssen verlorengegangene Flüssigkeit, Elektrolyte und Puffer ersetzt (substituiert) werden.**

Dies betrifft im wesentlichen die Verfahren Hämofiltration, Hämodiafiltration und die kontinuierlichen Blutreinigungsverfahren auf der Intensivstation (▶ Kap. 12). Wenn diese Verfahren effizient durchgeführt werden, benötigt man sehr große Mengen des Substituats, von bis zu 70 l pro Behandlungstag. Auch bei der gewöhnlichen Hämofiltration mit Substitution im Postdilutionsverfahren kommen bei angestrebten Austauschvolumen von etwa 1/3 des Körpergewichts des Patienten beträchtliche Substitutionsvolumina zustande.

❗ Die Substitutionslösung muss anders als das Dialysat steril und pyrogenfrei vorliegen, da es entweder vor dem Dialysator (Prädilution) oder dahinter (Postdilution) direkt in das Blut des Patienten geleitet wird.

Von dem bisher im 4,5 l-Beutel gelieferten Substitut wurden für eine Behandlung mehrere Beutel hintereinander infundiert. Das Substitut enthält die gleichen Bestandteile wie das Dialysat in vergleichbarer Konzentration. Ein entscheidender Unterschied besteht aber hinsichtlich der Puffer.

❗ Statt Bicarbonat oder Acetat enthalten die meisten kommerziell erhältlichen Substitutionslösungen Laktat in der Konzentration von 33–55 mmol/l als Puffersubstanz.

Im klinischen Alltag scheint der indirekte Puffer Laktat zu keinerlei erkennbaren Nachteilen gegenüber dem Bicarbonat zu führen. Dennoch ist man bemüht, bicarbonathaltiges Substitut auf den Markt zu bringen. Das Problem liegt bei dem oben schon geschilderten Ausfällen von Kalzium- und Magnesiumsalzen im alkalischen Bereich. Zur Selbstherstellung von aus 2 Komponenten bestehendem bicarbonathaltigem Substitut unmittelbar vor der Behandlung gibt es entsprechende Sets auf dem Markt. Inzwischen steht ein 2-Komponenten-System zur bikarbonatgepufferten Hämofiltration bereit, bei dem die Substitutionslösung unmittelbar vor dem Gebrauch aus 2 Beuteln gemischt wird.

Durch die sterile Substitutionslösung in den zu wechselnden Beuteln waren die Hämofiltration und verwandte Verfahren bisher teuer und arbeitsintensiv. Inzwischen wird das Substitut an neuen Maschinen online, also wie das Dialysat unmittelbar zum Gebrauch hergestellt. Auch hier wird grundsätzlich Bicarbonat als Puffer eingesetzt. Bei dieser neuen Technik wird Dialysat aus dem Dialysatkreislauf abgezweigt und über Sterilfilter in den hochgereinigten Zustand gebracht, der die Verwendung als Substitutionslösung erlaubt. Die Onlineproduktion schränkt die Verwendung großer, für die Prädilution be-

nötigter Substitutionsmengen nicht mehr ein (▶ Kap. 12.1.2).

Acetatfreie Biofiltration als pufferfreies Dialyseverfahren

▬ Prinzip
Die acetatfreie Biofiltration ist ein Hämodiafiltrationsverfahren unter Verwendung eines pufferfreien Dialysats. Zum Azidoseausgleich wird während der Dialyse als Postdilution eine isotonische Bicarbonatlösung infundiert. Um eine ausgeglichene Flüssigkeitsbilanz zu erreichen, wird die dem zugeführten Bicarbonatlösungsvolumen entsprechende Flüssigkeitsmenge über die Dialysatormembran ultrafiltriert. Menge der erforderlichen Natriumbicarbonatlösung: 4–5 l/Dialyse

▬ Dialysegerät
Dialysegerät mit 2 Pumpen (arteriell und venös); über die venöse Pumpe erfolgt die Infusion der Bicarbonatlösung

▬ Dialysatkonzentrat
Dialysatkonzentrat der üblichen Zusammensetzung, jedoch ohne jegliche Puffersubstanzen

▬ Infusionslösung
Sterile, pyrogenfreie Natriumbicarbonatlösung (145 oder 167 mmol/l)

▬ Vorteile der acetatfreien Biofiltration
– seltener Blutdruckabfälle (evtl. wegen völliger Acetatfreiheit)
– exaktere Kontrolle des Säure-Basen-Haushaltes: Festlegung der Menge an Alkaliäquivalenten, Vermeidung überschießender Alkalosen
– keine Verkalkungen im Dialysegerät

▬ Nachteile
– Relativ hoher apparativer Aufwand

❯ Physiologie des Säure-Basen-Haushalts und seine Störungen

Im Körper liegt ein genau geregeltes Gleichgewicht zwischen Säuren und Basen vor. Das quantitative Verhältnis zwischen Säuren und Basen beschreibt der pH-Wert.

Der pH-Wert einer Flüssigkeit hängt von der Säuremenge, genauer von der Wasserstoffionenkonzentration (H^+) ab. Der pH-Wert ist der negative Zehnerlogarithmus der H^+-Konzentration und steht damit in einem reziproken Verhältnis zur Wassersoffionenkonzentration, d. h. mit steigender Konzentration fällt der pH-Wert und umgekehrt.

- Eine neutrale Flüssigkeit hat einen pH-Wert von 7, d. h. es liegen genauso viel Basen wie Säuren vor.
- Säuren haben einen pH-Wert von weniger als 7, d. h. je höher der Säureanteil und damit die Wasserstoffionenkonzentration, desto niedriger der pH-Wert.
- Basen haben einen pH-Wert von 7–14.

Die Stoffwechselvorgänge im Körper benötigen einen konstanten pH-Wert. In den Zellen liegt er bei 6,9, außerhalb der Zellen bei 7,4 (7,36–7,44). Wie engmaschig der pH-Wert reguliert werden muss, wird dadurch deutlich, dass Abweichungen des pH-Werts im Blut unter 6,8 und über 7,7 zum Tod führen.

Abweichungen: pH-Wert unter 7,36: Azidose, pH-Wert über 7,44: Alkalose.

Durch den Stoffwechsel fallen im Körper ständig Säuren an (etwa 80 mmol/Tag). Die bedeutendste Menge Säuren entsteht aus dem Abbau schwefelhaltiger Aminosäuren. Der Körper ist also ständig von der Azidose bedroht.

Zur Konstanthaltung des pH-Werts müssen die anfallenden Säuren aus dem Körper eliminiert werden. Die Säureelimination wird im wesentlichen von 2 Organen geleistet:

- **Lunge** und
- **Niere.**

Anfallende Säuren:

- **Fixe (nichtflüchtige) Säuren:** Bicarbonat, Phosphat, Ammoniumchlorid (u. a.)
- **Flüchtige Kohlensäure:** wird als CO_2 abgeatmet.

Fixe Säuren können nur über die Niere eliminiert werden. Fixe und flüchtige Säuren korrespondieren über das CO_2-Bicarbonat-System miteinander und können sich teilweise ersetzen (Kompensationsmechanismen). Die Reaktionsformel zeigt die Umwandlungsschritte über die Kohlensäure:

$$CO_2 + H_2O \leftrightarrow H_2CO_3 \leftrightarrow H^+ + HCO_3^-$$
(Kohlensäure)

Der pH-Wert des Blutes wird im wesentlichen durch das Verhältnis Bicarbonat: Kohlendioxid bestimmt. Mit ihren Konzentrationen kann der aktuelle pH-Wert des Blutes berechnet werden:

Henderson-Hasselbalch-Gleichung:

$$pH = 6,1 + \log \frac{HCO_3^-}{CO_2}$$

In der Praxis werden für die Blutgasanalyse der pH-Wert und der Partialdruck des CO_2 in der Blutprobe direkt mit Glaselektroden gemessen, das Bicarbonat wird indirekt errechnet. Die Blutprobe entspricht bei der Dialyse in etwa einer arteriellen Blutprobe, da sie aus dem Shunt entnommen wird. Bei der Blutgasanalyse venösen Blutes gelten andere Normwerte.

Der pCO_2 liegt normalerweise bei 40 mmHg. Es handelt sich um das physikalisch im Blut gelöste CO_2, dessen Wert vom CO_2-Anfall im Stoffwechsel und seiner Elimination über die Lunge bestimmt wird.

Da das aktuelle Bicarbonat von der Abatmung des CO_2 abhängt, ermitteln die Blutgasanalysegeräte automatisch das Standardbicarbonat.
Bedingungen für Standardbicarbonat: 37 °C, pCO_2 40 mmHg.

pH-Wert, pCO_2 und Standardbicarbonat erlauben eine Differenzierung zwischen respiratorischen und metabolischen Störungen des Säure-Basen-Haushaltes.

- **Respiratorische Störung:** primär pCO_2 verändert,
- **Metabolische Störung:** primär Standardbicarbonat verändert.

▼

Da das Bicarbonat mit dem Kohlendioxid korrespondiert (s. oben), kann es bei länger bestehender Störung zu Kompensationsmechanismen kommen. Sie haben die Normalisierung des pH-Wertes zum Ziel.

Normalwertbereiche für Blutgasanalyse aus dem Shunt:

pH-Wert:	7,35–7,45
pCO2:	35–45 mmHg
pO2:	70–100 mmHg
Standardbicarbonat:	20–25 mmol/l

Metabolische Azidose. Dialysepatienten haben meist eine metabolische Azidose:

- pH-Wert erniedrigt
- pCO_2 primär normal, kompensatorisch erniedrigt
- Standardbicarbonat unter 20 mmol/l.

Die Ursache ist die mangelnde Rückgewinnung von Basen und fehlende Ausscheidung von Säuren über die Niere. Der Körper versucht, den Ausfall der Nieren durch vermehrte Abatmung von CO_2 in der Lunge zu kompensieren. Geschieht dies mit Erfolg, steigt der pH-Wert wieder an, der pCO_2 fällt. Meist gelingt die Kompensation nicht völlig, da der Verlust der Säureausscheidung der Nieren quantitativ zu bedeutsam ist. Es kommt zur Teilkompensation mit nicht ganz normalisiertem pH-Wert.

Respiratorische Azidose. Schwere Lungenerkrankungen führen zum Verlust der Gasaustauschfähigkeit der Lungen und verminderte Aufnahme von Sauerstoff. Die verminderte Abatmung von CO_2 sind die Folge:

- pCO_2 im Blut steigt
- Standardbicarbonat primär normal, kompensatorisch erhöht.

Erst wenn nach einiger Zeit eine metabolische Kompensation durch Reduktion des Basenverlusts in der Niere auftritt, steigt das Standardbicarbonat, und der pH-Wert normalisiert sich.

Metabolische Alkalose. Die metabolische Alkalose ist meist Folge des Verlustes von Säuren, z.B. bei schwerem Erbrechen (Verlust von Salzsäure

des Magens) oder Nebenwirkung einer medikamentösen Therapie (z. B. mit Diuretika):

- pH-Wert steigt
- Standardbicarbonat primär erhöht
- pCO_2 normal, kompensatorisch erhöht.

Bei der Dialyse kann eine metabolische Alkalose durch überschießende Puffersubstitution entstehen.

Respiratorische Alkalose. Die häufigste Ursache für die respiratorische Alkalose ist die Hyperventilation, d. h. unwillkürliches schnelles und vertieftes Atmen. Auf diese Weise wird sehr viel CO_2 abgeatmet:

- pCO_2 sinkt
- pH-Wert steigt
- Standardbicarbonat normal.

Die respiratorische Alkalose bei Hyperventilation dauert meist nur kurz an. Bei länger dauernden Störungen kann eine metabolische Kompensation durch vermehrte renale Ausscheidung von Bicarbonat erfolgen.

Die Rolle der physiologischen Puffer im Säure-Basen-Haushalt

Die physiologischen Puffersysteme im Blut haben die Aufgabe, die ständig anfallenden Säuren primär zu binden (abzupuffern), bis die Säureäquivalente entweder über die Niere oder die Atmung entfernt werden. Die Puffer haben damit eine wichtige Funktion zur Konstanthaltung des pH-Wertes im Organismus.

Wichtige Puffer im Blut:

- Bicarbonat
- Phosphat
- Hämoglobin
- Plasmaeiweiß.

Bei der terminalen Niereninsuffizienz ist die Kapazität der physiologischen Puffer überfordert, den Anfall der Säuren aufzufangen, und die Möglichkeit der Elimination der Säuren über die Niere fällt weg. Therapiemöglichkeiten:

- Pharmakologisch, z.B. Ersatz durch orales oder parenterales Bicarbonat,
- bei Dialyse Übertritt von Pufferbasen aus dem Dialysat in das Blut durch Diffusion oder die Addition der Puffer mit der Substitutionslösung.

8.3 Wasseraufbereitung für die Hämodialyse

8.3.1 Allgemeines zur Wasserqualität

Ein gesunder Mensch braucht zum Leben jährlich 700–1000 l Wasser.

Der Mensch kann zwar Wochen ohne Essen auskommen, nicht jedoch ohne Wasser.
— Bereits ein Verlust von 1–2% Wasser lässt in unserem Körper ein Durstgefühl entstehen.
— Verlieren wir mehr als 20% Wasser, sind gesundheitliche Schäden nicht mehr auszuschließen.

Der Körper eines Erwachsenen besteht im Durchschnitt zu 60–70% aus Wasser, das wichtige Aufgaben im menschlichen Organismus erfüllt:
— Es enthält Nährstoffe und Elektrolyte in Lösung
— Es dient als Transportmedium
— Es wirkt bei Verdauung und Ausscheidung
— Es regelt die Körpertemperatur.

❗ Die *Qualität* des Trinkwassers hat entscheidenden Einfluss darauf, wie gut im Körper die oben genannten Vorgänge ablaufen können. Gutes Wasser ist mineralarm.

Verunreinigtes Wasser (Flusswasser, Wasser aus Seen, Oberflächenwasser, das durch Chemikalien oder Abwasser aller Art verdorben ist) wird teilweise gechlort, damit es keine lebenden Bakterien mehr enthält (nur tote).

8.3.2 Elektrische Leitfähigkeit

Zur Bestimmung der Reinwasserqualität bietet sich die Messung der elektrischen Leitfähigkeit an, die ein täglich genutztes Verfahren zur Qualitätsbeurteilung ist. Durch die im Wasser gelösten dissoziierten Salze kann Wasser elektrischen Strom leiten.

❗ Die Bestimmung der elektrischen Leitfähigkeit stellt keine Stoffkomponente dar, sondern sie ist ein Summenparameter, der sich aus der Leitfähigkeit aller in der Messlösung vorhandenen Ionen addiert.

Aussagen über einzelne Wasserinhaltsstoffe sind somit allein durch Messung der Leitfähigkeit im allgemeinen nicht möglich. Bei der Messung der elektrischen Leitfähigkeit wird stets der Widerstand eines bestimmten Flüssigkeitsvolumens gemessen. Ein sehr wichtiger Einflussfaktor bei der Messung der Leitfähigkeit stellt neben dem pH-Wert die Temperatur des Mediums dar (◘ Tab. 8.2).

❗ Bei der Beurteilung der Qualität ist es also sehr wichtig, sich auf eine einheitliche Referenztemperatur zu beziehen. In Deutschland sind 20°C oder 25°C üblich.

International ist es auch üblich, neben der elektrischen Leitfähigkeit den elektrischen Widerstand anzugeben: Leitwert [Siemens] = 1/Widerstand [Ohm].

Die Qualität des Reinwassers für die Dialysatherstellung wird am Ende der Vorgänge in der Umkehrosmose mit einer Leitfähigkeitsmessung kontrolliert. Das bereits zuvor mehrfach gefilterte und enthärtete Wasser sollte an dieser Stelle praktisch frei von Elektrolyten sein und eine vernachlässigbare Leitfähigkeit besitzen. Tatsächlich liegt die Leitfähigkeit von Permeat (=Reinstwasser) in Abhängigkeit von der Temperatur sehr niedrig (◘ Tab. 8.2). Eine weitere Anwendung von Leitfähigkeitsmessungen ist die Kontrolle der korrekten Dialysatproportionierung in den Dialysemaschinen (▶ Kap. 9).

◘ Tab. 8.2. Leitfähigkeit in Abhängigkeit von der Temperatur

Temperatur [°C]	Reinstwasserleitfähigkeit [μS/cm] (S = Siemens)
10	0,028
20	0,049
25	0,055
30	0,8

8.3.3 Anforderungen an die Qualität des Wassers für die Dialyse

❗ **Ein dialysepflichter Mensch benötigt 10.000–30.000 l Wasser pro Jahr, um sein Leben zu erhalten.**

Durch den Dialysator, in dem das Wasser nur über eine halbdurchlässige Membran vom Blutkreislauf getrennt ist, fließen 500–800 ml Wasser in der Minute, um die Urämietoxine aufzunehmen. Die im Wasser gelösten Stoffe können jedoch in umgekehrter Richtung über die Dialysemembran ebenso in den Blutkreislauf übertreten, sofern ihre Molekülgröße unterhalb des Porendurchmessers der Membran liegt. Der Transport kann diffusiv oder konvektiv erfolgen. Quantitativ bedeutsam ist der Übertritt von Dialysat in das Blut vor allem bei High flux-Dialysatoren (Rückfiltration), deren Einsatz daher noch höhere Anforderungen an die Wasserqualität stellt.

Durch die künstliche Niere, in der das Wasser nur über die halbdurchlässige Membranwand vom Blutkreislauf getrennt ist, fließen 500 ml Wasser/min, um die unerwünschten Stoffwechselprodukte des Blutes aufzunehmen. Die im Wasser gelösten Stoffe können jedoch umgekehrt auch in den Blutkreislauf hineinwandern, wenn kein spezifischer, osmotischer Gegendruck im Blut besteht. Dies gilt nicht nur für die ionisierten Stoffe, sondern auch für organische Verunreinigungen im Wasser. Hier sind u. a. besonders die pyrogenen, d. h. fiebererzeugenden Stoffwechselprodukte der Mikroorganismen gefährlich. Aus diesem Grunde muss die Qualität des Dialysewassers hohen Ansprüchen genügen.

Grenzwerte

Verschiedene Verordnungen und Standards legen Grenzwerte als Mindestanforderung an die Wasserqualität fest (❏ Tab. 8.3):
- Der Standard der amerikanischen Gesellschaft Association Advancement for Medical Instrumention (AAMI) legt die Mindestanforderungen zur Wasserqualität für die Hämodialyse und die Hämodiafiltration fest.
- Im Rahmen der EU-Normierung soll der AAMI-Standard demnächst auch in einer ISO/IEC-Norm festgeschrieben werden.

- Die Trinkwasserverordnung (TrinkwV.) gibt die Wasserqualität nicht nur in chemischer, sondern auch in biologischer Hinsicht an.

Auch wenn diese Vorgaben von den Wasserwerken eingehalten werden, sind immer noch Stoffe und Verunreinigungen im Wasser enthalten, die sich teilweise auf den Dialysepatienten schädlich auswirken können:
- Geringe Salzanteile
- Metalle
- Organische Komponenten
- Gelöste Gase und Kolloide
- Partikel und Mikroorganismen.

Mikrobiologische Anforderungen an das Dialysewasser

In den vergangenen Jahren sind zu den Anforderungen an die anorganische (= chemische) Qualität des Wassers für die Dialyse die mikrobiologischen Standards deutlich gestiegen. Dies liegt besonders an der inzwischen weiten Verbreitung von Dialyseverfahren mit hochpermeablen Membranen und der Gefahr der Rückfiltration von Dialysat in das Blut. Noch entschiedener muss auf hochreines Wasser geachtet werden, wenn es nicht nur zur Herstellung von Dialysat, sondern auch zur Bereitung des direkt dem Patienten infundierten Substituates dient. Dies ist bei der Online-Hämodiafiltration oder der Online-Hämofiltration der Fall (▶ Kap. 12). Nicht nur für die Kontamination mit intakten, vermehrungsfähigen Bakterien sind daher Grenzwerte festgelegt worden, sondern auch für die pyrogenen, also fieber- und entzündungsauslösenden Bestandteile der Bakterienzellwände, die beim Zerfall von Bakterien entstehen. Sie werden Endotoxine genannt. Eine Übersicht über die gültigen Grenzwerte gibt die folgende Tabelle (❏ Tab. 8.4).

Dialysekonzentrate. Hochreines Wasser ist ebenso für die Herstellung von Dialysekonzentraten erforderlich. Die Konzentrate werden von verschiedenen Herstellern angeboten und mit reinem Wasser verdünnt. Die Inhaltsstoffe der Konzentrate werden auch in Pulverform angeboten, das dann entsprechend den Vorgaben mit hochreinem Wasser gemischt wird. Hierbei ist die Wasserqualität ganz

☐ Tab. 8.3. Auszüge aus Grenzwertfestlegungen zur Wasserqualität

Parameter [mg/l]	Grenzwerte der TrinkwV. vom 5.12.1990	AAMI-Standard
Aluminium	0,2	0,01
Ammonium	0,5	0.2
Arsen	0,001	0,005
Blei	0,04	–
Chlorid	250	–
Chrom	0,05	0,014
Cyanid	0,05	–
Eisen	0,2	–
Fluorid	1,5	0,2
Kalium	12	8
Kalzium	400	2
Kupfer	3	0,1
Magnesium	50	4
Mangan	0,05	–
Natrium	150	100
Nitrat	50	2
Nitrit	0,1	–
Phosphat	6,7	–
Quecksilber	0,001	0,0002
Sulfat	240	100
Zink	5	0,1
pH-Wert	6,5–9,5	
Leitfähigkeit	2000 mS/cm	
Vorgaben für die mikrobiologische Qualität	– Koloniezahl Agar-Gelatine bei 20 °C 100/ml bei 36 °C 100/ml – E-coli und coliforme Keime negativ	– Keimzahl < 200 CFU/ml – Endotoxine < 5 IU/ml

☐ Tab. 8.4. Standards für die mikrobiologische Qualität von Dialyseflüssigkeiten. KBE = koloniebildende Einheiten der Bakterien

Standard	Dialysewasser (meist durch Umkehrosmose hergestellt)		Dialyseflüssigkeit	
	KBE/ml	Endotoxin	KBE/ml	Endotoxin
Europäische Pharmacopoe (1997)	≤ 100	≤ 0,25 IU/ml	Keine	≤ 0,5 IU/ml
Arbeitskreis für angewandte Hygiene in der Dialyse (1998)	≤ 100	≤ 0,25 IU/ml	≤ 100	≤ 0,25 IU/ml
Schwedische Pharmacopoe (1997)	< 100	< 0,25 IU/ml	< 100	< 0,25 IU/ml
AAMI (1996)	≤ 200	Keine Angaben	≤ 2000	Keine Angaben

entscheidend, da sich besonders Bakterien rasch in bicarbonathaltigem Konzentrat vermehren und Endotoxine produzieren.

8.3.4 Moderne Wasseraufbereitungsverfahren

Die Wasseraufbereitungsverfahren sind den gestiegenen Anforderungen an die Wasserqualität angepasst worden. Die Anwendung von Membrantechnologien, wie sie in der Umkehrosmose eingesetzt werden, hat die früher gebräuchlichen Vollentsalzungsanlagen und Mischbettfiltersysteme weitge-

hend abgelöst. Die Vielzahl der möglichen Methoden der Wasseraufbereitung mit ihren Vor- und Nachteile werden in ❏ Tab. 8.5 zusammengefasst.

Die Umkehrosmose wird wegen ihrer großen Bedeutung in ihrem Funktionsprinzip ausführlicher dargestellt. Sie ist heute das dominierende Verfahren zur Herstellung von Dialysewasser.

Umkehrosmose

Die umgekehrte Osmose stellt das ökonomisch sinnvollste neueste Verfahren zur Wasseraufbereitung dar, das 90–99% aller Inhaltsstoffe des Wassers zurückhalten kann. Über einen Mechanismus, welcher sich vom Ionenaustausch- oder Aktivkoh-

❏ **Tab. 8.5.** Methoden der Wasseraufbereitung

Methode	Prinzip	Vorteile	Nachteile
Destillation	Verdampfung und Kondensierung durch Kühlung des Wasserdampfes	– Entfernt nahezu alle Verunreinigungen – Wiederverwendbar	– Einige Verunreinigungen können ins Kondensat gelangen – Hoher Wartungs- und Pflegeaufwand – Hoher Energieverbrauch
Ionenaustausch (❏ Abb. 8.2)	Salzaustausch und/oder Salzentfernung mittels Austauscherharzen	– Entfernt wirksam gelöste anorganische Stoffe – Regenerierbar – Niedrige Anschaffungskosten	– Partikel, Pyrogene und Bakterien werden nicht entfernt – Hohe Betriebskosten
Adsorption	Anlagerung verschiedenster Stoffe auf Aktivkohlefilter (zumeist in Verbindung mit anderen Methoden)	– Entfernt gelöste organische Verbindungen und Chlor – Hohe Standzeiten (hohe Kapazität)	– Kann pyrogene Stoffwechselprodukte (»carbon fines«) erzeugen
Filtration	Sammlung von Verunreinigungen auf einem wasserdurchlässigen Filter	– Entfernt alle Partikel und Mikroorganismen, die größer als die Filterporen sind – Nahezu wartungsfrei	– Gelöste anorganische Stoffe, Pyrogene und Kolloide werden nicht entfernt – Nicht regenerierbar
Ultrafiltration	Halbdurchlässiger Ultrafilter als Molekülsieb	– Hält nahezu alle Partikel und Mikroorganismen zurück, die größer als die angegebene Molekülgröße sind – Liefert sehr reines Wasser mit geringem Energieaufwand	– Gelöste anorganische Stoffe werden nicht zurückgehalten
Umkehrosmose (❏ Abb. 8.3a,b)	Filtration gegen den osmotischen Druck durch eine halbdurchlässige Membran	– Entfernt nahezu alle Verunreinigungen, auch gelöste Stoffe – Geringer Wartungsaufwand	– Begrenzte Flußrate
UV-Bestrahlung	Keimabtötung durch hochfrequente Lichtwellen (UV-C-Licht)	– Effektive hygienische Behandlung – Oxidation von organischen Verbindungen	– Partikel, Kolloide und Ionen werden nicht entfernt

leprinzip grundsätzlich unterscheidet, lassen sich bei der Umkehrosmose sowohl Salze als auch organische Komponenten abtrennen.

Das Prinzip basiert auf der von dem Botaniker Pfeffer 1877 beobachteten Erscheinung; in einem Gefäß (Pfeffer-Zelle), in dem ein Lösungsmittel und eine Lösung durch eine Membran getrennt sind, stellt sich auf der Lösungsmittelseite ein Druck ein. Voraussetzung dafür ist die Semipermeabilität der Membran:

- Undurchlässigkeit für den gelösten Stoff,
- Durchlässigkeit für das Lösungsmittel (**◘** Abb. 8.2a,b).

Es handelt sich um das Phänomen der Osmose.

Die Umkehrosmose hingegen zwingt das Lösungsmittel, entgegen der Richtung seines Verdünnungsbestrebens zu fließen, d. h. der Gehalt des gelösten Stoffs im Lösung enthaltenden Gefäßteil wird erhöht.

Zu den vielfältigen Einsatzmöglichkeiten der Umkehrosmose zählen See- und Brackwasserentsalzung, Abwasserreinigung oder die Anreicherung industrieller Zwischen- oder Endprodukte aus Lösungen auf kaltem Wege.

In Umkehrosmosen für die Wasseraufbereitung zu Dialysezwecken wird unter hohem Druck Leitungswasser in Module gepumpt, die die halbdurchlässigen Membranen enthalten. Übersteigt der ausgeübte Druck den natürlichen osmotischen Druck des unreinen Wassers, kann ein Teil des Wassers die Membran passieren. Das entstehende Wasser wird Permeat genannt. Die Membran hält nahezu alle Inhaltsstoffe des Wassers zurück, die mit dem verbleibenden Wasser weggespült werden. Umkehrosmosen sind besonders gut zur Herstellung von Wasser für Dialysezwecke geeignet, da sie in der Lage sind, einen sehr hohen Prozentsatz der im Wasser enthaltenen Verunreinigungen zurückzuhalten. Es werden auch keine Chemikalien für eine Regeneration benötigt, die Gesundheitsschäden hervorrufen könnten. Die meisten Membranen, die in Umkehrosmosen eingesetzt werden, sind aus synthetischen Materialien hergestellt, die biologisch unverträgliche, weite pH-Bereiche tolerieren. Umkehrosmosemodule werden als spiralförmig gewickelte Flach- und Hohlfasermembranen hergestellt.

Heutige Praxis der Wasseraufbereitung für die Dialyse

Herzstück einer jeden Wasseraufbereitung in Dialyseeinrichtungen ist die Umkehrosmose. Die Umkehrosmose liefert eine ausreichende Reinwasserqualität. Vorgeschaltet werden aber weitere Filter, die die Belastung des in die Umkehrosmose eingespeisten Wassers an Schwebstoffen zum Schutz der empfindlichen Module bereits vorab reduzieren. Das Rückhaltevermögen der Umkehrosmose ist gerade zur Entfernung kleinster Verunreinigung geeignet und stellt somit den letzten Schritt nach der groben Vorreinigung mit Filtern dar.

Der Enthärter ist die zweite Komponente, um die die Umkehrosmose in jedem Fall ergänzt wer-

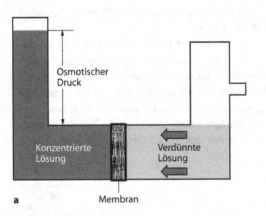

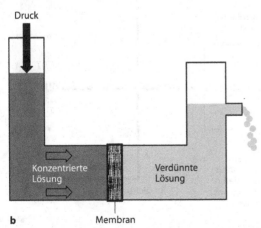

◘ Abb. 8.2. Prinzip der Osmose (**a**) und der Umkehrosmose (**b**)

den muss. Er sorgt durch Ionenaustausch für die Reduktion von Kalzium und Magnesium, die die Wasserhärte ausmachen.

Stufen der Wasseraufbereitung

━ Filtration
━ Enthärtung
━ Umkehrosmose.

Filtration

Unlösliche Substanzen werden durch Filtration aus dem Wasser entfernt. Ein Filter lässt das Wasser ungehindert durchfließen, während sich die Partikel im oder auf dem Filtermaterial ansammeln. Die Effektivität eines Filters ist durch seine **Porengröße in µ** (1/1000 mm) und die maximale **Durchflussmenge in l/min** festgelegt.

Die Enthärtung

Die Härte des Wassers wird hauptsächlich durch Kalzium- und Magnesiumsalze verursacht. Die Einteilung des Trinkwassers in Härtegrade erfolgt nach seiner Gesamthärte gemessen in °dH (Grad deutscher Härte). Daten zur Wasserhärte liefert das örtliche Wasserwerk.

Die Härte des Wassers kann beseitigt werden, wenn die Kalzium- und Magnesiumionen im Ionenaustausch durch Natriumionen ersetzt werden.

Funktionsablauf in einem Enthärter

In einem Tank befinden sich kleine Kunstharzkörnchen, die negativ geladen sind. Sie können Kationen (positiv geladene Teilchen) binden und wieder abgeben oder selektiv gegen andere austauschen. Vor Beginn der Enthärtung wird der Tank mit Salzsole durchströmt, dabei wird das Harz mit Natriumionen beladen. Während des Betriebs werden die Härtebildner Ca^{2+} und Mg^{2+} gegen die an das Harz gebundenen Natriumionen ausgetauscht (◘ Abb. 8.3). Wenn alle Na^+ gegen Ca^{2+}- und Mg^{2+}-Ionen ausgetauscht sind, ist die Kapazität des Enthärters erschöpft, es ist kein weiterer Austausch mehr möglich. Zur Regeneration wird erneut Salzsole durch den Enthärter geleitet und das Harzbett wieder mit Na^+ beladen.

Umkehrosmose

Das Prinzip wurde bereits ausführlich dargestellt (◘ Abb. 8.2a,b).

In letzter Zeit verwendet man häufig zusammengesetzte Membranen aus **Polyamid/Polysulfon als Wickelmembranmodul**. Dieses Modul besteht aus einer spiralförmig um ein Druckrohr gewickelten Polyamid-Polysulfon-Membran, die mit Stützgittern versehen ist. Ein Teil des Wassers fließt durch den hohen Druck als Permeat (Rein-

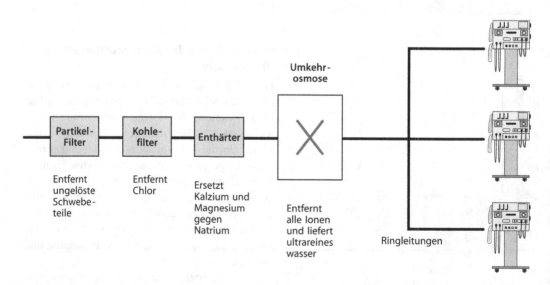

◘ **Abb. 8.3.** Hämodialyse mit steriler Dialysierflüssigkeit. (Mit freundlicher Genehmigung von Gambro Medizintechnik)

wasser) durch die Membran, während der Rest der eingespeisten Menge mit den zurückgehaltenen Verunreinigungen als Konzentrat die Membranoberfläche überströmt und zum Abfluss fließt.

- Der **Betriebsdruck** wird durch eine Druckerhöhungspumpe zwischen 8 bar und 25 bar geregelt.
- Die **Permeatleistung** eines Moduls ist abhängig vom Druck. Je größer der Druck, desto größer die Ausbeute. Der Anstieg ist linear. Mehrere Module sind je nach erforderlicher Permeatmenge eingebaut.
- Eine **Temperaturerhöhung** um ein Grad des Eingangswassers ergibt eine Steigerung der Ausbeute um 3 %.

Das Osmosewasser oder Permeat wird schließlich über die Versorgungsleitung, meist eine Ringleitung, zur Dialysatherstellung an die Dialyseplätze transportiert.

❗ **Eine gute Permeatqualität ist eine wichtige Voraussetzung für eine gute Dialysequalität.**

Von den Herstellern für Wasseraufbereitungsanlagen wurden in den letzten Jahren beträchtliche Anstrengungen unternommen, um die Permeatqualität zu verbessern. Dies sind z. B.:

- Totraumfreie Hochtemperaturmembranen und Anlagenteile
- Anlagen aus Edelstahl
- Ringleitungen aus Edelstahl oder PVDF
- Automatische Heißreinigung der Anlage und der Ringleitung
- Doppelumkehrosmoseanlagen
- Impulsrückspülung der Osmosemodule.

Überwachung der Wasseraufbereitung

Von größter Bedeutung für die Sicherheit der Patienten ist eine störungsfreie Wasserenthärtung, die ebenfalls durch ein Messmodul (Farbskala) erfasst wird und täglich abgelesen werden muss. Regelmäßig muss der Erhärter regeneriert werden, damit er seine Kapazität behält.

Die Anforderungen an die Desinfektion der Anlage – einschließlich der Permeat-Ringleitung – sind spezifisch durch den Hersteller geregelt. Intermittierend ist in der Regel eine chemische Desinfektion erforderlich, die manuell gestartet wird und deren korrekte Durchführung ebenfalls dokumentationspflichtig ist.

Die Betriebszeiten der Umkehrosmose und damit der kontinuierlichen Zirkulation von Permeat (=Reinwasser) wird üblicherweise programmiert, so dass sie bereits vor dem morgendlichen Eintreffen des Personals und in Koordination mit den ebenfalls programmierbaren Vorbereitungsschritten der einzelnen Dialysemaschinen beginnt.

Die Wasseraufbereitungsanlage ist ein sensibles zentrales Element jeder Hämodialyseeinheit und bedarf einer ständigen Überwachung und Wartung, damit es nicht zu einem Abfall der Wasserqualität mit negativen Folgen für den Patienten kommt.

Hierzu gehört eine Leckageüberwachung, der sogenannte »Wasserwächter«, der einen unvorgesehenen Austritt von Wasser aus dem Kreislauf mit enormen Wasserumschlagsmengen anzeigt. Der Wasserverbrauch wird an Wasseruhren angezeigt und sollte an jedem Dialysetag monitorisiert werden. Vor Eintritt des Rohwassers in die Umkehrosmose muss meist eine Druckminderung des Stadtwasserdrucks erfolgen. Ein Manometer überwacht diesen Arbeitsschritt.

Beispiel

Eine hygienische Katastrophe in einer Dialyseeinrichtung im Norden Brasiliens hat die Bedeutung der Umkehrosmose für die Dialysewasseraufbereitung schlaglichtartig aufgezeigt. 140 Dialyepatienten erkrankten und 60 von ihnen verstarben an einer Intoxikation durch Microcystin, einem von Blaualgen produzierten Toxin. In dem Rohwasserspeicher der betroffenen Dialyseeinheit war es zu einer massenhaften Vermehrung der Blaualgen (sog. Wasserblüte) gekommen, und das Toxin wurde von keiner der eingesetzten Filtersysteme zurückgehalten. Es konnte ins Dialysat und von dort in das Blut der Patienten gelangen. Nur der Einsatz einer Umkehrosmose, der hier unterblieben war, hätte das Microcystin aus dem Wasser entfernen können.

Technik der Dialysemaschinen: Aufbau des extrakorporalen Blut- und Dialysatkreislaufs und Aspekte der Gerätesicherheit

W. Odenwälder

9.1 Komponenten des extrakorporalen Blut- und Dialysatkreislaufs

Der Stoffaustausch zwischen Blut und Dialysat bzw. der Stofftransport vom Blut zum Filtrat findet im Dialysator statt (▶ Kap. 7). Damit die Transportprozesse wirksam werden können, wird ein Blut- und Dialysatfluss benötigt. Im Falle der Hämofiltration ist statt des Dialysatflusses ein kontinuierlicher Filtratabtransport notwendig. Das Blutfüllvolumen von Dialysatoren ist gering, bei Low flux-Dialysatoren liegt es zwischen 40 und 80 ml, bei High flux-Dialysatoren beträgt es bis 120 ml. Da nur das Blutfüllvolumen am Stoffaustausch teilnimmt, wird der Blutreinigungsvorgang quantitativ erst bei ausreichend hohen Blutflüssen bedeutsam.

❶ Blutfluss, Dialysatfluss und Filtratfluss werden vom Dialysegerät gesteuert, und ihre Größe ist dort einstellbar.

Bei einer durchschnittlichen Dialyse befinden sich etwa 300–400 ml Blut ständig außerhalb des Körpers im extrakorporalen System, das sich aus dem Dialysator selbst und dem zuführenden und abführenden Schlauchsystem zusammensetzt. Diese Blutmenge wird als extrakorporales Volumen bezeichnet. Bei einer Standarddialyse wird die gesamte Blutmenge des Patienten etwa 15mal durch den Dialysator geleitet.

❶ Man unterscheidet den *Blutkreislauf* – bestehend aus dem arteriellen Schlauchsystem, dem Dialysator und dem venösen Schlauchsystem – vom *Dialysatkreislauf,* der von der Dialysataufbereitung aus Reinwasser und Konzentrat über den Dialysator bis zum Dialysatabfluss verläuft. Blut und Dialysat treffen im Dialysator zusammen und sind hier durch die semipermeable Dialysemembran getrennt.

Der Blutfluss im extrakorporalen System wird durch Pumpen angetrieben. Unter Umständen kann zwar auch ohne Blutpumpen ein ausreichender Blutfluss zustande kommen, z.B. früher bei gut durchströmten Scribner-Shunts (▶ Kap. 5) und Dialysatoren mit geringem Blutflusswiderstand oder auch heute noch bei den langsam laufenden kontinuierlichen Blutreinigungsverfahen über einen arteriellen Gefäßzugang CAVH(CAVHD) (▶ Kap. 13.1.1).

❶ Der Pumpenbetrieb führt zu einem negativen Druck vor der Pumpe und zu einem positiven Druck im übrigen, hinter der Pumpe gelegenen Schlauchsystem. Das Blut ist damit nichtphysiologischen Druckverhältnissen ausgesetzt.

Weitere unphysiologische Bedingungen entstehen für das Blut, da es den Körper verlässt und mit künstlichen Oberflächen und mit Luft (in den Tropfkammern) in Kontakt tritt, evtl. auch mit Dialysat, das unter bestimmten Umständen direkt in das Blut übertreten kann (Rückfiltration bei High flux Dialyse).

9.2 Gefahrenquellen und Überwachungstechnik

9.2.1 Gefahren

Durch die Bedingungen im extrakorporalen Kreislauf bestehen zahlreiche Gefahren für den Patienten. Durch ein Leck im Blutschlauchsystem könnte es bei hohem Blutfluss sehr rasch zu einem gefährlichen Blutverlust des Patienten mit der Gefahr des lebensbedrohlichen Schocks kommen. Man muss sich vor Augen halten, dass der minütliche Blutfluss etwa 5–10% des gesamten Blutvolumens des Patienten ausmacht.

Die wichtigsten Gefahren im extrakorporalen Kreislauf:

Blutseite:
- Blutverlust
- Blutgerinnung und Thrombenbildung
- Luftembolie
- Infektionen bzw. Einschwemmung von Pyrogen aus dem Dialysat
- Mechanische Traumatisierung der Blutkörperchen (Hämolyse).

Dialysatseite:
- Falsche Elektrolytzusammensetzung des Dialysats
- Falsche Leitfähigkeit
- Falsche Temperatur
- Rückstände von Desinfektionsmitteln.

Eine weitere Gefahr besteht im Verfehlen des Ultrafiltrationsziels.

9.2.2 Sicherheitsausstattung

Fehlbedienungen von Dialysegeräten können für den Patienten fatale Folgen haben. Um Bedienungsfehler zu vermeiden, sollten die Dialysegeräte so einfach wie möglich konstruiert sein und in der Bedienung gut überschaubar sein. Neben der einfachen Bedienung trägt die Integration von Überwachungseinheiten im Gerät wesentlich zur Sicherheit bei (▶ Kap. 10.2).

❗ **Die Überwachung wichtiger Messwerte erfolgt kontinuierlich auf *Monitoren*, und die Unter- oder Überschreitung einer tolerablen Abweichung der Werte muss zum *Alarm* und schließlich zum Abschalten des Gerätes führen.**

In der Sicherheitstechnik wird unterschieden zwischen Geräten mit einem stets gefährdungsfreien, da abgesicherten Betrieb und Geräten, die auch bei stärksten Abweichungen bis zum definitiven Ausschalten weiterlaufen.

🔵 Dialysegeräte sind Geräte mit einem definierten sicheren Zustand, und zwar dem gefahrenfreien Zustand bei gleichzeitiger Alarmgabe. Erst wenn der Fehler behoben wird, der den Alarm auslöste, kann die Dialyse fortgesetzt werden.

Grundsätzlich muss die Messung der Parameter bestimmten allgemeinen Qualitätsansprüchen genügen, die in Normen festgeschrieben sind:
- Die Messgeräte sollen so angebracht sein, dass sie Veränderungen der Parameter Dialysatkonzentration, Dialysattemperatur, Dialysatdruck, Blut im abfließenden Dialysat entdecken, bevor sie sich zum Schaden des Patienten auswirken können. Die Dialysattemperaturmessung z. B. muss daher vor dem Dialysator durchgeführt werden, so dass sie korrigiert werden kann, bevor der Dialysator mit überhitztem Dialysat gefüllt wird.
- Die Messwerte dürfen nach ihrer Erfassung keiner weiteren Veränderung ausgesetzt werden.

- Messwerte und Anzeigen von Fehlfunktionen müssen leicht und schnell vom bedienenden Personal erkennbar sein. Dies bedeutet u. a., dass die Messgeräte Messgrößen mit einer sinnvollen Kalibrierung anzeigen.
- Die Messgeräte müssen durch eine auf einem anderen Prinzip beruhende Messung überprüfbar sein.
- Die Empfindlichkeit und die Größe des Alarmfensters dürfen nicht beliebig verstellbar sein.
- Das Anzeigeinstrument darf nur für einen Parameter empfindlich sein. So muss z.B. das Leitfähigkeitsmessgerät temperaturkompensiert sein. Es könnte sonst eine fehlerhafte Dialysatzusammensetzung evtl. nicht durch einen Leitfähigkeitsfehler erkannt werden, wenn dieser gleichzeitig von einem Temperaturfehler überlagert wird.
- Alarmsignale sollten hörbar **und** sichtbar sein. Ein abgeschalteter akustischer Alarm sollte nach einer Zeitverzögerung wiederholt werden, wenn weiterhin die Alarmbedingungen bestehen. Erfahrungen haben gezeigt, dass Patienten gelegentlich den Alarm abstellen, um ihre Ruhe zu haben, ohne die Ursache des Alarms beseitigt zu haben.
- Unter Alarmbedingung muss das Dialysegerät in den sicheren Zustand übergehen, und es sollte unmöglich sein, die Dialyse wiederaufzunehmen, solange der Fehler nicht korrigiert ist bzw. die Monitore inaktiviert sind. Der sichere Zustand ist üblicherweise durch Unterbrechung des Dialysatflusses zum Dialysator gegeben. Es sollte unmöglich sein, die Alarme ohne Fehlerkorrektur auszuschalten oder sie so einzustellen, dass sie wirkungslos sind.
- Die Messinstrumente müssen zu jeder Zeit absolut zuverlässig sein, um die Sicherheit des Patienten zu gewährleisten.
- Kontroll- und Anzeigefunktion müssen unabhängig voneinander sein, z.B. darf das das Heizsystem steuernde Thermoelement nicht gleichzeitig dazu dienen, die Temperatur anzuzeigen.
- Jedes Anzeigeinstrument muss so konstruiert sein, dass ein Fehler am Gerät selbst einen Alarm auslöst.

Die Hersteller und Betreiber sind zur Einhaltung bestimmter Sicherheitsstandards durch das Medizinproduktegesetz verpflichtet, dem auch Dialysegeräte obliegen.

Medizinproduktegesetz (MPG)

Das Inverkehrbringen und Betreiben von Medizinprodukten wird (seit dem 13. Juni 1998) durch das im EG-Recht verankerte Medizinproduktegesetz (MPG) geregelt, mit den Zielen:

- Sicherstellung einer hohen Produktsicherheit zum Schutze der Patienten (Zulassung und Inbetriebnahme),
- zweckgemäße und sichere Anwendung am Patienten (anwenderrelevante Bestimmungen).

Für die Praxis besonders relevant sind Bestimmungen der Abschnitte 1, 2 und 5.

Definition des Begriffs Medizinprodukte (Abschnitt 1)

Die sehr juristisch-formalistische Definition bedeutet in der Praxis, dass unter die Medizinprodukte alle technisch-apparativen Hilfsmittel in der Medizin fallen, die für die Anwendung beim Menschen bestimmt sind. Die Hauptwirkung wird beim Medizinprodukt auf physikalischem Wege erreicht.

Damit unterscheiden sich die Medizinprodukte von Arzneimitteln, die ihre Wirkung vorwiegend auf pharmakologischem oder immunologischem Weg erreichen. Die Zulassung und Anwendung von Arzneimitteln wird in einer eigenen Gesetzgebung geregelt.

Nach MPG werden Medizinprodukte, je nachdem, ob sie Messfunktionen aufweisen oder nicht, in inaktive und aktive Medizinprodukte aufgeteilt:

- inaktive Medizinprodukte: manuell oder durch Schwerkraft betriebene medizinisch-technische Geräte, z.B. Scheren, Pinzetten oder die Schwerkraftinfusion; auch Geräte zur manuellen Blutdruckmessung;
- aktive Medizinprodukte: mit elektrischem Antrieb oder Druckgasversorgung (Sauerstoff, Druckluft oder Lachgas), z.B. Untersuchungsleuchten, OP-Tische, Narkose- und Beatmungsgeräte; automatische Blutdruckmessgeräte; Dialysegeräte.

Eine weitere Klassifizierung der Medizinprodukte erfolgt nach ihrem Gefährdungsgrad. Dialysegeräte werden hier in Produkte der Klasse IIb mit mittlerem Gefährdungsgrad eingruppiert.

Anforderungen an Medizinprodukte (Abschnitt 2)

Hier ist u. a. geregelt, dass es verboten ist, Medizinprodukte in den Verkehr zu bringen, zu errichten, in Betrieb zu nehmen, zu betreiben oder anzuwenden, wenn über ein nach wissenschaftlichen Erkenntnissen vertretbares Maß hinausgehende Sicherheitsbedenken bestehen. Dazu gehören z.B. auch Medizinprodukte mit irreführender Bezeichnung, Angabe oder Aufmachung.

Wenn die Produkte die grundlegenden Anforderungen an Medizinprodukte erfüllen, erhalten sie die sog. CE-Zertifizierung (CE: Conformité Européen) mit einer Identitätsnummer.

Die CE-Kennzeichnung eines Medizinproduktes steht für eine Vielzahl im Einzelnen geregelter Qualitätsnachweise, die folgende Bereiche betreffen:

- generelle Anforderungen (Sicherheit, Nebenwirkungen, Anwendungsrisiko, Erfüllung der Leistungsdaten und deren Erhalt über die Lebenszeit des Produktes),
- chemische, physikalische und biologische Anforderungen (Biokompatibilität u. a.),
- mikrobiologische Anforderungen (Validierung der Sterilisation, Sicherheit des verwendeten Materials u. a.),
- Konstruktion und Umgebungseinflüsse (Verbindung zu anderen Geräten, elektromagnetische Kompatibilität, Brandgefahr und Explosion u. a.).

Anwenderrelevante Bestimmungen (Abschnitt 5)

Aktive Medizinprodukte dürfen nur ihrer Zweckbestimmung entsprechend errichtet, betrieben, angewendet werden; das bedeutet v. a.:

- nach Gebrauchsanweisung,
- in ordnungsgemäßem Zustand,
- bei Verwendung ausschließlich zugelassenen Zubehörs,
- nur mit gültigem Eichstempel und mit gültiger §11-Plakette,

- nach den Vorschriften dieses Gesetzes und hierzu erlassener Rechtsverordnungen,
- nach den allgemein anerkannten Regeln der Technik und
- entsprechend den Arbeitsschutz- und Unfallverhütungsvorschriften.

Sie dürfen nicht betrieben und angewendet werden, wenn sie Mängel aufweisen, durch die Patienten, Beschäftigte oder Dritte gefährdet werden können.

Aktive Medizinprodukte dürfen nur von Personen angewendet werden, die auf Grund ihrer Ausbildung oder ihrer Kenntnisse und praktischen Erfahrungen die Gewähr für eine sachgerechte Handhabung bieten.

Mit dieser Bestimmung ist z.B. klar, dass eigenmächtige Umbauten an den Geräten zur Modifizierung von Blutreinigungsverfahren eindeutig nicht gedeckt sind. Eine sachgerechte Handhabung muss durch Einweisung und Fortbildung des bedienenden Personals gewährleistet werden. Voraussetzungen hierfür sind die Kenntnis der theoretischen Grundlagen und des ordnungsgemäßen Zustands sowie der vorgeschriebenen Funktionsprüfungen und der patientengerechten Einstellungen des Medizinproduktes.

Medizinprodukte-Betreiberverordnung

Das Bundeskabinett hat im August 1997 eine Erweiterung des bisher geltenden Medizinprodukterechtes durch die Medizinprodukte-Betreiberverordnung beschlossen.

Diese Verordnung richtet sich an die Gesundheitseinrichtungen wie insbesondere Krankenhäuser und Arztpraxen und beinhaltet u. a.:
- Anforderungen an das Personal, das die Medizinprodukte anwendet,
- Regelungen zur Einweisung von Betreibern und Anwendern in die richtige Handhabung der Medizinprodukte,
- sicherheits- und messtechnische Kontrollen,
- Dokumentationspflichten, z.B. Führung eines Medizinproduktebuches (vergleichbar dem ehemaligen Gerätebuch nach MedGV) und eines Bestandsverzeichnisses,
- Regelungen zu Meldungen über auftretende Probleme beim Betreiben und Anwenden.

Verstöße

Bei Verstoß durch den Anwender gegen die Bestimmungen des MPG wird der Anwender durch Androhung von Freiheitsstrafen und Bußgeldern im Vergleich zur MedGV ganz besonders in die Pflicht genommen. Das Medizinproduktegesetz führt damit zu einer Verlagerung der Verantwortung auf die Anwender und damit auf die Ebene der Kliniken und Praxen.

Die Strafandrohungen umfassen Geld- und Freiheitsstrafen bis zu 3 Jahren, in besonders schweren Fällen ist sogar eine Mindeststrafe von einem Jahr bis zu 5 Jahren vorgesehen, d. h. es handelt sich aus juristischer Sicht bereits um ein Verbrechen und nicht mehr um ein Vergehen.

9.3 Arterielles und venöses Schlauchsystem

Man unterscheidet ein arterielles von einem venösen Schlauchsystem, zwischen die der Dialysator geschaltet ist (◘ Abb. 9.1, 9.2a–e).

> Das arterielle Schlauchsystem transportiert das Blut vom Gefäßzugang zum Dialysator. Als venös wird das Schlauchsystem bezeichnet, das das Blut vom Dialysator zum Gefäßzugang zurückführt.

Die Bezeichnungen arteriell und venös gelten nur im übertragenen Sinne in Analogie zum physiologischen Blutkreislauf. Das Blut im arteriellen Kreislauf kann dem arteriellen Blut bzgl. des Sauerstoffgehaltes tatsächlich ähnlich (Shunt) oder in dieser Hinsicht typisches Venenblut sein (Shaldon-Katheter oder Vorhof-Katheter).

9.3.1 Ausstattung

Das Blut verlässt den Gefäßzugang über die Punktionskanülen mit einem kurzen angeschweißten Schlauchstück und erreicht es auch wieder über sie. Die Verbindung des Schlauchsystems mit dem Gefäßzugang und dem Dialysator erfolgt über patentierte Bajonettverschlüsse (Luer-Lock), die eine besondere Verschlusssicherheit garantieren.

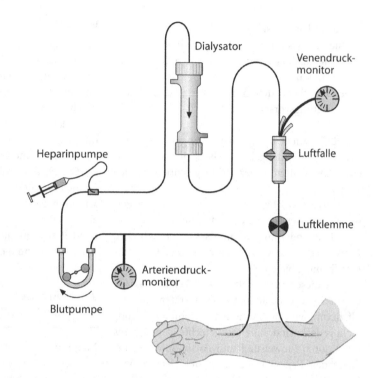

▣ Abb. 9.1. Schematische Darstellung des Blutkreislaufs mit arteriellem Schlauchsystem, Dialysator und venösem Schlauchsystem. (Nach Daugirdas u. Ing 1994)

❶ Die Luer-Lock-Verschlüsse des arteriellen Schlauchsystems haben eine rote Farbcodierung.

Ausstattung des arteriellen Schlauchsystems:
- Ansatzstücke als Zulaufmöglichkeit für Infusionen, d. h. Zuspritzstellen in Form von selbstverschließenden Membranen, über die mittels Injektionskanülen Substanzen appliziert werden können
- Druckaufnehmerschlauch zur Druckmessung vor der Blutpumpe
- Schlauchanschluss für die Heparinpumpe vor oder nach der Pumpe
- (fakultativ) Blasenfänger.

Das arterielle Schlauchsystem endet mit dem Anschluss an den Dialysator.

❶ Beim venösen Schlauchsystem sind die Luer-Lock-Verschlüsse blau kodiert.

Ausstattung des venösen Schlauchsystems:
- Venöse Tropfkammer oder Blasenfänger, in den mehrere Schlauchanschlüsse für Infusio-

nen münden und der einen Druckaufnehmerschlauch zur venösen Druckmessung aufweist
- Segment für das Luftüberwachungssystem, das meist im Bereich der venösen Tropfkammer oder im Schlauchsystem darunter liegt
- Automatische Schlauchklemme zur Unterbrechung des Blutflusses bei Gefahr von Luftembolie, angebracht in der Schlauchstrecke von der venösen Tropfkammer zum Gefäßzugang
- Zuspritzstellen wie beim arteriellen Schlauchsystem.

9.3.2 Material des Schlauchsystems

Das Schlauchsystem wird heute als steriler Einmalartikel verwendet. Drei verschiedene Werkstoffe werden eingesetzt:
- Polyvinylchlorid (PVC)
- Polyurethan
- Silikongummi.

Wichtig ist, dass das Material flexibel ist, aber dennoch nicht zu leicht auf längeren Strecken kolla-

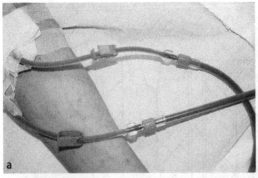
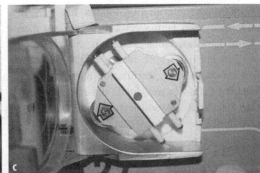
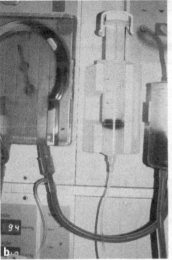
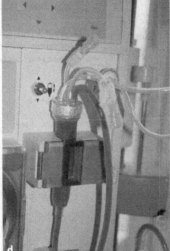
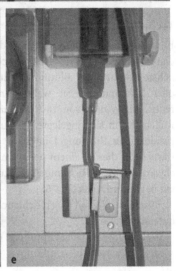

◙ **Abb. 9.2.** Fotografien einzelner Komponenten des Schlauchsystems im Detail: **(a)** Luer-Lock-Verbindung des arteriellen (*im Bild unten gelegenen*) und venösen (*im Bild oben gelegenen*) Schlauchsystems mit den arteriellen und venösen Kanülen; **(b)** Heparinperfusorspritze und Schlauch, daneben die Blutpumpe; **(c)** Rollen-Blutpumpe mit den zwei im Winkel von 180° stehenden Rollen vor Einlegen des Blutschlauchsystems; **(d)** venöse Tropfkammer mit Blutspiegel und Zulaufstellen für Infusionen; **(e)** venöse Absperrklemme unterhalb der venösen Tropfkammer

biert. Es muss den Belastungen der auswalkenden, rotierenden Kompression durch die Rollerpumpen gewachsen sein. Der vor der Rollerpumpe entstehende negative Druck darf nicht zum Kollaps des Schlauchsystems führen.

Zur Steigerung der Flexibilität des verwendeten PVC werden Weichmacher zugesetzt (z.B. DEHP, DOP, TOTM). Weichmacher können während der Dialyse in den Kreislauf des Patienten übertreten. Ob dieser Übertritt gesundheitliche Auswirkungen hat, ist derzeit unklar.

Durch die Belastung des Silikongummis des Pumpensegments kommt es außerdem zu geringem Abrieb von Partikeln. Derartige Partikel sind durchaus im Gewebe von Dialysepatienten nachweisbar. Auch durch den Sterilisationsmodus (z.B. Gammabestrahlung) kann es zu einer Materialschädigung mit Partikelbildung kommen.

❶ Das Füllen des Schlauchsystems und Spülen vor der Dialyse mit isotonischer Kochsalzlösung hat die wichtige Funktion, abgeriebene Materialpartikel oder Reste eines Sterilisationsmittels wie Ethylenoxid (ETO) herauszuspülen.

Das Vorgehen beim Füllen des Systems und des Dialysators wird in ► Kap. 10.1.4 ausführlich beschrieben. Der Sterilisationsmodus hat sich in den vergangenen Jahren gewandelt, seitdem man erkannt hat, dass einige Patienten mit schweren Allergien auf das früher sehr häufig verwendete ETO zur chemischen Sterilisation reagiert haben. Vielfach ist das Material heute daher dampfsterilisiert oder strahlensterilisiert (ionisierende Gammastrahlung).

9.3.3 Blutpumpe

Technik und Funktion

Blutpumpen sind ein fester Bestandteil der Hämodialysegeräte. Die in der Dialysetechnik gebräuchlichste Bauform der Blutpumpe ist die Schlauch- oder Rollenpumpe. Sie walkt durch zwei rotierende, im Winkel von 180° zueinander stehende Rollen das in sie eingelegte Schlauchsegment peristaltisch in Richtung Dialysator aus. Stromaufwärts führt dies zu einem positiven Druck, stromabwärts, d. h. in Richtung Gefäßzugang, entsteht ein negativer Druck bzw. Sog.

Nach dem Grad ihrer Schlauchabquetschung unterscheidet man:

- vollokklusive Schlauchpumpen (❏ Abb. 9.3),
- teilokklusive Schlauchpumpen (❏ Abb. 9.4).

> Eine korrekte volle Okklusion liegt vor, wenn die Blutsäule nach Pumpenstillstand in einem nach der Pumpe hochgehaltenen Schlauchabschnitt gerade nicht absinkt.

Die Pumpen führen zu einer mechanischen Belastung des in sie eingelegten Schlauchsegmentes und des in ihm fließenden Blutes mit der Gefahr der Hämolyse. Beides sollte durch optimale Einstellungen, d. h. gute Einpassung in das Pumpengehäuse, möglichst gering gehalten werden. Grundsätzlich funktioniert die Pumpe motorgetrieben, bei Stromausfall besteht auch die manuelle Antriebsmöglichkeit. Einige Alarmfunktionen führen zum automatischen Pumpenstopp.

Vollokklusive Schlauchpumpen

Heute werden überwiegend vollokklusive Schlauchpumpen mit verstellbaren oder federbelasteten Rollen eingesetzt. Bei Verwendung von dickwandigen, formsteifen Kunststoffschläuchen (meistens

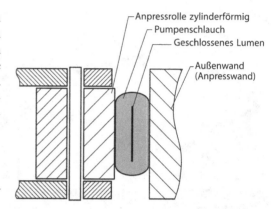

❏ **Abb. 9.3.** Querschnitt durch den Blutschlauch während der Auswalkung durch die vollokkludierende Rollenpumpe: Völliger Verschluss des Lumens

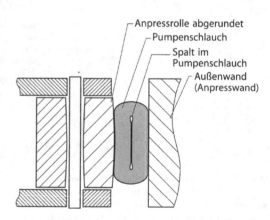

❏ **Abb. 9.4.** Querschnitt durch den Blutschlauch während der Auswalkung durch die teilokkludierende Rollenpumpe: Das Lumen bleibt seitlich geöffnet

aus PVC) ist die Förderrate (Blutfluss) der vollokklusiven Pumpe in weiten Bereichen der Drehzahl des Rotors und des Schlauchdurchmessers direkt proportional. Dies würde bedeuten, dass der eingestellte und angezeigte Blutfluss dem tatsächlichen Blutfluss weitgehend entspricht. Das trifft aber nur dann zu, wenn der Pumpenschlauch zu jeder Zeit von einer Rolle vollständig okkludiert wird und komplett mit Blut gefüllt ist.

Ebenso beeinflusst der arterielle Unterdruck bzw. Sog die genaue Fördermenge; mit steigendem

Unterdruck vor der Blutpumpe nimmt das geförderte Blutvolumen ab. (Ein gutes Beispiel für eine solche Situation ist ein zu geringes Blutangebot des Gefäßzuganges.)

Dies zeigt, dass die angezeigte Drehzahl des Rotors bzw. deren Umrechnung in ml/min kein direktes Maß für den Blutfluss, sondern nur eine Hilfsgröße darstellt. So gehen auch die Produktionstoleranzen des Innendurchmessers des Schlauches in die Messgenauigkeit dieser indirekten Blutflussbestimmung ein.

❗ Beachte

Zu beachten ist, dass bei der Einstellung des Abstandes der Rollen des Blutpumpenrotors zur Blutpumpengehäusewand ein zu kleiner Spalt zu einer erhöhten Hämolyserate führt und der Anteil der mechanischen Walkarbeit sich vergrößert. Im Extremfall entsteht durch Überbeanspruchung ein Partikelabrieb im Schlauch bzw. eine Schlauchruptur.

Teilokklusive Schlauchpumpen

Demgegenüber weisen teilokkludierende Schlauchpumpen einen erhöhten Rückfluss des Blutes über die Rollen auf, der die indirekte Blutflussbestimmung unmöglich macht. Es kommt auch zu größerer Scherbelastung und damit verbundener Hämolyse. Die mechanische Belastung des Schlauchs ist geringer als bei vollokkludierenden Pumpen.

Gefahren durch die Pumpenfunktion

Die Gefahren des pumpengetriebenen Blutflusses liegen in der großen Fördermenge:
- Sie kann zu großem Blutverlust in kurzer Zeit führen, ohne dass körpereigene Regulationsmechanismen eingreifen könnten.
- Daneben kann es über die Pumpen zur massiven Einschwemmung von nicht erwünschten Stoffen kommen (z.B. Toxine oder Luft).

Zur Vermeidung dieser Komplikationen wird der Blutfluss durch Messungen des Drucks im Schlauchsystem überwacht, und eine Messstelle im venösen Schlauchbereich sucht nach Luft im System.

9.3.4 Druckverhältnisse in den Abschnitten des extrakorporalen Kreislaufs

Der Blutdruck im extrakorporalen Kreislaufs wird bestimmt von:
- der Blutpumpe und
- dem Blutflusswiderstand des Schlauchsystems.

Bei akuten Veränderungen der Widerstände, z.B. bei Auftreten von Thrombosierungen, kann sich der Druck im System rasch verändern.

Die arterielle Druckmessung erfolgt über einen Druckaufnehmer vor der Blutpumpe. Wenn das Dialysegerät zum Volumenentzug allerdings mit druckgesteuerter Ultrafiltration arbeitet, dann ist meistens eine weitere Druckmessung hinter der Blutpumpe vorhanden.

❗ Bei Messung vor der Pumpe ist der arterielle Druck negativ.

Der Messwert hängt vom Verhältnis des Blutangebots des Shunts zur Blutpumpengeschwindigkeit ab, daneben von der Geometrie des Schlauchsystems und der Lage der arteriellen Kanüle. Es werden abhängig vom Schlauchmaterial minimale Drücke von $-150\,\text{mmHg}$ (PVC) oder $-200\,\text{mmHg}$ (Silikongummi) registriert. Dieser Niederdruck führt zur Reduktion des Schlauchdurchmessers und zu einer entsprechenden Flussreduktion (Abweichung vom angezeigten Blutfluss!) von bis zu 20%.

❗ Hinter der Pumpe wird der höchste positive Druck erreicht.

Im Dialysator kommt es zu einem linearen Druckabfall entlang der Dialysatorstrecke. Der Druck am Ende des Dialysators entspricht dem sog. venösen Druck, der über einen Druckaufnehmer an der venösen Tropfkammer gemessen wird.

Grundsätzlich ist der venöse Druck abhängig vom eingestellten Blutfluss. Der venöse Druck wird aber auch von den noch stromabwärts liegenden Widerständen im Schlauchsystem, im Bereich der Kanüle und durch den Abflusswiderstand im Shunt beeinflusst.

Die Druckverhältnisse in den verschiedenen Abschnitten des extrakorporalen Systems zeigt ◼ Abb. 9.5.

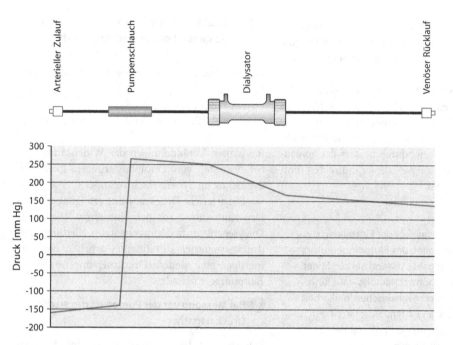

◘ Abb. 9.5. Beispiel für Druckverhältnisse im extrakorporalen System vom arteriellen bis zum venösen Patientenanschluss

Überwachung des arteriellen Drucks

Die Überwachung des arteriellen Drucks war bis vor einigen Jahren aus Sicherheitsgründen nicht notwendig. Neuerdings ist diese Drucküberwachung aber zwingend vorgeschrieben.

❶ Vor der Pumpe wird ein Druck von –20 bis –80 mmHg gemessen; er kann aber auch ohne Komplikationen –200 mmHg erreichen.

Überwachung des venösen Drucks

Die Messung des venösen Drucks dient vorrangig der Erkennung von Lecks des extrakorporalen Kreislaufs und damit der Vermeidung größerer Blutverluste.

— Bei Lecks kommt es zum Druckabfall im System. Daher erfolgt die Überwachung des Drucks mit engen Alarmgrenzen.

— Da der venöse Druck außer von der Blutpumpengeschwindigkeit vom Widerstand in den stromabwärts gelegenen Abschnitten abhängt, führt ein gestörter Abfluss in diesen Abschnit-

ten, z.B. durch Thrombosierung zum Anstieg des Venendrucks und damit zur Alarmauslösung.

Druckveränderungen und Shuntfunktion

Langfristig sagen Veränderungen des venösen Drucks bei sonst gleichbleibenden Bedingungen in Zusammenschau mit dem eingestellten Blutfluss etwas über die Shuntfunktion aus. Unangemessen hohe Drücke bei einem bestimmten Blutfluss deuten auf eine Abflussbehinderung im Shunt. Bei Gore-Loops ist der venöse Druck grundsätzlich höher als bei nativen Fisteln. Ein primär hoher Venendruck wird außerdem erreicht, wenn bei zu kleiner Nadel ein sehr hoher Blutfluss eingestellt wird. Diese Druckerhöhung löst aber keinen Alarm aus, da er bereits bei Erreichen des Zielblutflusses besteht und die Alarmgrenzen um ihn herum eingestellt werden.

Einstellung der Druckwerte

In der Praxis wird der venöse Druck mit den entsprechenden Alarmgrenzen (plus/minus) nach

Erreichen des Zielblutflusses an der Maschine eingestellt. Die Druckalarmgrenzen werden als festes Fenster um den venösen Druck eingestellt. Der unterste, noch zulässige einstellbare Grenzwert ist mit 10 mmHg in der Norm für Hämodialysegeräte festgeschrieben.

Druckabfall

Zur akuten Unterschreitung der Alarmgrenzwerte des venösen Drucks kommt es bei vermindertem Blutfluss, v. a. durch undichte Stellen im System oder bei Thrombosierung des Dialysators (▶ Kap. 10.2.3).

Die Überwachung des Systems durch die automatische Messung des venösen Drucks hat ihre Grenzen und macht die menschliche Beobachtung noch lange nicht überflüssig.

Bei Dislokation der Kanülen oder anderen Lecks, z.B. durch Schlauchruptur, kommt es nur bei größeren Blutverlusten zum venösen Druckabfall, der einen Alarm auslöst. Kleinere Blutlecks, die nicht zur Unterschreitung der Alarmgrenzen führen, können nur durch den Menschen (Patient oder Pflegekraft) bemerkt werden (▶ Kap. 9.5.3). Diese Gefahr betrifft auch alle Schraubverbindungen des extrakorporalen Kreislaufs; auf korrekten Verschluss ist daher besonders zu achten.

- Das Herausrutschen der Kanüle aus einer Unterarmfistel wird manchmal nicht durch Druckalarm festgestellt, da der Druck in dem Gefäß dem atmosphärischen Druck ähnlich ist.
- Schlauchrupturen können durch erhöhte mechanische Belastung oder falsch konstruierte Schlauchbefestigungen am Gehäuse der Pumpe entstehen.

Eine direkte Möglichkeit der Überwachung einer Schlauchruptur besteht bis heute nicht. Indirekt wird sie jedoch durch den nach einer entsprechenden Verzögerungszeit entstehenden venösen Druckabfall angezeigt.

Druckanstieg

Zur akuten Überschreitung der Alarmgrenzwerte des venösen Drucks kommt es bei typischen Blutflusshemmnissen wie Thrombosen oder Verstopfungen im Schlauchsystem (▶ Kap. 10).

❗ **Ein Überschreiten der oberen Alarmgrenze des venösen Drucks muss zuverlässig erkannt werden.**

Es ist empfehlenswert, ein möglichst kleines Alarmfenster einzustellen. Aus diesem Grund müssen alle Druckmonitore ein Alarmfenster haben, dessen Größe max. ± 100 mmHg vom aktuellen venösen Druck abweichen darf.

Bei Geräten, die ohne kontrollierte Ultrafiltration oder eine aktive TMP-Regelung ausgestattet sind, findet bei einem venösen Druckanstieg und gleichbleibenden Dialysatdruck ein Anstieg der Druckdifferenz an der Membran statt. Sie führt zu einer erhöhten Ultrafiltrationsrate und unter Umständen zur Hypovolämie des Patienten. Dieses Problem spielt bei modernen Dialysegeräten mit automatischer Korrektur des TMP keine Rolle mehr.

Beeinträchtigung der Druckmessung

Der Anschluss der venösen Druckableitung an der venösen Tropfkammer kann hygienisch und funktionell beeinträchtigt werden. Der Druckaufnehmer wird über ein Luftpolster angeschlossen, wobei entweder Membranen oder flüssigkeitsundurchlässige Filter das Blut vom Druckaufnehmer trennen.

- Ein undichter Luftraum zwischen Druckaufnehmer und Trennfilter kann dazu führen, dass sich die venöse Tropfkammer und die Druckableitung komplett füllt und eine Überwachung der tatsächlichen venösen Druckverhältnisse nicht mehr möglich ist.
- Außerdem kann es zu einer Ruptur der Trennmembran kommen, und der Drucksensor kann kontaminiert werden. Bei fehlender zuverlässiger Desinfektionsmöglichkeit an dieser Stelle besteht Infektiongefahr bei nachfolgenden Dialysebehandlungen.

9.3.5 Luftdetektor

Aufgabe des Luftdetektors ist die Vermeidung von Luftembolien (▶ Kap. 11.10).

 Beachte
Luftembolien von 20–50 ml oder mehr können tödlich verlaufen.

Luft kann überall dort in das System eintreten, wo es durch Material- oder Handhabungsfehler undicht ist. Es gibt verschiedene Ursachen für eine Luftembolie (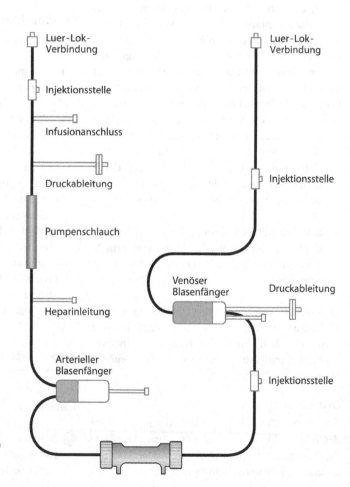 Abb. 9.6):

— Quantitativ besonders bedeutsam kann ein Leck im arteriellen Schlauchsystem vor der Blutpumpe sein, da hier Unterdruck herrscht und Luft in großer Menge angesaugt werden kann.

— Auch die Infusion von Blutschaum kann zur Luftembolie führen. Blutschaum entsteht meist im arteriellen Schlauchsystem, entweder durch Mikrolecks oder durch Freisetzung von im Blut gelösten Gasen durch zu negativen Saugdruck der Blutpumpe. Durch die unmittelbar hinter der Blutpumpe einsetzende Druckerhöhung geht ein Teil der Gase meist wieder in Lösung. Die restlichen Gasblasen können u. U. den Dialysator verstopfen (Verlust von Oberfläche im Dialysator) und sind nur schwer wieder zu entfernen. Wenn sie das venöse Schlauchsystem erreichen, stellen sie ein gefährliches Luftembolierisiko dar.

— Luftembolien können auch während der Blutrückgabe am Ende der Dialyse auftreten, insbesondere dann, wenn mit Luft statt Kochsalz zurückgegeben wird (Luft spart Kochsalz ein). Abschlusstechniken, die mit Hilfe einer Luftfüllung eine möglichst vollständige Blutrückgabe erzielen wollen, sollten daher nicht eingesetzt werden.

— Erhöhte Emboliegefahr besteht auch dann, wenn in der Abhängphase der Luftdetektor, z.B. durch Herausnahme der Tropfenkammer, inaktiviert ist.

Luer-Lok-Verbindung

Injektionsstelle

Infusionanschluss

Druckableitung

Pumpenschlauch

Heparinleitung

Arterieller Blasenfänger

Luer-Lok-Verbindung

Injektionsstelle

Venöser Blasenfänger

Druckableitung

Injektionsstelle

◻ **Abb. 9.6.** Orte des möglichen Lufteintritts in den extrakorporalen Kreislauf. Bedeutsam sind v. a. die ersten 4 Eintrittstellen, da hier ein negativer Druck herrscht

Anordnung des Luftdetektors

Der Luftdetektor im venösen Schlauchsystem soll die venöse Luftinfusion verhindern. Im arteriellen Schlauchsystem gibt es keinen Luftdetektor. Hier kann es bei Umkehr der Förderrichtung der Pumpe, z.B. durch falsch eingelegten Pumpenschlauch oder bei manueller Betätigung, unbemerkt zur Luftembolie kommen.

❗ **Die Luftdetektion findet meist im Bereich der venösen Tropfkammer statt (❏ Abb. 9.2 d).**

Die venöse Tropfkammer befindet sich hinter dem Dialysator. Sie dient der Beruhigung und Filterung des Blutes, bevor es dem Patienten zurückgegeben wird, und der Abscheidung von Luftmengen, die zuvor in den extrakorporalen Kreislauf gelangt sind oder aus dem Blut freigesetzt wurden. Häufig ist hier auch der Druckaufnehmer für die venöse Drucküberwachung angebracht, und es gibt Infusionsanschlüsse, z.B. für die Substitutionslösungen bei Hämodialfiltration. Ein Absinken des Blutspiegels im Reservoir der Tropfkammer wird durch den Luftdetektor erkannt und führt zum automatischen Verschluss der venösen Absperrklemme. (▶ Kap. 9.3.6; ❏ Abb. 9.2 e). Der Luftdetektor kann auch unterhalb der venösen Tropfkammer angebracht sein.

Funktionsweise

❗ **Die Luft wird durch einen Ultraschallsensor erkannt.**

Luft führt zur Abschwächung des Ultraschallsignals. Ultraschallsensoren sind besser als die früher eingesetzten optischen Detektoren in der Lage, Luft in Form von Blutschaum (Blut-Luft-Gemisch, Mikroschaum) zu erkennen (Auslösung des Luftfallenalarms ▶ Kap. 10).

9.3.6 Venöse Absperrklemme

❗ **Beachte**
Bei einem Alarm aufgrund von Luftdetektion oder Stromausfall muss der extrakorporale Kreislauf aus Sicherheitsgründen sofort vom Patienten abgetrennt werden.

Auf der arteriellen Seite geschieht dies durch die vollokkludierende Blutpumpe bei gleichzeitigem Druckausgleich zwischen Patientenkreislauf und arteriellem Anschlussschlauch. Sie verhindert den Rückfluss von Blut in den arteriellen Zugang.

Auf der venösen Seite muss sich die venöse Absperrklemme (❏ Abb. 9.2 e) automatisch schließen, um Luftembolien zu verhindern. Bei Stillstand der Blutpumpe würde sonst so lange eingeschlossene Luft aktiv zum Patienten gefördert, bis im gesamten venösen Bereich ein Druckausgleich stattgefunden hat. Die Gefahr der Luftembolie ist besonders groß bei

- großem komprimiertem Luftvolumen auf der venösen Seite,
- hohem venösem Druck vor der Alarmsituation,
- kleinem Blutvolumen in der Tropfkammer und dem venösem Rücklaufschlauch zum Patienten,
- inaktiviertem Luftdetektor aufgrund eines Netzausfalls in Verbindung mit einer venösen Absperrklemme, die nicht nach dem Ruhestromprinzip arbeitet (d. h. bei Netzausfall ist die Absperrklemme offen).

9.3.7 Technik der Heparinzufuhr

Im extrakorporalen Kreislauf führt der Kontakt des Blutes mit künstlichen Oberflächen und Luft zur Aktivierung des Gerinnungssystems (▶ Kap. 6). Besonders im Bereich der venösen Tropfkammer kommt es zu einem intensiven Blut-Luft-Kontakt im Bereich des Flüssigkeitsspiegels. Diese Gerinnungsaktivierung sollte bei heparinfreier Dialyse vermieden werden und die Tropfkammer immer komplett mit Blut gefüllt sein.

Ausstattung

Für die kontinuierliche Heparinisierung wird eine Infusionspumpe benötigt, die bei fast allen Dialysegeräten integriert ist. Die Zufuhr des Heparins aus einer in das Gerät eingesetzten Spritze (❏ Abb. 9.2 b) erfolgt über einen dünnkalibrigen Infusionsschlauch, der über ein T-Stück in das Schlauchsystem des extrakorporalen Kreislaufs mündet. Die Infusion ist im arteriellen System vor oder nach der Pumpe möglich, sie kann auch im venösen Schlauchsystem erfolgen.

❶ Beachte

Die Infusionsstelle hat allerdings sicherheitstechnische Bedeutung: Wird das Heparin im arteriellen Schlauchsystem vor der Blutpumpe zugeführt, besteht die Gefahr, dass über das T-Stück einschließlich der Heparinspritze durch den im Blutsystem vor der Blutpumpe vorhandenen Unterdruck Luft angesaugt wird (Gefahr der Luftembolie).

Die eingestellte Pumpengeschwindigkeit in ml/min ergibt sich aus der benötigten Heparinmenge und der Heparinverdünnung in der Spritze.

Technische Probleme

Folgende technische Probleme können im Zusammenhang mit der Heparinpumpe auftreten:
- Die Heparinpumpe fällt durch einen technischen Defekt aus.
- Die Spritze ist nicht ausreichend befestigt und fällt während des Betriebs aus der Spritzenhalterung.
- Die Endlage der Spritzenpumpe wird zu früh erreicht, d. h. es ist kein Heparin mehr in der Spritze vorhanden.
- Durch Unterdruck im Heparinschlauch wird die Heparinspritze vorzeitig und unkontrolliert leergesaugt.
- Der Istwert der Heparindosierung stimmt nicht mit dem am Gerät eingestellten Sollwert überein.
- Der Heparinschlauch ist, z.B. durch Produktionsfehler, verstopft oder durch eine Verlegung abgeknickt.
- Die Heparinpumpe ist nicht eingeschaltet.
- Die Heparinpumpe ist zwar eingeschaltet, aber es ist keine Spritze eingelegt.
- Es befindet sich statt eines Antikoagulans eine andere Flüssigkeit in der Spritze.
- Die Luer-Lock-Verschraubung ist nicht richtig auf die Spritze geschraubt.

Nur ein Teil dieser Fehler kann durch Überwachung der Heparinpumpe (▶ Kap. 10.1.5) vermieden werden. Die Konsequenzen einer fehlerhaften Heparinzufuhr können dramatisch sein. Bei fehlender oder zu geringer Heparinisierung besteht allerdings für den Patienten zunächst keine akute Gefahr.

Thrombosierung. Kommt es zur Thrombosierung im extrakorporalen Kreislauf, muss das Schlauchsystem einschließlich Dialysator ausgetauscht werden, erst danach kann die Dialyse wieder aufgenommen werden. Dies bedeutet einen zusätzlichen Blutverlust, der grundsätzlich vermieden werden sollte. Schließlich betragen die jährlichen Blutverluste eines Dialysepatienten auch ohne Komplikationen mindestens 1,5–4 l. Dabei sind Blutentnahmen für diagnostische Zwecke mit 30 ml/Monat bereits mitberücksichtigt.

Überdosierung. Eine Überheparinisierung kann für den Patienten eine große akute Gefahr darstellen, da als Folge Blutungen möglich sind.

9.4   Ultrafiltrationskontrolle

Der Ablauf der Ultrafiltration in Abhängigkeit vom transmembranösen Druck und vom Ultrafiltrationskoeffizienten wurde bereits in ▶ Kap. 7.3.5 ausführlich dargestellt. Die im Dialysator stattfindende Ultrafiltration muss einer strikten Kontrolle unterliegen, damit das angestrebte Ziel des Volumenentzugs exakt erreicht wird (Umgang mit Alarmen der Ultrafiltrationsmessung ▶ Kap. 10).

Für das Ultrafiltrationsziel entscheidend ist allein das minütlich abfiltrierte Volumen. Fehler bei der Ultrafiltration werden vermieden, wenn dieses Volumen möglichst direkt gemessen wird.

Indirekte und direkte Ultrafiltrationsmessung

Dialysemaschinen älterer Generationen konnten die Ultrafiltration nur indirekt messen. Sie nutzten die unten beschriebene Methode der druckkontrollierten Ultrafiltrationsmessung.

❶ Bei neueren Geräten erfolgt eine direkte, volumenkontrollierte Ultrafiltration mit einer elektronisch gesteuerten ständigen Anpassung des TMP, um das Ultrafiltrationsziel zu erreichen.

Technisch geschieht dies:
- durch direkte Messung des Volumens in einer Bilanzkammer: volumetrische oder volumengesteuerte Ultrafiltration oder

— durch Messung des Dialysatflusses vor und hinter dem Dialysator: kontinuierlich geregelte Ultrafiltration.

9.4.1 Druckkontrollierte Ultrafiltrationsmessung (indirekte Messung)

🛈 Bei Hämodialysegeräten mit druckkontrollierter Ultrafiltration wird die UFR durch die Veränderung des Dialysatdrucks erzielt. Um die UFR einzustellen, muss der Anwender den K_{UF} des Dialysators kennen und den gewünschten TMP berechnen (▶ Kap. 7.3.5).

Diese indirekte, druckkontrollierte Ultrafiltrationssteuerung basiert auf der Tatsache, dass die Ultrafiltration bei konstantem K_{UF} des ausgewählten Dialysators nur noch vom TMP abhängt. Ein Problem dieser indirekten Ultrafiltrationssteuerung sind Änderungen während der Dialyse, z.B. des K_{UF} des Dialysators durch Membranbildung oder Änderungen des venösen Drucks, die zu Fehlern führen können. Bei den meisten druckkontrollierten Systemen muss der Anwender prüfen, ob das Gerät die richtige Ultrafiltrationsrate beibehält.

Manuelle TMP-Einstellung

Nachdem der für das Ultrafiltrationsziel notwendige TMP errechnet wurde (▶ Kap. 7.3.5), muss der benötigte Dialysatunterdruck eingestellt werden.

Zur Berechnung des Dialysatdrucks muss der Venendruck des Patienten bekannt sein. Dann kann die vereinfachte TMP-Gleichung wie in den folgenden Beispielen zur Errechnung des Dialysatdrucks angewendet werden:

— P_{DEIN}: Dialysatdruck bei Eintritt in den Dialysator
— P_{BAUS}: Blutdruck bei Austritt aus dem Dialysator = Venendruck.

Beispiel 1

TMP = P_{BAUS} – P_{DEIN}
P_{DEIN} = P_{BAUS} – TMP
P_{DEIN} = 100 mmHg – 300 mmHg
P_{DEIN} = – 200 mmHg.

Beträgt der berechnete notwendige TMP 300 mmHg und der Venendruck 100 mmHg, dann muss der Dialysatdruck auf –200 mmHg eingestellt werden.

Beispiel 2

P_{DEIN} = 100 mmHg – 50 mmHg
P_{DEIN} = 50 mmHg.

Beträgt der berechnete TMP 50 mmHg und der Venendruck 100 mmHg, dann muss der Dialysatdruck auf 50 mmHg eingestellt werden.

Ultrafiltrationskontrolle bei Single needle-Dialyse

Auch eine Single needle-Dialyse kann mit druckkontrollierten Geräten durchgeführt werden. Doch muss man sehr vorsichtig sein, wenn man den Unterdruck einstellt, da der TMP aufgrund der Schwankungen des Venendruckes nicht stabil sein wird. Zur Berechnung des Dialysatunterdrucks sollte der mittlere Venendruck herangezogen werden.

Automatische TMP-Kontrolle

In bereits automatisch druckkontrollierten Ultrafiltrationssystemen, wie z.B. bei der Gambro AK-10, kann der TMP zur Kontrolle des Dialysatdrucks eingesetzt werden. Der Anwender muss noch immer den TMP zur Erreichung des Ultrafiltrationsziels berechnen und den Dialysatunterdruck anpassen, um den benötigten TMP zu erzielen. Eine wichtige Erleichterung wird aber dadurch erreicht, dass bei Änderungen des Venendrucks während der Behandlung der Dialysatunterdruck automatisch angepasst wird, damit der gewählte TMP erhalten bleibt.

Grenzen der druckkontrollierten Ultrafiltrationsmessung

Das Hauptproblem bei den druckkontrollierten Systemen ist die Gefahr der unbemerkten Abweichung.

Folgende Faktoren können dazu führen, dass die Ultrafiltrationsrate vom eingestellten Wert abweicht:

— Der K_{UF} des Dialysators, der zur Berechnung des TMP verwendet wird, kann ungenau sein. Der K_{UF}, den der Hersteller angibt, wird meist durch In-vitro-Labormessungen ermittelt. In vivo beim Einsatz am Patienten liegt er häufig 5–30% niedriger.

- Der K_{UF} hat während der Behandlung abgenommen, da es zu Membranbildung oder Gerinnungsvorgängen im Dialysator gekommen ist.
- Zu höherer Ultrafiltration kann es auch kommen, wenn der Druck im Dialysator durch einen Knick oder eine Verengung (vor der Drucküberwachung) im Schlauch erhöht ist. Dies kann zu einer sehr hohen Ultrafiltrationsrate (UFR) führen, aber auch zur Hämolyse. Häufig entsteht dieses Problem, wenn die Schlauchsysteme nicht in die vorhandenen Schlauchführungen eingelegt wurden. Der Anwender muss also während der Behandlung prüfen, ob der Dialysator und die Blutschläuche so aufgebaut sind, dass die Schläuche nicht knicken können.
- Die Genauigkeit der UFR bei druckkontrollierter Messung wird auch durch die Dialysatormembran selbst beeinflusst. Je höher der K_{UF} des Dialysators ist, umso genauer muss die TMP-Messung sein.

> ❗ Ein High flux-Dialysator mit einem K_{UF} von 50 ml/h/mmHg benötigt, um 600 ml/h zu entziehen, einen TMP von nur 12 mmHg. Eine Abweichung von nur 5 mmHg würde dazu führen, dass der Patient in 4 h 1.000 ml Flüssigkeit zuviel verliert. Deshalb sollte bei Maschinen mit druckkontrollierter Ultrafiltration keine High flux-Membran eingesetzt werden.

9.4.2 Direkte, volumenkontrollierte Ultrafiltrationsmessung

Geräte mit volumenkontrollierten Ultrafiltrationssystemen benötigen keine TMP-Berechnungen oder Anpassung des Dialysatdrucks, da die UFR durch direkte Messungen des entzogenen Flüssigkeitsvolumens gesteuert wird. Fehler bei der Ultrafiltrationsmenge, wie sie bei druckkontrollierten Geräten durch unbemerkte venöse Druckerhöhung auftreten, werden so vermieden. Bei modernen Blutreinigungsverfahren mit hochdurchlässigen Membranen sollten diese Geräte wegen der höheren Sicherheit beim Volumenentzug ausschließlich eingesetzt werden.

Die Messung des Ultrafiltrats kann auf zweierlei Arten erfolgen:

- Volumetrische Methode: Die Messung erfolgt direkt in der volumetrischen Bilanzkammer durch kontinuierliche Proportionierung kleiner Volumina. Aus dem konstanten Volumen des Dialysats werden durch die Ultrafiltrationspumpe kontinuierlich kleine Volumen Ultrafiltrats entzogen.
- Kontinuierliche geregelte Ultrafiltration mit drehzahlgesteuerten Zulauf- und Rücklaufpumpen: Die Kontrolle erfolgt durch 2 Flussmesser vor und nach dem Dialysator. Die Differenz der Flusswerte wird elektronisch weiterverarbeitet und nach Maßgabe der gewünschten Ultrafiltration kann sie durch Änderung der Geschwindigkeit der Rücklaufpumpe korrigiert werden.

Volumetrische Standardmethode oder gesteuerte Ultrafiltration

Die volumetrische Standardmethode zur Ultrafiltrationskontrolle wurde bereits vor über 20 Jahren mit dem Prinzip der Tankniere in Frankreich entwickelt.

Funktionsprinzip

Das Prinzip der gesteuerten Ultrafiltration ist ein geschlossener Dialysatkreislauf ohne Compliance, aus dem mit einer Ultrafiltrationspumpe Dialysat entfernt wird. Der auf diese Weise entstehende Unterdruck überträgt sich im Dialysator über die Dialysemembran auf das Blutkompartiment und führt zum Volumenentzug. Fehlende Compliance bedeutet, dass sich die Schläuche und Kammern in dem Kreislauf bei einer Druckerhöhung oder -absenkung nicht ausdehnen oder zusammenziehen können. Die Ultrafiltration erfolgt so lange, bis wieder eine Druckausgleich im System stattgefunden hat.

Funktionsphasen

Der geschlossene Dialysatkreislauf trifft sich bei den weiterentwickelten Systemen in einem spiralförmigen Glastank mit einem zweiten Kreislauf, der die Zufuhr frischen Dialysats aus einem Dialysatreservoir und die Entsorgung verbrauchten Dialysats steuert. In der Bilanzkammer sind frisches und verbrauchtes Dialysat vorhanden. Durch Ventile können die Kreisläufe abwechselnd in Betrieb gehen, so dass zwei zeitlich getrennte Funktionsphasen entstehen.

Der geschlossene Kreislauf wird temporär geöffnet, um den Zustrom von neuem Dialysat und Abfluss des verbrauchten Dialysats über die Dialysatflusspumpen zu ermöglichen. Damit ist der Dialysatfluss nicht kontinuierlich.

Der Flüssigkeitsentzug aus dem geschlossenen Kreislauf erfolgt mit einer vollokklusiven Pumpe. Für eine Ultrafiltrationsrate von 600 ml/h werden z.B. alle 6 s 1 ml Filtrat entzogen.

Die Funktionsphasen sollen an einem Beispiel veranschaulicht werden, das auf dem System der »Monitral«-Gerätegeneration basiert. Diese Maschine bereitet Dialysat auf, das aus einem Reservoir in einen spiralförmigen Glastank im Dialysatkreislauf gepumpt wird. Wenn der Kreislauf mit 1,1 l Dialysat gefüllt ist, schließen sich die Zu- und Ablaufventile, und die Ventile zum Dialysatkreislauf öffnen sich. So entsteht der erforderliche geschlossene Kreislauf ohne Compliance. Der Dialysattank wird alle 2 min mit frischem Dialysat gefüllt. Um den Austausch durchführen zu können, muss der Dialysatfluss für einige Sekunden unterbrochen werden, damit der Dialysatkreislauf mit dem Dialysator geschlossen bleibt. Bei diesem System kann es zu einer geringen Rezirkulation von gebrauchtem Dialysat kommen.

— Funktionstakt 1: Ventil 1 und 3 sind geschlossen, Ventil 2 und 4 geöffnet (◘ Abb. 9.7). Der Dialysatkreislauf wird über die Flusspumpe betrieben. Das Filtrat wird über die Ultrafiltrationspumpe aus dem geschlossenen Kreislauf entnommen.

— Funktionstakt 2: Ventil 1 und 3 sind geöffnet, Ventil 2 und 4 geschlossen (◘ Abb. 9.8). Der Dialysatkreislauf wird für 12 s unterbrochen. Das Filtrat wird jedoch weiter über die Ultrafiltrationspumpe aus dem geschlossenen Kreislauf entnommen. Die Flusspumpe drückt über Ventil 3 das gebrauchte Dialysat in den Abfluss und zieht frisches Dialysat über Ventil 1 in den Glastank.

Systeme mit doppeltem Dialysatkreislauf

Um die Dialysatrezirkulation und die Unterbrechung des Dialysatflusses zu verhindern, setzen verschiedene Hersteller, z.B. Cobe und Fresenius, Systeme mit 2 Kreisläufen ein: Ein Kreislauf versorgt den Dialysator, während der andere von verbrauchtem Dialysat entleert und mit neuem gefüllt wird.

Ein typisches System mit doppeltem Kreislauf zeigt ◘ Abb. 9.10 (4008 von Fresenius). Um zu sehen, wie die Ultrafiltrationskontrollsysteme arbeiten, ist in ◘ Abb. 9.9 vereinfacht nur ein Einzelkreislauf dargestellt.

Der wichtigste Unterschied zwischen diesem Kreislauf und dem der zuvor vorgestellten der Monitral ist die *Bilanzkammer*.

Die 2 Kompartimente der Bilanzkammer sind durch eine flexible Membran (Schweinfurter Gummi) getrennt, so dass sich bei Füllung einer Kammerseite die andere Seite entleert.

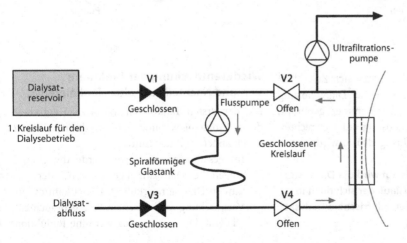

◘ Abb. 9.7. Funktionstakt 1: Bei geschlossenem Dialysatkreislauf (Ventile V1 und V3 geschlossen) V2 und V4 geöffnet, wird über die Ultrafiltrationspumpe das Filtrat entnommen

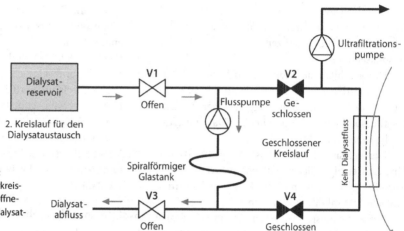

Abb. 9.8. Funktionstakt 2: Unterbrechung des Dialysatkreislaufs, während über die geöffneten Ventile V1 und V3 der Dialysataustausch stattfindet

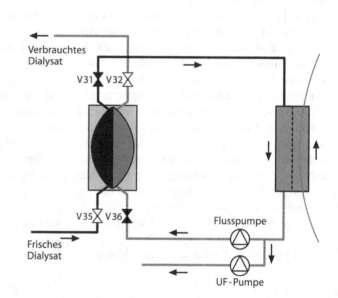

Abb. 9.9. Einzelkreislauf mit Bilanzkammer im Zentrum des Dialysatkreislaufs. Mit Öffnung der Ventile V35 und V32 wird frische Dialyselösung in die linke Seite der Kammer gepumpt, während die gebrauchte Lösung auf der rechten Kammerseite in den Abfluss gedrückt wird.
Im zweiten Arbeitstakt zirkuliert durch Öffnung von V36 und V31 frisches Dialysat aus dem linken Teil der Kammer und das um das Ultrafiltrat verminderte gebrauchte Dialysat erreicht den rechten Teil der Bilanzkammer (Ventilbezeichnungen vom Gerätehersteller übernommen). (Mit freundlicher Genehmigung von Fresenius Medical Care)

Zu Beginn jedes Zyklus öffnen sich Zu- (V35) und Abflussventil (V32), frische Dialyselösung wird in die linke Seite der Kammer gepumpt, während die gebrauchte Lösung auf der rechten Kammerseite in den Abfluss gedrückt wird.

> ❶ Beim doppelten Kreislauf wird der Dialysator jeweils über den Kreislauf, der sich nicht in der Füllphase befindet, mit frischem Dialysat versorgt (❑ Abb. 9.10).

Wiederentdeckung der Tankniere
Vor- und Nachteile der alten Tanknieren

Mit den ersten Tanknieren waren zwei entscheidende Probleme verbunden, die zu ihrer Ablösung durch andere Systeme führten:

— Im geschlossenen System wurde die einmal eingefüllte Dialysatmenge während der gesamten Dialyse rezirkuliert. Dabei kam es zur Vermischung von frischem mit gebrauchtem Dialysat. Die Konsequenz war eine Reduktion

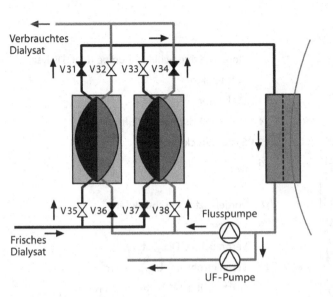

Verbrauchtes
Dialysat

V31   V32   V33   V34

V35   V36   V37   V38   Flusspumpe

Frisches
Dialysat

UF-Pumpe

Abb. 9.10. Beide Kreisläufe der Fresenius 4008. Während der dargestellten Phase füllt sich die linke Seite der Kammer 1 mit frischem Dialysat, während die rechte Seite der Kammer 2 den Dialysator mit frischer Dialyselösung versorgt. Durch den Doppelkreislauf wird ein kontinuierlicher Dialysatfluss erzielt

der Dialyseeffizienz, da die Diffusionsgradienten zwischen Blut und Dialysat abnahmen.

— Die mangelhafte Hygiene innerhalb des Systems führte innerhalb kurzer Zeit zu einer mikrobiologischen Kontamination des Dialysats.

Die technische Unkompliziertheit und die große Flexibilität bei der individuellen Zusammenmischung des Dialysats der alten Tanknieren waren jedoch so bestechend, dass der Versuch einer Weiterentwicklung des Systems unternommen wurde. Ein Gerät der neuen Tanknierengeneration ist das Modell »Genius«.

Aufbau und Prinzip der neuen Tankniere

— Die gesamte Dialysatmenge von 75 oder 90 l befindet sich in einem luftfreien Glasbehälter und wird vor Dialysebeginn komplett eingefüllt. In das luftfreie, komplett geschlossene System erfolgt während der Dialyse keine Einspeisung (□ Abb. 9.11).

— Das bereits temperierte Dialysat wird durch einen durchsichtigen thermischen Isolationsbehälter abgeschirmt, der die Auskühlung verhindert.

— In der Mitte des Dialysatbehälters befindet sich ein Verteilungsrohr aus Quarzglas, mit dessen Hilfe separat auf den oberen und den unteren Teil des Tanks zugegriffen werden kann.

— In der Mitte des Verteilerrohrs befindet sich ein UV-Strahler, der das Dialysat desinfiziert.

Während der Dialyse wird frisches Dialysat über das Verteilerrohr aus dem oberen Teil des Dialysatbehälters entnommen und nach Passage durch den Dialysator in den unteren Teil des Glasbehälters zurückgeleitet. Dieses Verfahren bewirkt eine Unterschichtung und damit eine Trennung des gebrauchten Dialysats von dem im oberen Teil befindlichen frischen Dialysat. Die Exaktheit der Trennung von gebrauchtem und frischem Dialysat beruht neben anderen physikalischen Phänomenen auf Dichteunterschieden. (Die Trennschicht lässt sich durch Einfärbung des gebrauchten Dialysats mit Vitamin B_{12} darstellen, wie □ Abb. 9.12 zeigt.)

Eine Besonderheit des »Genius«-Systems ist die eingeschränkte Einstellbarkeit von Blut- und Dialysatfluss durch die Kopplung über die doppelseitige Rollenpumpe und das vereinfachte Blutschlauchsystem. Die doppelseitige Schlauchrollenpumpe fördert das Blut des Patienten durch den Dialysator und gleichzeitig im Gegenstrom die Dialysierflüssigkeit. Blut- und Dialysierflüssigkeitsfluss sind damit in einem festen Verhältnis gekoppelt, wobei der maximale Fluss 300 ml/ min beträgt. Wegen der Einzelpumpe ist immer die Anlage eines Doppellumenkatheters notwendig, oder die Patienten müssen einen gut funkti-

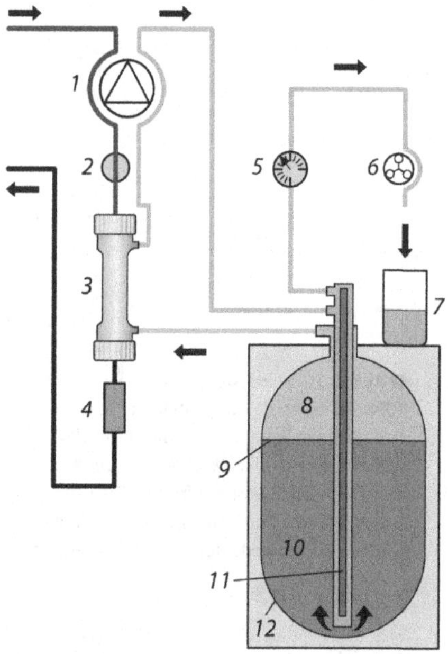

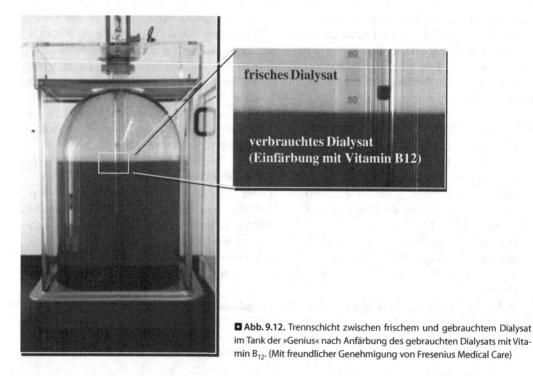

1   Doppelseitige Schlauchpumpe (Blut, Dialysat)

2   Luftdetektor

3   Dialysator

4   Venöse Flusskammer (luftfrei)

5   Systemdruckmonitor

6   UF - Controller

7   UF - Volumen

8   Vorgeheiztes Frischdialysat

9   Grenzschicht

10 Verbrauchtes Dialysat

11 Verteilerrohr mit UV - Strahler

12 Glasbehälter (75 l), thermisch isoliert

◘ **Abb. 9.11.** Schematischer Aufbau der »Genius«-Tankniere mit den Besonderheiten des Dialysatbehälters und dem zentralen Verteilungsrohr zum Entnehmen von frischem Dialysat aus der oberen Hälfte und Rückgabe des gebrauchten Dialysats aus der unteren Hälfte sowie der einzelnen Blut-Dialysat-Pumpe zum gekoppelten Blut- und Dialysattransport. (Mit freundlicher Genehmigung von Fresenius Medical Care)

frisches Dialysat

verbrauchtes Dialysat
(Einfärbung mit Vitamin B12)

◘ **Abb. 9.12.** Trennschicht zwischen frischem und gebrauchtem Dialysat im Tank der »Genius« nach Anfärbung des gebrauchten Dialysats mit Vitamin B_{12}. (Mit freundlicher Genehmigung von Fresenius Medical Care)

onierenden Dialyse-Shunt haben, da eine »Single needle«-Dialyse nicht möglich ist. Ein weiteres Merkmal der Tankniere ist die individuelle Dialysatzubereitung, das Befüllen und die Entsorgung des gebrauchten Dialysats über einen speziellen »Preparator«. Zur Dialysatzubereitung werden in der »Genius« unter integrierter UV-Bestrahlung ultrareines Wasser und Trockenkonzentrate mit hygienisch bedenkenloser Technik gemischt. Außerdem ermöglicht das geringe Volumen der Konzentrate eine Vorratshaltung auf kleinstem Raum. Als Puffersubstanz in der Dialysierflüssigkeit wird ausschließlich Bikarbonat verwendet.

Durch die einmalige Füllung des Systems ist die Tankniere unabhängig von vielen sonst für die Hämodialyse notwendigen Installationen für Wasserversorgung und Abwasserentsorgung und ermöglicht damit eine große Mobilität.

Kontinuierlich geregelte Ultrafiltration

❗ Maschinen mit kontinuierlich geregelter Ultrafiltration leisten die Bilanzierung durch die auf einer konstanten Dialysatflussmessung vor und nach dem Dialysator basierende Steuerung der Dialysatrücklaufpumpe.

Hierzu ist nur ein einfacher Dialysatkreislauf notwendig.

Bei Geräten, die den Fluss überwachen, nutzt man die Tatsache, dass die aus dem Blut entzogene Flüssigkeit dem Dialysat, das aus dem Dialysator kommt, hinzugefügt wird. Wenn die Ultrafiltrationsrate 10 ml/min beträgt, muss der Fluss aus dem Dialysator 10 ml/min höher sein als der Fluss in den Dialysator. Wenn der gemessene Fluss die erwartete Differenz nicht zeigt, passt die Maschine den Dialysatdruck automatisch an, um die gewünschte Rate zu erhalten.

Es gibt verschiedene Wege, den Dialysatfluss zu messen:

— Bei dem Modell AK 95, AK 100 und AK 200 der Firma Gambro wird das Prinzip der elektromagnetischen Induktion eingesetzt. Innerhalb der Flussmesszelle strömt das Dialysat durch ein starkes magnetisches Feld. Die elektrisch geladenen Ionen (wie Natrium, Kalium) passieren das Magnetfeld und induzieren eine elektrische Spannung. Die induzierte elektrische Spannung verhält sich proportional zum Dialysatfluss.

— Andere Geräte verwenden zur Bestimmung der Durchflussmenge Flügelradsensoren, die einen Rotor enthalten, der sich wie eine kleine Turbine im Dialysatfluss dreht. Der Rotor ist markiert, und der Sensor zählt, wie oft sich die Markierung an einem optischen Sensor vorbeibewegt.

— Eine weitere Möglichkeit stellt die Ultrafiltrationsregelung mittels Massedurchflusssensoren dar. Der Sensor besteht aus einem der zwei U-förmigen Messrohren, die in einem hermetisch abgeschlossenen Gehäuse untergebracht sind. Das in den Sensor strömende Dialysat wird einem vertikalen Impuls ausgesetzt, der das Messrohr zum Schwingen bringt. Wenn das Messrohr nach oben bewegt wird, drückt das einströmende Dialysat das Rohr nach unten. Diese Verdrehung wird als Coriolis-Effekt bezeichnet. Die Verdrehung des Rohrs ist proportional zum Dialysatdurchfluss.

Die Flusssensoren in all diesen Systemen müssen äußerst präzise arbeiten. Bei niedrigen Ultrafiltrationsraten kann der Unterschied zwischen Ein- und Auslauf des Dialysats weniger als 1% betragen. Um eine solche Genauigkeit zu erreichen, müssen die Geräte exakt kalibriert werden.

Grenzen der volumenkontrollierten Ultrafiltration

❗ Damit das volumenkontrollierte Ultrafiltrationssystem exakt arbeiten kann, muss der Flussweg mit Dialysierflüssigkeit gefüllt sein. Wenn Luft in den Kreislauf gelangt, kann die Maschine das Flüssigkeitsvolumen nicht mehr genau bestimmen.

Diese Systeme benötigen also vor den Flusssensoren zusätzliche Luftabscheidekammern. Beim Zulauf des Dialysats erfolgt dies in der schon vorhandenen Entgasungskammer. Vor dem zweiten Flusssensor (hinter dem Dialysator) ist nochmals eine Entgasungskammer vorhanden.

Ein weiteres Problem stellt bei diesen Verfahren die Bicarbonatdialyse dar, wenn der Zumischpunkt des Bicarbonats vom Gerätehersteller ungünstig gewählt wurde oder der pH-Wert der gebrauchsfertigen Dialysatflüssigkeit oberhalb der physiologischen Grenzen liegt (pH> 7,45). Dabei können Bilanzkammern, Flusssensoren und Ventile verkalken und verstopfen.

Trotz der genannten Grenzen werden die volumenkontrollierten Ultrafiltrationssysteme, die auf der genauen Messungen des Dialysatvolumens oder des Dialysatflusses basieren, als deutlich sicherer und verlässlicher betrachtet als druckkontrollierte Ultrafiltrationssysteme. Doch ist es für den Anwender auch bei Vorliegen dieser Technik wichtig, den Patienten sorgfältig zu überwachen.

Eng verknüpft mit der Möglichkeit der direkten Ultrafiltrationsmessung ist die Entwicklung neuerer Blutreinigungsverfahren, die auf überwiegend konvektivem Transport basieren und damit hohe Ultrafiltrationsmengen benötigen (▶ Kap. 12.1).

9.5   Dialysatkreislauf

9.5.1   Aufbau des Gegenstromprinzips

Bei der Hämodialyse fließt das Dialysat im Dialysatkompartiment der Dialysatoren in der dem Blut entgegengesetzten Richtung (Gegenstromprinzip, ◻ Abb. 9.13).

Füllvolumen und Dialysatfluss müssen richtig eingestellt sein:
— Abhängig vom Dialysatortyp beträgt das Füllvolumen des Dialysatkompartiments 150–250 ml.
— Der Dialysatfluss wird durch Flusspumpen auf eine konstante, an vielen Geräten veränderbare Höhe eingestellt. In der Vergangenheit war bei den meisten Geräten eine feste Einstellung des Dialysatflusses auf 500 ml/min vorgegeben. Bei High efficiency- und High flux-Dialysen mit hohen Blutflüssen wird der Dialysatfluss auf 800 ml/min eingestellt.

❗ Der Dialysatfluss sollte etwa 2- bis 3mal so hoch sein wie der Blutfluss.

Das Gegenstromprinzip im Dialysator erhöht den Diffusionsgradienten zwischen Blut und Dialysat (▶ Kap. 2). Auf diese Weise beschleunigt es den Abtransport der Urämietoxine mit dem Dialysat und

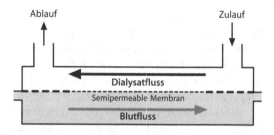

◻ **Abb. 9.13.** Gegenstromprinzip im Dialysator (vereinfachte Darstellung)

die Aufnahme physiologisch wichtiger Substanzen wie Puffer aus dem Dialysat in das Blut.

Beispiel

Bei einer Hyperkaliämie wählt man eine niedrige Konzentration des Kaliums im Dialysat, um einen hohen Konzentrationsgradienten zu erhalten.

Würden Blut und Dialysat in gleicher Richtung fließen, so wäre der Gradient am Dialysatoreingang am größten und würde durch Diffusion entlang der Dialysatorstrecke kleiner werden. In der Nähe des Dialysatorausgangs käme es zum Konzentrationsausgleich, so dass weiterer diffusiver Transport nicht erfolgen würde.

Dieser Konzentrationsausgleich wird durch das Gegenstromprinzip verhindert. Die Kaliumkonzentration des Dialysats nimmt zwar allmählich zu. Dadurch, dass sie am Dialysatoreingang aber auf die höchste Kaliumkonzentration im Blut trifft, bleibt auch hier noch ein Konzentrationsgradient wirksam.

9.5.2   Dialysatzusammensetzung und -temperatur

❗ Die Dialysatzusammensetzung wird so gewählt, dass sie die Entfernung unerwünschter Stoffe aus dem Blut durch Diffusion begünstigt und gleichzeitig das Hinübertreten fehlender Stoffe in das Blut möglich ist.

Es wird Dialysat mit standardisierter Grundzusammensetzung verwendet, einzelne Komponenten des Dialysats werden jedoch häufig individuell von Dialyse zu Dialyse verschieden eingestellt (► Kap. 8).

❗ **Das Dialysat muss neben der richtigen Zusammensetzung auch annähernd Körpertemperatur haben und zuvor entgast worden sein.**

Die Dialysatzusammensetzung und die Temperatur müssen kontinuierlich überwacht werden und bei fehlerhaften Werten zum Alarm führen. Bei Alarmauslösung (z.B. Leitfähigkeitsalarm oder Temperaturalarm) wird das Dialysat am Dialysator vorbeigeleitet, d. h. es kommt zum Dialysatbypass. Bewusst wird dieser Dialysatbypass eingestellt, wenn man während einer Dialyse die sequentielle Ultrafiltration durchführen möchte (► Kap. 12.1.5). Die Überprüfung der Wasserqualität spielt für die Sicherheit des Patienten ebenfalls eine wichtige Rolle (► Kap. 8.3).

Die Messfühler, die die verschiedenen Stationen der Dialysataufbereitung überwachen, werden im Folgenden im Zusammenhang mit der Dialysatherstellung erklärt.

Herstellung des Dialysats

Die Herstellung gebrauchsfertigen Dialysats wird technisch auf unterschiedliche Weise realisiert:

- In der Tankniere (❑ Abb. 9.11) wird das Dialysat in einem großen Tank von 75 l aus gereinigtem Wasser unter Hinzufügung von Elektrolyten und Puffern gemischt. Alle Komponenten werden einzeln in der gewünschten Menge hinzugegeben. Das Dialysat fließt in einem geschlossenen Kreislauf.
- Die meisten Dialysemaschinen stellen das Dialysat frisch durch kontinuierliche Zusammenmischung von Osmosewasser mit Dialysatkonzentrat her. Im Gegensatz zur Tankniere ist der Kreislauf nicht geschlossen, sondern beginnt mit der Wasserzufuhr und Konzentratzufuhr und endet mit der Abwasserleitung, in die das gebrauchte Dialysat abgeleitet wird.

Dialysatkonzentrat

Das Dialysatkonzentrat liegt vor als:

- Flüssigkonzentrat oder
- Trockenkonzentrat.

Flüssigkonzentrat wird entweder aus Kanistern an jeder einzelnen Dialysemaschine angesaugt oder kommt innerhalb eines Dialysezentrums zentral aus einer Leitung. Das Konzentrat wird in diesem Fall in großen Vorratstanks gelagert. Kommt das Dialysatkonzentrat aus Kanistern, so besteht die Möglichkeit, die Dialysatzusammensetzung für jeden einzelnen Patienten individuell durch Zugabe von Elektrolyten zu variieren.

Neuer sind Dialysegeräte, die das Dialysat aus Trockenkonzentrat aufbereiten. Dies ist besonders beim Bicarbonatkonzentrat von Vorteil, das als Flüssigkonzentrat zur Verkeimung neigt. Beim sauren Konzentrat wird durch den hohen Salzgehalt aufgrund der 1:35fachen Konzentration das Keimwachstum verhindert.

Mischungsverhältnisse

- Für die Acetatdialyse wird 1 Teil des Konzentrats mit 34 Teilen Osmosewasser vermischt.
- Bei der Bicarbonatdialyse erfolgt die Dialysatproduktion aus 2 verschiedenen Kozentraten:
  - dem basischen Bicarbonatkonzentrat, meist eine 1-molare (8,4%ige) Natriumbicarbonatlösung,
  - dem sauren Konzentrat, das die meisten Elektrolyte, darunter die Kalzium- und Magnesiumsalze enthält.

Bei üblicher Proportionierung werden 32,775 Teile Wasser mit 1 Teil Säurekonzentrat und 1,225 Teilen Basenkonzentrat vermischt. Die Zumischung des Bicarbonatkonzentrats kann bei vielen Maschinen durch die an der Maschine einstellbare Bicarbonatkonzentration im Dialysat gedrosselt oder gesteigert werden. Meist werden an der Maschine Werte von 25–40 mmol/l eingestellt. Die notwendige Trennung der beiden Komponenten für die Bicarbonatdialyse wird in ► Kap. 8.1.6 dargestellt.

Proportionierung des Dialysats

Die Mischung des Dialysatkonzentrats mit Osmosewasser erfolgt durch sehr exakt arbeitende Proportionierungspumpen. Die volumetrischen Pumpen können nach 2 Prinzipien arbeiten:

- mit starren Volumenverhältnissen,
- mit einer Leitfähigkeitssteuerung.

> **Leitfähigkeitsmessung zur Überwachung**

Zur Sicherheitsüberwachung der korrekten Proportionierung dient die Leitfähigkeitsmessung. Sie misst die Gesamtionenmenge im Dialysat und ist in weiten Bereichen der Zumischung von Konzentrat zum Osmosewasser proportional.

Die Leitfähigkeit des Dialysats für elektrischen Strom wird durch eine Leitfähigkeitsmesssonde vor dem Dialysator gemessen. Sie steigt mit der Menge der im Dialysat gelösten Elektrolyte. Das Osmosewasser oder Permeat wurde ja zuvor entmineralisiert (▶ Kap. 8.3) und besitzt eine vernachlässigbare Leitfähigkeit.

In Standarddialysekonzentraten haben die Natriumsalze den wichtigsten Anteil an der Gesamtionenkonzentration, während Kalzium, Magnesium und Kalium einen geringeren Anteil ausmachen (▶ Kap. 8.1). Der Normalbereich der Leitfähigkeit liegt bei einer Standarddialyse zwischen 14 und 15 mS/cm (S = Siemens).

Die Messelektrode für die Leitfähigkeit ist sehr empfindlich gegenüber Verkalkungen, die besonders bei der Bicarbonatdialyse auftreten und einen Leitfähigkeitsalarm auslösen können.

Die ausschließliche Erfassung der Gesamtionenkonzentration schränkt den Informationswert der Leitfähigkeitsmessung ein. Sie kann nicht unterscheiden zwischen:
- Fehlern bei der Zusammensetzung des Dialysatkonzentrats und
- Fehlern bei der Proportionierung des Konzentrats mit Osmosewasser.

❗ Bei *Leitfähigkeitsalarm* muss die Proportionierung und die Konzentratzusammensetzung durch Einzelmessung der Elektrolytkonzentrationen im Labor kontrolliert werden.

Eine falsche Konzentratzusammensetzung kann herstellerseitig bedingt oder die Folge falsch bemessener Elektrolytzugaben im Dialysezentrum sein.

Zusätzlich zur Leitfähigkeitsmessung kann die korrekte Dialysatzusammensetzung überwacht werden durch:
- Messung des ph-Werts im Dialysat und
- Drehzahlmessungen der Proportionierungspumpen.

Bei raschem Leitfähigkeitsabfall ist die Konzentratzufuhr unterbrochen (abgeknickter Schlauch, leerer Kanister). Eine Dialyse gegen reines entionisiertes Wasser ist tatsächlich hochgefährlich, da sie zu einer massiven Hämolyse im Dialysator führt. Das bedeutet, dass es zum Austritt von Hämoglobin bei gleichzeitiger Auflösung der roten Blutkörperchen kommt. Bei nicht rechtzeitigem Erkennen kann es zu einer lebensbedrohlichen Erkrankung des Patienten kommen.

Eine zu hohe Leitfähigkeit kann z.B. durch bestimmte Desinfektionsmittelrückstände (z.B. Natriumhypochlorit) im Dialysatraum oder durch verminderte Wasserzufuhr (Schlauch verdreht, zu niedriger Wasserdruck in der Leitung) entstehen.

Tücken der Leitfähigkeitsmessung

Da die Leitfähigkeitsmessung nicht die Konzentration der einzelnen Elektrolyte erfasst, bleibt eine fehlerhafte Konzentratzusammensetzung unerkannt, wenn sie nicht zu einer Veränderung der Gesamtionenkonzentration führt. Dieser Fall kann eintreten, wenn sich die Konzentration von Elektrolyten mit gleicher Ladung gegensinnig verändern.

Beispiel

Das Konzentrat enthält im gleichen Maß zuwenig Natrium, wie es zuviel Kalium enthält. Da beide Ionen einfach positiv geladen sind, wird der Fehler durch die Messung der Leitfähigkeit nicht entdeckt.

Eine weitere Falle resultiert aus der leitfähigkeitsgeregelten Proportionierung des Dialysats. Selbst wenn eine fehlerhafte Konzentratzusammensetzung zur Veränderung der Gesamtionenkonzentration führt, bleibt dieser Fehler bei leitfähigkeitsgeregeltem Pumpenbetrieb häufig unerkannt. Das liegt daran, dass das falsch zusammengesetzte Konzentrat zwar zunächst zu einer Abweichung der Leitfähigkeit führt, diese bewirkt aber durch die leitfähigkeitgesteuerte Rückkopplung automatisch eine Änderung der Konzentratzufuhr, so dass die Abweichung der Leitfähigkeit vom Sollwert ausgeglichen wird und der Fehler nicht mehr erkennbar ist.

Bei einem System mit fixer volumetrischer Proportionierung bleibt hingegen der Leitfähigkeitsfehler bestehen, so dass nach einiger Zeit ein Leitfähigkeitsalarm ausgelöst wird.

Erwärmung des Dialysats auf Körpertemperatur

❗ **Das Dialysat wird auf 35–37°C erwärmt, um eine Unterkühlung des Patienten zu verhindern.**

Bei zu niedriger Temperatur des Dialysats kommt es durch Wärmeaustausch auf der großen Fläche des Dialysators rasch zum Abfallen der Körpertemperatur des Patienten, der dann zu frieren beginnt. Die Erwärmung des Dialysats erfolgt nach dem Prinzip des Tauchsieders mit einer Heizspirale, und zwar vor dem Eingang in den Dialysator. Die Temperatur wird an anderer Stelle kontinuierlich überwacht und auf einem Monitor angezeigt. Zu niedrige Dialysattemperaturen sind unangenehm, aber ungefährlich.

Kritisch, evtl. sogar lebensbedrohlich, ist eine Dialysattemperatur weit über 37°C. Sie führt zu Wärmereaktionen des Patienten wie Schwitzen und v. a. zur verstärkten Hämolyse. Bei Temperaturen über 42°C tritt zusätzlich eine Denaturierung des Plasmaeiweißes ein. Als obere zulässige Grenze für Dialysattemperaturen wird in der Literatur 41°C angegeben.

Da bei der Erwärmung des Dialysats Gase gelöst werden und als Gasblasen zu Problemen im Dialysator führen, muss das Dialysat zuvor entgast werden.

Dialysatentgasung

Die Menge der im Dialysat gelösten Gase hängt von der Temperatur und vom Dialysatdruck ab.

❗ **Bei Temperaturanstieg oder Druckverminderung entstehen Gasblasen.**

Dieses Phänomen ist während der Dialyse von Bedeutung, da das Dialysat auf Körpertemperatur erwärmt wird und im Dialysatkreislauf Unterdruck durch den Betrieb der Ultrafiltrationspumpe entsteht. Man hat ermittelt, dass bei einem Dialysatfluss von 500 ml/min bei 35°C etwa 5 ml Gas/min entstehen. Damit sind Gefahren verbunden:

— Über die Dialysemembran können Gase aus dem Dialysat ins Blut diffundieren.

— Gasblasen im Dialysator führen zur Reduktion der für den Stoffaustausch zur Verfügung stehenden Membranoberfläche.

— Gasblasen können die Funktion von Messeinrichtungen im Dialysegerät stören. Fehlalarme der Leitfähigkeits- und Blutleckmonitore können die Folge sein.

❗ **Die Dialysatentgasung muss vor dem Dialysator erfolgen.**

Technisch wird dies entweder durch Erhitzung bis kurz unter den Siedepunkt oder durch Unterdruck realisiert. Zum Teil wird bereits das Osmosewasser in der Maschine entgast, bevor es dem Dialysatkonzentrat zugemischt wird.

9.5.3 Blutleckdetektor

Die unbeschädigte Dialysemembran ist für alle Partikel oberhalb ihrer Porengröße undurchlässig. Daher werden normalerweise die Blutzellen, d. h. rote und weiße Blutkörperchen und die Blutplättchen, nicht durchgelassen. Bei Membranrupturen durch mechanische Beschädigung oder Produktionsfehler ist diese Barriere gestört.

❗ **Wenn sehr viel Blut in das Dialysat übertritt, spricht man vom *Makroleck,* das am Dialysator mit bloßem Auge erkennbar ist.**

Beim Makroleck muss der Dialysator ausgetauscht werden, um weitere Blutverluste des Patienten zu vermeiden.

Kleinere Lecks (Mikrolecks), z.B. durch Rupturen einzelner Kapillaren, können nicht ohne Hilfsmittel durch den Menschen erkannt werden. Sie stellen keine akute Gefahr für den Patienten dar, bedeuten aber dennoch einen unnötigen Blutverlust. Auch bei Mikrolecks können während einer 5stündigen Dialyse Blutverluste von bis zu 60 ml auftreten. Daher werden Detektoren zur Blutleckerkennung eingesetzt (▶ Kap. 10.2.3).

Die Detektoren basieren entweder auf einer relativ unspezifischen Trübungsmessung im Dialysat oder auf einer farbstoffspezifischen optischen Erkennung von rotem Blutfarbstoff. Insbesondere die Trübungserkennung kann durch Partikel, Kalk oder Schwebstoffe verfälscht werden und zu Fehlalarmen führen. Weitere Fehlermöglichkeiten sind hohe Bilirubinwerte bei Patienten mit Gelbsucht und extrem hohe Blutfettwerte. Wenn der Blutleckalarm ausgelöst wird, sollte dieser durch Testen des Dialysats mit Uринteststreifen für Hämoglobin bestätigt werden, bevor das System ausgetauscht wird.

> ❶ Die Sensitivität der Blutleckdetektoren liegt bei 0,5 ml Blut/ml Dialysat.

9.6 Technik der Single needle-Dialyse

Der kontinuierliche Blutfluss vom Shunt zum Dialysator und wieder zurück zum Shunt setzt normalerweise 2 getrennte Kanülen voraus. Diese ideale Situation wird jedoch häufig nicht erreicht, wenn nur eine Shuntpunktion gelingt oder wenn die Dialyse über einen einlumigen Katheter durchgeführt werden muss.

Mit moderneren Dialysemaschinen kann die Effizienz der Einnadeldialyse aber auch so hoch liegen, dass die regelmäßige Einnadeldialyse eine willkommene Strategie darstellt, den wertvollen Shunt zu schonen und das Punktionstrauma gering zu halten. Voraussetzung hierfür sind kontinuierliche Blutflüsse durch den Filter mit einem minimalen Rezirkulationsvolumen.

> ❶ Auch mit nur einem Gefäßzugang kann eine Dialyse durchgeführt werden!

Der singuläre Gefäßzugang muss in ein Y-Stück münden, der venösen und arteriellen Blutstrom teilt. Die Strecke im Gefäßzugang selbst muss abwechselnd für den arteriellen und venösen Blutstrom zur Verfügung stehen. Das bedeutet, dass es anders als bei der Zweinadeldialyse 2 Arbeitstakte geben muss:

- Im ersten Arbeitstakt saugt die Maschine Blut an.
- Im zweiten Arbeitstakt wird Blut zurückgegeben.

Technisch gibt es 2 Möglichkeiten:

- das Klick-Klack-System mit nur einer Pumpe und
- den Betrieb mit 2 Pumpen.

9.6.1 Einpumpenprinzip (Klick-Klack-System)

Diese Möglichkeit besteht an den meisten Dialysegeräten. Für ihre Durchführung werden der Y-Anschluss benötigt und 2 Klemmen, die im Wechseltakt das arterielle Schlauchsystem bzw. das venöse Schlauchsystem nahe des Y-Anschlusses abklemmen. Außerdem muss eine Expansionskammer in das Schlauchsystem eingebaut werden (❒ Abb. 9.14).

- Im ersten Arbeitstakt saugt die Blutpumpe Blut aus dem Gefäßzugang an und füllt damit die Expansionskammer, die als Blutreservoir dient. Die arterielle Klemme ist geöffnet, die venöse geschlossen. Die Füllung erfolgt also gegen den Widerstand der venösen Klemme, was zur Dehnung des Schlauchsystems und zur Ausdehnung der Expansionskammer führt.
- Im zweiten Arbeitstakt arbeitet die Blutpumpe nicht. Die arterielle Klemme ist geschlossen, die venöse ist geöffnet. Das Blut kann nun, nachdem der Widerstand freigegeben wurde, passiv dem Druckgefälle folgend, zum Gefäßzugang zurückfließen.

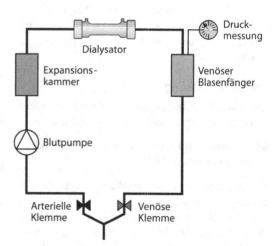

❒ **Abb. 9.14.** Blutfluss bei Single needle-Dialyse mit einer Blutpumpe. Bei Öffnung der arteriellen Klemme pumpt die Blutpumpe die Expansionskammer voll. Im zweiten Arbeitstakt wird die venöse Klemme geöffnet und das Blut aus der Expansionskammer über den Dialysator zum Patienten zurückgegeben

ℹ️ Die Effizienz des Einpumpenprinzips ist gering, da in jedem Arbeitstakt nur kleine Volumina transportiert werden können und es zu einer erheblichen Rezirkulation kommt. Es eignet sich nicht zum regelmäßigen Einsatz bei chronischen Dialysepatienten.

9.6.2 Doppelpumpenbetrieb

Sind am Dialysegerät 2 Blutpumpen vorhanden, so kann im Doppelpumpenbetrieb gearbeitet werden. Die Komponenten des Schlauchsystems müssen ebenfalls um die Expansionskammer ergänzt werden, die in der Regel zwischen den beiden Pumpen liegt. Die beiden Pumpen arbeiten abwechselnd (❑ Abb. 9.15):

- Im ersten Arbeitstakt füllt die arterielle Pumpe die Expansionskammer.
- Im zweiten Arbeitstakt steht die arterielle Pumpe still, die venöse Pumpe saugt das Expansionsgefäß leer und treibt das Blut durch den Dialysator zum Gefäßzugang zurück.

Die Umschaltung zwischen den Arbeitstakten erfolgt durch elektronische Steuerung aufgrund des Füllungszustands der Expansionskammer. Ist die Kammer am Ende des ersten Arbeitstaktes ausreichend gefüllt, führt der gemessene Druck in der Kammer zum Umschalten auf den zweiten Ar-

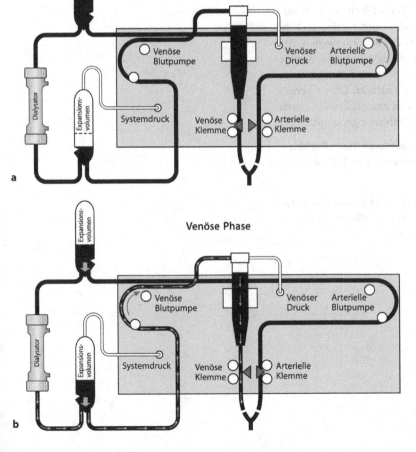

❑ Abb. 9.15a,b. Blutfluss bei Single needle-Dialyse im Doppelpumpenbetrieb. Zunächst erfolgt die Füllung der Expansionskammer durch die arterielle Blutpumpe, danach das Leerpumpen der Expansionskammer durch die venöse Blutpumpe im zweiten Arbeitstakt

beitstakt. Das Absinken der Kammerfüllung baut den Druck wieder ab bis zu einem vorgegebenen Druckwert, der zur erneuten Aufnahme des ersten Arbeitstaktes führt. Damit die arterielle Pumpe während des ersten Arbeitstakts ausschließlich Blut aus dem Shunt ansaugt und nicht aus dem venösen Schlauchsystem, wird während dieser Phase die venöse Absperrklemme geschlossen.

❗ Im Vergleich zu dem ständig hin- und herschaltenden Einpumpensystem führt das Doppelpumpenverfahren zu höheren und gleichmäßigeren Blutflüssen, da die Blutvolumina größer und die Arbeitstakte länger sind.

Die Dialysequalität hängt vom mittleren Blutfluss und vom Ausmaß der Rezirkulation ab. Der mittlere Blutfluss kann entweder aus den Blutflüssen während der beiden Arbeitstakte errechnet werden, oder er wird von der Maschine direkt angezeigt.

Auch bei der Doppelpumpendialyse kann das Rezirkulationsvolumen beträchtlich sein. Rezirkulation findet im Shunt, in der Kanüle und im Schlauchsystem statt. Während des zweiten Arbeitstaktes wird Blut nicht nur über die Kanüle zum Shunt zurückgeführt, sondern z. T. auch in das arterielle Schlauchsystem gedrückt. Dieses bereits gereinigte Blut wird im sich anschließenden ersten Arbeitstakt erneut zum Dialysator gepumpt.

❗ Die Effizienz der Dialyse kann durch Rezirkulation im Schlauchsystem bis zu 30% reduziert werden.

Werden Single needle-Dialysen bei Patienten chronisch durchgeführt, sollte man die Rezirkulation so niedrig wie möglich halten.

Durchführung der Hämodialysebehandlung

H. Sobek

10.1   Vorbereitung

10.1.1   Gerätecheck

Vor jedem erneuten Einsatz eines Dialysegerätes muss die Funktionstüchtigkeit des einzelnen Gerätes überprüft werden. Alle Geräte neuerer Generation verfügen über einen Self-check. Bei diesem Test überprüft das Gerät die Funktion der Elektronik, der Software und der Mechanik. Nicht alle Fehler werden jedoch von diesem System erfasst, so dass eine grobe Überprüfung des Gerätes durch das Bedienungspersonal unabdingbar ist. Hierbei sollte besonders auf eventuelle Undichtigkeiten des Dialysatsystems sowie auf die fehlerfreie Funktion mechanischer Teile des Dialysegerätes geachtet werden.

10.1.2   Desinfektionscheck

Mit dem Einsatz von Teststreifen und Testlösungen wird eine Prüfung des Dialysatsystems auf Desinfektionsmittelrückstände durchgeführt. Die Reinigung des Dialysatsystems von Desinfektionsmittelrückständen muss vor jeder erneuten Dialyse garantiert sein, um eine komplikationslose Hämodialysebehandlung durchführen zu können.

Jedes Gerät verfügt je nach Hersteller und Anspruch des Anwenders über verschiedene Gerätedesinfektionsprogramme. Zum Einsatz kommen:
- Heißdesinfektion,
- chemische Desinfektion und
- Kombination beider Systeme.

Die Überprüfung des Gerätes vor jeder Dialyse richtet sich nach den Angaben des Herstellers und den verwendeten Desinfektionsmitteln.

❗ **Die Durchführung der vorgeschriebenen Tests ist unter Angabe der Gerätenummer mit Unterschrift auf dem Dialyseprotokoll zu dokumentieren.**

10.1.3   Dialysatcheck

Vor jeder Dialysebehandlung muss eine Überprüfung des Dialysats erfolgen. Der Dialysatfluss kann an einem vom Hersteller angebrachten Schauglas kontrolliert werden. Die Zusammensetzung des jeweiligen Dialysats ist von den Einstellungen des Dialysegerätes und den verwendeten Dialysekonzentraten abhängig (z.B. Acetatdialyse, Bicarbonatdialyse, unterschiedliche Elektrolytzusammensetzungen der Konzentrate). Die jeweilige Zusammensetzung und die weiteren Ansprüche an das Dialysat werden dem Dialyseprotokoll entnommen und am Dialysegerät entsprechend eingestellt und protokolliert.

Die Konnektion mit dem Dialysator erfolgt je nach Hersteller und Art des Dialysators vor oder nach der Füllung des Blutschlauchsystems mit physiologischer Kochsalzlösung oder 5%iger Glukoselösung.

❗ **Bei der Konnektion der Dialysatanschlüsse muss auf das Gegenstromprinzip zum Blutkreislauf im Dialysator geachtet werden.**

Durch das Gegenstromprinzip (▶ Kap. 9.5.1) wird der Stoffaustausch entscheidend verbessert.

Die Dialysatseite muss luftfrei gefüllt werden, um die gesamte Oberfläche der Membran für den Stoffaustausch nutzen zu können. Dort, wo sich Luftblasen oder Mikroschaum befinden, muss die Luft durch Beklopfen des Dialysators mit dem Handballen entfernt werden.

10.1.4   Füllung und Spülung des Blutschlauchsystems

Die Füllung und Spülung des Dialysators und des Blutschlauchsystems erfolgt mit ca. 1,5 l physiologischer Kochsalzlösung. Durch Anschluss des Kochsalzbeutels an das Systemteil werden das Schlauchsystem und der Dialysator mit Hilfe der Blutpumpe mit Spüllösung gefüllt. Die Lösung wird in einen Auffangbeutel abgeleitet und anschließend verworfen. Beim Füllen des Systems ist auf die korrekte Füllung der einzelnen Blasenfänger, der Ausgleichskammern und des Dialysators zu achten:
- Der Flüssigkeitsspiegel wird in den Blasenfängern und Ausgleichskammern bis zur angegebenen Füllhöhe mit Kochsalzlösung angehoben.

Bei der Füllung des Dialysators ist dieser in seiner Halterung so zu fixieren, dass die Flussrichtung der Spüllösung von unten nach oben erfolgt. Dies verdrängt die Luft aus dem Dialysator nach oben und füllt ihn nahezu vollständig.

Durch intermittierendes Abklemmen der abführenden Blutleitung am Dialysator mit einer Stahlklemme kann restliche Luft und Mikroschaum entfernt werden.

Mit einem weiteren Liter physiologischer Kochsalzlösung wird ein Rundlauf durch das Blutschlauchsystem hergestellt (◻ Abb. 10.1). Dies ist möglich, indem der arterielle und der venöse Blutschlauch an einem Beutel Kochsalzlösung konnektiert werden und das System bei einer Blutpumpengeschwindigkeit von 100 ml/min gespült wird. Der Rundlauf dient der weiteren Spülung durch Rezirkulation und der Bereitstellung des Dialysegerätes zur anstehenden Behandlung.

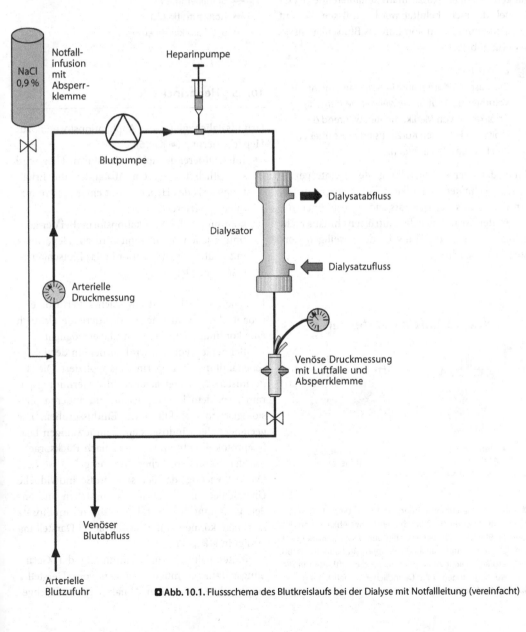

◻ **Abb. 10.1.** Flussschema des Blutkreislaufs bei der Dialyse mit Notfallleitung (vereinfacht)

❗ Um evtl. auftretenden Hypovolämien bei der Dialysebehandlung schnell entgegenwirken zu können, ist vor der Behandlung eine Infusion mit 500 ml NaCl 0,9% vorzubereiten.

Der Anschluss dieser Infusionsleitung erfolgt vor dem Blutpumpensegment. Durch Abklemmen des Blutzulaufs und Öffnen der Infusionseinheit kann so schnell Kochsalzlösung mit Hilfe der Blutpumpe infundiert und ein Blutdruckabfall abgefangen werden. Nutzt man kollabierende PVC-Beutel, die nicht belüftet werden müssen, kommt es nicht zum Eintritt von Luft ins Blutschlauchsystem (☐ Abb. 10.2).

❗ Beachte
Glasflaschen dürfen aus diesem Grund nicht zur Volumensubstitution verwendet werden. Die Applikation von Medikamenten während der Dialyse in Form von Kurzinfusion muss über einen Infusomaten erfolgen.

Eine detaillierte Darstellung der gerätespezifischen Techniken – Einlegen der Heparinspritze, Anschluss des Konzentrats etc. – soll über die genannten Grundzüge des Aufrüstens hinaus nicht erfolgen. Es sind die Hinweise des jeweiligen Herstellers zu beachten.

Wie ist Luft zu entfernen ?

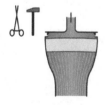
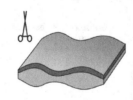

- Mehrfaches Abklemmen
- Klopfen des Dialysatorkopfes

- Mehrfaches Abklemmen

☐ **Abb. 10.2.** Die Luftentfernung erfolgt für beide Dialysatortypen (Kapillaren/Platten) durch mehrfaches Abklemmen des venösen Blutschlauchs bei einer Blutpumpengeschwindigkeit von 200–300 ml/min. Kapillardialysatoren sind außerdem am Dialysatorkopf leicht zu klopfen, damit die Luftblasen in die Spüllösung gelangen. (Mit freundlicher Genehmigung von Gambro Medizintechnik)

Benötigte Materialien zum Aufrüsten eines Dialysegerätes

- 3000 ml physiologische Kochsalzlösung (Beutel von 1,5 l, 1 l und 0,5 l)
- Blutschlauchsystem (arterieller und venöser Teil)
- Überleitungssystem für Kochsalzinfusion
- Heparinspritze, evtl. mit Leitung
- Dialysator
- Stahlklemmen
- Konzentratkanister
- 5–7 Stahlklemmen

10.1.5 Heparincheck

Grundsätzlich gibt es 2 Applikationsformen zur Heparinisierung (▶ Kap. 6):
- Intermittierende Applikationsform: Hier wird in zeitlich festgelegten Abständen die Erhaltungsdosis des Heparins mit einer Spritze manuell appliziert,
- kontinuierliche Applikationsform: Bei der kontinuierlichen Applikation wird ein Heparingemisch über einen Perfusor in das Blutschlauchsystem injiziert.

In neueren Geräten ist ein solcher Perfusor eingebaut, die sowohl eine intermittierende als auch eine kontinuierliche Heparingabe ermöglicht.

Bei beiden Formen wird zu Beginn der Dialysebehandlung ein Heparinbolus appliziert. Die Heparinisierung richtet sich nach den Gerinnungsparametern, dem Körpergewicht und anderen physiologischen und klinischen Einflussgrößen. Die geeignete Heparindosis kann dem jeweiligen Dialyseprotokoll entnommen oder nach Rücksprache mit dem verantwortlichen Arzt festgelegt werden. Dies ist wichtig, da hier sehr große individuelle Unterschiede in der Dosierung bestehen und andere gerinnungshemmende Verfahren zum Einsatz kommen können. Eine ausführliche Darstellung erfolgt in ▶ Kap. 11.

Blutentnahmen zur Bestimmung der Gerinnungsparameter müssen an den vom Hersteller angebrachten arteriellen Abnahmeports durchgeführt werden, um eine Verfälschung der Gerinnungswerte zu verhindern. In der Regel befinden sich die Abnahmeports vor dem Pumpensegment und die Heparinzufuhr hinter dem Pumpensegment. Diese bauliche Anordnung und die Blutabnahme an der richtigen Stelle ermöglichen die Entnahme von Blutproben ohne eine Verfälschung der Messergebnisse durch den Einfluss gerinnungshemmender Medikamente. Bei der Antikoagulation ist zu beachten:

- Beim Einlegen der Heparinspritze in den Perfusor darf die Heparineinheit keine Luft enthalten. Um dies zu gewährleisten, muss die Heparinleitung vor dem Einlegen der Spritze in den Perfusor mit Heparingemisch vorgefüllt werden. Nur so ist garantiert, dass ab Förderbeginn des Perfusors Heparin ohne zeitliche Verzögerung in das extrakorporale System gelangt.
- Die Heparinspritze ist in ihrer Halterung vor Dialysebeginn zu fixieren und auf ihren festen Sitz zu kontrollieren.

Die entsprechende Heparinmenge und die Förderdauer des Perfusors kann am Dialysegerät eingegeben und nach Bedarf geändert werden.

10.1.6 Vorbereitung des Patienten und Gewichtsberechnung

Vor jeder Dialyse muss das aktuelle Gewicht des Patienten festgestellt werden. Die Patienten sollten sich möglichst zu jedem Dialysetermin in gleich schwerer Kleidung vorstellen und regelmäßig mit oder ohne Schuhe gewogen werden, um verfälschende Gewichtsdifferenzen zu vermeiden. Fehlerquellen dieser Art sind bei jeder Ermittlung der Nettoabnahme zu beachten.

❶ Aus der Differenz des tatsächlichen Gewichts zu dem ermittelten Trockengewicht (Δ[KG Soll – KG Ist]) ergibt sich die Nettoabnahme für die Dialysebehandlung. Hierzu ist die Angabe des Trockengewichts erforderlich.

❶ Das Körpergewicht, bei dem am Ende der Dialyse eine optimale Flüssigkeitsbilanz für den Patienten erreicht wird, bezeichnet man als Sollgewicht oder Trockengewicht.

Dieser Wert gibt genau das Gewicht eines Dialysepatienten an, bei dem keine klinischen Zeichen einer Hypervolämie (Ödeme, Luftnot, Bluthochdruck) oder Hypovolämie (verringerter Hautturgor, Blutdruckabfälle, Krämpfe) vorliegen. Es kann ohne wesentliche Beeinträchtigung des Wohlbefindens des Patienten bei der Dialysebehandlung erreicht werden.

Die Festlegung des Sollgewichts erfolgt nach einer Beurteilung des Volumenstatus des Patienten durch den Arzt unter Zuhilfenahme festgelegter Kriterien (❏ Tab. 10.1). Das Sollgewicht des Patienten ist ständig zu überprüfen, da es sich bei verändertem Ernährungsverhalten des Patienten oder hinzutretenden weiteren Erkrankungen kurzfristig ändern kann. Häufig wird auch ein vorzeitiges Ende der Heparininfusion deutlich vor dem Dialyseende

❏ **Tab. 10.1.** Kriterien zur Beurteilung des Volumenstatus

Zeichen	Bei Hypervolämie	Bei Hypovolämie
Blutdruck	Meist erhöht	Meist erniedrigt
Ödeme	Vorhanden	Nicht vorhanden
Hautturgor	Normal	Erniedrigt (stehende Hautfalten, trockene Zunge)
Halsvenen	Gestaut	Nicht sichtbar
Krämpfe bei Hämodialyse	Ungewöhnlich	Häufig
Untere Hohlvene (V. cava inferior)	Erweitert, kein Kollaps bei Inspiration	Eng, kollabiert bei Inspiration
Thoraxröntgen	Breites Herz, verstärkte Gefäßzeichnung	Keine Auffälligkeiten

einprogrammiert. Auf diese Weise vermeidet man verlängertes Nachbluten aus den Stichkanälen der Dialysekanülen.

Sonstige vorbereitende Maßnahmen:

- Vitalfunktionen (Blutdruck, Puls, Temperatur) und Allgemeinbefinden des Patienten sind vor jeder Dialysebehandlung zu ermitteln und auf dem Dialyseprotokoll zu vermerken.
- Vor Beginn der oft stundenlangen Prozedur sollten die Patienten zu einem Gang auf die Toilette aufgefordert werden, um Unterbrechungen während der Dialysebehandlung zu vermeiden.

10.2 Durchführung

10.2.1 Anschlüsse und Einstellung von Sollwerten

Nach Überprüfung aller oben angegebenen Punkte erfolgt ein erneuter Check:

- Besonders muss auf Verwindung und evtl. Abknicken der Blutschläuche geachtet werden.
- Alle Blasenfänger und Ausgleichskammern müssen bis zu ihrer Füllhöhe mit Spüllösung gefüllt und auf Dichtigkeit geprüft werden.
- Druckableitungen und die zugehörigen Transducer werden auf richtige Konnektion mit dem Druckabnehmer geprüft und dürfen nicht mit Flüssigkeit in Kontakt gekommen sein. Daraus würden falsche Druckanzeigen und somit Probleme im Behandlungsverlauf der Dialyse resultieren. Ist der Transducer feucht geworden, gilt es ihn auszutauschen.
- Die Verwendung des richtigen Dialysators und des richtigen Dialysates muss durch Überprüfung auf dem Protokoll nochmals gesichert werden.
- Die Einstellung der korrekten Heparinmenge sollte am Gerät vorgenommen, die Aufrüstung des Dialysegerätes abgeschlossen sein.

> ❗ Blutentnahmen (z.B. Säure-Basen-Bestimmung, Kaliumkontrollen, Blutbild) erfolgen vor dem Anschluss des Blutschlauchsystems an den Gefäßzugang direkt aus der arteriellen Nadel.

Bei einer Blutpumpengeschwindigkeit von 100 ml/min wird der extrakorporale Kreislauf nach Anschluss an die arterielle Nadel langsam mit Blut gefüllt und die Spüllösung aus dem System verdrängt. Hierbei wird das Blutschlauchsystem bis zur Luftfalle mit Blut gefüllt, die Pumpe angehalten und der Kreislauf durch die Konnektion des Systems an den venösen Zugang geschlossen.

> ❗ Die Füllmenge eines kompletten Systems und des Dialysators beträgt 150–250 ml.

Hypotone und kreislaufinstabile Patienten kommen ohne Aderlass, der durch das Füllen des Systems bedingt ist, aus. Der Anschluss der arteriellen und venösen Blutschläuche erfolgt dann direkt an beiden Nadeln.

Anschließend wird die Blutpumpe (wieder) gestartet und die Blutpumpengeschwindigkeit langsam gesteigert. Sie muss den Shuntverhältnissen sowie dem Befinden des Patienten angepasst werden.

> ❗ Erstrebenswert ist eine Förderrate von mindestens 200–300 ml/min.

- Bei der Steigerung der Pumpengeschwindigkeit gilt es, die Druckverhältnisse im Schlauchsystem an den Druckanzeigen zu beobachten. Die arterielle Druckanzeige und der venöse Rücklaufdruck geben Auskunft über die Shuntverhältnisse und über die richtige Lage der Nadeln. Dislokationen oder eine paravasale Lage der Dialysenadeln können sofort erkannt und korrigiert werden.
- Die Alarmeinstellung der Luftfalle muss während der Dialyse aktiviert sein und der venöse Blutschlauch in die Quetschklemme eingelegt werden, um bei Bedarf funktionsgerecht arbeiten zu können.

Einstellung der Ultrafiltrationsmenge und Ultrafiltrationsrate

Die Ultrafiltrationsmenge wird an den modernen Geräten direkt eingestellt. Gemeinsam mit der korrekt eingestellten Dialysezeit stellt sich die UFR automatisch ein. Wenn keine weiteren Vorgaben, wie z.B. die Anwahl eines Ultrafiltrationsprofils erfolgen, errechnet die Maschine eine gleichbleibende UF-Menge für die gesamte Dialysedauer.

Die UFR errechnet sich ganz einfach aus der Differenz des aktuellen Gewichts und des Trocken-/oder Sollgewichts zzgl. der Trinkmenge während der Dialyse und der Infusionsmenge beim Abschließen des Patienten. Dabei ist es von großer Bedeutung, dass das prädialytische Gewicht des Patienten zuverlässig ermittelt wurde. Das bedeutet Wiegen unter standardisierten Bedingungen, z.B. jeweils ohne Schuhe und ohne Straßenbekleidung. Viele ältere und behinderte Patienten sollten im Beisein des Pflegepersonals gewogen werden. Ein falsch ermitteltes Ausgangsgewicht gehört zu den häufigsten Fehlern in Dialyseabteilungen mit zum Teil fatalen Auswirkungen für den Patienten.

Hier eine einfache Beispielrechnung:

Aktuelles Gewicht	67 kg
Trockengewicht	65 kg
Differenz	2 kg
Trinkmenge	100 ml = 2 l
Infusionsmenge	250 ml
	350 ml

Um während der Dialyse tatsächlich das Trockengewicht von 65 kg zu erreichen, müssen als UF-Menge 2350 ml eingestellt werden.

An Geräten, die keine Einstellung der UF-Menge erlauben, wird die stündliche UFR wie folgt errechnet:

$$UFR\,[ml/h] = \frac{[KG(IST)-KG(SOLL)]+Trinkmenge+Infusionsmenge}{Dialysezeit}$$

Ausscheidungen während der Dialyse werden in ihrem Gewicht geschätzt und von der Gesamtmenge subtrahiert. Die so errechnete UFR wird am Dialysegerät eingestellt.

Dialysegeräte der neueren Generation verfügen über die Möglichkeit, verschiedene Abnahmeprofile einzustellen. Mit ihnen kann man die Gewichtsabnahme während der Behandlung den individuellen Bedürfnissen anpassen. Beispielsweise kann am Anfang der Dialyse eine höhere UFR gefahren werden als gegen Ende der Behandlung. Kreislaufinstabilitäten, die oft am Ende der Behandlung durch zu hohe Ultrafiltrationsraten

auftreten, kann man also mit diesen Abnahmeprofilen entgegenwirken (◘ Abb. 8.1).

- Die jeweiligen Einstellungen der Ultrafiltrationsparameter (TMP, UFR etc.) am Dialysegerät und des Ultrafiltrationsverlaufs müssen auf dem Dialyseprotokoll eingetragen werden.
- Einige Minuten nach Behandlungsbeginn werden Puls und Blutdruck nochmals kontrolliert und notiert.

10.2.2 Überwachung

Um die adäquate Überwachung der Dialysebehandlung auf Dauer gewährleisten zu können, sind standardisierte Überwachungsprotokolle zu verwenden (◘ Abb. 10.3). Ein Dialyseprotokoll muss übersichtlich sein und alle notwendigen Informationen enthalten. In ihrem zeitlichen Verlauf protokollierbar und überschaubar sein müssen die Werte für:

- Blutdruck,
- Puls,
- Druckparameter,
- Ultrafiltrationsrate,
- Gewichtsabnahme,
- Leitfähigkeit,
- Heparindosis.

Tabellarisch können aufgeführt werden:

- Bolusheparin,
- Soll- und Istgewicht,
- Verabreichung von Medikamenten u. a.

Bei evtl. auftretenden Komplikationen während einer Behandlung können so durch Einsichtnahme früherer Protokolle wichtige Informationen eingeholt werden. Alle besonderen Ereignisse einer Dialysebehandlung sollten daher zusätzlich auf dem Protokoll vermerkt sein.

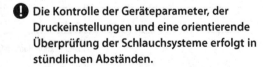 **Die Kontrolle der Geräteparameter, der Druckeinstellungen und eine orientierende Überprüfung der Schlauchsysteme erfolgt in stündlichen Abständen.**

Die Druckanzeigen für die Überwachung der Druckverhältnisse im extrakorporalen System

10

Dialyseprotokoll	Klinik- oder Praxisadresse		Designed by h. sobek

Name   Datum   HD-Zeit

	Beginn	1. Stunde	2. Stunde	3. Stunde	4. Stunde	5. Stunde	6. Stunde
Zeit							
Druck venös.							
Druck art.							
TMP							
UF-Rate							
Blutfluß							
Dialysatfluß							
Leitfähigkeit							
Heparin							
UF-Menge							
Medika-mente							
und							
Therapie							
220							
RR 200							
160							
140							
120							
100							
80							
60							
40							
Puls							

Dialysator	
Konzentrate	
Heparin initial	IE
Heparin stündlich	IE
Abstellzeit	min.
Sollgewicht	kg
Anfangsgewicht	kg
Endgewicht	kg
UF-Menge	n. HD
Einfuhr	
Ausfuhr	
Dialysegerät	
Punktion durch	
verantwortlich für HD	
angehängt durch	
abgehängt durch	

Dialyseverlauf, Komplikationen und Medikamente

Desinfektion durchgeführt
Gerät n. Desinfektion getestet

☐ **Abb. 10.3.** Beispiel für ein Dialyseprotokollformular

werden im gleichen Turnus abgelesen, protokolliert und in ihrem zeitlichen Verlauf beobachtet. Starke Schwankungen der Druckverhältnisse in den Systemen müssen erkannt und deren Ursache und Erklärung herausgearbeitet werden. Ursache hierfür können Maschinenfehler, inkorrekte Lage der Nadeln im Gefäßzugang, Thrombenbildung und vieles mehr sein. Ziel ist das Erkennen und das Beheben des Fehlers.

- Gewichtsabnahme, Ultrafiltrationsparameter und Heparinisierung müssen auf Richtigkeit geprüft und ebenfalls in stündlichem Rhythmus protokolliert werden.
- Die Kontrolle der Vitalzeichen erfolgt in den gleichen Zeitabständen und ist entsprechend zu notieren.
- Die Qualität einer Dialyseüberwachung beinhaltet natürlich auch die Beobachtung des Patienten durch die Pflegekräfte. Informationen zum Befinden des Patienten während der Behandlung sowie Schwierigkeiten bei der letzten Dialyse können erfragt und für die laufende Behandlung verwertet werden.

10.2.3 Beheben von apparativen Störungen während der Dialysebehandlung

Blutseitige Druckalarme
Venöse Druckalarme

Venöser Druck zu hoch – mögliche Ursachen

- Blutpumpengeschwindigkeit zu hoch
- Nadel paravasal oder verlagert
- Schlauchsystem nach Luftfalle abgeknickt
- Blutkoagel im Blasenfänger
- Viskosität des Blutes zu hoch
- Shuntverschluss
- Veränderte Körperlage
- Thrombose des venösen Schenkels hinter dem Druckabnehmer
- Thrombose im Bereich der Fistel (meist bei vorbestehender Stenose).

---

❶ **Alle oben angeführten Alarme werden durch eine Erhöhung des venösen Rücklaufdrucks in oder nach dem Blasenfänger verursacht.**

Häufigste Ursache ist hierbei eine Verlagerung der venösen Punktionskanüle durch mechanische Irritation von außen oder Lageänderung des Armes. Die Spitze der Nadel liegt dann meist an der Gefäßwand an bzw. ist durch diese hindurchgetreten, so dass das extrakorporale Blut nach paravasal läuft und dort ein großes Hämatom bildet. Maßnahmen:

- Die Blutpumpe ist in diesem Fall zu stoppen und die Lage der Nadel zu korrigieren.
- Bei paravasaler Lage der Nadel ist die Dialyse zu unterbrechen, ein Rundlauf des extrakorporalen Systems herzustellen und die Punktionsstelle mit flacher Hand über 10 min zu komprimieren. Die Entfernung der paravasalen Punktionskanüle ist meistens nicht sinnvoll, da durch den Einfluss der verschiedenen Antikoagulanzien eine verlängerte Blutungszeit besteht und die Dialyse unnötig lang unterbrochen wird.
- Nach Stase der Blutung wird ein provisorischer Verband angelegt.
- Um die Dialyse anschließend fortsetzen zu können, muss eine neue Punktionskanüle gelegt oder das System für die Zwischenzeit auf Single needle-Technik umgerüstet werden.

Bei Veränderungen der Blutviskosität bzw. bei Thrombenbildung im abführenden venösen System ist die Dialyse ebenfalls wie oben beschrieben zu unterbrechen und die Ursache der Abflussstörung zu suchen.

Probleme bei der Dosierung der Antikoagulanzien verursachen meist eine Erhöhung der Blutviskosität, Thrombenbildung im Blasenfänger bzw. schlimmstenfalls einen Shuntverschluss.

❶ **Beachte**
Geronnenes oder mit kleinen Blutkoageln durchsetztes Blut darf dem Patienten auf keinen Fall rückinfundiert werden.

Gegebenenfalls muss die Dialyse abgebrochen und das Blutschlauchsystem verworfen werden. Abhängig vom Zeitpunkt der Unterbrechung ist die

Dialyse erneut zu beginnen oder das Dialyseintervall zu verändern.

> ❗ **Bei einer Shuntthrombose entscheidet der hinzugezogene Gefäßchirug über das weitere Prozedere beim Patienten.**

> ❗ **Beachte**
> Abgeknickte Schlauchsysteme dürfen während einer Dialysebehandlung nicht vorkommen, da die resultierenden mechanischen Scherkräfte die Blutkörperchen beschädigen und konsekutiv zur lebensbedrohlichen Hämolyse führen. Sollte doch einmal ein Schlauch abgeknickt sein, ist er zu entknicken und für das Blut eine laborchemische Untersuchung zum Ausschluss einer Hämolyse veranlassen.

Venöser Druck zu niedrig – mögliche Ursachen

- Blutpumpe steht oder läuft zu langsam
- Schlauchsystem vor Luftfalle abgeknickt
- Schlauchruptur
- Diskonnektion von Schlauchverbindungsstellen
- Dialysator thrombosiert
- Punktionskanüle diskonnektiert, dekanüliert oder paravasal
- Druckabnehmer undicht
- Blutdruckabfall, dadurch erniedrigter venöser Rücklaufdruck
- Viskositätsminderung, z.B. durch Kochsalzinfusion
- Körperlage verändert.

> ❗ **Die meisten oben angeführten Alarme werden durch einen erleichterten oder plötzlich beschleunigten Abfluss des Blutes in oder nach dem Blasenfänger verursacht. Selten liegt die Ursache im Dialysator oder dem blutzuführenden Schlauchsystem.**

Dekanülierung der Nadeln, Diskonnektion sowie Rupturen von Schläuchen sehen meist sehr dramatisch aus. Trotzdem sollten besonnen die wichtigsten Maßnahmen getroffen werden:

- Die Blutpumpe ist zu stoppen und das Schlauchsystem mit Stahlklemmen vor und nach der Leckage abzuklemmen.
- Bei Dekanülierung der Punktionsnadel ist eine Kompression der Punktionsstelle durch den Patienten oder hinzugerufenes Personal notwendig.
- Der extrakorporale Kreislauf am Dialysegerät wird in einen Rundlauf gebracht und die Dialyse nach Beseitigung der Ursache fortgesetzt.
- Undichtigkeiten am Druckabnehmer sind durch korrekte Konnektion oder durch den Austausch des Druckabnehmers zu beseitigen.

Bei Viskositätsveränderungen des Blutes, wie z.B. bei der Kochsalzinfusion über die Notfallleitung, kommt es zu einem erleichterten Abfluss durch Verdünnung des Blutes in den Shunt. Dieser Alarm ist nachvollziehbar, muss wahrgenommen werden und ist von keiner größeren Bedeutung.

Beim drohenden oder bereits manifesten Bluckdruckabfall kommt es zu einer Erniedrigung des venösen Rücklaufdrucks durch schlechte Füllung der Shuntgefäße. Ein zu niedriger venöser Druck wird angezeigt und kann bei keiner anderen auffindbaren Ursache für das Erkennen und Korrigieren eines Blutdruckabfalls sehr wichtig sein. Eine rechtzeitige Intervention durch Zufuhr von Kochsalzlösung über die Notfallleitung ist möglich und verhindert schlimmere Komplikationen.

Liegt die Ursache in abgeknickten Schlauchsystemen vor dem Blasenfänger, so sind diese zu entknicken und in die angebrachten Halterungen so einzulegen, dass kein erneutes Abknicken stattfinden kann. Bei Thrombosierung des Dialysators findet durch die Verlegung des Lumens ein verminderter Blutdurchfluss statt. Es kommt weniger Blut im venösen Systemteil an, und daraus resultierend muss weniger Blut in den Shunt zurückgeführt werden. Eine Senkung des venösen Rücklaufdrucks ist die Folge. Maßnahmen in diesen Fällen können sein:

- Erhöhung der Antikoagulation,
- Freispülen des Dialysators mit Kochsalzlösung,
- Austausch von Dialysator und Schlauchsystem.

Arterielle Druckalarme

Die arterielle Druckanzeige wird im negativen Bereich des Fensters vom Druckabnehmer angezeigt, denn die Blutpumpe erzeugt einen Sog an der arteriellen Nadel. Daher werden hier negative Druckverhältnisse geschaffen und angezeigt.

Arterieller Druck zu hoch – mögliche Ursachen

- Blutpumpengeschwindigkeit zu langsam
- Starkes Blutangebot, z. B. bei Shuntprothesen (Goretex-Implantate)
- Nadel aus dem Shuntarm entfernt
- Leck am Blutschlauchsystem
- Druckabnehmer defekt

❗ **Eine Erhöhung des arteriellen Drucks bedeutet eine Verminderung des Sogs am arteriellen Systemteil bzw. an der Nadel. Eine Annäherung des Drucks an die Nullgrenze der Druckanzeige ist die Folge.**

Verursacht werden solche Alarme meist durch eine Dekanülierung der arteriellen Punktionskanüle, ein Leck oder Diskonnektion der Schlauchverbindungen im Schlauchsystem des extrakorporalen Kreislaufs. Hier sind die gleichen Maßnahmen zu unternehmen wie oben beschrieben.

Bei Implantaten von Kunststoffshunts liegt aufgrund des größeren Gefäßlumens ein vermehrtes Blutangebot vor. Ebenfalls ist der arterielle Blutdruck in Gefäßprothesen höher. Besonders bemerkenswert ist solch ein Phänomen bei Kunststoffimplantaten am Oberschenkel. Manche Oberschenkelshunts zeigen trotz hoher Blutpumpengeschwindigkeit positive Druckverhältnisse am arteriellen Druckabnehmer.

Arterieller Druck zu niedrig – mögliche Ursachen

- Blutpumpengeschwindigkeit zu hoch
- Nadel hat sich an der Gefäßwand angesaugt oder liegt paravasal
- Schlauchsystem abgeknickt
- Kein Blutangebot durch zu niedrigen Blutdruck
- Shuntverschluss
- Zu geringes Fördervolumen des Gefäßzugangs.

Alarme, die einen zu großen Sog am arteriellen Systemteil anzeigen, erscheinen während der Dialysebehandlung relativ häufig. Oft ist ein zu geringes Fördervolumen des Shunts in Abhängigkeit vom Gefäßzugang, der korrekten Lage der Nadeln, dem Blutdruck und der eingestellten Blutpumpengeschwindigkeit die Ursache.

❗ **Durch eine dem Patienten angepasste Blutpumpengeschwindigkeit können die häufigsten Ursachen dieses Alarms beseitigt werden.**

Durch die bei der Behandlung geplante Volumenreduktion und die allgemeine kardiale Belastung des Patienten kommt es häufig während der Dialysebehandlung zu einer kontinuierlichen Senkung des Blutdrucks.

Eine geringere Blutpumpengeschwindigkeit fördert hier nicht nur das Blutangebot im Schlauchsystem und reduziert dadurch die Alarmhäufigkeit, sondern wirkt sich auch auf den stark belasteten Kreislauf positiv aus. Blutdruckabfällen kann hier protektiv entgegengewirkt werden.

Bei älteren und kreislaufinstabilen Patienten ist aus gegebenen Gründen die Reduktion der Pumpengeschwindigkeit während der Dialysebehandlung auf jeden Fall zu diskutieren.

Bei Shuntverschluss ist das im System befindliche Blut dem Patienten zurückzuführen. Der Patient muss dem Gefäßchirurgen vorgestellt werden.

Allgemeine Hinweise zum Auftreten von Druckalarmen im Blutschlauchsystem

Die Blutdruckalarme dürfen nicht nur gelöscht werden. Die Störungen sind aufzusuchen und in ihrer Ursache zu beheben; die Sollwertgrenzen dürfen nicht manipuliert werden. Nur durch das Beheben der Ursache kann eine komplikationslose Dialyse erfolgen.

Oft treten nach den Primäralarmen Folgealarme auf. Neuere Geräte geben solche Alarme gesondert oder optisch anders unterlegt wieder.

❗ **Durch Druckalarme wird die Blutpumpe sofort gestoppt, und es kommt zu einer Stase im Blutschlauchsystem und im Dialysator.**

Rundlauf des extrakorporalen Kreislaufs

Die lange Verweildauer und der Kontakt des Blutes im System mit Luft sowie der lange Kontakt des stehenden Blutes mit dem Dialysat haben eine Veränderung der Blutzusammensetzung zur Folge und sollten daher vermieden werden. Ist abzusehen, dass die Behebung des Fehlers nicht binnen weniger Minuten erfolgen kann, ist ein Rundlauf des extrakorporalen Kreislaufs herzustellen:

- Venöser und arterieller Blutschlauch werden von den Nadeln dekonnektiert und durch ein Zwischenstück verbunden.
- Die Nadeln werden mit Kochsalz gespült.
- Am Dialysegerät muss die UFR gestoppt und die Bypassfunktion in Betrieb genommen werden.
- Da eine Zwangsultrafiltrationsrate durch das Gerät aufrechterhalten wird, um eine Backfiltration zu verhindern, muss die Leitung der Kochsalzinfusion geöffnet sein. Die abfiltrierte Flüssigkeit kann auf diese Weise durch die entsprechende Menge an Kochsalzlösung aus der Notfallleitung in das System ersetzt werden.

Luftfallenalarm

Luftfallenalarm – mögliche Ursachen

- Luft oder Schaum im Blasenfänger
- Blutkoagel im Blasenfänger
- Blutspiegel im Blasenfänger unter notwendige Füllhöhe gefallen
- Luftdetektor defekt oder verschmutzt
- Luftdetektor falsch oder nicht korrekt in die Halterung eingelegt.

❶ Der Luftfallenalarm ist ein seltener Alarm während der Behandlung und kann die Gefahr einer lebensgefährlichen Luftembolie anzeigen.

Die Ursache eines Luftfallenalarms ist oft Mikroschaum (▶ Kap. 9), der sich bei fehlerhafter Füllung und Vorbereitung des Dialysegerätes im Dialysator gebildet hat und an der Innenseite des Blasenfängers haftet.

- Durch Beklopfen des Blasenfängers mit der Rückseite einer Stahlklemme lösen sich die Bläschen, und die Ursache lässt sich so leicht beheben.

- Bei anderen Gründen, z.B. Luft im System, fehlerhaftem Schlauchmaterial, undichten Schlauchverbindungen oder Verschmutzung, muss fehlerhaftes Material ausgetauscht oder der Fehler anderweitig behoben werden.

Dialysatseitige Alarme

Dialysattemperatur zu hoch/zu niedrig – mögliche Ursachen

- Temperaturregelung, Heizung, Wärmeaustauscher defekt
- Zeit der Bypassfunktion zu lange
- Temperatur zu niedrig oder zu hoch eingestellt
- Wasserzulauf zu gering.

❶ Hohe Dialysattemperaturen sind für den Patienten vital gefährdend, denn es besteht die Gefahr der Hämolyse durch termische Einwirkung auf das Blut.

Zu niedrige Temperaturen werden von den Patienten als subjektiv sehr unangenehm empfunden, sind jedoch klinisch von geringer Relevanz. Bei kreislaufinstabilen Patienten hat sich andererseits eine mäßige Absenkung der Dialysattemperatur auf 36 bis 36,5°C zur Prophylaxe von hypotonen Episoden bewährt.

- Liegt die Ursache an der falschen Temperatureinstellung des Gerätes, kann dies leicht durch Änderung des Sollwertes behoben werden.
- Es ist ratsam, beim Auftreten von Gerätefehlern den Servicetechniker zu verständigen oder das Gerät auszutauschen.

Leitfähigkeitsalarme

Leitfähigkeit zu hoch/zu niedrig – mögliche Ursachen

- Konzentratkanister leer
- Leitfähigkeitsmessung defekt
- Mischpumpen arbeiten nicht korrekt
- Abweichungen des pH-Werts im Dialysat

- Falsche Einstellung der Leitfähigkeit am Gerät
- Falsche Konzentrate
- Wasserzulauf bzw. -ablauf gestört (z.B. Dialysegerät steht auf den Versorgungsleitungen).

Bei Leitfähigkeitsalarmen springt das Gerät automatisch in die Bypassfunktion und unterbricht damit die Dialysemaßnahmen:

- Ist der Fehler durch das Dialysegerät verursacht, muss der Servicetechniker verständigt und das Gerät unter Umständen ausgetauscht werden.
- Besteht der Alarm über längere Zeit, sollte man über eine Verlängerung der Behandlungszeit nachdenken, um die entstandene Unterbrechung zu kompensieren.

🛑 Auf keinen Fall dürfen die Grenzen des Sollwerts dahingehend geändert werden, dass der Alarm beseitigt und der Dialysatfluss aufrechterhalten wird. Eine falsche Zusammensetzung des Dialysats und dessen Kontakt mit Blut wäre die Folge und könnte den Patienten vital gefährden.

Wasserausfall/Stromausfall

🛑 Ist bei Wasser- und Stromausfall das Problem nicht selbst lösbar, muss ein Fachmann die Ursache beheben.
Bei längerem Stromausfall muss das Blut aus dem System und dem Dialysator über manuelle Betätigung der Blutpumpe dem Patienten reinfundiert werden.

🛑 Beachte
Bei Handbetrieb der Blutpumpe aufgrund von Stromausfall besteht die besondere Gefahr der Luftembolie, da Luftfalle und Quetschklemme ohne Strom nicht funktionieren.

Allgemeine Maßnahmen:

- Die Behandlung wird nach Beseitigung des Stromausfalls neu begonnen bzw. fortgeführt.
- Längerer Ausfall der Wasserversorgung am Dialysegerät bedingt die Beendigung der Dia-

lysebehandlung. Die Ursachen einer mangelhaften Wasserversorgung am Dialysegerät können sehr vielfältig sein und sollen daher nicht im einzelnen aufgeführt werden.

Blutleckalarm

Beim Blutleckalarm wird die Blutpumpe automatisch gestoppt und die Blutrückführung durch die Quetschklemme an der Luftfalle unterbrochen. Blutlecks erkennt ein Sensor, der sich am Ablauf des Dialysators befindet. Sie treten bei Rupturen der Dialysatormembran auf. Erkennen der Defekte:

- Massive Defekte an der Membran verursachen eine sichtbare Rötung des abfließenden Dialysats.
- Kleinere Beschädigungen der Membran können mit bloßem Auge oft nicht erkannt werden, aktivieren jedoch den Blutleckdetektor. In diesem Fall ist das Dialysat mit einem Teststreifen auf Hämoglobin zu untersuchen.

🛑 Befindet sich Blut im Dialysat, muss die Behandlung abgebrochen werden. Ob das sich im System befindliche Blut reinfundiert wird, hängt vom Schweregrad der Ruptur ab.

Fehlalarme können durch Luft im Dialysat oder die Verschmutzung des Sensors verursacht sein und meist ohne Probleme während der Dialysebehandlung durch eingewiesenes Personal behoben werden.

Alarme der Ultrafiltrationsmessung

UFR-/TMP-Alarm – mögliche Ursachen

- TMP zu hoch/zu niedrig
- UFR zu niedrig oder kann nicht erreicht werden
- Eingegebene Gewichtsabnahme korreliert nicht mit der Ultrafiltrationszeit.

Die meisten Alarme der Ultrafiltrationsmessung treten zu Beginn der Dialysebehandlung auf. Oft ist eine Fehleingabe Ursache des Alarms.

- Fehleingaben haben meist eine zu hohe bzw. zu niedrige UFR zur Folge. Alarmgrenzen der UFR werden vom Servicetechniker eingestellt und richten sich nach den Ansprüchen des Anwenders an das Gerät. Mögliche Ursachen: Bei neueren Geräten kann die Dialysezeit und die Gewichtsabnahme eingegeben werden. Das Gerät errechnet sich daraus die notwendige UFR und zeigt diese in einem Display an (▶ Kap. 7.3.5).

= Der von dem Gerät errechnete notwendige TMP ist ebenfalls ablesbar. Er wird vom Gerät automatisch innerhalb eines vorgegebenen Sollbereichs eingestellt. Die TMP-Alarmbegrenzungen sind am Anfang der Behandlung einzustellen bzw. zu überprüfen. Durch regelmäßige Kontrollen des TMP können hier starke Druckveränderungen erkannt und deren Ursache behoben werden.

10.3   Beendigung der Dialyse

10.3.1   Abhängen und Patientenversorgung

Nach Beendigung der regulären Dialysezeit wird das vollständige extrakorporale Blutvolumen in den Blutkreislauf des Patienten zurückgeführt. Die Retransfusion erfordert ca. 250 ml Kochsalzlösung. Dabei sollte darauf geachtet werden, dass die effektive Dialysezeit wirklich der verordneten Dialysezeit entsprochen hat und nicht etwa durch Unterbrechungen deutlich darunter lag (○ Abb. 10.4). Gegebenenfalls sollte die Zeit verlängert werden. Häufige Unterbrechungen der effektiven Dialysedauer werden durch geräteseitige Alarme verursacht, bei denen der Dialysefluss durch den Dialysator unterbrochen wird (Bypassfunktion).

Allgemeine Maßnahmen:
= Durch Anschluss des arteriellen Blutschlauchs an den Kochsalzbeutel wird bei einer Blutpumpengeschwindigkeit von 100 ml/min das Blut aus dem System zurück in den Körper gespült.
= Anhaftungen der Blutzellen und Blutbestandteile an der Innenwandung des Dialysators und des Blutschlauchsystems können durch wiederholtes Abklemmen des Blutrücklaufs mit einer Stahlklemme gelöst und dadurch zurückgeführt werden.

= Leichtes Beklopfen des Dialysators bzw. Rollen des Dialysators zwischen den Handinnenflächen fördert beim Abhängen des Patienten von der Maschine die saubere Entleerung des extrakorporalen Systems.

= Durch anschließende Trennung des arteriellen Systems vom Kochsalzbeutel wird der restliche Inhalt des Blutschlauchsystems mit Luft bis zur Luftfalle zurückgeführt.

> ⚠ **Die vollständige Rückführung des Blutes sollte gewährleistet sein, weil die Rückstände bei regelmäßiger Hämodialyse sonst einen chronischen Blutverlust zur Folge hätten.**

Nach der Entfernung der Dialysenadeln und Versorgung des Shunts (▶ Kap. 5.5) werden kontrolliert und protokolliert:
= Blutdruck,
= Puls und
= Gewicht.

Ebenfalls im Dialyseprotokoll notiert werden:
= Ultrafiltrationsmenge,
= Heparinverbrauch und
= Komplikationen.

Viele Dialysepatienten benötigen nach der Behandlung eine Nachbetreuung. Beschwerden durch Hy-

Ein praktisches Beispiel

Verordnet: 4:00 h mit Q$_B$ 250

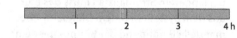

Verabreicht: 2:45 h mit Q$_B$ 250 und 45 min mit Q$_B$ 100

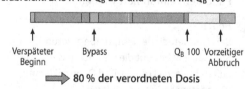

➡ 80 % der verordneten Dosis

○ **Abb. 10.4.** Beispiel für reduzierte effektive Dialysezeit. Verordnet waren 4 h mit einem Blutfluss Qb von 250 ml/min. Der Beginn verspätete sich um 5 min, ein Alarm erforderte 10 min Bypassbetrieb, ein Blutdruckabfall erforderte eine Kochsalzinfusion, die Reduktion des Blutflusses auf 100 und den vorzeitigen Abbruch der Dialyse. (Mit freundlicher Genehmigung von Gambro Medizintechnik)

potonie, Muskelkrämpfe, Abgeschlagenheit und allgemeines Unwohlsein sind nicht selten und erfordern eine auf den jeweiligen Patienten zugeschnittene, medizinische und pflegerische Betreuung.

10.3.2 Gerätereinigung und Desinfektion

Nach Entfernung des Blutschlauchsystems und Reinigung der Geräteoberfläche mit einer geeigneten Desinfektionslösung wird das Dialysegerät einem Desinfektions- und Reinigungsverfahren der dialysatführenden Schläuche unterzogen. Je nach Gerätehersteller und Verwendungszweck des Dialysegerätes gibt es unterschiedliche Verfahren der Gerätereinigung (▶ Kap. 16.6).

10.4 Strategien bei hohen Ultrafiltrationvolumina

10.4.1 Physiologische Grenzen des Wasserentzugs

Hämodialyseverfahren können Wasser unmittelbar nur aus dem Blut entfernen. Hier liegen nur etwa 8% des Gesamtkörperwassers vor. Die Wiederauffüllung des Gefäßsystems durch Wasser aus dem Gewebe braucht Zeit und hängt von dem osmotischen Gradienten zwischen Blut und Gewebe ab.

❗ **Wenn die Rate der Flüssigkeitsentfernung zu hoch ist oder die Wiederauffüllung zu langsam, erniedrigt sich das Blutvolumen des Patienten. Es kann zur Hypotonie kommen und zum hypovolämischen Schock.**

Die UFR und die Änderungen der Elektrolyte im Serum stehen diesbezüglich in einem sensiblen Verhältnis zueinander. Insbesondere der Natriumkonzentration im Serum kommt für die Kreislaufstabilität des Patienten eine wesentliche Rolle zu:
— Einerseits muss Natrium entfernt werden. Andererseits darf dies nicht zu schnell geschehen. Das gleiche gilt für die Ultrafiltration.
— Wenn der Natriumgehalt des Dialysats zu niedrig ist, kann die Wiederauffüllung des Gefäßsystems verlangsamt sein oder sich sogar umkehren (Entstehung von Gewebeödemen!).

❗ **Die Kreislaufstabilität bei der Dialyse kann verbessert werden, wenn *Ultrafiltrationsprofile* und *Natriumprofile* an den Dialysegeräten eingestellt werden.**

Natrium- und Ultrafiltrationsprofile

Hierzu erhöht man z.B. bei Phasen von hoher Ultrafiltration vorübergehend die Natriumkonzentration im Dialysat, um den Wassereinstrom aus dem Gewebe zu begünstigen und um den Blutdruck zu stabilisieren. Die Profile berechnen die Natriumkonzentration im Dialysat so, dass dennoch eine negative Natriumbilanz am Ende der Dialyse erreicht werden kann.

10.4.2 Sequentielle (isolierte) Ultrafiltration (Bergström-Verfahren)

▶ Die isolierte Ultrafiltration wird meist im Rahmen einer Hämodialyse für einen begrenzten Zeitraum durchgeführt. Zu diesem Zweck wird das Dialysat am Dialysator vorbei über den Bypass des Dialysegerätes geleitet, oder die Dialysatproduktion wird für die Zeit der sequentiellen Ultrafiltration abgeschaltet. Das Blut des Patienten fließt dabei weiter durch den Dialysator. Der transmembranöse Druckunterschied bleibt bestehen, so dass Flüssigkeit aus dem Blut entfernt wird.

Bei Patienten mit besonders hohen Gewichtszunahmen zwischen den Dialysen wird die notwendige Volumenentfernung häufig besser toleriert, wenn sie zum Teil mit dem Verfahren der sequentiellen Ultrafiltration herbeigeführt wird. Dies liegt vermutlich daran, dass der osmotische Druck im Blut höher bleibt, wenn nur ultrafiltriert wird und nicht gleichzeitig osmotisch aktive Substanzen ins Dialysat diffundieren. Durch den höheren osmotischen Druck im Blut kann Wasser effizienter aus den Zellen mobilisiert werden (◻ Abb. 8.2). Die isolierte Ultrafiltration eignet sich aber in der Regel nicht für den gesamten Dialysezeitraum, da keine ausreichende Entgiftung über Diffusion stattfindet. Typischerweise wird sie sequentiell über Zeiträume von 20–30 Minuten im Wechsel mit Hämodialyse eingesetzt, wobei für die betreffenden

Zeiträume deutlich höhere Ultrafiltrationsraten als bei der Hämodialyse eingestellt werden.

10.5 Besonderheiten bei der Durchführung der Online-HDF

Die Aufrüstung der Maschinen für die Online-HDF ist komplexer als bei der reinen Hämodialyse. Spezielle Blutschlauchsysteme mit separaten, jeweils seitlich im Schlauchsegment unmittelbar vor- oder nach dem Dialysator angebrachten Anschlüssen für die Infusion der Substitutionlösung im Prä- oder Postdilutionsmodus kommen zum Einsatz. Der Transport der Substitutionslösung erfolgt über eine zweite Rollenpumpe, in die das entsprechende separate Schlauchsystem eingelegt wird. Im Single needle-Doppelpumpenbetrieb wird diese zweite Pumpe allerdings für das Blutschlauchsystem benötigt, und dies schließt entsprechend die Durchführung einer Online-HDF im Single needle-Betrieb aus.

Bereits die Füllung des Systems bei der Online-HDF erfolgt nicht mit Kochsalz aus einem externen Beutel, sondern über Anschluss an den Substitutionslösungsport des Gerätes, der die aus ultrareinem Wasser und Dialysat hergestellte Substitutionslösung bereitstellt.

Hierzu wird das arterielle Ende des Blutschlauchsystems vom Substitutionsport diskonnektiert und an die arterielle Nadel angeschlossen. Wenn der Patient nun direkt ohne Aderlass an das venöse Ende des Schlauchsystems angeschlossen wird, so kommt es bereits mit der gepufferten Substitutionslösung zu einem erheblichen Bikarbonattransfer. Es wird daher empfohlen, in dieser Phase den Dialysatfluss durch Drücken der Bypasstaste abzuschalten, da es sonst zu einem zusätzlichen Bikarbonattransfer über Diffusion käme, der mit Nebenwirkungen wie Kopfschmerzen für den Patienten verbunden sein könnte.

Für eine effiziente HDF ist die passende Einstellung von Blutfluss, Dialysatfluss und Substitutionsrate und deren Relation zueinander entscheidend. Nur so kann eine sinnvolle Ergänzung von Diffusion und Konvektion erzielt werden.

Ein Gefäßzugang, der lediglich einen Blutfluss von <200 ml/min zulässt, kann die Vorzüge einer HDF gegenüber einer Hämodialyse nicht ausschöpfen. Das trifft auch für die SN-Dialyse zu. Selbstverständlich muss ein Dialysefilter mit einem hohen UF-Faktor (>40 ml/mmHg/h) eingesetzt werden, sonst entstünden rasch zu hohe transmembranöse Druckwerte.

Einfache Überlegungen zur Beziehung von Blutfluss, Ultrafiltrationsrate und Dialysatoreigenschaften machen deutlich, worauf es bei einer HDF ankommt. Zur Erhöhung der konvektiven Clearance sind prinzipiell sehr hohe Ultrafiltrationsraten erwünscht, wobei die diffusive Clearance nicht vernachlässigt werden darf.

- Einstellung des höchstmöglichen Blutflusses (>300 ml/min) und einer sinnvollen Substitutionsrate.
- Korrespondierend zum hohen Blutfluss sollte der Dialysatfluss am Gerät auf 800 ml/min eingestellt werden.
- Substitutionsrate: Die Substitution gleicht die über den notwendigen Flüssigkeitsentzug herausgehende Ultrafiltration kontinuierlich aus und vermeidet Volumenverluste. Erfolgt die Substitution erst nach dem Filter, so besteht dennoch die Gefahr der Bluteindickung im Filter.

Postdilution: Um dies im Verfahren der Postdilution zu vermeiden, sollte die Filtrationsrate nicht höher als 40% des Plasmawasserflusses liegen. Dies entspricht ca. 25% der Blutflussrate. Entsprechend sollte der Substituatfluss sich am effektiven Blutfluss im Verhältnis 1:4 (9–16 l/Behandlung) orientieren. Eine zu hoch gewählte Substitutionrate (und damit Ultrafiltrationsrate) führt zu einem TMP-Anstieg. Der transmembranöse Druck sollte 300 mmHg nicht überschreiten. Bei einigen Maschinentypen erfolgt die HDF über eine Regelung des TMP und vermeidet damit automatisch diese Komplikation. Der Benutzer wählt einen akzeptablen TMP, z.B. von 150 mmHg, und die Maschine errechnet eine effiziente Filtration- bzw. Substitutionsrate.

Prädilution: Durch die Substitution vor dem Filter wird eine verbesserte Hämodynamik im Filter erreicht. Allerdings sollte die Infusionsrate nicht höher als der Plasmawasserfluss liegen, da sonst ein Effizienzverlust aufgrund der Toxinverdünnung eintritt. Der Diffusionsgradient zwischen

Blut und Dialsat würde sich abbauen und die diffusive Clearance würde reduziert werden.

10.6 Besonderheiten bei Single needle-Dialyse

Die Single needle-Dialyse (SN-Dialyse) mit nur einer Blutpumpe (das sogenannte Klick-Klack Verfahren) stellt aufgrund ihrer geringen Effizienz ein Verfahren dar, das bestenfalls als Notlösung im Falle fehlgeschlagener Punktionen oder von Nadeldislokationen im Verlaufe der Dialyse taugt.

Dagegen kommt die SN-Dialyse im Doppelpumpenverfahren durchaus auch zur chronischen Dialyse zum Einsatz, z. B. bei Patienten mit einlumigen Dialysekathetern. Das Prinzip wird an anderer Stelle vorgestellt (▶ Kap. 9). Um das Verfahren trotz der nicht völlig zu vermeidenden Rezirkulation von Pendelblut im Gefäßzugang und im Schlauchsystem effizient zu gestalten, müssen einige Punkte in der Behandlungssteuerung beachtet werden. Bereits beim Aufbau des Systems sind Besonderheiten zu beachten:

— Der venöse Pumpenschlauch wird beim Aufbau zunächst nicht eingelegt, da das Aufrüsten und Anschließen des Patienten im Doppelnadelmodus erfolgt. In der Füllphase werden die Expansionskammern um ca. 45° gegenüber der Senkrechten gedreht, wodurch der Spiegel in den Kammern automatisch die günstigste Höhe einnimmt.

— Erst nach Anlegen des Patienten an das arterielle Schlauchsystem wird das venöse Pumpensegment eingefädelt und der SN-Modus wird aktiviert.

— Ausgehend von einer geringen Blutpumpengeschwindigkeit am Start werden die Geschwindigkeiten der beiden Blutpumpen separat schrittweise erhöht, bis die jeweiligen Druckgrenzen (arteriell und venös) erreicht sind, da hier die gemessenen Werte den Zu- und Rücklaufdrücken bei einer Doppelnadel-Dialyse entsprechen.

— Grundsätzlich sollten an beiden Blutpumpen die maximal möglichen Blutflussgeschwindigkeiten eingestellt werden. Damit kann häufig ein effektiver Blutfluss von bis zu 250 ml/min

erreicht werden, wenngleich sich dieser durch die Rezirkulation um mindestens ca. 15% reduziert.

— Häufig wird die venöse Blutpumpengeschwindigkeit höher als die der arteriellen eingestellt. Besonders bei schlechtem Blutangebot im Gefäßzugang (häufige Situation bei Vorhofkathetern) und gutem venösen Rückfluss kann die venöse Pumpe bis zu doppelt so schnell wie die arterielle Pumpe laufen.

— Eine grobe kalkulatorische Abschätzung des effektiven Blutflusses bei SN-Dialyse ist anhand folgender Rechnung möglich:

$$\frac{Art.BP - Geschwindigkeit\, x\, venöse\, BP - Geschwindigkeit}{Art.BP - Geschwindigkeit + BP - Geschwindigkeit} = effektiver\ Blutfluss$$

— Eine weitere Möglichkeit der Einstellung kann je nach Maschinentyp über das Hubvolumen erfolgen. Das Hubvolumen oder Phasenvolumen bezeichnet das Blutvolumen, das in der arteriellen Phase in das Schlauchsystem und den Dialysator einströmt. Zur Verminderung der Rezirkulation sollte es möglichst hoch eingestellt werden (60 ml), um die Anzahl der Umschaltpunkte und damit das Gesamtrezirkulationsvolumen möglichst gering zu halten. Danach muss beobachtet werden, ob das vorgewählte Hubvolumen mit dem voreingestellten Druckhub (Systemdruck-Obergrenze) erreicht wird. Andernfalls kann der Druckhub auf bis zu 300 mmHg erhöht werden.

— Im Betrieb laufen die Phasen dann folgendermaßen durch eine kombinierte Druck/Zeitsteuerung ab.

  – **Arterielle Phase**
    Die arterielle Blutpumpe fördert so lange Blut mit der eingestellten Flussgeschwindigkeit in das Schlauchsystem, bis der eingestellte Druckhub erreicht ist. Dieser Vorgang wird zeitüberwacht, d. h. dass unabhängig vom eingestellten Blutfluss das Gerät nach Ablauf einer bestimmten Zeitspanne das Erreichen der Druckobergrenze erwartet, andernfalls kommt es zum Alarm. Wird der Druckhub innerhalb des Zeitlimits erreicht, beginnt die venöse Phase.

- **Venöse Phase:**

  Die venöse Blutpumpe rotiert so lange, bis das eingestellte Phasenvolumen komplett zum Patienten zurückgefördert wurde. Dazu errechnet das Gerät anhand des eingestellten Blutflusses und des eingestellten Pumpensegmentdurchmessers die dazu erforderliche Laufzeit der Blutpumpe. Anschließend schaltet das Gerät wieder in die arterielle Phase. Dieser Vorgang wird wiederum drucküberwacht: Falls der gemessene Systemdruck vor Ablauf der Laufzeit negative Werte erreicht, schaltet das Gerät vorzeitig in die arterielle Phase (um Rückfiltration zu vermeiden). Dies geschieht dann, wenn der Druckhub zu gering, bzw. das Hubvolumen zu hoch eingestellt wurde.

- Bei sehr niedrigen Blutflüssen wird das vorgewählte Hubvolumen von 60 ml innerhalb des Zeitlimits nicht erreicht. Als Faustregel kann gelten, dass der Blutfluss mindestens so groß sein sollte, wie das mit vier multiplizierte Hubvolumen. Umgekehrt gilt dann:

Blutfluss / 4 = Phasenvolumen

Bei niedrigem Blutfluss sollte dementsprechend das Phasenvolumen reduziert werden. Ein niedriger Blutfluss kombiniert mit einem hohen Phasenvolumen führt außerdem wegen des langen Stillstandes im Schlauchsystem zu erhöhtem Auftreten von Blutgerinnseln.

Zu beachten ist bei diesem SN-Betriebssystem die Wirkung des Blutflusses, der Spiegelhöhe in den Kammern und den eingestellten Druckwerten auf das Phasenvolumen:

- Je größer die Druckdifferenz zwischen den eingestellten Werten (im einzelnen: je höher der venöse Steuerdruck und je niedriger der arterielle Steuerdruck), desto größer das Phasenvolumen.

- Je niedriger die Spiegel in den Kammern, desto größer das Phasenvolumen (der komprimierbare Raum in den Kammern ist größer, es dauert damit länger, bis die eingestellten Druckwerte erreicht sind): Um ein Eindringen von Luft in den Dialysator zu verhindern, darf der Spiegel in der arteriellen Kammer allerdings auch nicht zu niedrig sein, gleiches gilt für den Spiegel in der venösen Kammer. Beim arteriellen Umschaltpunkt (180 mmHg) sollte der Spiegel ca. 2 cm über dem Boden liegen. Für die venöse Kammer gilt die gleiche Spiegelhöhe bei Nulldruck (Vorbereitungsphase).

- Je geringer der Blutfluss, desto größer das Phasenvolumen (wie beim Doppelnadel-System ist der in den Kammern herrschende Druck von der Blutflussgeschwindigkeit abhängig). Zu Beginn der venösen Rücklaufphase sinkt der Druck in der Kammer zunächst schnell und dann immer langsamer. Würde die Blutpumpe stillstehen, fiele der Druck auf ein Niveau ab, das dem Gegendruck im Gefäß entspricht. Wenn die Blutpumpe langsam läuft, fällt der Druck weiter ab als wenn sie schnell läuft. Je weiter der Druck absinkt, desto mehr Volumen wird in der Phase bewegt.

Akute Komplikationen während der Hämodialyse

C. Braun

Unerwartete, mehr oder weniger bedrohliche Komplikationen sind während einer Hämodialysebehandlung nicht selten. Schnelles Eingreifen kann für den Patienten lebensrettend sein. Ein adäquates Handeln setzt dabei die nötigen theoretischen und praktischen Kenntnisse in Diagnose und Therapie voraus.

Die besten technischen Überwachungsmöglichkeiten können die klinische Beobachtung des Patienten nicht ersetzen, da auch ernste Komplikationen nicht selten mit geringen Prodromi einhergehen und sich nicht in technisch erhebbaren Parametern widerspiegeln müssen.

> **Häufigste Komplikationen während einer Hämodialysetherapie**
> - Blutdruckabfall (15–25% aller Dialysen)
> - Muskelkrämpfe (5–15%)
> - Übelkeit und Erbrechen (5–10%)
> - Kopfschmerzen (5%)
> - Thoraxschmerzen (2–5%)
> - Juckreiz (3–5%) sowie
> - Fieber und Schüttelfrost (ca. 1%).

Eine Reihe von Komplikationen sind sehr seltene Ereignisse, können jedoch für den Patienten akut lebensbedrohlich werden.

11.1 Blutdruckabfall

Ein Blutdruckabfall ist ein häufiges Problem bei Hämodialysepatienten. Durch den meist notwendigen Volumenentzug kommt es zu einer Abnahme des zirkulierenden Plasmavolumens. Schafft es der Organismus nicht, das Blutvolumen durch ein »refilling« aus dem Extravasalraum konstant zu halten, kann aufgrund einer dadurch erniedrigten Ventrikelfüllung und eines so herabgesetzten Herzzeitvolumens ein Blutdruckabfall auftreten. Dies wird um so eher passieren, je höher die Ultrafiltrationsrate (URF) und je eingeschränkter die Herz-Kreislauf-Funktion des Patienten sind (ältere Menschen, Myokardinsuffizienz, autonome Neuropathie, kreislaufwirksame Medikamente u. a.).

Symptome

Viele Dialysepatienten bemerken einen Blutdruckabfall relativ frühzeitig. Typische Zeichen sind Schwindel, Übelkeit oder ein Gefühl der »Leere im Kopf«. Auch Krämpfe können dem Blutdruckabfall vorausgehen. Teilweise klagen Patienten bereits über die ihnen bekannten Symptome, bevor die Hypotension mittels Blutdruckmessung verifiziert werden kann. Vor allem bei älteren Patienten und solchen mit einer Herzinsuffizienz kann ein Blutdruckabfall auch dramatisch ablaufen mit neurologischen Symptomen wie generalisierten Krämpfe, Bewusstlosigkeit und fokalen Defiziten.

> ❗ **Beachte**
> Schwerste Folgen eines Blutdruckabfalls sind Atem- und Herz-Kreislauf-Stillstand.

Prinzipiell sollte bei jeder klinischen Auffälligkeit bei einem Dialysepatienten an die Möglichkeit eines beginnenden oder bereits manifesten Blutdruckabfalls gedacht und der Blutdruck sofort gemessen werden.

> ❗ **Bei jeder klinischen Auffälligkeit bei einem Dialysepatienten ist ein drohender oder manifester Blutdruckabfall möglich. Der Blutdruck muss sofort gemessen werden.**

Ursachen

Die vielfältigen Ursachen eines Blutdruckabfalls bei Hämodialysepatienten zeigt die folgende Übersicht.

Prophylaxe

Um Blutdruckabfällen während der Dialyse vorzubeugen, sollte man folgende Punkte berücksichtigen:
- Dialysegeräte mit Ultrafiltrationskontrolle gewährleisten einen konstanten Volumenentzug auch bei Dialysatoren mit hohem Ultrafiltrationsfaktor. Werden Geräte ohne eine solche Kontrollmöglichkeit eingesetzt, sollten nur Low flux-Membranen benutzt werden, um zu verhindern, dass es aufgrund von Änderungen im transmembranösen Druck zu stärkeren Schwankungen im Volumenentzug kommt.

Ursachen eines Blutdruckabfalls während der Dialyse

- Zu starke Abnahme des zirkulierenden Blutvolumens
  - Überhöhte Ultrafiltrationsrate (Maschinenfehler, exzessive Gewichtszunahme im Dialyseintervall)
  - »Trockengewicht« zu niedrig
  - Natriumkonzentration im Dialysat zu niedrig
- Unzureichende Vasokonstriktion bei relativer Hypovolämie
  - Antihypertensiva (v. a. Kalziumantagonisten, α_1-Blocker, Nitrate)
  - Dialysat relativ zu warm (positiver Energietransfer)
  - Acetatdialyse
  - Autonome Neuropathie (urämisch, diabetisch)
- Kardiale Ursachen
  - Unzureichender Frequenzanstieg bei relativer Hypovolämie
  - β-Blocker, Kalziumantagonisten vom Verapamil-Typ
  - Autonome Neuropathie (urämisch, diabetisch)
  - Myokardinsuffizienz: Unfähigkeit, das Herzzeitvolumen adäquat zu steigern
  - Fortgeschrittenes Alter, hypertensive Herzkrankheit, koronare Herzkrankheit, Klappenvitien, Amyloidose, urämische Kardiomyopathie u. a.
- Seltenere Ursachen
  - Myokardinfarkt mit begleitenden Komplikationen (Pumpversagen, Arrhythmien)
  - Kardiale Arrhythmien nichtischämischer Genese
  - Perikardtamponade bei urämischer Perikarditis
  - Lungenembolie (z. B. aus AV-Fistel)
  - Blutung (Gastrointestinaltrakt, Retroperitoneum, Mediastinum, Urogenitaltrakt, Diskonnektion von Schläuchen, Membranruptur)
  - Sepsis
  - Anaphylaxie
  - akute Hämolyse
  - Luftembolie.

- Die Patienten sollten im Dialyseintervall möglichst wenig an Gewicht zunehmen (möglichst nicht mehr als 1 kg/Tag), damit exzessive URF vermieden werden können. Die Erfahrung zeigt, dass ein stündlicher Volumenentzug von mehr als 800–1000 ml auch bei jungen, kreislaufgesunden Patienten häufig schlecht toleriert wird.
- Das Trockengewicht (► Kap. 10.1.6) der Patienten sollte regelmäßig überprüft und gegebenfalls geändert werden. Vermehrte Kalorienzufuhr oder Flüssigkeitsverluste im Rahmen von Diarrhöen führen zu einer erhöhten Anfälligkeit für Blutdruckabfälle. Bei hohen Außentemperaturen sollte das Trockengewicht etwas erhöht werden, damit die durch das Schwitzen bedingten Volumenverluste besser kompensiert werden können.
- Liegt die Natriumkonzentration im Dialysat unter derjenigen des Plasmas, wird das zurückfließende Blut im Vergleich zur extravasalen Flüssigkeit hypoton sein. Wasser aus dem Intravasalraum tritt in den Extravasalraum aus, um den osmotischen Druck in beiden Kompartimenten gleichzuhalten. Dies erniedrigt das zirkulierende Blutvolumen und veranlasst in Abhängigkeit vom Natriumgradienten zwischen Plasma und Dialysat einen mehr oder weniger schweren Blutdruckabfall. Dieser Effekt ist v. a. zu Beginn der Dialyse ausgeprägt, da hier das Serumnatrium am schnellsten fallen wird.
- Durch den Volumenentzug kommt es zu einer Konstriktion sowohl der venösen Kapazitätsgefäße als auch der arteriolären Widerstandsgefäße. Die venöse Konstriktion führt zu einer Zunahme der kardialen Vorlast und damit der Ventrikelfüllung. Die arterielle Konstriktion dagegen führt zu einer Zunahme der kardialen Nachlast und hilft damit, den arteriellen Blutdruck unter den Bedingungen eines erniedrigten Herzauslaufvolumens konstantzuhalten. Unter verschiedenen Umständen können diese kompensatorischen Mechanismen eingeschränkt sein. Antihypertensiva können die oben genannten Kompensationsmöglichkeiten des Herz-Kreislauf-Systems beeinträchtigen. Besonders Nitrate, Kalziumantagonisten und

α_1-Blocker können, wenn sie vor der Dialysesitzung eingenommen wurden, einen frühzeitigen Blutdruckabfall auslösen.

❗ **Dialysepatienten sollten deswegen ihre Antihypertensiva vor der Behandlung nicht oder aber erst nach Beendigung der Hämodialyse einnehmen.**

Eine zu hohe Temperatur des Dialysats führt zu einer Zunahme der Körperkerntemperatur. Die Dialysebehandlung führt dem Patienten also Energie in Form von Wärme zu, weshalb man von einem positiven Energietransfer spricht. Die erhöhte Körpertemperatur veranlasst, dass der Organismus mehr Wärme abgeben möchte. Dies versucht er über eine arterielle und venöse Vasodilatation (die Extremitäten werden besser durchblutet und können Wärme abgeben). Die Gefäßweitstellung kann einen Blutdruckabfall nach sich ziehen. Durch eine kühlere Dialysattemperatur (34,5–35,5°C) kann diesem Phänomen vorgebeugt werden. Einige Patienten empfinden das kühlere Dialysat als unangenehm und können mit Frösteln oder Schüttelfrost reagieren.

- Besonders ältere Patienten und solche mit einer Herzinsuffizienz unterliegen aufgrund eingeschränkter kardialer Kompensationsmöglichkeiten (unzureichende Steigerung von Herzfrequenz und Schlagvolumen) einem erhöhten Risiko von Blutdruckabfällen.
- Eine Acetatdialyse führt häufiger zu Blutdruckabfällen, da Acetat eine vasodilatatorische Wirkung besitzt. Der Wechsel zu einer Bicarbonatdialyse oder zur acetatfreien Biofiltration (AFB) führt meist zur Lösung dieses Problems.
- Viele Patienten mit terminaler Niereninsuffizienz entwickeln im Lauf ihrer Krankheit eine urämische Neuropathie, ähnlich den Patienten mit langjährigem Diabetes mellitus. Aufgrund der dadurch gestörten Regulationsmechanismen des Herz-Kreislauf-Systems kommt es bei dem Volumenentzug unter Dialyse zu einer verzögerten venösen und arteriellen Vasokonstriktion und einem unzureichenden Anstieg der Herzfrequenz. Folge sind ausgeprägte Blutdruckabfälle, die oft nur schwer zu beherrschen sind. Ein weiteres Problem stellt die postdialytische Kollapsneigung dar. All diese Probleme können besonders gravierend sein bei Patienten, die aufgrund eines Diabetes mellitus terminal niereninsuffizient geworden sind.
- Eine weitere Ursache für einen unzureichenden Herzfrequenzanstieg unter Volumendepletion stellt die Einnahme von β-Blockern und Kalziumantagonisten vom Verapamiltyp dar. Beide Substanzgruppen verhindern aufgrund ihrer negativen chronotropen und dromotropen Eigenschaften einen adäquaten Anstieg der Herzfrequenz. Wegen des dadurch erniedrigten Herzzeitvolumens kommt es zu einem Abfall des Blutdrucks.
- Ein häufiges Problem bei Dialysepatienten ist eine Herzinsuffizienz. Die Genese ist vielfältig (langjähriger Hypertonus, koronare Herzkrankheit, Klappenvitien, urämische Kardiomyopathie), am Ende steht ein Herz mit eingeschränkter linksventrikulärer Funktion. Diese Patienten können ebenfalls auf einen Volumenentzug nicht mit einer adäquaten Steigerung ihres Herzzeitvolumens reagieren und erleiden einen Blutdruckabfall.

Anhand von neueren Untersuchungen kann man bei Vorliegen eines optimalen Trockengewichtes folgende Maßnahmen zur Vorbeugung von Blutdruckabfällen bei Hämodialysepatienten empfehlen:

- Dialysattemperatur reduzieren (34,5–35,5°C),
- Natriumprofil (stufenförmig, Beginn mit 148–152 mmol/l, die letzten 30 min 136–140 mmol/l), alternativ Dialysatnatrium 144 mmol/l,
- Ultrafiltrationsprofil (lineare Reduktion der UFR).

Weitere mögliche Maßnahmen sind:

- Blutvolumenkontrollierte Steuerung der UFR (und evtl. des Dialysatnatriums),
- Prophylaktische Gabe von Midodrin (z.B. Gutron®; führt zu arterieller und venöser Vasokonstriktion,
- Dialysatkalzium auf 1,75 mmol/l erhöhen.

Von praktischem Interesse ist die Tatsache, dass die initiale einstündige isolierte Ultrafiltration (sog. Bergström-Verfahren) nicht das Auftreten von hypotensiven Episoden verhindern konnte.

Seltenere Ursachen eines Blutdruckabfalls bei Hämodialyse wie akuter Myokardinfarkt, Lungenembolie etc. werden nach den üblichen internistischen/intensivmedizinischen Therapieschemata behandelt. Speziell dialyseassoziierte Komplikationen wie Luftembolie (▸ Kap. 11.10) oder Hämolyse (▸ Kap. 11.9) werden separat besprochen. Wichtig ist, dass man an die Möglichkeit dieser seltenen Komplikationen denkt, wenn die Erstmaßnahmen bei Blutdruckabfall nicht oder nicht ausreichend wirksam sind. Ein Myokardinfarkt beim Dialysepatienten mit diabetischer Neuropathie kann ohne typische Schmerzen nur mit unspezifischen Symptomen wie Übelkeit, Erbrechen und Schweißausbruch ablaufen.

Therapie

Da die weitaus häufigste Ursache eines Blutdruckabfalls ein zu geringes zirkulierendes Blutvolumen ist, konzentrieren sich die ersten Maßnahmen darauf, wieder eine ausreichende kardiale Ventrikelfüllung herzustellen:

- Der Patient wird in Kopftieflage (Trendelenburg-Lagerung) gebracht, um im Sinne einer Autotransfusion Blut aus den venösen Kapazitätsgefäßen der Beine zum Herzen fließen zu lassen (sofern die respiratorische Situation des Patienten diese Lagerung zulässt).
- Die Ultrafiltrationsrate ist soweit wie möglich zu reduzieren.
- Ein Bolus einer hypertonen Lösung soll in den venösen Schenkel injiziert werden [20 ml einmolare Kochsalzlösung, 50 ml 50%ige Glukoselösung, Infusion von 50 ml 20%igem Humanalbumin, 100 ml 10%ige Hydroxyäthylstärke (HAES)]. Diese Injektionen können im Bedarfsfall mehrmals wiederholt werden.
- Alternativ bietet sich bei Patienten ohne größere Volumendepletion unter Dialyse die schnelle Infusion von 100–200 ml 0,9%iger Kochsalzlösung an.
- Selten wird die Gabe von blutdrucksteigernden Medikamenten notwendig werden (z. B. Effortil® p. o., Akrinor® i. v., Gutron® p. o. oder i. v.).

Eine mehrfach notwendig werdende Therapie mit hypertoner Kochsalzlösung während der Dialyse führt in der Bilanz zu einer Kochsalzüberladung, einem unerwünschten Ergebnis. Es führt über die Durststimulation zu einer vermehrten Volumenzufuhr. Die Natrium/Ultrafiltrationsprofile, die an vielen modernen Dialysegeräten einstellbar sind, sollten dies vermeiden helfen und insbesondere bilanzneutral sein.

> ❗ **Die Unwirksamkeit von Volumengabe und hypertoner Infusionslösung sollte an seltenere und bedrohliche Ursachen eines Blutdruckabfalls denken lassen.**

Indirekte Blutdruckmessung nach Riva-Rocci

Das Verfahren nach Riva-Rocci bezeichnet die unblutige Blutdruckmessung mittels einer meistens um den Oberarm angelegten aufblasbaren Gummimanschette, die mit einem Manometer verbunden ist und die bis zum Verschwinden des Pulses der A. radialis aufgepumpt wird. Unter langsamem Ablassen des Manschettendrucks über ein Ventil wird der systolische und diastolische Blutdruck unter Auskultation der Korotkow-Töne über der A. cubitalis in der Ellenbeuge bestimmt. Bei den Korotkow-Tönen handelt es sich um pulssynchrone Geräusche, die mit sinkendem Manschettendruck distal der Manschette auftreten. Sie zeigen beim ersten Auftreten den systolischen und beim Verschwinden den diastolischen Blutdruck an.

> **Pflege**
>
> Folgende Grundregeln sollten bei der Messung des Blutdrucks eingehalten werden:
> - Der Patient sollte vor der Messung ca. 5–10 min entspannt sitzen oder besser liegen. Der Oberarm sollte nicht durch Kleidung eingeengt sein und sich ungefähr in Herzhöhe befinden.
> - Die Manschettenbreite soll dem Extremitätenumfang angepasst sein. Relativ zur Extremität zu breite Manschetten messen einen zu niedrigen Blutdruck; umgekehrt wird bei zu schmalen Manschetten ein zu
>
> ▼

hoher Blutdruck gemessen. Dies gilt für Oberarmumfänge größer 40 oder kleiner 20 cm, für die extra angefertigte Manschetten erhältlich sind. Für Messungen am Oberschenkel sind ebenfalls Sonderanfertigungen kommerziell verfügbar. Der Blutdruck am Oberschenkel liegt ca. 30 mmHg über den am Oberarm gemessenen Werten. Dies muss berücksichtigt werden, wenn bei einem Dialysepatienten der Blutdruck am Oberschenkel gemessen werden muss, weil die Oberarmmessung aufgrund vorausgegangener Shuntoperationen nicht möglich ist.

- Die Manschette wird bis zum Verschwinden des Pulses der A. radialis aufgepumpt und dann langsam (ca. 3 mmHg/Pulsschlag) abgelassen.
- Der diastolische Wert wird beim völligen Verschwinden der Korotkow-Töne abgelesen (Phase V). Ausnahmen gelten für hyperdyname Kreislaufzustände, wie sie bei Anämie oder Schwangerschaft auftreten können, hier sollte der Zeitpunkt des deutlichen Nachlassens der Töne (Phase IV) gemessen werden.

Bei Bluthochdruck besteht die Gefahr der Messung eines falsch niedrigen Blutdruckes durch das Phänomen der »auskultatorischen Lücke«: Hierbei kommt es zum Verschwinden der Korotkow-Töne unterhalb des systolischen Blutdruckwerts. Deshalb beim Aufpumpen der Manschette die A. radialis immer bis zum Verschwinden palpieren!

11.2   Muskelkrämpfe

Während 5–15% aller Hämodialysebehandlungen kommt es zu Muskelkrämpfen, die für den Patienten sehr lästig und äußerst schmerzhaft sein können. Diese Krämpfe treten v. a. in der Wadenmuskulatur auf, können jedoch auch andere Muskelregionen wie Unterarme, Hände und Bauchdeckenmuskulatur betreffen.

Ursachen und Symptome

Die genaue Entstehung dieser Krämpfe ist nicht geklärt, man kann jedoch drei prädisponierende Faktoren erkennen:
- Unterschreiten des »Trockengewichts«,
- Blutdruckabfall,
- niedriger Natriumgehalt der Dialysatlösung.

! **Wird das Trockengewicht unterschritten, kommt es typischerweise am Ende der Dialyse zu schweren und u. U. bis mehrere Stunden nach Dialyseende andauernden Krämpfen.**

Die Krämpfe können mit einem Blutdruckabfall einhergehen, können diesem aber auch vorausgehen. Nicht ganz selten treten Krämpfe auch ohne begleitenden Blutdruckabfall auf; dies scheint v. a. bei der Verwendung einer Dialysatlösung mit niedrigem Natriumgehalt der Fall zu sein.

Therapie

Als erste Maßnahme sollte die betroffene Extremitätenmuskulatur passiv möglichst weit gedehnt werden, was zu einer deutlichen Schmerzlinderung führt. Daneben bieten sich die lokale Applikation von warmen Tüchern oder das Einreiben mit Franzbranntwein an, wobei immer für ausreichende Rückfettung der Haut zu sorgen ist, da Franzbranntwein die Haut austrocknet.

Parallel dazu ergeben sich aus den drei oben genannten Ursachen die kausalen Therapieansätze der Muskelkrämpfe:
- Die Bolusinjektion einer hypertonen Kochsalz- oder Glukoselösung, evtl. mehrmals wiederholt oder kombiniert mit der schnellen Infusion von 100–200 ml physiologischer Kochsalzlösung, führt meist zu einer schnellen Besserung der Beschwerden.
- Bei weniger schweren Symptomen kann auch die orale Zufuhr von Kochsalz (z. B. in Form einer kräftigen Fleischbrühe) gute Hilfe leisten.
- Am Ende der Dialysebehandlung sollte dann anhand des Endgewichtes entschieden werden, ob das angestrebte Trockengewicht angehoben werden muss.

Beim Versagen der genannten Therapien kann die Gabe eines Skelettmuskelrelaxans [z. B. Orphenadrin (Norflex®)] erwogen werden, das jedoch eine starke Sedation herbeiführen kann.

11.3   Übelkeit und Erbrechen

Ursachen

Übelkeit und Erbrechen sind häufige Komplikationen während der Dialyse. Die Ursachen können vielfältig sein, am häufigsten treten die Beschwerden wohl als Ausdruck einer bevorstehenden oder bereits eingetretenen Hypotension auf. Bei Diabetikern muss immer auch an die Möglichkeit einer Hypoglykämie gedacht werden. Vor allem bei Patienten mit prädialytisch stark erhöhten Retentionswerten können Übelkeit und Erbrechen Frühsymptome eines Dysäquilibriums sein.

Therapie

Die Maßnahmen richten sich nach den Ursachen:
- Bei Hypotension bzw. Hypoglykämie, sind die üblichen Maßnahmen zur Stabilisierung erforderlich.
- Bei Verdacht auf Dysäquilibrium muss die Dialysebehandlung abgebrochen werden, das weitere Vorgehen erfolgt wie unten beschrieben (▶ Kap. 11.8).
- Wenn keine Ursache feststellbar ist, erfolgt eine symptomatische Therapie mit Antiemetika, z.B. Metoclopramid (Paspertin®) ½–1 Amp. i.v., Triflupromazin (Psyquil®) ½–1 Amp. i.v. oder 1 Suppositorium, Haloperidol (Haldol®) ½–1 Amp. i.v. (Cave: Nebenwirkung Hypotension!), evtl. ½–1 Amp. Ondansetron (Zofran®) i.v.

Prophylaxe

Prophylaktische Maßnahmen sind ggf. zu ergreifen, um einer Hypotension vorzubeugen. Die prädisponierenden Faktoren sind zu berücksichtigen, um Hypoglykämie (besonders Diabetiker) und Dysäquilibrium zu vermeiden.

11.4   Kopfschmerzen

Ursachen

Kopfschmerzen sind eine häufige Störung während der Dialyse, deren Ursache meistens unbekannt ist.

Die Schmerzen können Ausdruck eines Dysäquilibriums sein, treten aber auch unter einer Acetatdialyse oder bei einem arteriellen Hypertonus auf. Selten werden Kopfschmerzen als Ausdruck eines Koffeinentzugs unter Dialyse beobachtet.

Therapie

Maßnahmen bestehen im Ausschluss der genannten Ursachen bzw. deren Behandlung. Ansonsten erfolgt eine symptomatische Therapie, z. B. mit Paracetamol 500–1000 mg p.o. oder rektal, mit Acetylsalicylsäure 500 mg p.o. oder Metamizol 500–1000 mg p.o. (Cave: Nebenwirkung Hypotension!), oder mit schwachwirksamen Opioiden, z. B. Tramadol 25–100 mg i.v. oder p.o.

11.5   Thoraxschmerzen

Ursachen

Thoraxschmerzen können unter der Dialyse aufgrund einer Reihe von mehr oder weniger ernsten Grunderkrankungen auftreten. In die differentialdiagnostischen Überlegungen müssen v. a. Angina pectoris, Lungenembolie, First-use-Syndrom, Hämolyse, Hyper- und Hypotension und Brust-Wirbelsäulen-Beschwerden eingehen.

Therapie

Das therapeutische Vorgehen muss sich in erster Linie nach der Ursache richten und wird unter den entsprechenden Punkten aufgeführt. Allgemein gilt ansonsten:
- Als Erstmaßnahme sollte der Blutfluss zurückgedreht und der Blutdruck gemessen werden, da in den meisten Fällen der Thoraxschmerz Ausdruck einer beginnenden oder manifesten Hypotension ist.
- Eventuell kann es auf dem Boden einer stenosierenden Koronararteriensklerose durch die Hypotension zu einer koronaren Minderperfusion kommen; Anhebung des Blutdrucks und Gabe von Sauerstoff über eine Nasenbrille führen dann rasch zu einer Besserung der Beschwerden.
- Diabetische Patienten können durch die sympathische Aktivierung im Rahmen einer Hypoglykämie über typische pektanginöse Be-

schwerden klagen, die nach Anhebung des Blutglukosespiegels ohne weitere antiischämische Maßnahmen verschwinden.

11.6 Juckreiz

Juckreiz (Pruritus) ist ein überaus häufiges Problem, das bei Dialysepatienten sowohl während als auch zwischen den Behandlungen auftreten kann. Der stärkste Juckreiz wird allerdings meist unter Dialysebedingungen beobachtet.

Ursachen

Die Ursachen für die Pruritus während Dialyse sind oft nicht definitiv zu klären. In erster Linie wird eine Histaminfreisetzung aus Mastzellen der Dermis angenommen. Als auslösende Allergene kommen Heparin, Ethylenoxid, Weichmacher und Bestandteile der Schläuche, während der Dialyse applizierte Medikamente sowie möglicherweise bakterielle Toxine aus dem Dialysat in Frage.

Juckreiz kann jedoch auch ein Zeichen einer Unterdialyse, einer schlechten Anämieeinstellung oder eines nicht ausreichend kontrollierten Kalzium-Phosphat-Produktes sein.

Therapie

Therapeutisch sollte zunächst immer überprüfte werden, ob die Dialyseintensität (d. h. das KtV) ausreichend ist bzw. die renale Anämie oder das Kalzium-Phosphat-Produkt im angestrebten Zielbereich liegen. Weitere potezielle Auslöser (z.B. Heparin, ETO-sterilisierte Schlauchsysteme) sollten nach Identifikation vermieden oder durch Alternativen ersetzt werden. In vielen Fällen wird jedoch nur die Möglichkeit einer polypragmatischen symptomatischen Therapie übrig bleiben. Erfolge werden mit folgenden Maßnahmen beschrieben:

- Lokaltherapeutisch sollten als erster Schritt bei der häufig sehr trockenen Haut des Urikämikers rückfettende Salben zum Einsatz kommen.
- Systemisch verabreichte Antihistaminika bringen häufig eine Erleichterung. Man sollte v. a. die nichtsedierenden Substanzen, wie z.B. Cetirizin (Zyrtec® 10 mg) oder Terfenadin (Teldane® 60 mg Tbl.) einsetzen.

- Gute Erfolge können im Dialyseintervall mit einer UV-B-Lichttherapie erzielt werden.
- Mit dem Antiepileptikum Gabapentin in niedriger Dosierung (100 mg nach Dialyse) können ebenfalls bei einer Reihe von Patienten deutlichen Erfolge erzielt werden.

11.7 Fieber und Schüttelfrost

Ursachen

Fieber und Schüttelfrost während Dialyse sind meist Ausdruck einer Einschwemmung von Bakterien oder von bakteriellen Toxinen/Endotoxinen in die Blutbahn. Die Temperatur kann innerhalb weniger Minuten bis auf 40°C steigen. Unter Umständen kann ein septisches Krankheitsbild entstehen. Bei der Suche nach der Eintrittspforte muss der Gefäßzugang genau inspiziert werden: Eine infizierte AV-Fistel kann genauso wie ein bakterienbesiedelter Shaldon-Katheter die Quelle der Bakteriämie/Toxinämie sein. Bei Einhalten der nötigen Sorgfalt beim Vorbereiten der Schlauch- und Filtersysteme sollte eine bakterielle Kontamination dieser Teile ausgeschlossen sein. Eine weitere potentielle Quelle für das Einschwemmen von Bakterien bzw. Toxinen stellt die Dialysatlösung dar. Wenn die Ultrafiltrationsrate nicht ausreicht, kann es zu einer Rückfiltration (»backfiltration«) von Dialysat in das Blutsystem mit den entsprechenden Folgen für den Patienten kommen.

Therapie

Nach dem Abhängen des Patienten wird symptomatisch das Fieber gesenkt, sofern es sich nicht spontan zurückbildet (z.B. ASS 500 mg p.o., 500-1000 mg Metamizol [Novalgin®]) i.v. oder p.o. Entzündete Areale an der Fistel dürfen auf keinen Fall punktiert, sondern müssen vorübergehend über einen temporären Katheter dialysiert werden. Besonders heimtückisch sind Infektionen eines PTFE-Grafts, da sie in der Anfangszeit nur schwer von der sterilen Peri-graft-Reaktion als Ausdruck einer Fremdkörperreaktion zu unterscheiden sind und später klinisch unauffällig verlaufen können.

Am häufigsten sind grampositive Erreger verantwortlich für Infektionen von Gefäßzugängen

(Staphylococcus aureus, Staphylococcus epidermidis, Enterokokken). In bis zu einem Drittel aller Fälle findet man jedoch auch gramnegative Erreger (z.B. Escherichia coli). Die empirische Initialtherapie umfasst deshalb Antibiotika mit breitem Spektrum im gramnegativen und -positiven Bereich (inkl. Enterokokken). Mögliche Kombinationen sind Ampicillin/Sulbactam (Unacid®) +/– Gentamycin (Refobacin®), Vancomycin + Gentamycin, oder bei schweren septischen Verläufen Imipenem (Zienam®) +/– Refobacin. Die weitere Behandlung richtet sich nach dem jeweiligen Erreger, der vor Einleitung der antibiotischen Therapie kultiviert werden muss (Blutkulturen, Abstriche, Katheterspitze, ► Kap. 15.2.1).

Prophylaxe

Die beste Prophylaxe ist eine genaue Inspektion des Gefäßzugangs vor Punktion bzw. Anschließen der Schlauchsysteme. Außerdem sollte stets darauf geachtet werden, dass eine ausreichend hohe Ultrafiltrationsrate eine Rückfiltration von Dialysat verhindert, es sei denn, man verwendet ultrareines Wasser für die Dialysatproduktion.

11.8 Dysäquilibriumsyndrom

Das Dysäquilibriumsyndrom ist eine seltene, aber ernste Komplikation der Dialysebehandlung. Es stellt eine Kombination mehrerer neurologischer Symptome dar und wird meist am Ende oder unmittelbar nach der Behandlung beobachtet. Die Diagnose wird aufgrund der klinischen Symptomatik gestellt, spezifische laborchemisch oder mit physikalischen Messmethoden erfassbare Parameter fehlen.

Ursachen

Das Dysäquilibriumsyndrom wird v. a. bei Patienten beobachtet, die mit hohen Retentionswerten einer effizienten Dialyse unterworfen werden. Osmotisch wirksame Substanzen, wie z. B. Harnstoff, werden auf diese Weise schnell und effektiv aus dem Serum entfernt. Die gleichen Substanzen befinden sich ebenfalls in den Hirnzellen, können aber nicht ausreichend schnell durch die Zellmembranen in das Serum diffundieren und verursa-

chen vorübergehend eine Serumhypotonizität. Um den osmotischen Druck im Intra- und Extrazellularraum konstant zu halten, diffundiert Wasser aus dem Extrazellularraum in die Hirnzellen, mit der Folge einer ödematösen Schwellung dieser Zellen (Hirnödem).

Symptome

Die Symptome des Dysäquilibriumsyndroms resultieren aus der Schwellung der Hirnzellen und dem daraus folgenden Anstieg des Hirndrucks. Kopfschmerzen, Übelkeit und Erbrechen sind Frühsymptome, danach kommt es zu Unruhe und Agitiertheit des Patienten. Schließlich wird der Patient somnolent und kann in ein tiefes Koma mit den Zeichen einer zerebralen Einklemmung fallen. Generalisierte Krampfanfälle können ebenfalls auftreten.

Therapie

 Beachte
Es ist wichtig, beim Auftreten der unspezifischen Symptome Kopfschmerzen und Übelkeit auch an die Möglichkeit eines Dysäquilibriumsyndroms zu denken, v. a. im Rahmen von Akutdialysen bei Patienten mit urämischen Beschwerden und sehr hohen renalen Retentionswerten. Bis zum Beweis des Gegenteils sollte dann von dieser Diagnose ausgegangen werden, d. h. die Dialysebehandlung wird abgebrochen.

Bei schwerwiegenderen Symptomen wie Somnolenz und Koma umfasst die weitere Therapie die i.v.-Injektion von hyperosmolarer Glukose- oder Kochsalzlösung. Zeigt der Patient danach weiterhin die Zeichen eines erhöhten Hirndrucks oder verschlechtert er sich weiter neurologisch, dann ist die Gabe von Mannit angezeigt (z.B. Mannitol 20%, 80–100 ml in 2- bis 4stündlichen Abständen).

❶ **Frühzeitig sollte man an die Möglichkeit einer Intubation mit maschineller Beatmung (PEEP vermeiden!) und kontrollierter Hyperventilation (pCO$_2$ 30–35 mmHg) denken.**

Begleitende Maßnahme ist u. a. die 30°-Oberkörperhochlagerung. Auf jeden Fall ist ein Abknicken des Halses zu vermeiden, um einen freien Abfluss des Blutes über die Jugularvenen zu gewährleisten.

Prophylaxe

Da das Dysäquilibriumsyndrom ein ernstes Krankheitsbild darstellt, ist es um so wichtiger, durch geeignete Maßnahmen sein Auftreten zu verhindern. Patienten mit neu aufgetretener Urämie, die aufgrund der meist stark erhöhten renalen Retentionswerte besonders gefährdet sind, sollten einem Regime mit möglichst schonender Dialysebehandlung zugeführt werden. Dazu gehören:

- kurze, aber wiederholte Dialysesitzungen mit einer vorsichtigen Senkung der Retentionswerte (Harnstoffreduktion pro Dialyse nicht größer als 30%),
- niedriger Blutfluss (nicht höher als 200 ml/min),
- evtl. ein verringerter Dialysatfluss (250 oder 125 ml/min),
- eine Einstellung von Dialysatnatrium höher als das Serumnatrium (Natrium im Dialysat mindestens 140 mval/l),
- erhöhte Glukosekonzentration im Dialysat (200–300 mg/dl).

Die beiden letztgenannten Maßnahmen sollen die Serumosmolarität erhöhen, um den behandlungsbedingten Abfall der osmotischen Substanzen zu kompensieren.

11.9 Hämolyse

Symptome

Eine Hämolyse unter Dialysebedingungen geht häufig mit Rücken- und/oder Sternalschmerzen einher und kann zu Luftnot und einem Gefühl der thorakalen Enge führen. Es kommt zu einer portweinfarbenen Verfärbung des Blutes in den Schläuchen. Beim Abzentrifugieren erscheint das Plasma rötlich-violett verfärbt, und bei einer schweren Hämolyse kommt es zu einem Abfall des Hämatokrits. Aus den zerstörten Erythrozyten wird Kalium freigesetzt, das trotz der laufenden Dialyse zu einer Hyperkaliämie mit den entsprechenden Problemen führen kann.

Ursachen

Die häufigste Ursache für eine Hämolyse während Dialyse liegt in einer mangelhaften Zubereitung des Dialysats. Überhitztes oder hypotones Dialysat können eine akute Hämolyse verursachen, ebenso eine Kontamination des Dialysats mit Formaldehyd, Chloramin, Kupfer oder Nitraten. Auch eine traumatische Hämolyse am Filtereinlass oder durch eine defekte Rollerpumpe ist möglich. Ebenso ist an eine Hämolyse nach Applikation von Medikamenten (z.B. Eisenpräparate) oder Blutderivaten zu denken. Wichtig ist hier die Beachtung eines zeitlichen Zusammenhangs. Deswegen sollten initial Blut, Dialysat und evtl. verabreichte Medikamente und Blutpräparate zur weiteren Hämolysediagnostik asserviert werden.

> **Ursachen für dialyse-assoziierte Hämolyse**
>
> - Mechanisch (defekte Rollerpumpe, abgeknickte Blutschläuche)
> - Überhitzung des Dialysats (> 42°C)
> - Hypotones Dialysat (Na < 110–155 mmol/l)
> - Dialysatkontamination
>   - Desinfektionsmittel: Chlor, Chloramin, Formaldehyd, Hypochlorit, Wasserstoffperoxid
>   - Metalle: Kupfer, Zink
>   - Andere: Nitrate, Fluorid

Eine besondere Rolle kommt dem Chlor bzw. Chloramin zu. Diese Substanzen werden von den Wasserwerken bei einer Verunreinigung mit Bakterien dem Trinkwasser zugesetzt. Chlor kann sich mit Ammoniak oder anderen organischen Verunreinigungen in Chloramin umwandeln. Chloramin als der eigentliche Übeltäter führt zu Hämolyse und zur Methämoglobinbildung (s. unten). Bei der Wasseraufbereitung können Chlor und Chloramin nur durch einen Aktivkohlefilter aus dem Trinkwasser entfernt werden; Umkehrosmose und andere Komponenten der zentralen Wasseraufbereitung sind nicht effektiv! Die Chlor- und Chloraminkonzentration im Dialysat kann mittels einfacher kolorimetrischer Tests in wenigen Minuten bestimmt werden.

Therapie

❶ Beachte
Bereits bei Verdacht des Auftretens einer Hämolyse muss die Blutpumpe sofort abgestellt und die Blutzufuhr zum Patienten unterbrochen werden, damit das kaliumreiche Blut nicht zu einer schweren Hyperkaliämie führen kann.

Die Patienten müssen stationär aufgenommen werden, um Kreislauf, Hämatokrit und Serumkalium engmaschig zu überwachen. Je nach Ursache kann die Hämolyse noch für Stunden bis Tage weiterbestehen. Die Therapie richtet sich nach den obengenannten Komplikationen und orientiert sich an den allgemeinen internistischen Richtlinien.

11.10   Methämoglobinämie

Eine seltene, aber potenziell lebensbedrohliche Komplikation bei Hämodialyse stellt die Methämoglobinämie dar. Aufgrund der Oxidation des 2-wertigen Eisenmoleküls (Fe^{2+}) des Hämoglobins in den Erythrozyten kommt es zur Bildung eines 3-wertigen Moleküls (Fe^{3+}), das die Fähigkeit zur Bindung von Sauerstoff verliert. Damit wird der Sauerstofftransport im Körper beeinträchtigt.

Eine Reihe von chemischen Substanzen führen beim Menschen zu einer Methämoglobinämie. Für die Dialyse relevant sind Oxidationsmittel wie Chlorate, Perchlorate und Chloramin, die zur Reinigung und Desinfektion eingesetzt werden, sowie Nitrit und Nitrat, die bei einer mangelhaften Wasseraufbereitung in das Dialysat gelangen können.

Symptome einer Methämoglobinämie treten meist ab einer Konzentration von 10–20% des Gesamthämoglobins auf, bei Vorliegen einer Anämie jedoch schon früher. Betroffene berichten über Atemnot, Müdigkeit und Kopfschmerzen, bei höheren Konzentrationen kommt es zu Somnolenz, Krampfanfällen und Koma.

❶ Beachte
Eine Methämoglobinkonzentration von > 70% ist in wenigen Minuten tödlich.

Typisch sind eine ausgeprägte Zyanose und ein schokoladenfarbener Aspekt des Blutes. Die Konzentration des Methämoglobins kann mit den meisten Blutgasanalysegeräten bestimmt werden. Im Blutausstrich werden sog. Heinz-Körperchen (denaturiertes Hämoglobin) in den Erythrozyten nachweisbar.

❶ Die Therapie besteht in der sofortigen Beseitigung der auslösenden Ursache (Abbruch der Hämodialysebehandlung), der Gabe von Sauerstoff und der Infusion eines reduzierenden Farbstoffs (Toluidinblau, 2–4 mg/kg i.v. über 5 min), der die Methämoglobinämie auf einen nicht mehr bedrohlichen Wert von ca. 8% führt.

11.11   Luftembolie

Die Luftembolie ist dank der guten technischen Überwachungsmöglichkeiten an den modernen Dialysegeräten ein sehr seltenes Ereignis geworden.

❶ Beachte
Man muss dieses akute Krankheitsbild kennen, weil es innerhalb kürzester Zeit für den Patienten letal verlaufen kann und nur durch ein sehr schnelles Eingreifen beherrscht werden kann.

Ursachen

Durch Defekte im extrakorporalen Kreislauf (Diskonnektion auf der arteriellen Blutseite, Schlauchdefekte etc.) kann Luft in das Schlauchsystem gelangen. Erkennt der Luftdetektor an der venösen Luftfalle nicht den Blut-Luft-Spiegel oder Luftbläschen im venösen Blut, kommt es zum Eintritt von Luft in das venöse System des Patienten. Eine weitere, sehr wichtige Eintrittsmöglichkeit für Luft sind Manipulationen an temporären oder permanenten Dialysekathetern. Dies betrifft die Anlage solcher Katheter (v. a. während Manipulationen mit dem Führungsdraht), die Konnektion und Diskonnektion sowie die mechanische Beschädigung und die Entfernung (auch versehentlich durch den Patienten).

Symptome

Luft im venösen System wird zum rechten Herzen transportiert, wo es durch die Kontraktionen zur Schaumbildung kommt. Je nach Luftmenge, Lages des Patienten und anatomischen Gegebenheiten können 2 Symptomenkomplexe durch die Schaumbläschen hervorgerufen werden:

- akute kardiopulmonale Symptome durch Luft in der pulmonalarteriellen Strombahn und
- akute neurologische Symptome durch Luft in zerebralen Gefäßen.

Beim sitzenden oder halbliegenden Patient kommt es beim Eindringen von größeren Luftmengen (ab ca. 50 ml) zu einer Verstopfung des rechten Ventrikels und der pulmonalen Arterien und Arteriolen. Die Folge hiervon sind Thrombenbildung, Verengung der Lungengefäße und erhöhte Durchlässigkeit der Kapillaren, was zu akutem pulmonalem Hochdruck und Lungenödem führt.

> **❗ Beachte**
> Der Patient erleidet ein akutes Rechtsherzversagen und kann am Herzstillstand sterben.

Über ein offenes Foramen ovale, einer Kurzschlussverbindungen zwischen rechter und linker Herzkammer oder physiologischerweise vorhandenen arteriovenösen Kurzschlüssen in der Lunge kann es zum Übertritt von Luftbläschen in den großen Kreislauf kommen. Diese Blasen werden dann in periphere Organe weitertransportiert, wobei in den meisten Fällen das Gehirn (fast immer rechtes Stromgebiet!) betroffen ist. Klinische Folgen sind Enzephalopathie (Verwirrtheit, Somnolenz, Koma, Krampfanfälle) und fokale neurologische Zeichen (Hemiparese, Hemianopsie). Für diese Komplikationen reichen geringste Mengen an Luft aus.

> **❗ An die Diagnose einer Luftembolie sollte man bei Auftreten einer akuten kardiopulmonalen oder neurologischen Symptomatik denken.**

Sofort muss der extrakorporale Kreislauf nach Hinweisen auf einen Lufteintritt überprüft werden. Bei größeren Luftmengen ist ein sog. »Mühlradgeräusch« über dem Herzen auskultierbar. EKG und Blutgasanalyse sind unspezifisch verändert.

> **❗ Die empfindlichsten Methoden zur Detektion einer Luftembolie sind die Echokardiographie (transösophageal) zur Erfassung von Luft im Herzen und das Computertomogramm zur Darstellung von Luft in Gehirn und peripheren Organen.**

Therapie

> **❗ Beachte**
> Bei Verdacht auf eine Luftembolie muss sofort die Blutzufuhr zum Patienten unterbrochen werden.

Der Patient wird in Linksseiten-Kopftieflage gebracht (»Durant-Position«), wodurch verhindert werden soll, dass die Luft vom rechten Herzen in den Pulmonalkreislauf übertritt. Je nach kardiopulmonaler Situation muss der Patient intubiert und mit Überdruck (PEEP) beatmet und der Kreislauf mit Volumengabe und Katecholaminen unterstützt werden. Grundsätzlich ist der Versuch einer Luftaspiration aus den Herzhöhlen mittels vorgeschobenem Venenkatheter zu unternehmen. Über den positiven Einfluss einer hyperbaren Oxygenation in Druckkammern (»Taucherkammer«) liegen mehrere Berichte vor.

> **Therapie der Luftembolie**
> - Linksseiten-Kopftieflage (»Durant-Position«)
> - 100% Sauerstoffinsufflation
> - Luftaspiration über Vorhofkatheter oder zentralen Venenkatheter/Pulmonalis-Katheter
> - Ggf. Intubation und PEEP-Beatmung
> - Ggf. Herzmassage
> - Ggf. hyperbare Oxygenation (HBO) in Druckkammer.

11.12 Hartwassersyndrom

Ursachen

Durch technische Probleme oder Mängel in der Wasserenthärtung bzw. Umkehrosmose kann es über eine erhöhte Kalzium- oder Magnesiumkonzentration im Dialysat zu einem Anstieg dieser Elektrolyte im Serum mit einem krisenhaften Anstieg des Blutdrucks kommen.

Symptome

Symptome sind Übelkeit, Erbrechen, Blutdruckanstieg und Bradykardie.

Therapie

Die Dialyse muss abgebrochen werden, die Beschwerden sind symptomatisch zu behandeln. Sobald die einwandfreie Funktionsfähigkeit der Dialysegeräte wiederhergestellt ist, muss der Patient bis zur Normalisierung der Kalzium- bzw. Magnesiumwerte erneut dialysiert werden.

11.13 Blutdruckanstieg

Ursachen

Die Hypertonie vor und während der Dialysebehandlung ist die Folge eines erhöhten Extrazellulärvolumens, das durch den Wasser- und Salzentzug während Dialyse behandelt werden soll. Nicht selten aber kommt es während des Volumenentzuges zu einem (weiteren) Anstieg des arteriellen Blutdrucks. Dies kann Ausdruck einer anderen Dialysekomplikation sein (Hartwassersyndrom, Dysäquilibriumsyndrom, erhöhte Dialysatkonzentration von Natrium). Dieser Verdacht kann durch begleitende Symptome bzw. eine Kontrolle der Blutwerte bestätigt werden.

Auszuschließen sind natürlich auch technische Unzulänglichkeiten: Messfehler beim Blutdruckmessen, falsch eingestellte Ultrafiltration bzw. Rückfiltration oder ein Maschinenfehler bei der Volumenbilanzierung (Zwischenwiegen zum Ausschluss einer Volumenzunahme!).

Meist jedoch kommt es zum Anstieg des arteriellen Drucks, ohne dass die genaue Ursache hierfür bekannt ist. Angenommen werden u. a. ein vermehrtes Abdialysieren von vasodilatierenden Substanzen (NO, PGI_2) und/oder eine vermehrte Bildung von vasokonstriktiven Substanzen (Angiotensin, Endothelin).

Therapie

Fast immer ist bei einer intradialytischen Hypertonie das Sollgewicht zu hoch. Der erste Schritt ist daher die konsequente Reduktion des Trockengewichtes. Reicht diese Maßnahme nicht aus, sind symptomatisch Antihypertensiva zu verabreichen (z.B. Nifedipin 10 mg p.o., Clonidin 0,075 mg s.c., Urapidil 5–50 mg i.v.). Ferner ist zu prüfen, wie der Blutdruck des Patienten zwischen den Dialysebehandlungen eingestellt ist. Der Patient sollte angehalten werden, möglichst wenig Gewicht im Intervall zuzunehmen. Zu prüfen ist, ob Patienten, die Antihypertensiva einnehmen, diese nicht

auch vor der Dialyse einnehmen und sie nicht, wie üblich, vor der Dialysebehandlung teilweise oder ganz weglassen sollten.

11.14 Bewusstlosigkeit und Herz-Kreislauf-Stillstand

> ❗ **Beachte**
> Jeder Bewusstseinsverlust bedeutet für den Patienten unmittelbare Lebensbedrohung und erfordert schnelles Handeln.

> ❗ **Eine Bewusstlosigkeit unter Dialyse ist bis zum Beweis des Gegenteils als Blutdruckabfall zu werten und bis zum Einleiten weiterer Maßnahmen als solcher zu behandeln.**

Sofortmaßnahmen sind:
- Kopftieflage,
- Abstellen der Ultrafiltration und
- sofortige Infusion von 200 ml physiologischer Kochsalzlösung (abgewandeltes Vorgehen beim Diabetiker, s. unten),
- parallel dazu Alarmierung des Dialysearztes sowie von weiterem Personal.

Das weitere Vorgehen richtet sich nach den ABC-Regeln der Notfallmedizin:
- Als erstes wird die Atmung kontrolliert (Atmung vorhanden? Atemwege frei?) und die Offenheit der Atemwege gesichert bzw. hergestellt.
- Im Falle eines Atemstillstandes ist der Patient zu bebeuteln und im weiteren Verlauf evtl. zu intubieren und kontrolliert zu beatmen.

Parallel zu diesem Vorgehen muss eine zweite Person sich um den Kreislauf kümmern. Sind Puls und Blutdruck nicht messbar, müssen Wiederbelebungsmaßnahmen eingeleitet werden. Auf schnellstem Weg muss ein EKG-Monitor angelegt und ein Defibrillator bereitgestellt werden.

Die weiteren Maßnahmen richten sich nach der Art der EKG-Veränderungen (Empfehlungen der American Heart Association 2000):
- Asystolie
  - Kardiopulmonale Reanimation
  - Intubation, venöser Zugang (sofern kein Dialysezugang vorhanden)

- Wenn vorhanden, transkutaner Schrittmacher
- Adrenalin (Suprarenin®) i. v. (1 mg alle 3–5 min)
- Atropin (1 mg alle 3–5 min, wenn Herzfrequenz zu langsam, maximal 3 mg)
- Nach behandelbaren Ursachen suchen und ggf. therapieren
 Kammerflimmern, pulslose ventrikuläre Tachykardie
- Kardiopulmonale Reanimation, bis Defibrillator vorhanden
- Defi: 200 J, 200–300 J, dann 360 J
- Intubation, venöser Zugang (sofern kein Dialysezugang vorhanden)
- Adrenalin (Suprarenin®) i. v. (1 mg alle 3–5 min)
- Defibrillation: 360 J (bis zu 3-mal)
- Antiarrhythmika: Lidocain, Propafenon, Amiodaron
- Defi: 360 J (bis zu 3-mal)
- Nach behandelbaren Ursachen suchen und ggf. therapieren
 Pulslose elektrische Aktivität (sog. elektromechanische Dissoziation; fehlender Puls bei vorhandener EKG-Aktivität)
- Kardiopulmonale Reanimation
- Intubation, venöser Zugang (sofern kein Dialysezugang vorhanden)
- Adrenalin (Suprarenin®) i. v. (1 mg alle 3–5 min)
- Atropin (1 mg alle 3–5 min, wenn Herzfrequenz zu langsam, maximal 3 mg)
- Nach behandelbaren Ursachen suchen und ggf. therapieren

Für den Dialysepatienten relevante behandelbare Ursachen sind v. a. Azidose und Hyperkaliämie. Erstere kann durch die Dialyse bzw. die zusätzliche Infusion von Natriumbikarbonat ausgeglichen werden. Bei Vorliegen einer Hyperkaliämie soll die Dialyse unter Reanimationsbedingen fortgeführt werden. Parallel dazu erfolgt die Gabe von Kalzium i.v. (z.B. Kalziumglukonat 10% 10 ml) und Glukose mit Insulin (20 I.E. in 200 ml G20%).

In Abwandlung des bereits oben Erwähnten wird man beim bewusstlosen Diabetiker initial anstelle der physiologischen Kochsalzlösung 50%ige Glukoselösung unter der Annahme einer akuten Hypoglykämie injizieren und erst danach den Blutzucker im Serum messen. Kommt es unter dieser Maßnahme zu keiner Besserung und liegt der Blutzucker im normalen Bereich, wird man mit den oben genannten Maßnahmen weitermachen.

11.15   Krampfanfall

❗ **Beachte**
Ein generalisierter Krampfanfall kann erstes Zeichen einer Luftembolie sein und erfordert deshalb sofort die Kontrolle des venösen Schlauchsystems.

Ist in den Schläuchen auch nur der geringste Hinweis auf Luft zu entdecken, muss die venöse Leitung sofort abgeklemmt (daher immer ausreichend Klemmen an der Maschine bereit halten!) und die Blutpumpe ausgestellt werden. Gegebenenfalls reißt man die venöse Nadel aus dem Shunt, wenn nicht ausreichend schnell eine Klemme zur Hand ist. Im Anschluss daran wird nach den oben genannten Maßnahmen weiterbehandelt.

Ist eine Luftembolie als Ursache ausgeschlossen, wird man auch den Krampfanfall bis zum Beweis des Gegenteils als Ausdruck eine Hypotension ansehen und mittels schneller Infusion von 200 ml physiologischer Kochsalzlösung behandeln.

❗ **Beachte**
Von eminenter Bedeutung ist der Schutz der Gefäßzugänge, damit man jederzeit Medikamente zuführen kann.

Parallel dazu ist der Patient vor Verletzungen im Rahmen des Anfalls zu schützen; die Vitalparameter sind zu überprüfen. Die meisten Anfälle terminieren sich spontan. Eine wichtige Aufgabe für die weitere neurologische Abklärung ist die Beobachtung des Krampfgeschehens:
 Beginn,
 Ausbreitung,
 tonisch-klonisch,
 Zungenbiss,
 Urin- oder Stuhlgang.

Eine antikonvulsive Therapie wird nur dann notwendig, wenn der Anfall sich nicht terminiert (Status epilepticus) oder sich in kurzen Abständen wiederholt (Anfallserie):

- Im Normalfall muss hier ein Benzodiazepin i.v. injiziert werden, z.B. Diazepam (Valium®) 5–10 mg, evtl. wiederholen; Clonazepam (Rivotril®) 0,5–1 mg, evtl. wiederholen. (Cave: Atemdepression!)
- Kommt es auch nach mehrfacher Gabe zu keiner Besserung, sind 250 mg Phenytoin (Phenhydan®) langsam i.v. zu injizieren (Monitorkontrolle!), gefolgt von einer Dauerinfusion von 750 mg/24 h.
- Bei Versagen dieser Maßnahmen ist die Gabe von Phenobarbital (Luminal) bzw. eine Narkose mit Thiopental (Trapanal) zu erwägen.

❶ **Ein erstmaliger, unkomplizierter Grand-mal-Anfall ist eine Indikation für eine stationäre Überwachung und Abklärung, ein Status oder eine Anfalls-Serie erfordern sogar eine intensivmedizinische Therapie.**

In Abwandlung zu diesen Maßnahmen ist beim Diabetiker initial eine Injektion von 50 ml 50 %iger Glukoselösung vorzunehmen. Bei dokumentierter normoglykämischer Stoffwechsellage sind erst dann die oben genannten Maßnahmen durchzuführen. Nach Einleitung der therapeutischen Maßnahmen kann bei Fehlen eines offensichtlichen Anfallsauslösers nach weiteren möglichen Ursachen gefahndet werden. Auszuschließen sind insbesondere:

- Hartwassersyndrom,
- Dysäquilibriumsyndrom und
- Hyperthermie.

Ein intra- oder postiktal gemessener erhöhter Blutdruck ist erfahrungsgemäß nur ein wenig brauchbarer Parameter, da es im Rahmen des Anfalls regelmäßig zu einer hypertensiven Blutdrucklage kommt. Nur wenn ein Patient bereits vor dem Anfallsereignis eine hypertensive Entgleisung geboten hat, ist der Anfall möglicherweise als Ausdruck einer hypertensiven Enzephalopathie zu werten und eine antihypertensive Behandlung angezeigt.

11.16 Herzrhythmusstörungen

Nicht selten treten Arrhythmien während einer Dialysebehandlung auf. Davon zu unterscheiden sind Arrhythmien vor der Dialysebehandlung.

Ursachen

Bei jeder Arrhythmie bei einem Dialysepatienten, die vor einer Dialysebehandlung auftritt, muss bis zum Beweis des Gegenteils von einer Elektrolytstörung ausgegangen werden. Meist handelt es sich um eine Hyperkaliämie, v. a. bei Patienten ohne Restdiurese. Ursache für die Hyperkaliämie ist häufig ein Diätfehler, es kann jedoch auch eine ineffiziente Dialyse mit mangelhafter Senkung des Kaliums oder eine ausgeprägte Azidose vorliegen. Verantwortlich für die Arrhythmien im Rahmen der Dialyse dürften v. a. Elektrolytverschiebungen sein. Weniger der absolute Wert des Serumkaliums als vielmehr die schnelle Veränderung über die Zeit führt zu einer vermehrten Erregbarkeit des kardialen Reizleitungssystems. Obwohl solche Rhythmusstörungen auch bei Patienten mit bis dahin unauffälligem Herz-Kreislauf-System auftreten können, werden sie doch gehäuft bei Patienten mit organischen Veränderungen am kardiovaskulären Apparat beobachtet und sollten deshalb eine kardiologische Abklärung nach sich ziehen.

Symptome

Am häufigsten wird ein Vorhofflimmern beobachtet, auch Vorhofflattern. Supraventrikuläre und ventrikuläre Tachykardien und seltenere Arrhythmieformen kommen vor. Je nach bestehender Einschränkung der kardialen Funktion können die Arrhythmien mit mehr oder weniger schweren Symptomen auftreten. Bei Patienten mit vorbestehender Herzinsuffizienz ist ein neu aufgetretenes Vorhofflimmern über die verminderte Ventrikelfüllung, die zu einer kardialen Dekompensation führt, möglich.

Therapie

Die Behandlung der Rhythmusstörungen richtet sich nach den allgemeinen internistischen Regeln und soll hier nicht weiter abgehandelt werden. Zur Prophylaxe empfiehlt sich eine schonende Senkung des Serumkaliums unter Berücksichtigung des jeweiligen Ausgangswertes zu Beginn der Dialysebehandlung.

11.17   Akute Unverträglichkeit gegenüber Dialysatoren/Schläuchen

Unter den unerwünschten Unverträglichkeitsreaktionen beim Gebrauch von Dialysatoren unterscheidet man:
- Hypersensitivitätsreaktionen und anaphylaktoide Reaktionen. In der Vergangenheit wurden Reaktionen dieses Typs häufig unter dem Begriff First use-Syndrome zusammengefasst, da sie v. a. beim Erstgebrauch von Dialysatoren auftreten.
- Nichtanaphylaktische oder unspezifische Reaktionen.

11.17.1 Hypersensitivitäts- und anaphylaktoide Reaktionen

Symptome
Die klinische Symptomatik unterscheidet sich nicht von den herkömmlichen anaphylaktischen Reaktionen. Sie beinhaltet eine multisystemische Reaktion mit Juckreiz, Urtikaria, Dyspnoe und Bronchospasmus, gastrointestinalen Krämpfen, Hypotonie bis hin zum Kreislaufstillstand. Todesfälle können vorkommen. Die Symptomatik tritt typischerweise in den ersten Minuten nach Dialysebeginn auf, kann allerdings auch mit einer Verzögerung bis zu 30 min oder gar erst nach Beendigung der Dialyse einsetzen.

Ursachen
Ethylenoxid. Ethylenoxid (ETO) ist ein gängiges Sterilisationsmittel für medizinische Geräte und Utensilien. Auch Dialysatoren und Blutschläuche werden damit behandelt. ETO rief die meisten anaphylaktischen Reaktionen in der Vergangenheit hervor. Bei den betroffenen Patienten lassen sich spezifische IgE-Antikörper gegen ETO nachweisen. Dank verbesserter Herstellungsverfahren sind diese Reaktionen heute jedoch selten geworden.

Sensibilisierte Patienten werden mit ETO-freiem Material dialysiert, das mit Dampf oder Bestrahlung sterilisiert wurde. Bei unklaren allergischen Reaktionen sollte man beim Einsatz von vermeintliche ETO-freiem Material trotzdem immer auch an diese Substanz denken, da es leicht zu Verwechslungen der verwendeten Materialien kommen kann.

AN69. Anfang der 90er Jahre häuften sich Berichte über anaphylaktoide Reaktionen beim Gebrauch von Polyacrilonitrilmembranen, den sog. AN69-Dialysatoren. Es fiel auf, dass alle Patienten, die diese Reaktion zeigten, unter einer Therapie mit einem ACE-Hemmer standen. Mehrere Patienten wurden reanimationspflichtig, und mindestens ein Todesfall ist dokumentiert. Dies führte dazu, dass der Gebrauch von AN69-Dialysatoren bei ACE-Hemmern in die Kontraindikationsliste aufgenommen wurde. Pathophysiologisch scheint es durch die negativ geladene Polyacrilonitrilmembran zu einer Aktivierung des Kallikrein-Bradykinin-Systems zu kommen, wobei die hierdurch entstehenden Metaboliten durch die Hemmung der Kininase II (identisch mit dem Angiotensin-Converting-Enzym) durch den ACE-Hemmer kumulieren und für die Auswirkungen verantwortlich gemacht werden. Man konnte nachweisen, dass die Bildung von Bradykinin über eine Kontaktphasenaktivierung mit menschlichem Plasma nur bei saurem pH auftritt. Bei einem pH von 7,4 ist eine solche Bildung nicht mehr feststellbar.

Eine Weiterentwicklung der AN69 stellt die AN69ST (»surface treated«) dar. Durch das Auftragen eines biokompatiblen Polymers auf die AN69-Membran konnte die elektronegative Oberfläche neutralisiert werden. Damit kommt es pH-unabhängig nicht mehr zu einer Kontaktphasenaktivierung des Bradykininsystems, ohne dass hierdurch die physikalischen Eigenschaften der Membran geändert wurden.

Bakteriell kontaminiertes Dialysat. Bakterielle Bestandteile bzw. bakterielle Toxine können durch eine Rückfiltration aus dem kontaminierten Dialysat über die Poren der Dialysatormembran in das Blut diffundieren und über eine Aktivierung verschiedener Mediatorsysteme eine anaphylaktoide Reaktion mit oben beschriebenen Symptomen hervorrufen. Bedingt durch die Aktivierung von IL-1 als endogenem Pyrogen kann es zu einem akuten Anstieg der Körperkerntemperatur auf über 40°C kommen. Abbruch der Dialysebehandlung und symptomatische Behandlung der Beschwerden, evtl. mit der Gabe von Antipyretika, sind die ersten therapeutischen Maßnahmen. Sind die Patienten eines Dialysezentrums an eine zentrale Dialysataufbereitung angeschlossen, kann es bei mehreren oder sogar allen Patienten zu den oben genannten Beschwerden kommen. Dies ist wiederum ein wichtiger Hinweis für die Entstehung der Symptome.

Diagnose

Die typischen Symptome der Anaphylaxie bei einschlägiger Anamnese (bekannte ETO-Allergie, ACE-Hemmer und verwendete AN69-Membran) sollte bei Dialysepatienten zu Beginn einer laufenden Dialysebehandlung auch bei initial vielleicht verschleierter Symptomatik an eine allergische Reaktion denken lassen. Auch nach Beendigung einer Dialyse, wenn auch ungleich seltener, können anaphylaktische Reaktionen beobachtet werden.

Therapie

Die Therapie entspricht herkömmlichen Maßnahmen bei allergischen Reaktionen. Zunächst sollte eine weitere Exposition unterbunden werden, d. h. sofortiger Dialysestopp. Dialysenadeln (großlumig!) sollten belassen werden, um gegebenenfalls einen adäquaten Zugang zum Gefäßsystem zu haben. Das Ausmaß der weiteren Therapie richtet sich nach der Schwere der Symptomatik. In Analogie zu den Empfehlungen bei allergischen Reaktionen nach Gabe von Medikamenten oder Kontrastmittel kann ein an der Schwere der Symptome orientiertes Vorgehen empfohlen werden:

- Die Gabe von Sauerstoff über Maske (5–10 l/min) sollte stets erfolgen.
- Bei leichteren Beschwerden wie einem allergischen Exanthem oder Urtikaria reicht die i.v.-Gabe von Antihistaminika (z.B. 1 Amp. Fenistil) und Kortikosteroiden (z.B. 250 mg Prednisolon) in aller Regel aus.

- Bei schwererer Symptomatik (Kreislaufinstabilität, Bronchospasmus, Bewusstseinsverlust) muss unverzüglich die i.v.-Gabe von 1 mg Adrenalin (1 ml Suprarenin 1:10 verdünnt) erfolgen, parallel dazu die Gabe von Volumen (Humanalbumin, Plasmaexpander, Kristalloide).
- Bei anaphylaktischem Schock mit Atem- und Herz-Kreislauf-Stillstand erfolgen Intubation und kardiopulmonale Reanimation nach den üblichen Richtlinien.

❶ Beachte

Wichtig ist, auch bei leichteren Verlaufsformen eine ausreichend lange Nachbeobachtung (über mindestens 12 h) von Patienten mit allergischer Reaktion, da diese sich unter Umständen als zweigipfliges Geschehen mit Spätreaktion auch noch nach Stunden manifestieren kann.

11.17.2 Unspezifische Reaktionen

Die unspezifischen Reaktionen sind häufig. Die typische Symptomatik ist ein schlecht lokalisierter Brust- oder Rückenschmerz 20–60 min nach Dialysebeginn. Die Genese ist nicht geklärt, es werden Kontaminationen des Dialysators ebenso wie die Freisetzung von Komplementbestandteilen angenommen. Acetat im Dialysat scheint als Kofaktor wichtig zu sein.

Diagnose

Die unspezifische Reaktion ist meist eine Ausschlussdiagnose; wichtig ist die Differentialdiagnose zur koronaren Herzkrankheit und zu anderen akuten Erkrankungen mit ähnlich verlaufender Symptomatik, z.B. einer akuten Hämolyse.

Therapie

Die Symptome verschwinden schnell nach Beenden der Dialyse. Selten sind eine medikamentöse Schmerztherapie oder eine Sauerstoffgabe zur Behebung der subjektiven Atemnot notwendig. Bei gehäuftem Auftreten sollte nach einer Kontamination des Dialysats gefahndet werden bzw. ein Therapieversuch mit einem anderen Hämofilter oder einem acetatfreien Dialysat erfolgen.

**Sonstige Ursachen von Unverträglichkeits-
reaktionen bei Hämodialyse**

Die Gabe von Medikamenten oder Blutderivaten
während der Dialyse kann zu einer anaphylaktischen Reaktion führen. Berichtet wurde auch über
mehrere Fälle von Lungenödemen nach i.v.-Gabe
von Eisendextran. Ätiologisch spielen vermutlich
sowohl immunologische als auch nichtimmunologische Mechanismen eine Rolle.

11

Die adäquate Dialysebehandlung – Strategien zur Qualitätsverbesserung

Eine inadäquate, d. h. zu gering dosierte Dialyse hat ungünstige Langzeitfolgen für die Patienten und führt u.a. zu häufigeren Krankenhausaufenthalten. Sie verkürzt die Überlebenszeit der Patienten. Per se hat die terminale Niereninsuffizienz eine ungünstige Überlebensprognose, die der mancher Krebserkrankungen entspricht. Eine Unterdialyse verschlechtert sie drastisch.

Die verfügbaren Nierenersatztherapien können die ausgefallene Nierenleistung nur teilweise kompensieren, da sie einerseits die komplexen Nierenleistungen nicht voll abdecken, und andererseits nur zeitlich begrenzt eingesetzt werden. Das zweite Manko trifft besonders für die Hämodialyseverfahren zu, aber auch die kontinuierlich ablaufende ambulante Peritonealdialyse (CAPD) ersetzt die Nierenfunktion nur unvollständig.

Vor allem wegen ihres Kontinuitätsvorteils hat daher die Erhaltung einer noch so geringen Nierenrestfunktion eine positive prognostische Bedeutung und ist mancher effizienzsteigernden Änderung des Dialyseverfahrens überlegen.

Leider weisen nach einem Jahr Dialyse weniger als 10% der Patienten eine noch nennenswerte Restnierenfunktion auf. Patienten mit interstitieller Nephropathie verlieren die Restnierenfunktion langsamer als Patienten mit Glomerulonephritis oder diabetischer Nephropathie. Dass die Peritonealdialyse gegenüber der Hämodialyse einen günstigeren Einfluss auf den Erhalt der Restnierenfunktion hat, wird immer wieder diskutiert. Dieser Zusammenhang konnte bisher aber nicht bewiesen werden.

❶ **Die Zuweisung der ausreichenden Dialysedosis geschieht aufgrund von regelmäßig zu ermittelnden Messwerten, die die individuelle Dialysequalität der Patienten zu erfassen versuchen. Sie hat Auswirkung auf die zeitliche und räumliche Organisation der Dialysezentren, ebenso wie auf die Lebensgestaltung der Patienten**

12.1   Adäquate Dialyse und Dialysedosis

Häufig wird der Quotient Kt/V der Dialysedosis gleichgesetzt, da dieser Parameter für die Clearance kleinmolekularer Toxine in der heutigen Praxis eine dominierende Rolle hat. Diese Sichtweise ist aber vereinfachend. Jahrzehnte der Forschung haben zum heutigen Verständnis einer adäquaten Dialysedosis geführt, das dennoch unvollkommen und vorläufig bleibt. Die verabreichte Dialysedosis ist das Resultat zahlreicher patientenseitiger und apparaturseitiger, zum Teil miteinander zusammenhängender Parameter und der davon unabhängigen Variable der Behandlungszeit.

Die Dialysezeit hat dabei eine so überragende Bedeutung, dass auch eine technisch gering effiziente Dialyse bei niedrigem Blutfluss mit kleinen Dialysatoren adäquat sein kann, wenn sie lange genug eingesetzt wird.

Die Variable Behandlungszeit setzt sich wiederum aus der Dauer der Einzelbehandlung und dem zeitlichen Takt der Behandlungen zusammen. Ein engmaschiger zeitlicher Takt, wie er beispielsweise mit der täglichen Heimhämodialyse erreicht wird, hat aufgrund einer zeitnahen Entgiftung offensichtliche Vorteile.

Auf der anderen Seite kann ein in vieler Hinsicht hocheffizientes Dialyseverfahren dennoch ein inadäquates Behandlungsergebnis haben, wenn die Behandlungsdauer zu kurz ist. Dies liegt an grundsätzlichen physiologischen Gegebenheiten, die eine rasche und schonende Entgiftung des Körpers unmöglich machen. Sie werden weiter unten näher erläutert.

Während in der Pionierphase der Dialyse die adäquate Dialysedosis zunächst aufgrund des Ausbleibens offensichtlicher urämischer Symptome festgelegt wurde, geschieht dies heute auf der Basis von Langzeitstudien an Dialysepatienten. In diesen Langzeitstudien wurde auch die Anwendbarkeit von einfach ermittelbaren Messwerten (überwiegend Laborparameter) zur Festlegung einer adäquaten Dialysedosis untersucht.

12.1.1   Kriterien für adäquate Dialyse

Harte Kriterien: Ein Weiterbestehen urämischer Symptome unter laufender Dialysetherapie ist ein klarer Hinweis auf eine inadäquate Dialyse und muss eine entsprechende Erhöhung der Dosis nach sich ziehen. Häufiger allerdings führt eine chronische Unterdialyse kurzfristig nicht zu unmittelbar für den Patienten spürbaren Einschränkungen. Patienten halten daher gerne an kürzeren Dialysezeiten fest. In Langzeitstudien wurde aber nachgewiesen, dass eine langfristig inadäquate Dialyse die **Mortalität** und **Morbidität** (Infarkte, Tumore, Amputation, Knochenbrüche etc.) von Dialysepatienten erhöht. Diese harten Kriterien manifestieren sich erst als Folge der Unterdialyse und können damit nicht vorausschauend zur Festlegung der Dialysedosis herangezogen werden. Damit verknüpft sich ein Alltagsproblem für das Dialyseteam, wenn es die Dialysedosis mit dem Patienten festlegt. Es muss Überzeugungsarbeit beim Patienten leisten. Die in Studien ermittelten Langzeitfolgen der Unterdialyse werden gerne verdrängt. Dabei darf nicht unterschlagen werden, dass das Überleben der Dialysepatienten auch maßgeblich von der Grundkrankheit beeinflusst wird. Dialysepatienten mit Diabetes mellitus oder solche mit schwerer Arteriosklerose haben innerhalb der Dialysepopulation eine besonders schlechte Prognose. Sie bedürfen dauerhaft neben der optimalen Dialyse einer möglichst umfassenden fachmedizinischer Betreuung.

Weiche Kriterien: Folgende Einschränkungen der Lebensqualität gehen häufig auf eine inadäquate Dialyse zurück: Juckreiz, Polyneuropathie, unruhige Beine (restless legs), Knochenschmerzen, schlechte Leistungsfähigkeit, Schlafstörungen, Gewichtsabnahme trotz ausreichender Nahrungsaufnahme. Sie werden häufig vom Patienten selbst thematisiert und sollten Anlass für eine Überprüfung der Dialysedosis sein.

Prüfkriterien einer schleichenden Zustandsverschlechterung des Patienten durch Unterdialyse sind

- Klinische Zeichen der Mangelernährung, wie z.B. Abnahme des Unterhautfettgewebes, gemessen anhand der Hautfaltendicke
- Abnehmendes Trockengewicht
- Schlecht einstellbare Hypertonie
- Schwierige Anämiekorrektur (ungewöhnlich hoher EPO-Bedarf)
- Laborwerte zur Beurteilung der Dialysequalität (Phosphat, Harnstoff, Hämoglobin, Azidosekorrektur).

12.1.2 Harnstoffkinetik als Surrogatparameter für Dialysequalität

Für die Beurteilung der Dialysequalität spielt die Harnstoffkonzentration im Blut heute eine dominierende Rolle. Harnstoff ist als Abbauprodukt des Eiweißstoffwechsels leicht und kostengünstig messbar, und seine Verteilung im Körper unter Dialysebedingungen wird besonders gut verstanden. Obwohl er eigentlich kein Urämietoxin darstellt, steht er in seinem Transportverhalten stellvertretend für tatsächlich toxische kleinmolekulare Moleküle. Daher spricht man von einem Surrogatparameter. Seine Verteilung und der Transport bei Niereninsuffizienz werden durch die Harnstoffkinetik beschrieben.

Harnstoff und die Harnstoffkinetik sind allerdings für die Beurteilung der Kinetik der vielen höhermolekularen Urämietoxine (s. u.) ungeeignet.

Prädialytischer Harnstoffwert

Eine erste, aber ungenaue Orientierung erlaubt bereits der Harnstoffwert, der unmittelbar vor dem Beginn einer Dialysebehandlung gemessen wird (prädialytischer Harnstoff). Liegt er relativ niedrig, z.B. unter 200 mg/dl, so kann dies auf eine adäquate Absenkung des Harnstoffs während der vorausgegangenen Dialyse zurückgehen, aber auch auf eine geringere Harnstoffgeneration im Stoffwechsel aufgrund einer geringen Eiweißaufnahme. Im zweiten Fall wird eine adäquate Dialysequalität vorgetäuscht, während eine Mangelernährung vorliegt.

Der Anstieg des Harnstoffs im Intervall zwischen den Dialysen beruht auf:
- dem Eiweißabbau, der von der Eiweißzufuhr abhängig ist,
- der Gewichtszunahme und
- der Nierenrestfunktion.

Diese Zusammenhänge erklären auch die Beobachtung, dass sich unter Dialysetherapie höhere prädialytische Harnstoff- (und ebenso Kreatinin-) Werte aufbauen können, wenn sich die Patienten wieder ausreichend ernähren und an Muskelmasse zunehmen. In diesen Fällen führt gerade die adäquate Dialyse zu hohen prädialytischen Harnstoffwerten.

❗ Der prädialytische Harnstoffwert ist für sich genommen ein unzuverlässiger Indikator der Dialysequalität und muss immer in Zusammenschau mit der Ernährung des Patienten bewertet werden.

Bei ausreichender Eiweißzufuhr (> 1,1 g/kgKG/Tag), die mit der Proteinkatabolismusrate messbar ist (▶ Kap. 12.2), kann der prädialytische Harnstoffwert durchaus als Anhaltspunkt für die Dialysequalität dienen.

Durch den Harnstoffanstieg zwischen den Dialysen kann die Produktion der niedermolekularen Toxine stellvertretend abgeschätzt werden.

❗ Neben der Harnstoffproduktion zwischen den Dialysen hängt die Höhe des prädialytischen Harnstoffs vom Harnstoffniveau nach der letzten Dialyse ab.

Die Darstellung der Harnstoffkonzentration im zeitlichen Verlauf zeigt ein sägezahnartiges Muster, wie in ◘ Abb. 12.1a dargestellt: Während der Dialyse kommt es zu einem raschen Abfall der Harnstoffkonzentration und nach Ende der Dialyse zu einem langsamen Wiederanstieg bis zum Beginn der nächsten Dialyse. Die Fläche unter dieser Kurve zeigt die durchschnittliche Harnstoffkonzentration an und steht in direktem Zusammenhang mit der Morbidität und Mortalität der Dialysepatienten, d. h.:

❗ Je höher die durchschnittlichen Harnstoffkonzentrationen liegen, desto geringer ist die Lebenserwartung der Patienten und desto häufiger erkranken sie und müssen stationär behandelt werden.

Es gibt 2 Möglichkeiten, ein niedriges durchschnittliches Harnstoffniveau zu erreichen. Falsch wäre es, darauf zu setzen, dass zwischen den Dialysen ein nur geringer Anstieg erfolgt, denn dies wäre nur durch Beschränkung der Eiweißaufnahme zu erreichen. Die Folgen wären Mangelernährung und ein hierdurch bedingter Anstieg der Mortalität (◘ Abb. 12.1b).

Einzig über eine effiziente Dialyse sollte daher ein niedriges durchschnittliches Niveau der

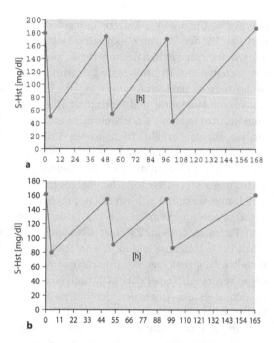

◘ **Abb. 12.1.** Verlauf der Serumharnstoffkonzentration bei 3 Dialysen pro Woche. (a) Sägezahnartiger Verlauf bei einem Patienten mit guter Dialysequalität und ausreichender Ernährung. Der Patient produziert zwischen den Dialysen zwar sehr viel Harnstoff, durch effiziente Dialysen bleibt das durchschnittliche Niveau der Harnstoffkonzentration aber niedrig. (b) Der Patient hat durch Mangelernährung einen geringen Harnstoffanfall zwischen den Dialysen, die unzureichende Dialyseeffizienz führt aber dazu, dass das durchschnittliche Harnstoffniveau verhältnismäßig hoch liegt

Harnstoffwerte erreicht werden. Ein Anstieg der Harnstoffwerte zwischen den Dialysen auf hohe prädialytische Werte bei einer ausreichenden Ernährung stellt kein Problem dar, wenn gleichzeitig eine effiziente Entgiftung stattfindet. Um den der Dialyse zuzuordnenden Abschnitt der Harnstoffkonzentrationskurve muss sich das Dialyseteam also bemühen und versuchen, die Voraussetzungen für eine effiziente Harnstoffreduktion während der Dialyse zu verstehen und zu quantifizieren.

Harnstoffreduktionsrate (URR)

Die bei der Dialyse stattfindende Harnstoffreduktion kann durch einen Vergleich der prä- mit den postdialytischen Harnstoffwerten erfasst werden.

❗ Beschrieben wird der Abfall des Harnstoffwertes während der Dialyse mit der Harnstoffreduktionsrate (URR=urea reduction rate), die in Prozent angegeben wird. Hierzu wird der Harnstoffwert vor und nach der Dialyse am gleichen Tag unter festgelegten Bedingungen gemessen (siehe unten).

Quotient Kt/V

Kt/V-Verordnung – der Soll-Wert

Genauer und individueller wird die Dialysequalität (nur bezüglich der kleinmolekularen Clearance!) durch den Quotienten Kt/V beschrieben, der die Harnstoff-Clearance in Relation zu seinem Verteilungsvolumen, also indirekt zur Körpermasse des Patienten setzt. Die regelmäßige Bestimmung von Kt/V ist in der ambulanten Dialyse in Deutschland inzwischen verpflichtend und wird an unabhängige Kontrollorgane 4-mal jährlich berichtet. Damit soll ein hoher Dialysestandard sichergestellt werden.

Das tatsächlich während einer Dialysebehandlung erreichte Kt/V wird aus den prä- und postdialytischen Harnstoffwerten nach der sogenannten **Daugirdas-Formel** errechnet (siehe unten). Die Bedeutung der einzelnen Elemente dieses Quotienten, insbesondere von **K**, wird aber besser verständlich in einer Beispielrechnung für ein prospektiv verordnetes Kt/V, also einer Dialysedosis, die durch Auswahl von Dialysator, Blutfluss und Behandlungszeit für einen individuellen Patienten errechnet wird.

In den Quotienten **Kt/V** gehen drei Faktoren ein:

- Die Harnstoff-Clearance des Dialysators **K** [ml/min]
- Die Behandlungszeit **t** [min]
- Das Verteilungsvolumen des Harnstoffs **V** [min].

V ist das Verteilungsvolumen des Harnstoffs, das in etwa dem Körperwasser entspricht, also 60% des Körpergewichts bei Männern und 55% bei Frauen.

Der Quotient Kt/V hat keine Einheit, ist also dimensionslos, da sich die Einheiten der einzelnen Faktoren beim Rechenvorgang wegkürzen. Ein Kt/V von 1 bedeutet, dass der Harnstoff aus einem Blutvolumen, das dem Körperwasser des Patienten (also dem Verteilungsraum des Harnstoffs) entspricht, komplett entfernt wurde.

Beispiel für errechnetes Kt/V: 60-jährige Dialysepatientin mit einem Trockengewicht von 75 kg (entsprechend einem Körperwasser V von 41.250 ml), Dialysator Polyflux 17L bei 300 ml/min Blutfluss (entsprechend einer Harnstoff-Clearance des Dialysators K von 264 ml/min (siehe hierzu 7.5: Wie lese ich eine Dialysatorbeschreibung) und einer Behandlungszeit von 5 h (entsprechend t von 300 min).

$$\frac{264\text{ml/min}(K) \times 300\text{min}(t)}{41250ml(V)} = 1,92(Kt/V)$$

Das errechnete Kt/V von 1,92 entspricht einer adäquaten kleinmolekularen Clearance. Das geforderte Kt/V sollte lediglich über 1,2 liegen (siehe unten). Im Beispiel wären also entweder eine Zeitreduktion, ein geringerer Blutfluss oder die Wahl eines weniger leistungsfähigen und kostengünstigeren Filters zulässig, ohne ein Kt/V von 1,2 zu unterschreiten.

Die Formel für Kt/V macht anschaulich, dass sehr schwere Patienten Probleme haben, das Soll-Kt/V zu erreichen, wenn sie auf kurzen Dialysezeiten bestehen. Der Faktor Zeit spielt bei diesen Patienten eine besonders wichtige Rolle, da der Steigerung der Harnstoff-Clearance technische und physiologische Grenzen gesetzt sind (s. u.).

❗ Patienten mit einem höheren V benötigen mehr Harnstoff-Clearance Kt, um die Zielwerte des Kt/V zu erreichen, die einer adäquaten Dialysequalität entsprechen. Dies wird in erster Linie durch Erhöhung der Dialysezeit t erreicht.

Messung des erreichten Kt/V – der Ist-Wert

Beispiel des verordneten Kt/V von 1,92: Vor einer etwaigen Reduktion der verordneten Dialysedosis muss geprüft werden, ob das verordnete Kt/V in einer realen Dialysebehandlung tatsächlich erreicht wird. Hierzu erfolgt die Messung der prä- und postdialytischen Harnstoffwerte, in der Regel nach dem langen dialysefreien Intervall (meist am Montag), unter genau festgelegten Bedingungen zur Berechnung des erreichten Kt/V mit der

Daugirdas-Formel. Häufig liegt der Ist-Wert des Kt/V niedriger als verordnet. Von der Einstellung abweichende effiziente Blutflüsse oder Zeitunterbrechungen durch Alarme während der Dialyse können hierzu beitragen.

Berechnungsformel Kt/V (nach Daugirdas)

Neben dem prä- und postdialytischen Harnstoffwert (prä Hst und post Hst) gehen die Dialysezeit t, das ultrafiltrierte Volumen Uf und das postdialytische Gewicht W (=Trockengewicht) in die Berechnung ein

$$Kt/V = -\ln (R-0{,}008 \times t) + (4 - 3.5 \times R) \times Uf/W$$

$$R= \frac{post\ Hst}{prä\ Hst}$$

ln = natürlicher Logarithmus

Der ermittelte Kt/V-Wert beschreibt die Harnstoff-Clearance während einer Dialysesitzung. Eine gesicherte prognostische Bedeutung hat dieser Wert nur bei 3 Dialysen pro Woche. Dialysiert der Patient 2-mal wöchentlich, so ist das ermittelte Kt/V nicht ohne Weiteres aussagekräftig.

Für die Berechung ist es entscheidend, die Veränderung der Harnstoffkonzentration im systemischen Blut zu erfassen. Hierzu würde sich die Probenentnahme aus einem dem Dialysezugang besonders fern gelegenen Blutgefäß anbieten, z.B. von der Gegenseite des Shuntarms. Aus Praktikabilitätsgründen erfolgt die Probenentnahme aus dem Shunt, wobei besondere Bedingungen eingehalten werden müssen, damit sie die systemischen Harnstoffkonzentrationen widerspiegeln. Die postdialytische Blutprobe aus dem Shunt kann zu tiefe Harnstoffkonzentrationen durch Beimischung bereits gereinigten, aus dem Dialysator zurückströmenden Bluts (Rezirkulation im Shunt) zeigen und damit eine falsch hohe Harnstoff-Clearance. Um dies zu vermeiden, muss kurzfristig der Dialyseeinfluss am Ort der Blutabnahme weitgehend ausgeschaltet werden. Dies gelingt am besten mit der sogenannten Slow flow-Probenentnahme bei niedrigem Blutfluss. Sie erfasst ausschließlich das systemische, über die arterielle Anastomose in den Shunt einströmende Blut.

Entnahme der postdialytischen Blutprobe (Slow flow-Technik)

Für die Abnahme der postdialytischen Blutprobe wird der Blutfluss für mindestens 15 Sekunden auf 50 ml/min heruntergefahren, die UFR auf 0 reduziert sowie der Dialysatfluss so niedrig wie möglich eingestellt. Die Blutprobe wird aus dem arteriellen Schenkel bei laufender Blutpumpe innerhalb von 60 Sekunden entnommen. Später kommt es bereits wieder zu einem Harnstoffanstieg durch Rückverteilung aus dem Gewebe (sog. Rebound). Bei Single needle-Dialyse müssen alle Blutschläuche abgeklemmt werden und die erste abgezogene Blutportion verworfen werden.

Bei Blutabnahme aus Kathetern werden die ersten 10 ml verworfen, die Abnahme erfolgt 30 Sekunden nach Langsamstellen der Blutpumpe.

Inzwischen sind einige moderne Dialysemaschinen für die automatisierte Überwachung der Kt/V-Werte ausgerüstet. Diese Maschinen sind entweder mit Sensoren zur Messung des Harnstoffs ausgestattet, oder sie ermitteln des Kt/V indirekt über die Dialysance von Elektrolyten.

12.1.3 Wie hoch sollten Kt/V bzw. URR liegen?

Die Bedeutung der Harnstoffkinetik für die Verordnung einer adäquaten Dialyse geht auf große Studien (z.B. die NCDS in den USA) zurück, die die Mortalität von Dialysepatienten untersucht haben.

Dabei wurde ein Zusammenhang zwischen der Häufigkeit der Sterbefällen (Mortalität) und den URR- bzw. Kt/V-Werten gefunden (◘ Tab. 12.1). Auch die Morbidität, erkennbar an der Zahl und Dauer der Krankenhausaufenthalte, hing eindeutig mit der Dialysedosis zusammen. Besonders schlecht erwiesen sich diesbezüglich Kt/V-Werte <0,8; besonders gut schnitten Patienten mit einem Kt/V-Wert von >1,4 ab. Anders ausgedrückt bedeutet dies: Der Unterschied zwischen einer durchschnittlichen URR von 50% und 70% machte 16.000 gerettete Leben pro Jahr aus. Jeder Anstieg des Kt/V-Wertes von 0,1 verbessert die Mortalitätsrate um etwa 8%, ein Zusammenhang, der aber allerdings bei Kt/V-Werten von 1,4 weniger

◘ Tab. 12.1. Zusammenhang der Dialysequalität, gemessen mit der Harnstoffreduktionsrate URR, dem Quotienten Kt/V und der Mortalitätsrate der Dialysepatienten. (Aus Owen et al. 1993)

URR	Kt/V	Mortalität
50%	0,82	25%
60%	1,05	22%
70%	1,4	17%

deutlich ist. Auch in neueren klinischen Studien (HEMO-Study) konnte kein zusätzlicher Benefit von Kt/V-Werten über 1,3 nachgewiesen werden.

Alle genannten Kt/V-Werte gelten für 3 Dialysebehandlung/Woche. Werden z.B. nur zwei Behandlungen pro Woche durchgeführt, so müsste der Kt/V der einzelnen Dialysen höher liegen, um das Behandlungsziel zu erreichen.

Zukünftige Weiterentwicklung des Kt/V Konzeptes (Single pool vs. Double pool-Modelle)

Das angewandte Kt/V Konzept beschreibt vereinfachend den Einfluss der Dialyse auf den Harnstoff, wenn er sich nur in einem einzigen ungeteilten Volumen verteilt (sogenannte Single pool-Kinetik). Dies entspricht nicht der Realität, da das Körperwasser in verschiedene Kompartimente aufgeteilt ist, die miteinander im Austausch stehen. So erfolgt die Harnstoff-Clearance bei der Dialyse unmittelbar nur in dem relativ kleinen Anteil des Wassers, der im zirkulierenden Blut vorliegt. Im Verlaufe einer mehrstündigen Dialysebehandlung wird der Harnstoff gemeinsam mit weiteren Molekülen entlang der entstehenden Diffusionsgefälle zunächst aus dem Kompartiment des interstitiellen Wassers und schließlich dem des intrazellulären Wassers in das Blut umverteilt. So kommt es auch zu einer Clearance dieser Kompartimente. Unmittelbar nach Ende der Dialyse beginnt sich erneut eine gemeinsame Konzentration einzustellen. Augenfälligster Ausdruck dieses Phänomens ist der Harnstoff-Rebound, der nach Ende der Dialyse bereits innerhalb weniger Minuten zum Anstieg der Blut-Harnstoffkonzentration führt.

Ausgefeiltere mathematische Modelle des Kt/V versuchen, diesen komplexen Gegebenheiten gerecht zu werden, z.B. unter Annahme eines Double pool-Modells (=equilibriertes Kt/V [eKt/V]). Ihre Bedeutung für die Praxis ist bisher aber nicht ausreichend definiert. Trotz aller Unvollkommenheiten wird in Qualitätssicherungsrichtlinien das Kt/V auf Basis des Single pool-Modells berücksichtigt.

Kt/V bei Peritonealdialyse – Vergleich mit Hämodialyse

Im Vergleich zur Hämodialyse (HD) erreicht die Peritonealdialyse (PD) eine geringere Harnstoff-Clearance – ohne offensichtliche Abstriche in der Dialysequalität. Die Festlegung der adäquaten Peritonealdialyse beruht im Wesentlichen auf einer großen nordamerikanischen Studie (CANUSA-Studie). Ein wöchentliches Kt/V von 1,9–2,0 entsprach einer adäquaten Peritonealdialyse. Dieses Wochen-Kt/V wäre inadäquat, wenn es durch dreimal wöchentliche Hämodialyse erreicht würde. Für die adäquate Hämodialyse ist ein etwa doppelt so hohes Wochen-Kt/V wie bei der PD erforderlich, also etwa von 3,6–4. Dies ist natürlich zunächst verwirrend, da das Wochen-Kt/V bei der Hämodialyse, das überlicherweise nicht errechnet wird, kein vertrauter Wert ist. Für die Hämodialyse wird das Kt/V für die Einzelbehandlung (Zielwerte 1,2) errechnet, allerdings unter der Annahme, dass diese dreimal in der Woche erfolgt. Trotz des im Vergleich zur HD niedrigeren Kt/V bei der PD sind die klinischen Ergebnisse beider Verfahren vergleichbar. Das heißt, dass ein wesentlich geringeres Kt/V für Harnstoff eine adäquate Behandlungsqualität anzeigt, wenn es mit dem Verfahren der PD erreicht wird. Diese unterschiedliche Bedeutung der kleinmolekularen Clearance für die verschiedenen Verfahren weist auf generelle Unzulänglichkeiten des Kt/V-Konzeptes hin (siehe unten). Entscheidende Entgiftungsvorgänge bei der PD können offenbar nicht über das Kt/V erfasst werden.

Für die adäquate Peritonealdialyse spielt die Restnierenfunktion noch mehr als bei der Hämodialyse eine Rolle. Eine Residual-Clearance von 2 ml/min entspricht etwa 0,4 Einheiten Kt/V pro Woche. Ohne eine Restnierenfunktion wären die Zielwerte nur schwer erreichbar, sie ist bei der Errechnung unbedingt mitzuberücksichtigen (▶ Kap. 13). Hiermit hängt es zusammen, dass das Verfahren der PD nicht für Patienten ohne Rest-diurese empfohlen werden kann. Die Dialysedosis bei PD wird häufiger anstatt mit Kt/V mit der Kreatinin-Clearance (Dialysat-Clearance + residu-ale Clearance) beschrieben.

Zielwerte für wöchentliche Kreatinin-Clearance und wöchentliches Kt/V bei Peritonealdialyse:

CAPD: Ccrea >60 l/Woche/1,73 m2, Kt/V >1,9
APD: Ccrea > 63 l/Woche/1,73 m2, Kt/V >2,1

> ❗ In der ambulanten Dialyse in Deutschland wird ein gemessener (nicht aufgrund der Dialysatordaten errechneter!) Kt/V von mindestens 1,2 bei drei Dialysen pro Woche empfohlen. Vielfach wird aber ein höherer Mindestwert von 1,4 gefordert, sowie eine minimale URR von >65%.
> Die Erfahrungen mehrerer großer Dialyse-register betätigen inzwischen, dass unter Beachtung einer ausreichenden URR oder Kt/V das Überleben der Patienten deutlich verbessert werden kann.

12.2 Adäquate Dialyse und Ernährung

Zur adäquaten Dialyse gehört ein guter Ernäh-rungsstatus (▶ Kap. 17).

> ❗ Eine hochwertige und ausreichende Ernäh-rung hat für das Langzeitüberleben der Dia-lysepatienten eine ebenso große Bedeutung wie die Dialysequalität. Beides ist miteinan-der verknüpft, denn bei inadäquater Dialyse leidet der Patient unter Appetitmangel.

In der Praxis wird einer ausreichenden Ernäh-rung bisher weniger Beachtung geschenkt als der Dialysequalität im engeren Sinne. Die Beurteilung des Ernährungsstatus des Patienten kann schwie-rig sein:

- Das Körpergewicht ist nur dann verwendbar, wenn es sich mit Sicherheit um das Trockenge-wicht handelt.
- Anthropometrische Messungen, z.B. der Haut-faltendicke, können nur dann, wenn sie von

hierin erfahrenen Personen durchgeführt wer-den, wertvolle Aussagen zum Ernährungszu-stand liefern. Sie werden auch bei Spezialdiä-ten wie der eiweißreduzierten Diät durchge-führt, um eine Mangelernährung zu vermeiden (▶ Kap. 17).

- An Laborwerten zur Beurteilung des Ernäh-rungsstatus sind das Serumalbumin, das Kre-atinin und die Messung der Proteinkatabolis-musrate (PCR: protein catabolic rate) von Be-deutung. Unterhalb des Normbereichs liegende Serumalbuminwerte weisen auf Probleme hin und sind mit hoher Mortalität verknüpft, so-fern sie nicht rasch korrigiert werden.

Beurteilung des Ernährungszustandes mit PCR

Die PCR (Proteinkatabolismusrate) ist ein wichti-ger Parameter zur Bestimmung des Ernährungs-zustandes dialysepflichtiger Patienten. Mit ihrer Hilfe kann auch unterschieden werden, ob ein niedriger prädialytischer Harnstoffwert durch Mangelernährung oder aber durch eine inadäquate Dialysebehandlung bedingt ist. Da der Anstieg der Harnstoffkonzentration zwischen 2 Dialysen meist dem Abfall der Harnstoffkonzentration während der Dialyse entspricht, korreliert der errechnete Kt/V-Wert mit der PCR.

Im Allgemeinen wird zur Aufrechterhaltung ei-ner neutralen Stickstoffbilanz bei Dialysepatienten eine mit PCR gemessene Eiweißzufuhr von 1,0–1,2 g/kg/Tag bei einer Energiezufuhr von ca. 35 kcal/kg/Tag empfohlen. Eine PCR <0,8 g/kg/Tag ist mit erhöhter Morbidität und Mortalität assoziiert.

PCR bei Hämodialyse:

$$PCR_{Hämo} g/kg/Tag = \frac{0{,}22 + (0{,}036 \times \text{interdialyt. Harnstoffanstieg} \times 24\,h)}{\text{Intervall zwischen Dialyse 1 und 2 (h)}}$$

Hat der Patient noch eine Eigennierenfunktion, muss diese miteinbezogen und der folgenden Gleichung hinzuaddiert werden, um den durch die Nieren eliminierten Harnstoffstickstoff zu be-rücksichtigen. Der Harnstoffstickstoff muss mittels Sammlung des gesamten Urins zwischen 2 Dialy-sen berechnet werden.

Eine vereinfachte Abschätzung der PCR ist auch mit folgender Formel möglich.

PCR = (Prädialytischer – postdialytischer Harnstoff) × (0.045/T)

T = Anzahl der Tage zwischen den Blutabnahme (postdialytisch am Ende einer Dialyse, prädialytisch am Anfang der folgenden Dialyse).

12.3 Strategien zum Erreichen einer adäquaten Dialyse

12.3.1 Erhöhung der Dialysedosis bei verfehlten Kt/V-Zielwerten

Liegt das ermittelte Kt/V <1,2, so kann das an einem zu niedrigeren verordneten Kt/V liegen (siehe obige Formel). Die veränderbaren Größen K und t müssen dann angepasst werden, und schließlich muss das Kt/V nach den Änderungen nochmals gemessen werden. Auf die Probleme, das Ziel-Kt/V bei sehr schweren Patienten zur erreichen (V sehr hoch) wurde bereits hingewiesen. Eine deutliche Verlängerung der Dialysezeit ist meist notwendig.

Liegt das gemessene Kt/V <1,2, obwohl ein ausreichendes Kt/V (z.B. von 1,6) verordnet wurde, muss analysiert werden, warum die angestrebte Harnstoff-Clearance nicht erreicht wurde.

Typische Probleme, die hierzu führen, sind eine unzureichende Funktion des Gefäßzuganges oder ein Abfall der Leistung des Dialysators, z.B. durch Wiederbenutzung (Reuse) von Dialysatoren (in Deutschland allerdings unüblich).

- Die angestrebte Harnstoff-Clearance wird nur erreicht, wenn die hierzu notwendigen Blut- und Dialysatflüsse tatsächlich erreicht werden. Das gelingt nur bei kräftigem arteriellen Zufluss in das Shuntgefäß und ungestörtem Abfluss im venösen Abschnitt. Der effiziente Blutfluss bleibt sonst unterhalb der eingestellten Werte.
- Die Achillessehne für eine effiziente Clearance ist daher die Funktion des Gefäßzugangs, die sorgfältig überwacht werden muss. Eine Rezirkulation im Dialyseshunt mindert die Effizienz beträchtlich. Tückisch ist hierbei, dass ein hohes Kt/V häufig durch eine niedrige postdialytische Harnstoffkonzentration vorgetäuscht

wird. Regelmäßige Rezirkulationstests können dieses Problem rechtzeitig erkennen.
- Immer wieder auftretende Alarme während der Dialyse oder Unterbrechungen der Behandlung, z.B. für Toilettengänge, reduzieren die effiziente Dialysezeit.

Besonders dann, wenn man bewusst eine hocheffiziente Dialyse bei kurzer Dialysezeit anstrebt, kann ein insuffizienter Gefäßzugang zu großen Diskrepanzen zwischen verschriebener und erhaltener Dialysemenge führen. Das Dialyseteam muss handeln und für einen voll leistungsfähigen Gefäßzugang sorgen.

Überragende Bedeutung des Faktors Dialysezeit im Kt/V-Konzept

Obwohl die Formel für Kt/V suggeriert, dass die Dialysator-Clearance K und die Behandlungszeit gleichberechtigt zu einer adäquaten Dialyse führen, hat der Faktor t eine überragende Bedeutung. Die Dialysator-Clearance ist im Gegensatz zurzeit durch das nicht beliebig steigerbare Blutflussangebot des Dialysegefäßzugangs limitiert. Selbst ein sehr hohes K kann keine Clearance des gesamten Verteilungsvolumens V erreichen, wenn nicht ausreichende Zeit zur Umverteilung der Toxine aus tieferen Verteilungsräumen der Toxine in das Blut zur Verfügung steht. Daher ist eine angemessene Dialysezeit immer entscheidend für die Dialysequalität. Dies weiß man nicht zuletzt durch Erfahrungen mit einer hocheffizienten Dialyse bei gleichzeitiger Verkürzung der Dialysezeiten.

Mit Einführung leistungsfähigerer Dialysemembranen gab es eine Entwicklung zur High efficiency-Dialyse mit großen Filtern (KoA über 450 ml/min) und einer Harnstoff-Clearance von über 200 ml/min. Mit dieser technischen Leistungssteigerung wurden die Dialysezeiten verkürzt. Inzwischen haben Studien gezeigt, dass diese Dialysemodalität mit besonderen Belastungen für den Patienten verbunden ist, z. B. durch die sehr hohen und raschen Volumen- und Toxinverschiebungen. Langfristig führte das Verfahren zu überdurchschnittlicher Mortalität und Morbidität.

Inzwischen trägt man diesen Erfahrungen Rechnung und kehrt zu längeren Dialysezeiten zurück. Die Ergebnisse einzelner Dialysezentren (z.B. im französischen Tassin) mit besonders langen Dialysezeiten von bis zu 3 mal 8 h/Woche zeigen, dass hiermit nicht nur ein hoher Kt/V von 1,7 erreicht wird, sondern alle weiteren Merkmale einer adäquaten Dialyse. Besonders bemerkenswert sind die langen Überlebenszeiten der Patienten und die Tatsache, dass sie meist keine blutdrucksenkenden Medikamente benötigen. Diese Erfahrungen haben die Dialysezeit wieder deutlicher in den Mittelpunkt der Diskussion um die Dialysequalität geschoben.

12.3.2 Dialysezeit und Lebensqualität

❗ Je länger und je schonender die Dialysebehandlung stattfindet, desto günstiger ist dies für die Gesundheit des Patienten.

Der bereits eingangs erwähnte Konflikt zwischen der medizinischen Notwendigkeit langer Dialysezeiten und dem natürlichen Bedürfnis des Patienten, so wenig wie möglich im Alltag eingeschränkt zu sein, hat einerseits zur Entwicklung neuer Varianten der Zentrumsdialysen geführt und andererseits die Heimhämodialyse (und natürlich die PD, ▶ Kap. 13) erneut in den Blickpunkt gerückt. Bei langen Dialysezeiten sind niedrigere Uf-Raten notwendig, und die Gefahr von Kreislaufinstabi-

lität reduziert sich. Eine effektive Clearance von Phosphat, das vorwiegend intrazellulär verteilt ist, kann nur mit langen Dialysezeiten erreicht werden. So führt beispielsweise die tägliche nächtliche HD mitunter zur Notwendigkeit von Phosphatsubstitution und erlaubt die Reduktion der Phosphatbinderdosis.

Die Dialysezeit kann durch Verlängerung der Einzelbehandlung, durch höhere Behandlungshäufigkeit oder einer Kombination aus beiden verlängert werden. Eine Erhöhung der Dialysefrequenz ist theoretisch von Vorteil, v.a. hinsichtlich einer zeitnahen Entgiftung und eines konstanteren Flüssigkeitshaushalt. Studien haben bereits belegt, dass die tägliche Dialyse das Wohlbefinden der Patienten verbessert. Einige bereits eingesetzte Varianten der Dialyse zur Erhöhung der Dialysezeit werden nachfolgend dargestellt (❐ Tab. 12.2).

12.3.3 Hämodialysevarianten mit längeren Dialysezeiten: Tägliche Kurzzeithämodialyse und nächtliche Hämodialyse

Kurzzeithämodialyse (K-HD)

Die K-HD findet üblicherweise im Zentrum statt. Es werden 6 Dialysen pro Woche über jeweils etwa 2 h bei maximal möglichen Blutflüssen und dem Einsatz hocheffizienter Dialysatoren durchgeführt.

❐ **Tab. 12.2.** Vergleich von Standard-, täglicher Kurzzeit- und nächtlicher Hämodialyse (HD)

Dialyseform	Standard-HD	Tägl. Kurzzeit-HD	Tägl. Nächtliche HD
Behandlungshäufigeit	3	5–6	5–6
Behandlungsdauer (h)	3–5	1,5–2,5	6–12
Behandlungsort	Zu Hause/Zentrum	Zentrum	Zu Hause/Zentrum
Dialysator	Jeder	High flux	Jeder
Maschine	Jeder	Volumetrisch	Jeder
Zugang	Jeder	Jeder	Jeder
Blutfluss/Dialysatfluss	300–500/500–800	400–500/500–800	200–300/200–300
Kt/V pro Behandlung	1,2–1,8	0,2–0,8	0,9–1,2

Alle Arten von Gefäßzugängen können genutzt werden (◘ Tab. 12.2).

Nächtliche Hämodialyse (NH)

Die NH wird nächtlich über 6–12 h 6 mal/Woche während des Schlafs durchgeführt. Die meisten Patienten dialysieren 8 h. Durch die längere Behandlungsdauer sind auch niedrigere Blutflüsse <200 ml/h, wie sie z. B. bei Dialysevorhofkathetern oder bei schwierigen Shuntverhältnissen mit der Notwendigkeit von Single needle-Verfahren auftreten, kein Hindernis für eine adäquate Dialyse. Die nächtliche Behandlungsform gibt es sowohl zentrumsgebunden als auch als Heimhämodialyse. Ein Vorteil der nächtlichen Behandlung ist die Nutzung der Schlafperiode als Dialysezeit und damit ein Zeitgewinn am Tag bei gleichzeitig verlängerten und damit adäquaterer Dialyse. Die Behandlung zu Hause kann alleine oder mit Partner durchgeführt werden (◘ Tab. 12.2).

Resultate beider Behandlungsformen

❶ Prinzipiell ist bei beiden Verfahren durch die häufigeren und/oder längeren Dialysebehandlungen die Verträglichkeit und Effizienz der Blutreinigung erhöht.

Es kommt zu einer höheren Harnstoff-, Phosphat- und β_2-Mikroglobulin-Clearance. Phosphatbinder können häufig abgesetzt werden, teilweise wird sogar eine orale Phosphatsubstitution notwendig oder ein phosphathaltiges Dialysat eingesetzt. Blutdruckmedikamente können ebenso häufig reduziert oder abgesetzt werden. Der Bedarf an Erythropoetin scheint sich zu verringern. Die körperliche und geistige Leistungsfähigkeit der Patienten nimmt deutlich zu und viele nehmen wieder eine Berufstätigkeit auf. Diese Effekte sind sehr kurzfristig bereits nach wenigen Wochen Therapie zu beobachten. Dies alles führt zu einer deutlichen Verbesserung der Lebensqualität und Rehabilitation der Patienten. Nachteilig sind v. a. die höheren Materialkosten, die durch die häufigeren Dialysebehandlungen anfallen.

Falls diese Dialysevarianten als Heimhämodialysen durchgeführt werden, muss der Patient geschult werden und in der Lage sein, die Behandlung eigenverantwortlich durchzuführen. Die Heimhämodialyse kann prinzipiell auch über internetgestützte Fernüberwachungseinrichtungen, die kommerziell erhältlich sind, von betreuenden Zentren überwacht werden. Hierbei werden auf einem Computermonitor die Einstellungen und Alarme der Maschine wiedergegeben, so dass das Zentrum hier telefonisch betreuend eingreifen kann. Weiterhin ist die Möglichkeit von Blutungen aus Dialyseshunts in Erwägung zu ziehen, wenn während der Nacht im Schlaf Diskonnektionen oder Dislokationen der Nadeln auftreten sollten. Zur Vorsorge sind hier Unterlagen mit Flüssigkeitsdetektoren im Handel erhältlich.

Heimhämodialyse

Die in den eigenen vier Wänden mit Assistenz eines Partners durchgeführte Hämodialyse ist eine lange etablierte Strategie, um bedarfsangepasster zu dialysieren. Der Patient verliert keine Zeit durch Anfahrten zum Dialysezentrum und muss sich nicht in deren Behandlungsraster einfügen. Die Langzeitergebnisse dieses Verfahrens sind exzellent. Historisch gesehen ist es der Heimhämodialyse v. a. zu verdanken, dass in einer Zeit, als es nur sehr wenige ambulante Dialysezentren gab, möglich war, einen größeren Teil der urämischen Patienten zu dialysieren.

Heute gibt es ein flächendeckendes Netz an ambulanten Dialysezentren und Klinikdialysen. Dementsprechend hat die Heimhämodialyse deutlich an Bedeutung verloren. Das Verfahren bleibt aber eine interessante Option für Patienten, die hierfür geeignet sind und Wert auf Flexibilität und hohe Dialysequalität legen.

Allerdings hat die relative Bedeutung des Verfahrens auch deshalb abgenommen, weil der Anteil der älteren und sehr alten, mit vielen Begleiterkrankungen behafteten Patienten in den vergangenen Jahren erheblich zugenommen hat.

Eignung für die Heimhämodialyse

Bei dem Patienten muss eine komplikationslose Hämodialyse durchführbar und der Gefäßzugang technisch sicher durch den Patienten oder den Partner punktierbar sein.

Personelle Voraussetzung. Der Patient benötigt einen Partner zur Unterstützung bei der Dialyse und zur Überwachung und Hilfe bei Komplikationen.

Räumliche und apparative Voraussetzungen. Am besten findet die Heimhämodialyse in einem gesonderten Raum statt. Von einem zu beauftragenden Fachunternehmen werden die Voraussetzungen für den Wasserzugang geschaffen. Zur Beurteilung der notwendigen Wasseraufbereitungen sollte eine örtliche Wasserprobe vorliegen. Normalerweise wird eine mobile Umkehrosmose eingesetzt, die mit einem Enthärter gekoppelt ist.

Die elektrischen Installationen müssen von einer zugelassenen Elektrofachkraft durchgeführt werden. Das Dialysegerät muss entweder über einen Trenntrafo oder aufwändiger über Versorgungsleitungen zur Unterverteilung mit FI-Schutzschaltern separat abgesichert werden.

Am Dialyseplatz sollte ein Telefon stehen (heute meist Handy). Darüber hinaus muss genügend Raum für Lagerhaltung und Entsorgung zur Verfügung stehen.

Aufgaben des betreuenden Dialysezentrums. Der Patient wird im Dialysezentrum mit seinem Partner trainiert, und die ersten Dialysen zu Hause erfolgen in Anwesenheit erfahrenen Personals. Der Patient wird in regelmäßigen Abständen medizinisch im Zentrum kontrolliert (Blutabnahmen, Untersuchung durch den Arzt etc.). Bei Ausfall des Heimdialysegerätes erfolgt die Dialyse im Zentrum. Es besteht für den Fall medizinischer oder technischer Probleme eine Rufbereitschaft rund um die Uhr. Das Zentrum hilft bei der Logistik der Lagerhaltung und Abfallentsorgung.

Training zur Heimhämodialyse

Grundsätzlich muss eine Vorbereitungszeit in einem Dialyse(trainings)zentrum durchlaufen werden, um den Patienten und seinen Partner zu schulen und zu prüfen, ob aus medizinischer Sicht eine Heimbehandlung möglich ist.

Zur Dokumentation und Vereinheitlichung des Trainings ist ein Ausbildungskatalog sinnvoll, der nachfolgend beispielhaft wiedergegeben ist.

Ausbildungskatalog in 5 Trainingsabschnitten

1. Trainingsabschnitt
- **Vorbereitung von Geräten und Material**
  - Spülen des Gerätes
  - Test auf Desinfektionsmittelfreiheit
  - Vorbereitung des Dialysematerials
  - Aufbaus des Geräts (Anbringen der Blutschlauchsysteme etc.)
- **Informationen über**
  - Dialysierlösung (Konzentrat, Permeat/Weichwasser, Umkehrosmose)
  - Leitfähigkeit
  - Transmembranöser Druck (TMP) und Bypass
  - Test der Dialysat- und Blutseite
  - Allgemeine Aspekte der Hygiene
- **Aufklärung über**
  - Blutdruck, Puls, Körpertemperatur
  - Trockengewicht, Restdiurese
  - Trinkmenge, Diätvorschriften
- **Beginn der Dialyse**
  - Punktion
  - Anschließen an die Dialyse, Einstellen der UF-Menge
  - Überprüfen der Maschine, Alarmbegrenzungen
  - Eintragungen in Wochen- bzw. Monatsprotokolle
  - Kontrollen während der Dialyse (Blutdruck, Ultrafiltration, evtl. Gerinnung)
- **Beenden der Dialyse**
  - Rückgabe des Blutes zum Patienten
  - Enfernen der Punktionskanülen
  - Versorgung der Punktionsstellen
  - Reinigung und Desinfektion der Maschine
- **Gefäßzugang**
  - Prinzip der arteriovenösen Fistel
  - Umgang mit der Fistel
  - Reinigung der Haut vor und nach der Dialyse
  - Fistelkomplikationen (Entzündung, Thrombose, nachlassende Funktion, Aneurysmen, Stenosen)

2. Trainingsabschnitt
- ■ **Erklärung der »künstlichen Niere«**
  - Blut- und Dialysatseite
  - Entzug harnpflichtiger Substanzen
  - Veränderungen der Elektrolyte
  - Bedeutung der Laborwerte (besonders K⁺, Ca⁺⁺ und PO4)
- ■ **Erklärung der Gerätefunktionen (Bedeutung, Einstellung, Kontrolle)**
  - Blutpumpe
  - Arterieller und venöser Blasenfänger
  - Luftfalle
  - Heparinpumpe bzw. Perfusor
  - Arterielle und venöse Druckmessleitung
  - Dialysatfluss und -menge
  - Dialysattemperatur
  - Blutleckdetektor
  - Bildschirm (falls vorhanden)
  - Transmembrandruck (TMP)

3. Trainingsabschnitt
- ■ **Heparinisierung**
  - Abnahme einer Blutprobe zur Bestimmung der Gerinnung am Behandlungsplatz
  - Bedeutung der Blutgerinnung
- ■ **Behebung möglicher Zwischenfälle während der Dialyse**
  - Austausch des arteriellen und venösen Blutschlauchsystems
  - Verhalten bei Blutleckalarm
  - Austausch des Dialysators
  - Kurzschluss der blutführenden Leitungen
  - Infundieren von NaCl 0,9%
  - Abfall bzw. Anstieg des arteriellen oder venösen Druckes
- ■ **Aufklären über das Verhalten bei**
  - Blutdruckabfall
  - Blutdruckanstieg
  - Muskelkrämpfen
  - Schüttelfrost
  - Luftembolie
  - Hyperkaliämie

4. Trainingsabschnitt
- ■ **Funktion des Dialysegerätes**
  - Wasserseite (Wasserdruck, Wasserausfall)

  - Elektronik (Stromausfall, Bildschirmausfall)
  - Luftfallenalarm
  - UF-Alarm
  - Dialysatstörungen (Leitfähigkeit, Dialysatfluss)
- ■ **Berechnung der Wasseraufbereitung**
- ■ **Materialbestellung und -lagerung, Entsorgung**
- ■ **Führung der Dialyseprotokolle (Dokumentation)**

5. Trainingsabschnitt
- ■ **Wiederholung der Trainingsabschnitte 1–4**
- ■ **Vorbereitung der ersten Heimdialyse (Geräteinstallation, Materiallieferung)**
- ■ **Besprechen der**
  - Medizinischen Betreuung
  - Pflegerischen Betreuung
  - Technischen Betreuung

12.3.4 Adäquatere Blutreinigung durch High flux-Dialyse, Hämofiltration und Hämodiafiltration?

Mehrfach wurde bereits herausgestellt, dass Kt/V als Marker für die Clearance kleinmolekularer Toxine nur einen Teilaspekt der adäquaten Dialyse beschreibt und quantifiziert. Die Einschränkungen des Kt/V werden schon dadurch deutlich, dass bei Hämodialyse und Peritonealdialyse verschiedene Wochen-Kt/V eine adäquate Behandlung anzeigen. Außerdem führt eine ausschließliche Orientierung am Ziel-Kt/V bei Patienten mit geringem Gewicht (niedrigeres V) zur Unterdialyse, d. h. Kt/V als Parameter für adäquate Dialyse ist für diese Patienten trügerisch.

Die komplex-veränderte Physiologie bei Nierenversagen bedingt, dass Toxine in verschiedenster Molekülgröße anfallen, die sich aufgrund ihrer physiko-chemischen Eigenschaften verschieden im Körper verteilen und binden. Einen Überblick gibt die folgende Übersicht.

Einteilung etwa 90 bekannter urämischer Komponenten (Liste der European Toxin (EUTox) Work Group) in:

- kleine wasserlösliche nicht-proteingebundene Toxine wie Harnstoff und Kreatinin
- Proteingebundene Stoffe wie Indoxylsulfat
- Mittelmoleküle.

Harnstoff kann lediglich, und das auch nur mit Einschränkungen, als Surrogatmarker für die erste Gruppe der Toxine dienen.

Die konventionelle Dialyse mit relativ kleinporigen Filtern und überwiegend diffusiven Stofftransport erreicht für die proteingebundenen und die höhermolekularen Toxine keine hohe Clearance. Daher werden Blutreinigungsverfahren entwickelt, die sich enger an den Transportvorgängen in der Niere orientieren, um damit eine adäquatere Blutreinigung erreichen. Da die Niere die primäre Entgiftung durch Filtration im Glomerulum durchführt, steht eine Steigerung des konvektiven Transports über großporige Dialysemembranen im Zentrum der Entwicklungen.

High flux-Dialyse versus Low flux-Dialyse

Ältere Dialysatoren haben einen Ultrafiltrationskoeffizienten (K_{UF}) zwischen 2 und 6 ml/mmHg/h. Im Vergleich zu Dialysatoren mit hochdurchlässigen synthetischen Membranen ist nur eine vergleichsweise niedrige Filtrationsrate über die Membran möglich, so dass man von Low flux- im Unterschied zu High flux-Dialysatoren spricht (▶ Kap. 7).

❗ High flux-Dialysatoren besitzen einen K_{UF}> 10, meist sogar >20 ml/mmHg/h und eine höhere Durchlässigkeit für größere Moleküle (Cut-off erhöht).

- Mit den High flux-Dialysatoren ist ein schneller Flüssigkeitsentzug möglich. Die Beziehung zwischen TMP und Ultrafiltration verläuft für Low flux-Dialysatoren linear, bei High flux-Dialysatoren kurvilinear. Unter 200 mmHg lässt sich die Ultrafiltrationsrate mit sehr geringen TMP-Änderungen steigern (❑ Abb. 12.2).

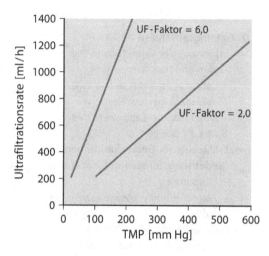

❑ **Abb. 12.2.** Abhängigkeit der Ultrafiltrationsrate vom TMP und K_{UF}. Parallelverschiebung der Kurven zu höherer Ultrafiltration bei größerem K_{UF} der Dialysatoren. (Nach Franz u. Hörl 1997)

- Mit den High flux-Dialysatoren ist die Ultrafiltration von bis zu 60 l während einer Dialyse möglich. Dies geht weit über die Notwendigkeit des reinen Wasserentzugs bei der Dialyse hinaus. Schließlich beträgt die Gewichtszunahme zwischen den Dialysesitzungen, abgesehen von Ausnahmen, höchstens 2–5 l.
- Das hohe Ultrafiltratvolumen der High flux-Dialysatoren wird aber für einen gesteigerten konvektiven Transport genutzt. Auf diese Weise werden hochmolekulare Toxine effizienter als mit der Low flux-Dialyse entfernt (❑ Abb. 12.2).
- Hierzu sollten High flux-Dialysatoren bei möglichst hohen Blut- und Dialysatflüssen eingesetzt werden.
- Die hohe Durchlässigkeit (hydraulische Permeabilität) bedingt, dass sich Bilanzierungsfehler in kürzester Zeit verhängnisvoll auswirken können. High flux-Dialysen sind daher aus Sicherheitsgründen nur an Dialysemaschinen mit direkter Ultrafiltrationsmessung durchzuführen.
- Ein weiteres Charakteristikum der High flux-Dialyse, das sie von der Low flux-Dialyse unterscheidet, ist die Rückfiltration im Dialysator. Entlang der Dialysemembran entsteht durch die hohe Ultrafiltration ein Druckabfall im Blutkompartiment bei gleichzeitigem Druck-

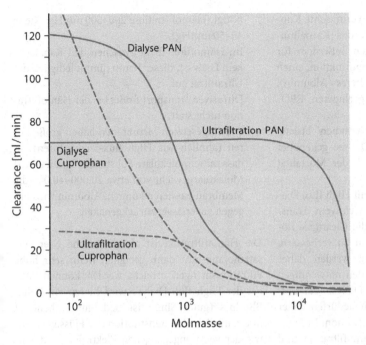

❏ **Abb. 12.3.** Clearance verschiedener Dialysatoren und Hämofilter in Abhängigkeit vom Molekulargewicht der Substanzen. (Nach Franz u. Hörl 1997)

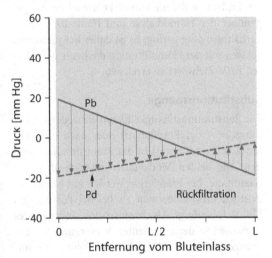

❏ **Abb. 12.4.** Mit wachsender Entfernung vom Bluteinlass wird der hydrostatische Blutdruck in den Kapillaren (*Pb*) geringer und der Dialysatdruck im Dialysator (*Pd*) höher, so dass es in der Nähe des Dialysatorausgangs zur Umkehr der Druckverhältnisse mit Rückfiltration kommt. (Nach Franz u. Hörl 1997)

anstieg im Dialysatkompartiment. Da die Poren der Membran in beide Richtungen offen sind, kommt es zur Rückfiltration von Dialysat in das Blut (❏ Abb. 12.3).

▬ Die Rückfiltration von Dialysat führt zur direkten Kontamination des Bluts mit externer Flüssigkeit ähnlich wie bei einer intravenösen Infusion. Daher müssen besondere extrem hohe Anforderungen an die Reinheit und Sterilität des Dialysats gestellt werden.

▬ Die High flux-Dialyse muss ebenso wie die Hämodiafiltration unter Verwendung ultrareinen Dialysats durchgeführt werden. Für die Online-Produktion ist die Bereitstellung ultrareinen Wassers (▶ Kap. 8.3 Wasseraufbereitung) erforderlich. Das bei Low flux-Dialyse eingesetzte Dialysat war keineswegs steril und hat bei Übertritt von bakteriellen Endotoxinen in das Blut Fieberreaktionen, sogenannte pyrogene Reaktionen, ausgelöst.

Ergebnisse der High flux-Dialyse

Die Erwartungen an die technisch aufwändigere und teurere High flux-Dialyse haben sich bislang nur teilweise erfüllt. Gegenüber konventionellen Low flux-Dialysatoren kann die Clearance des Mittelmoleküls β_2-Mikroglobulin deutlich gesteigert werden und die messbaren Blutkonzentrationen des Moleküls neben ab. Ebenso nehmen durch

β_2-Mikroglobulin-Ablagerungen verursachte Knochen- und Gelenkschäden und das Karpaltunnelsyndrom ab. Studien sprechen außerdem für den besseren Erhalt der Restnierenfunktion, einen besseren Ernährungsstatus (höheres Albumin), bessere Anämiekontrolle und geringeren EPO-Verbrauch.

Allerdings konnten Langzeitstudien bislang keinen Vorteil von High flux-Dialyse gegenüber konventioneller Dialyse bezüglich der Mortalität finden (HEMO-Studie).

Es ist gut möglich, dass der mit High flux-Dialyse erreichte Zugewinn an konvektivem Transport noch nicht ausreicht, um die Clearance höhermolekularer Toxine signifikant zu verbessern. Deutlich höhere Filtrationsraten werden daher angestrebt. Sie liegen weit über den notwendigen Ultrafiltrationsvolumina bei der Dialyse (ca. 2-5l/Behandlung), und die Verfahren bedürfen daher einer gleichzeitigen Volumensubstitution. In Frage kommen die Verfahren der Hämofiltration und Hämodiafiltration. Besonders die Hämodiafiltration wird verbreitet eingesetzt, da sie diffusive und konvektive Entgiftung kombiniert, während bei der Hämofilration keine Diffusion stattfindet.

❗ **Die konsequente High flux-Dialyse kann langfristig die β_2-Mikroglobulinspiegel senken und reduziert β_2-Mikroglobulin-bedingte Knochenschäden und Karpaltunnelsyndrom.**

Hämofiltration

⟩ Bei der Hämofiltration findet ausschließlich Ultrafiltration über eine hochpermeable Membran bei gleichzeitiger Substitution der filtrierten Flüssigkeit und keine Diffusion wie bei der Hämodialyse statt. Der Stofftransport erfolgt über Konvektion.

Auf diese Weise wird die physiologische Entgiftung im Glomerulum durch Ultrafiltration des Bluts genauer kopiert als durch die überwiegend Entgiftung durch Diffusion im Low flux-Dialysator.

— Die meisten Hämofilter besitzen eine ähnliche Filtrationsoberfläche wie die Niere. Gegenüber der Niere wird für die Hämofiltration jedoch ein viel höherer transmembranöser Druck benötigt (Hämofiltration: 200–500 mmHg; Niere: 40–50 mmHg).

— Im Hämofilter fließt zwischen den Kapillaren kein Dialysat, dieser Raum nimmt lediglich das Ultrafiltrat auf.

— Diffusiver Transport findet bei der Hämofiltration nicht statt.

— Die eingesetzten Membranen haben große Poren (ähnlich wie High flux-Dialysatoren), so dass mittelmolekulare Substanzen bis zu einem Molekulargewicht von etwa 20.000–40.000 die Membran passieren können. Albumin wird dagegen zuverlässig zurückgehalten.

Die Hämofiltration ist als chronische Nierenersatztherapie nur dann geeignet, wenn sehr hohe Filtrationsmengen erreicht werden können. Wie bei der High flux-Dialyse wird hierzu ein hoher Blutfluss (guter Shunt ist Bedingung!) benötigt und natürlich eine Substitution der Flüssigkeit sowie der verlorengegangenen Elektrolyte und Puffer. Zudem ist die niedermolekulare Clearance gegenüber der Hämodialyse und Hämodiafiltration verhältnismäßig gering. Es ist daher beispielsweise schwer, mit der Hämofiltration die heute geforderten Kt/V-Zielwerte zu erreichen.

Substitutionsmenge

Die Substitutionsflüssigkeit kann entweder vor der Filtration (sog. Prädilution) oder nach dem Filter (sog. Postdilution) in das Blut infundiert werden. Die beiden Modalitäten unterscheiden sich quantitativ; bei Prädilution werden mit bis zu 70 l deutlich mehr Substituat als bei bei Postdilution (20–30 l) benötigt. Als chronisch-intermittierendes Verfahren in der ambulanten Versorgung Nierenkranker spielt die Hämofiltration heute eine untergeordnete Rolle. Die kontinuierliche Hämofiltration in der Intensivmedizin hat aber weiterhin ihre Bedeutung (▶ Kap. 14). Um eine Auskühlung des Patienten zu verhindern, muss die Substitutionsflüssigkeit vor der Infusion durch eine Heizung erwärmt werden.

Die UFR wird durch eine Filtratpumpe gesteuert, die einen negativen Druck im Filtratkompartiment des Hämofilters erzeugt. Die Substitution erfolgt über eine zweite vollokklusive Rollenpumpe (◘ Abb. 12.5).

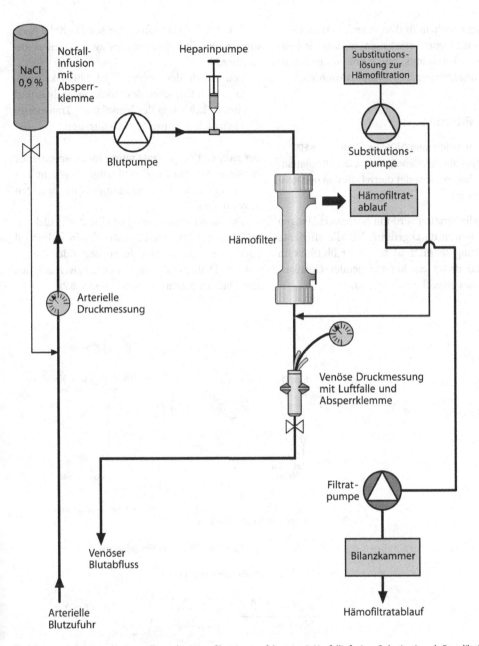

Abb. 12.5. Schematische Darstellung des Hämofiltrationsverfahrens mit Notfallinfusion, Substitution als Postdilution

ⓘ Die notwendige Infusionsrate der Substitutionslösung wird von der UFR und dem Bedarf an Flüssigkeitsentzug bei dem Patienten bestimmt. Soll dem Patienten kein Körperwasser entzogen werden, ist das Verhältnis von Filtration zu Substitution 1:1.

Da bei der Hämofiltration Filtrationsraten von bis zu 150 ml/min möglich sind, werden gravimetrische Systeme eingesetzt, um eine sichere Bilanzierung zu gewährleisten. Das bedeutet, dass präzise Filtrat- und Substituatwaagen die Differenz zwischen entfernter und substituierter Flüssigkeit engmaschig ermitteln und in einer elektronischen Recheneinheit weiter verarbeiten, so dass die Leistungen von Substitutions- und Filtratpumpen ständig dem Ultrafiltrationsziel angepasst werden.

Hämodiafiltration

> Die Hämodiafiltration (HDF) kombiniert die Hämodialyse mit der Hämofiltration. Die Elimination urämischer Toxine findet durch Diffusion und Konvektion statt.

Die Hämodiafiltration wird mit hochdurchlässigen High flux-Filtern durchgeführt. Für die effiziente Durchführung der HDF ist ein hoher Blutfluss im System und damit ein hervorragender Gefäßzugang, der dies erlaubt, unabdingbar.

Wie bei der Hämofiltration setzt sich die hohe angestrebte Ultrafiltration aus zwei Anteilen zusammen:

- den Anteil des notwendigen Flüssigkeitsentzugs zum Erreichen des Trockengewichtes und
- die zur Erhöhung des konvektiven Transportes zusätzlich erwünschte Ultrafiltration.

Der zweiten Komponente muss eine entsprechende Infusion von Substitutionsflüssigkeit gegenüberstehen, um einen Volumenmangel beim Patienten zu vermeiden

Die Substitutionslösung ist eine sterile Elektrolytlösung mit Puffern, die entweder in industriell gefertigten Infusionsbeuteln vorliegt oder Online von der Dialysemaschine durch Abzweigung aus dem Dialysat produziert wird (▶ Kap. 8.2).

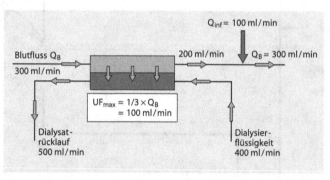

a
- Hohe Clearance im konvektiven Bereich durch hohe Austauschraten
- Optimale Substituatrate ca. 4,5 l/h

Hämodiafiltration Prädilution

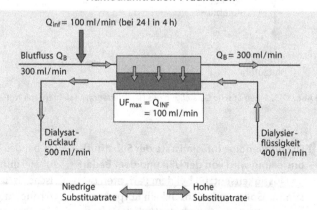

b

◘ **Abb. 12.6a,b.** Schematische Darstellung des Postdilutions- und Prädilutionsverfahrens bei Hämodiafiltration. (Mit freundlicher Genehmigung von Gambro Medizintechnik)

Speziell bei der Online-HDF sind von einigen Herstellern zusätzliche Sterilfilter am Dialysegerät angebracht, die die Sterilität und Pyrogenfreiheit des Substituats mehrfach absichern, bevor die Infusion erfolgt.

Durchführung der HDF in der Praxis

Die Zumischung des Substituats kann erfolgen:
- vor dem Dialysator (Prädilution)
- nach dem Dialysator (Postdilution).

Die ◘ Abb. 12.6 a und b zeigen die beiden Verfahren schematisch mit typischen Beispielen für Blutfluss, Dialysatfluss und Substitutionsrate (Q_{inf}).

Im Fall der Prädilution werden höhere Substitutionsraten eingestellt als bei der Postdilution, da das substituierte Volumen im Dialysator mitfiltriert wird. Auf diese Weise können sehr hohe Ultrafiltrationsraten mit entsprechend hohem konvektivem Transport erreicht werden, wie in ◘ Abb. 12.7a gezeigt. Der Anteil des diffusen Transports, der jedoch für die Entfernung kleinmolekularer Toxine wichtig ist, wird geringer.

Bei der HDF im Postdilutionsverfahren liegen die Substitutionsmengen wesentlich niedriger. Durch die ausbleibende Verdünnung vor dem Dialysator bleiben die Diffusionsgradienten für kleinmolekulare Toxine besser erhalten (◘ Abb. 12.7b).

Grundsätzlich ist es empfehlenswert, den Dialysatfluss an den Dialysegeräten 800 ml/min (Standard häufig nur 500 ml/min) einzustellen, da ein

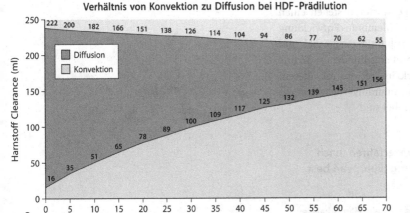

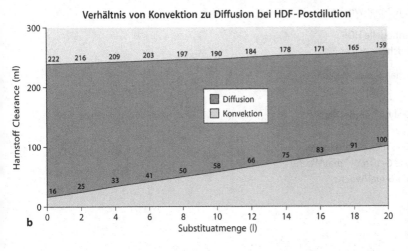

◘ Abb. 12.7. Verhältnis von Konvektion (KON) und Diffusion (DIFF) in Abhängigkeit von den Austauschmengen (Substituatmenge in l) bei HDF Postdilution (**b**) und Prädilution (**a**). (Mit freundlicher Genehmigung von Gambro Medizintechnik)

Anteil für die Herstellung der Substitutionsflüssigkeit verbraucht wird.

Ergebnisse der HDF

Für die HDF gibt es noch keine Ergebnisse aus Langzeitstudien, die belegen würden, dass das Verfahren gegenüber der High flux-Dialyse weitere Vorteile bringt. Bereits kurzfristig soll die HDF eine verbesserte Kreislaufstabilität als die konventionellen Verfahren für den Patienten bringen. Auch diese Annahme konnte bislang nicht in Studien belegt werden.

Zukünftige Entwicklungen der Blutreinigungsverfahren

Die technische Entwicklung der Dialyse mit dem Ziel der Entfernung möglichst aller Urämietoxine auf schonende Art und Weise wird weitergehen. Sogenannte Super flux-Dialysatoren stellen einen vorläufigen Endpunkt der Membran-Entwicklung dar. Sie sind sogar für Albumin permeabel und sollen die Clearance proteingebundener Toxine steigern. Noch ist ungeklärt, ob die mit diesem Verfahren verbundenen Albuminverluste für die Patienten langfristig tolerabel sind.

12

Einteilung der Hämoverfahren (nach den EBPG Empfehlung (European best practice guidelines):

Intermittierende konventionelle Hämodialyse:
- HD 3–5 h 3-mal/Woche
- Lange HD von >5,5 h 3-mal/Woche

Intermittierende konventionelle HDF
- HDF 3–5 h 3-mal/Woche

Frequenzgesteigerte Behandlung >3-mal/Woche

Tägliche (quotidiane) Dialyse (mindestens 6-mal/Woche)
- Kurze tägliche HD 2–3 h/6–7-mal/Woche
- Tägliche Nachtdialyse 6–10 h/6–7mal/Woche
- Tägliche HDF 2–2,5 h/6-mal/Woche

Kontinuierliche Nierenersatzverfahren in der Intensivmedizin und weitere besondere Dialysesituationen

❗ **Kontinuierliche Nierenersatzverfahren werden in erster Linie in der Intensivmedizin eingesetzt. Der lange Behandlungszeitraum von über 24 h und länger ermöglicht auch bei vergleichsweise niedrigen Blutfluss- oder Dialysatflussraten eine gute Entgiftung.**

13.1 Indikation kontinuierlicher versus intermittierender Verfahren

Grundsätzlich unterscheiden sich die Indikationen für eine kontinuierliche Nierenersatztherapie nicht von denen für ein intermittierendes Verfahren. Eine Übersicht über Vor- und Nachteile zeigt Tabelle 13.1. Behandelt werden Patienten mit Niereninsuffizienz, bei denen eine Flüssigkeits- und/oder Toxinelimination notwendig ist.

Indikation für kontinuierliche Nierenersatzverfahren

Folgende Indikationen können vorliegen:
- Die kontinuierlichen Verfahren kommen bei kritisch kranken, bettlägerigen Patienten zum Einsatz, bei denen der Vorzug der zeitlichen Beschränkung einer intermittierenden Behandlung ohnehin wegfällt.
- Darüber hinaus sind die kontinuierlichen Verfahren hämodynamisch günstiger und führen zu einer geringeren Belastung des Herz-Kreislauf-Systems. Eine intermittierende Hämodialyse führt dagegen zu ausgeprägten Elektrolyt- und Volumenschwankungen bei den Patienten. Dies ist bei Intensivpatienten unerwünscht.

❗ **Die kontinuierlichen Verfahren ermöglichen einen gleichmäßigen, gut steuerbaren Volumenentzug und einen langsamen Elektrolytausgleich.**

Durch den langsamen Volumenentzug wird eine größere hämodynamische Stabilität des Patienten erreicht.

Der Flüssigkeitsentzug bei den intermittierenden Verfahren führt zu einer rasch einsetzenden Reduktion des Wassers im Intravasalraum, der erst verzögert durch das aus dem Gewebe nachlaufende

Wasser wieder aufgefüllt wird. Dieser Einstrom aus dem Gewebe findet bei den kontinuierlichen Verfahren ständig statt und erleichtert so die Elimination von Wasser aus dem Gewebe.

Die Vermeidung von Blutdruckabfällen durch Anwendung von kontinuierlichen Verfahren gegenüber den intermittierenden Verfahren kann auch die Prognose des akuten Nierenversagens verbessern.

Trotz dieser offensichtlichen Vorzüge der kontinuierlichen Blutreinigungsverfahren haben sie gegenüber den in zweitägigem Abstand durchgeführten intermittierenden Dialysen in Studien an intensivpflichtigen Patienten nicht zu einer verbesserten Mortalität geführt. Es ist daher auch heute keineswegs falsch, wenn die intermittierenden Verfahren bei Intensivpatienten zum Einsatz kommen. Eine Alternative, die die Vorzüge beider Vorgehensweisen verbindet, ist neuerdings die SLED (▶ Kap. 13.1.3).

❗ **Durch die Möglichkeit der konstanten Anpassung der Filtrationsrate können mit den kontinuierlichen Verfahren auch große Flüssigkeitsbelastungen, z.B. im Rahmen einer parenteralen Ernährung (durchschnittliches Volumen 2–3 l/Tag), bewältigt werden.**

Kontraindikation für kontinuierliche Verfahren und unsichere Indikation

❗ **Nicht geeignet sind die kontinuierlichen Verfahren zur Therapie von akuter lebensbedrohlicher Überwässerung oder akuter Hyperkaliämie, da sie nicht zu schnellen Korrekturen führen. Für diese Indikationen müssen die kurzfristig leistungsfähigeren intermittierenden Verfahren zum Einsatz kommen.**

Darüber hinaus gibt es unsichere Indikationen für den Einsatz dieser Blutreinigungsverfahren. Vielfach diskutiert wird ihr Einsatz:
- bei Leberversagen zur Entfernung wasserlöslicher Metabolite (▶ Kap. 19 MARS-Verfahren) und
- zur Therapie des septischen Multiorganversagens; hier besteht die Vorstellung, dass Mole-

Tab. 13.1. Vor- und Nachteile der kontinuierlichen und der intermittierenden Nierenersatztherapie		
	Kontinuierliches Verfahren	**Intermittierendes Verfahren**
Vorteile	– Konstanter Volumen- und Toxinentzug, geringe Schwankungen der Elektrolytkonzentrationen im Blut – Konstanter, langsamer Ausgleich von Veränderungen im Säure-Basen-Haushalt – Weniger Blutdruckabfall durch geringe intravasale Hypovolämie – Gute Möglichkeit der Medikamentendosierung bei konstanter Elimination – Möglichkeit der kontinuierlichen Verabreichung von parenteraler Ernährung mit damit verbundener hoher Volumenzufuhr – Geringer apparativer Aufwand bei nichtpumpengestützten Verfahren	– Möglichkeit des raschen Entzugs großer Volumina bei Gefährdung des Patienten durch Überwässerung/Lungenödem – Möglichkeit der raschen Korrektur lebensbedrohlicher Elektrolytentgleisungen wie der Hyperkaliämie
Nachteile	– Nicht ausreichende Effizienz zur raschen Korrektur lebensbedrohlicher Elektrolytentgleisungen oder einer Überwässerung	– Große intravasale Volumenschwankungen, weniger effiziente Entfernung von Gewebswasser durch unzureichenden Einstrom in das Gefäßsystem während der Dialyse

küle, die den Entzündungsprozess aufrechterhalten, sog. Zytokine, durch die Blutreinigungsverfahren eliminiert werden; eindeutige Belege für eine Prognoseverbesserung bei diesen Patienten durch die kontinuierlichen Blutreinigungsverfahren konnten in klinischen Studien bislang nicht erbracht werden.

Dosierung von Pharmaka

Die Dosierung von Pharmaka ist bei den kontinuierlichen Verfahren einfacher als bei den intermittierenden, da sie kontinuierlich eliminiert werden.

❶ Ausgehend von der Dosis des Pharmakons bei einem anurischen Patienten erreichen die kontinuierlichen Verfahren für nichtproteingebundene Pharmaka eine zusätzliche Clearance von bis zu 10–20 ml/min in Abhängigkeit von der Filtratmenge.

10 l Ultrafiltratvolumen entsprechen einer Clearance von etwa 7 ml/min. Wird neben einer Filtration zusätzlich eine Hämodialyse durchgeführt, so erhöht sich die Clearance.

13.1.1 Kontinuierliche Blutreinigungsverfahren der Wahl

Abkürzungen

Die meisten kontinuierlichen Blutreinigungsverfahren werden in der klinischen Routine mit Kürzeln bezeichnet.

Abkürzungen für die Bezeichnung der kontinuierlichen Blutreinigungsverfahren	
C kontinuierlich	H(F) Hämofiltration
S spontan	HD Hämodialyse
A arteriell	HDF Hämodiafiltration
V venös	UF Ultrafiltration (ohne Substitution)

Die Terminologie erscheint verwirrend, das Prinzip ist aber einfach:
– Die Abkürzungen beziehen sich zum einem auf die Zugänge zum Blutkreislauf (venös und arteriell),
– zum anderen bezeichnen sie den für das Blutreinigungsverfahren entscheidenden Transportprozess.

Auswahlkriterien

Für die Wahl eines der Verfahren sind folgende Kriterien wichtig:

- Angestrebte Flüssigkeitsentfernung
- Angestrebte Clearance für kleinmolekulare, großmolekulare Toxine oder Pharmaka
- Durchführbarkeit unter Berücksichtigung von Blutdruckverhältnissen des Patienten, vom Gefäßzugang und von den Möglichkeiten der Blutreinigungsgeräte.

Kontinuierliche Hämofiltrationsverfahren

Die einfachsten Verfahren sind die spontane, langsame Ultrafiltration (SCUF) und die kontinuierliche arteriovenöse Hämofiltration (CAVH). Für diese Verfahren ist ein arterieller Gefäßzugang unerlässlich, denn sie führen zu einer Ultrafiltration bzw. Hämofiltration aufgrund einer arteriovenösen Druckdifferenz vor und nach dem Filter (◘ Abb. 13.1), ohne Einsatz von Pumpen.

> Bei SCUF und CAVH werden der Blutfluss und damit die Filtratmenge durch den arteriellen Blutdruck bestimmt. Erfolgt lediglich die Ultrafiltration ohne Substitution, so spricht man von SCUF.

SCUF

❗ Bei reiner SCUF können – abhängig vom gewählten Filter und vom Blutdruck – etwa 3–5 l Wasser täglich entzogen werden. Dies kann für einen ausgeglichenen Volumenhaushalt ausreichend sein, nicht dagegen für eine effektive Entgiftung.

Eine effektive Toxinelimination erfordert höhere Filtrationsleistungen, die wiederum eine korrespondierende Volumensubstitution notwendig machen. Das zu diesem Zweck weiter ausgebaute Verfahren ist die CAVH.

CAVH

Für die CAVH werden Filter mit kleiner Oberfläche (ca. 0,5 m²) benutzt. Sie haben den Vorteil des geringeren Widerstandes und relativ geringer Thrombogenität. Filter mit großer Oberfläche sind wegen des hohen Widerstandes für die nichtpumpenunterstützten Verfahren weniger geeignet.

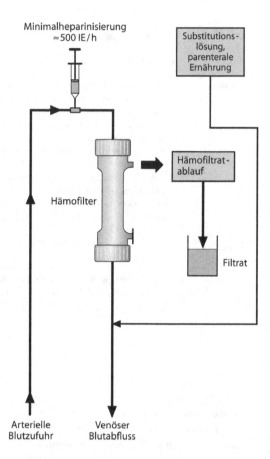

◘ Abb. 13.1. Schematische Darstellung der kontinuierlichen arteriovenösen Hämofiltration (CAVH) (nach Franz u. Hörl 1997)

Das Blutschlauchsystem wird möglichst kurz gehalten, um auch hier einen geringeren Widerstand zu haben. Ferner finden sich im Schlauchsystem keine Blasenfänger. Der fehlende Blut-Luft-Kontakt setzt die Wahrscheinlichkeit der Thrombenbildung herab. Die Antikoagulation erfolgt direkt vor dem Filter (◘ Abb. 13.1).

Der Hämofilter sollte etwas unterhalb der Herzhöhe angebracht werden. Die einzustellende Zielgröße ist die Ultrafiltrationsrate. Die Filtrationsrate kann variabel an den Infusionsbedarf des Patienten angepasst werden.

❗ Der Blutfluss im Filter ist dem mittleren arteriellen Druck proportional. Charakteristisch für das Verfahren ist ein Blutfluss von 30–80 ml/min.

Die UF-Menge wird durch den negativen Druck im Filtratkompartiment bestimmt und kann durch die Höhe des Filters relativ zum Patienten reguliert werden. Je näher der Abtropfpunkt am Filterausgang liegt, desto geringer ist die Filtrationsleistung.

> ❗ **Der negative Druck im Filtratsystem beträgt etwa −30 mmHg. UFR bis zu 600 ml/h können auf diese Weise erreicht werden.**

Die über die gewünschte Ultrafiltration hinausgehende Filtratmenge muss substituiert werden, um eine Volumendepletion zu vermeiden. Die Volumensubstitution erfolgt hinter dem Filter als sog. Postdilution. Die Substitutionslösungen enthalten Elektrolyte und Puffer (▶ Kap. 8.1.6).

> ❗ **Üblicherweise erreicht die CAVH mit kleinen Filtern und normalem Blutdruck nur eine Harnstoff-Clearance von 15–20 ml/min.**

Für eine ausreichende Clearance bei urämischen Patienten mit katabolem Stoffwechsel benötigt man höhere Filtrations- und damit Substitutionsmengen. Kataboler Stoffwechsel bezeichnet das Überwiegen von Eiweißabbau statt -aufbau und den damit verbundenen hohen Anfall von toxischen Eiweißabbauprodukten. Das einfache System der CAVH erreicht rasch seine Grenzen und muss dann um weitere Komponenten erweitert werden, die es leistungsfähiger, apparativ aber komplexer und auch kostspieliger machen.

CAVH mit Filtratpumpe

Bis zu einem gewissen Grad kann man höhere Austauschraten durch die Einführung einer Saugpumpe in das Filtratkompartiment und eine Volumensubstitution als Prädilution vor dem Filter erreichen.

> ❗ **Voraussetzung ist ein Blutfluss von > 50 ml/min.**

Wenn die erzielten Filtratmengen mit CAVH zu gering sind, kann die Filtrationsmenge durch eine Filtratpumpe erhöht werden, die den transmembranösen Druck durch Negativierung des Drucks im Filtratkompartiment erhöht. Allerdings führt die höhere Ultrafiltration zu einer erheblichen Konzentration des Blutes im Filter mit der Gefahr der Thrombenbildung. Das Verfahren sollte

daher durch eine Volumensubstitution als Prädilution (Volumenersatz direkt vor dem Filter) ergänzt werden. Unter diesen Bedingungen ergeben sich günstigere Strömungsverhältnisse im Filter.

> ❗ **Da Verfahren wie die reine CAVH auf einer spontanen Filtration basiert, ist es bei Patienten mit niedrigem Blutdruck (systolisch <100 mmHg) nur bedingt einsatzfähig, weil der arterielle Druck für ein ausreichendes Druckgefälle entlang des Filters zu gering ist.**

In dieser Situation muss das Verfahren gewechselt und der Blutfluss im extrakorporalen System über eine Blutpumpe sichergestellt werden. Damit wird man vom arteriellen Blutdruck unabhängig und in der Regel auf den komplikationsträchtigen arteriellen Zugang verzichten. Es wird ein veno-venöses Filtrationsverfahren eingesetzt.

CVVH

Um bei der kontinuierlichen Hämofiltration die notwendigen Austauschmengen für eine effiziente Blutreinigung zu erzielen, ist man in der Regel auf einen blutpumpengesteuerter Blutfluss angewiesen.

> ❗ **Mit einer Blutpumpe ist ein Blutfluss zwischen 100–200 ml/min möglich. Dies erreicht man am besten bei der pumpenunterstützten kontinuierlichen veno-venösen Hämofiltration (CVVH).**
> **Eine ausreichende Clearance von groß- und kleinmolekularen Toxinen wird mit diesem auf rein konvektivem Transport beruhenden Verfahren bei täglichen Austauschmengen von mehr als 15 l erreicht.**

Da der Blutfluss durch die Blutpumpe gesteuert wird (◘ Abb. 13.2), ist die Beschränkung auf kleine Filter mit niedrigem Widerstand nicht mehr notwendig. Bei CVVH sollten daher durchaus Filter mit größerer Oberfläche zum Einsatz kommen, wie sie auch für die intermittierenden Verfahren benutzt werden. Auf diese Weise sind höhere Filtrationsraten erreichbar.

Auf ausreichende Austauschmengen muss man achten, da eine auf überwiegend konvektivem Transport beruhende Blutreinigung gegenüber einer Dialyse erst bei Austauschvolumina von mehr

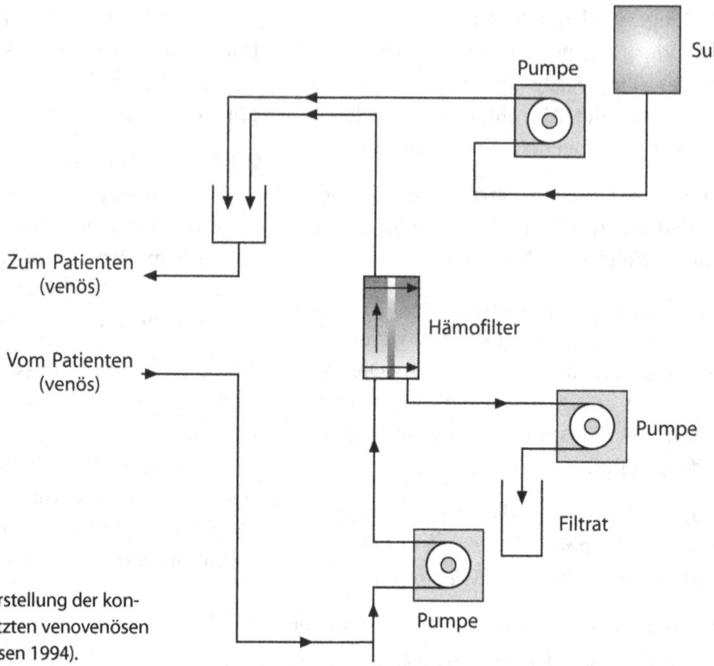

◘ Abb. 13.2. Schematische Darstellung der kontinuierlichen pumpenunterstützten venovenösen Hämofiltration (CVVH) (aus Larsen 1994).

als 15 l/Tag effizient wird. Bleibt man mit den Austauschmengen deutlich unterhalb dieses Zielwertes, ist eher die Kombination mit einer Dialyse zur Effizienzsteigerung des Verfahrens geboten.

Ein weiterer Vorteil der pumpenunterstützen veno-venösen Verfahren gegenüber den Verfahren mit spontaner Filtration ist die sicherere Bilanzierung durch die Doppelpumpenmethode oder die gravimetrische Ultrafiltrationsmessung.

> ❶ Ein Standardverfahren zur Volumensubstitution ist die Infusion von 1–2 l der elektrolyt- und pufferhaltigen Filtrationslösung pro Stunde als Prädilution oder Postdilution.

Vorteile:

- Die Prädilution führt gegenüber der Postdilution zu einer etwa um 15% höheren Harnstoff-Clearance. Die Verdünnung vor dem Filter bewirkt, dass der Harnstoff aus den Erythrozyten in das Plasma diffundieren kann und für die Entfernung im Filter verfügbar wird.
- Ferner führt die Prädilution zu einer geringeren Bluteindickung im Filter und reduziert die erforderlichen Heparinmengen.

Quantitativ relevant wird dieser Effekt allerdings erst bei Austauschvolumina von 20–30 l/Tag und macht damit den Einsatz einer Filtratpumpe notwendig. Bei der Postdilution reichen meist 10–15 l/ Tag, und auf eine Filtratpumpe kann verzichtet werden.

Kontinuierliche Hämodialyseverfahren

Die CVVH bedeutet *gegenüber der CAVH* eine Steigerung der Effizienz durch quantitative Verbesserung des konvektiven Transports, indem die Austauschmenge erhöht wird.

Eine andere Möglichkeit, die Effizienz des Blutreinigungsverfahrens zu erhöhen, ist die Einführung eines zweiten Transportprozesses. Mit zusätzlicher Diffusion kann insbesondere die Clearance kleinmolekularer Toxine deutlich gesteigert werden. Dies wird bei der kontinuierlichen Hämodialyse erreicht. Die Integration eines Dialysatkreislaufs kann entweder in ein nichtpumpengesteuertes Blutflusssystem (CAVHD) oder ein pumpengesteuertes Verfahren (CVVHD, ◘ Abb. 13.3) erfolgen. Das Verfahren ist technisch deutlich komplexer und teurer als reine Hämofiltrationsverfahren. Auch die Kombination beider Verfahren ist mit modernen Geräten möglich.

> ### CAVHD und CVVHD
> CAVHD und CVVHD sind kontinuierliche Hämodialysen mit langsamem Dialysatfluss (1–2 l/h).

Im Vergleich zu einer Hämodialyse mit einem Dialysatfluss von 500 ml/min erscheint die Effizienz zunächst gering. Durch konsequente Anwendung des Gegenstromprinzips im Dialysator und durch den kontinuierlichen Einsatz sind jedoch Harnstoff-Clearancewerte zwischen 20–50 ml/min möglich. Dieses Verfahren wird inzwischen in vielen Zentren der kontinuierlichen Hämofiltration vorgezogen. Gegenüber der Hämofiltration sind die zur effektiven Blutreinigung benötigten täglichen Austauschmengen mit 3–6 l deutlich geringer.

❗ **Bei einem Blutfluss von 100–150 ml/min beträgt der Dialysatfluss etwa 16 ml/min und damit nur ca. 3% des Dialysatflusses bei chronisch intermittierender HD.**

Als Dialysat wird in der Regel eine Hämofiltrationslösung mit Bicarbonat- oder Laktatpuffer benutzt.

Kombinierte Verfahren

CAVHDF und CVVHDF sind Kombinationsverfahren zwischen Hämodialyse und Hämofiltration. Ihr Stellenwert in der Therapie kann noch nicht eindeutig definiert werden.

Wahl der Filter und Membranen

Spezielle Filter mit kleinen Oberflächen um 0,5 m² sind für die pumpenunabhängigen Verfahren wegen ihres geringen Widerstandes sinnvoll. Bei Pumpenunterstützung sind jedoch auch herkömmliche Hämodialysefilter mit größerer Oberfläche einsetzbar. Es werden inzwischen spezielle, einfach zu handhabende Systeme für die intensivmedizinische Anwendung angeboten, daneben spezielle Schlauchsysteme mit verlängertem Bluteinlass, um die häufige Koagulation im venösen Blasenfänger zu reduzieren.

Die kontinuierlich laufenden Systeme werden abhängig von den Erfahrungen des jeweiligen Zentrums nach 12–72 h gewechselt. Eine nachlassende Filtrationsleistung ist am Anstieg des venösen Drucks erkennbar und kann vorübergehend durch Freispülen des Filters mit Kochsalzlösung verbessert werden, zwingt mittelfristig jedoch meist zum Filterwechsel.

Herkömmliche Dialysesysteme haben bei pumpenunterstützten Verfahren den Vorteil, dass sie preisgünstiger sind.

Gefäßzugänge

Für die CAVH legt man einen arteriellen Shaldon-Katheter (Arteria femoralis) und einen venösen Shaldon-Katheter. Der arterielle Katheter ist notwendig, da der arterielle Blutdruck als treibende Kraft für die Filtration benötigt wird. Für den Blutrückfluss wird meist die dem arteriellen Shaldon-Katheter gegenüberliegende V. femoralis punktiert, aber auch V. jugularis oder subclavia sind geeignet.

Bei pumpenunterstützten Verfahren ist eine arterielle Punktion nicht notwendig. Entweder werden zwei separate venöse Shaldon-Katheter gelegt oder ein Doppellumenkatheter. Ein Nachteil des Doppellumenkatheters ist die höhere Rezirkulationsrate. Der Rücklaufkatheter sollte relativ kurz sein. Damit ist der venöse Widerstand relativ niedrig und ein Abknicken des Katheters durch Lagerung ist unwahrscheinlich.

Besonderheiten der Antikoagulation

Die Antikoagulation (▶ Kap. 6) stellt bei kontinuierlichen Verfahren aufgrund der langen Kontaktzeiten des Blutes mit den künstlichen Oberflächen ein besonderes Problem dar. Erschwerend kommt hinzu, dass eine systemische Antikoagulation bei Patienten mit Blutungsrisiko besonders unerwünscht ist.

Für die Antikoagulation mit Heparin liegen die meisten Erfahrungen vor, und es können Dosierungsangaben auch für blutungsgefährdete Patienten gemacht werden. Zur Kontrolle der Gerinnung werden bei Heparintherapie herangezogen:

▬ ACT als Bedside-Methode oder
▬ PTT im Gerinnungslabor.

Gerinnungszeiten

- Bei Patienten mit thromboembolischen Komplikationen sollte die PTT das 1,5–2fache des Normwertes betragen, die ACT 150–220 s.
- Liegen keine spezifischen Risiken vor, sollte die PTT 10–15 s oberhalb des Normbereichs liegen und die ACT zwischen 150–200 s.
- Bei Patienten mit erhöhtem Blutungsrisiko sollte die PTT im oberen Normbereich und die ACT zwischen 100–150 s liegen.

Die Antikoagulation mit Heparin erfolgt bei kontinuierlichen Verfahren in 3 Schritten:

- Zunächst wird das extrakorporale System mit einer heparinisierten Lösung gespült (2.500–5.000 I.E./l).
- Danach wird eine Anfangsdosis Heparin als Bolus in der Dosis 15–70 I.E./kgKG gegeben.
- Es folgt eine kontinuierliche Infusion von 3–20 I.E./kgKG/h.

Bei sehr niedrigen Blutflüssen von <100 ml/min sollte die Heparinisierung erhöht werden. Polyamidfilter ohne negative Ladungen der Membran sollen zu einer geringeren Aktivierung des Gerinnungssystems führen.

Für die Gerinnungswahrscheinlichkeit im Filter spielt der Modus der Substitution (Prä- oder Postdilution) eine zusätzliche Rolle.

> ❶ Bei der Substitution im Verfahren der Prädilution ist das Risiko der Thrombosierung im Filter geringer.

Substitutionslösungen

Diese Lösungen sind sowohl zur Substitution bei Hämofiltration als auch als Dialysat einsetzbar. Üblicherweise werden Peritonealdialyselösungen oder Hämofiltrationslösungen mit Laktat oder Bikarbonat als Puffer verwendet.

> ❶ Während der Therapie müssen die Elektrolyte, einschließlich Magnesium und Phosphat, überwacht werden: Bei hohen Filtrationsumsätzen besteht die Gefahr, dass die Serumkonzentration dieser Elektrolyte abfällt.

13.1.2 Durchführung der kontinuierlichen Hämofiltration und verwandter Verfahren (CAVH, CVVH, CVVHD)

Diese Verfahren werden auf der Intensivstation bei immobilen Patienten durchgeführt. Die Gefahr von Kreislaufproblemen oder Elektrolytentgleisungen ist geringer als bei den intermittierenden Verfahren. Die Kreislaufüberwachung wird außerdem häufig durch die kontinuierliche intraarterielle Blutdruckregistrierung bei den Patienten erleichtert. Auch die weiteren Überwachungsmaßnahmen decken sich weitgehend mit den ohnehin auf der Intensivstation notwendigen Kontrollen.

Zur Durchführung der kontinuierlichen Hämofiltration werden heute meist Komplettsets benutzt, die speziell für die jeweiligen Geräte konfiguriert sind und vom Hämofilter bis zur Heparinleitung alle notwendigen Komponenten enthalten.

Diese Sets weisen herstellerspezifische Besonderheiten auf, für die neben einer Geräteeinweisung das genaue Befolgen der Hinweise zum Aufbau unumgänglich ist. Nicht alle Besonderheiten der pumpenunterstützten Verfahren können hier erläutert werden. Der Aufbau der CAVH als nichtpumpenunterstütztem Verfahren soll allerdings detailliert beschrieben werden, da die CAVH ohne spezielle Geräte auskommt und auch hervorragend für Intensivstationen geeignet ist, die nicht von einer nephrologischen Abteilung betreut werden. Gegenüber den Systemen für pumpenunterstützte Verfahren fehlt hier z. B. die Luftdetektion.

Handhabung der Substitutionslösungen

Die Substitutionslösungen werden steril abgepackt geliefert. Wenn in der Lösung Laktat als Puffer eingesetzt wird, so handelt es sich nur um einen Beutel, der unmittelbar zur Infusion gebrauchsfertig ist.

Häufig werden heute bikarbonathaltige Substitutionslösungen eingesetzt. Bei diesen ist dringend zu beachten, dass sie erst nach Zusammengeben der beiden Komponenten unmittelbar vor Gebrauch infusionsfertig sind. Die beiden Komponenten werden in Form von Doppelbeuteln oder in getrennten Beuteln geliefert.

V. Medizinische Klinik
(Nephrologie / Endokrinologie)
Dialyse - Station M1

Patienten - Stammblatt für kontinuierliche Blutreinigungsverfahren

Station:
Name, Vorname: geb.:
Diagnosen: Gefäßzugang:

Ärztliche Anordnung:

Filter	Dialysat		Substitution		Heparinisierung	
	35-210 /	35-410	35-210 /	35-410	initial /	kontinuierlich
	l/h	l/h	l/h	l/h	IE	IE/h

Datum: Unterschrift:

Änderungen:

Datum: _____   Unterschrift: _____
Datum: _____   Unterschrift: _____
Datum: _____   Unterschrift: _____   ◘ **Abb. 13.3.** Stammblatt zur Do-
Datum: _____   Unterschrift: _____   kumentation bei kontinuierlichem
                                                                        Nierenersatzverfahren

❶ **Beachte**

Substitutionslösungen, die in Mehrkammerbeuteln
vorliegen, sind erst nach Durchmischung der Komponenten gebrauchsfertig. Die Durchmischung
sollte unmittelbar vor ihrer Anwendung erfolgen.

Dokumentation während der Behandlung

Die eingestellten Geräteparameter sollten auf einem
Patienten-Stammblatt (◘ Abb. 13.3) dokumentiert
werden, in dem auch alle Änderungen des Regimes
eingetragen werden, z. B. anders zusammengesetzte
Substitutionslösungen oder zusätzliche Dialyse.

Darüber hinaus muss in einem separaten Bi-
lanzierungsbogen die stündliche Bilanz unter Berücksichtigung aller Ausscheidungen des Patienten,
der parenteralen Flüssigkeitszufuhr und der Filtra-
tions- und Substitutionsmenge errechnet werden.

Für die Bilanz müssen berücksichtigt werden:
- Einfuhr:
  - Infusionen
  - Substitutionsmenge durch Hämofiltration
- Ausfuhr:
  - Urin
  - Drainageflüssigkeit

- Magensaft, evtl. Flüssigkeitsverlust über den
  Darm
- Perspiration
- Ultrafiltrationsvolumen durch Hämofiltra-
  tion.

Daneben müssen dokumentiert werden:
- die Druckwerte im extrakorporalen System,
- Blutfluss,
- Substitutionsmenge,
- Filtratmenge,
- Körpertemperatur,
- Heparinisierung.

Die Substitutionsrate und evtl. der Dialysatfluss
sowie die Filtrationsrate werden bei pumpengesteuerten Verfahren an den Geräten eingewählt.

Entsprechend den Vorgaben durch den Arzt
kann die gewünschte Negativbilanz des Patienten
durch die Differenz von stündlichem Substituatfluss und Filtratfluss errechnet werden.

Beispiel

- Substitutionsrate: 1 l/h
- Filtrationsrate: 1,2 l/h

⊗ Pflege
Aufbau und Durchführung der CAVH

Vorzubereitendes Material
- Hämofilter
- Schlauchleitungen für
  - venöses System
  - aterielles System
  - Filtratsystem
- Schlauchsystem für die Heparinzufuhr, die über eine Perfusorspritze erfolgt
- Infusomaten zur Zufuhr der Substitutionslösung und evtl. zur Steuerung der Filtratableitung
- Auffanggefäß für das Filtrat mit Messeinteilung zur Bilanzierung.

Folgende Punkte gilt es zu beachten:
- Beim Auspacken und der Handhabung der Schlauchsysteme ist ein Knicken unbedingt zu vermeiden und natürlich ist aseptische Handhabung zu beachten.
- Der Hämofilter wird so in der Halterung angebracht, dass der arterielle Anschluss nach unten zeigt.

Füllvorgang
- Heparinisierte Kochsalzlösung über den arteriellen Schenkel einlaufen lassen.
- Filtratleitung abklemmen, damit sich das gesamte Blutkompartiment zunächst blasenfrei füllt.
- Durch Öffnen des Verschlusses Füllen der Heparinleitung, dazu wird der arterielle Schlauch hinter dem Zufluss vorübergehend abgeklemmt.
- Während des Füllens des Filters Klopfen am oberen Drittel des Filters mit stumpfem Gegenstand, damit Luftblasen entweichen. Luftblasen dürfen auch nicht in das arterielle Schlauchsystem eintreten. Sie könnten sonst Kapilleren des Filters verstopfen.

- Mit etwa 2–3 l Kochsalz spülen (Herstellerangaben beachten!). Die Spülflüssigkeit wird über das venöse Schlauchsystem in das Auffanggefäß abgeleitet.
- Danach Öffnen der Filtratleitung und Abklemmen des venösen Schlauchs. Beim weiteren Einfließen des heparinisierten Kochsalzes über das arterielle Schlauchsystem erfolgt jetzt durch Übertritt über die Membran das Füllen und Spülen der Filtratseite (meist mit 1–1,5 l).

Nach Abschluss des Füll- und Spülvorgangs werden bis zum Anschluss des Patienten am arteriellen und venösen Schlauch Klemmen angebracht, um einen Lufteintritt zu verhindern. Es findet keine Luftüberwachung wie bei den pumpenunterstützten Verfahren statt.

Anschluss des Patienten
- Schlauchsystem zunächst am arteriellen, dann am venösen Shaldon-Katheter anschließen, der Filter sollte etwas unterhalb der Herzhöhe des Patienten positioniert sein, um einen guten Blutfluss zu sichern (meist 50–80 ml/min). Alle Schläuche und der Filter müssen gut sichtbar für das Pflegepersonal angebracht sein.
- Auffangbeutel für das Filtrat deutlich unterhalb des Patienten anbringen. Je tiefer der Beutel angebracht ist, desto negativer ist der Druck im Filtratkompartiment und desto höher ist die UFR.
- Substitutionsflüssigkeit im venösen Schlauchsystem zuleiten, Geschwindigkeit über einen Infusomaten einwählen.

Filterwechsel
Ein Filterwechsel wird notwendig, wenn:
- der Filter sich von oben nach unten dunkel verfärbt,

▼

- der Venendruck ansteigt,
- das Blut im venösen Schlauchsystem auskühlt,
- sich Plasma und Erythrozyten im Schlauchsystem trennen,
- die Filtratproduktion rasch abnimmt.

Regulär sollte der Filter spätestens nach 48 h gewechselt werden, da man sonst mit nachteiligen Veränderungen der Filterfunktion rechnen muss.

Vorgehen
Neues System mit Filter und Schlauchsystem wie oben angegeben vorbereiten.
- Abklemmen des arteriellen Schlauches, diskonnektieren, Shaldon-Katheter durchspülen und mit Verschluss versehen.
- Arterielles Schlauchsystem an Kochsalzbeutel anschließen und Filter von restlichem Blut freispülen. Bei Filterwechsel ist aufgrund einer Thrombosierung des Filters die Zurückgabe des Bluts kontraindiziert!
- Neues System durch Anschluss an arteriellen und venösen Zugang einfügen.

Der Patient wird bei diesen Werten stündlich 200 ml negativ bilanziert, Tagesbilanz also: 4,8 l negativ.

Die Bilanz zwischen Filtrat und Subtituat wird bei vielen Geräten zusätzlich durch ein Wiegesystem gravimetrisch kontrolliert.

> ❶ **Die Filtrationsrate sollte nicht mehr als 25% des Blutflusses betragen, sonst kommt es zum Eindicken des Blutes mit der Gefahr der Thrombosierung des Filters.**

Im obigen Beispiel ist daher ein Blutfluss von mindestens 80 ml/min oder 4,8 l/min einzustellen. Bei Blutflüssen von mehr als 150 ml/min besteht allerdings die Gefahr der Hämolyse. Wenn die gewünschte UFR bei dem Patienten unter diesen Bedingungen nicht erreicht werden kann, sollte nochmals Rücksprache mit dem Arzt erfolgen.

13.1.3 SLED mit dem Genius-System bei Intensivpatienten

Von vielen universitären Dialyseabteilungen wird heute der Einsatz des Tanknierensystems GENIUS® für die Behandlung von Intensivpatienten propagiert. Es handelt sich um eine schonende, verlängerte Dialysebehandlung, die slow extended dialysis (»SLED«) genannt wird. Sie stellt eine Zwischenform zwischen der klassischen intermittierenden Dialyse und den kontinuierlichen Verfahren dar.

Das Prinzip der Tankniere, dessen sich das Verfahren bedient, wurde in Kapitel 9 dargestellt. Seine technischen Besonderheiten eignen sich besonders für den flexiblen Einsatz in der Intensivmedizin. Das Dialysegerät wird elektrisch über einen Sicherheitstransformator aus dem 220V Stromnetz versorgt und intern mit 24V betrieben, ein Akkumulator ermöglicht den Weiterbetrieb auch bei Stromausfall. Die hohe Mobilität des auf großen Rollen montierten Dialysegerätes erlaubt eine Behandlung an jedem beliebigen Ort. Die gesamte Dialysierflüssigkeit befindet sich in einem vollständig gefüllten und damit luftfreien Glasbehälter mit einem Fassungsvermögen von 75 bzw. 90 l. Zur Behandlung von Patienten auf der Intensivstation, die normalerweise täglich erfolgen sollte, sind 75 l ausreichend. Eine Reinwasserherstellung vor Ort ist also nicht erforderlich.

Die doppelseitige Schlauchrollenpumpe fördert das Blut des Patienten durch den Dialysator und gleichzeitig im Gegenstrom die Dialysierflüssigkeit. Blut- und Dialysierflüssigkeitsfluss sind damit in einem festen Verhältnis gekoppelt, wobei der maximale Fluss 300 ml/min beträgt. Wegen der Einzelpumpe ist immer die Anlage eines Doppellumenkatheters notwendig, oder die Patienten müssen einen gut funktionierenden Dialyse-Shunt haben, da eine »Single needle«-Dialyse nicht möglich ist.

Das gesamte geschlossene System einschließlich aller Schläuche ist komplett flüssigkeitsgefüllt

(d. h. luftfrei) und verzichtet auf die sonst üblichen, luftführenden Tropfkammern. Dies erlaubt die Anordnung des Luftdetektors zwischen der (Blut) pumpe und dem Dialysator. Der fehlende Blut/Luftkontakt bremst die sonst bei Dialyse übliche Aktivierung des Gerinnungssystems und führt zu einem niedrigen Heparinverbrauch. Das vollständig geschlossene System erlaubt eine einfache und zuverlässige volumetrische Ultrafiltrationskontrolle mittels Pumpe von 20–1000 ml/h. Die aus dem System entzogene Flüssigkeitsmenge wird dabei direkt aus dem Kreislauf des Patienten bilanziert. Die individuell für den einzelnen Patienten zusammengesetzte Dialysierflüssigkeit wird vom Arzt verschrieben. Die große Auswahl an verschiedenen Konzentraten erlaubt dem Arzt eine Individualisierung der Dialysierflüssigkeit für jede klinische Situation. Als Puffersubstanz in der Dialysierflüssigkeit wird ausschließlich Bikarbonat verwendet.

Während das GENIUS-System durchaus eine hocheffiziente intermittierende Dialyse erlaubt, wird im Intensivbereich in der Regel auf längere Behandlungszeiten und damit auf eine schonende, verlängerte tägliche Dialyse (SLED) gesetzt. Die Behandlungszeit ist dabei vom Blut- bzw. Dialysierflüssigkeitsfluss abhängig. SLED mit seinen geringen Blutflüssen führt höchst selten zu Komplikationen während der Behandlung. Probleme mit dem Gefäßzugang, wie sie bei Dialyse mit hohen Blutflüssen vertraut sind, treten in den Hintergrund. Die Effizienz von SLED liegt dabei höher als bei den klassischen kontinuierlichen Verfahren wie der CVVH. Daher kann die Behandlung viele Stunden lang unterbrochen bleiben, was zum Beispiel mehr Freiräume für notwendige medizinische Untersuchungen des Patienten bringt und zum Wegfall einer Dauerbeanspruchung des Personals in der Betreuung des Blutreinigungsverfahrens führt. Erste kontrollierte Studien deuten darauf hin, dass diese Form der Behandlung gegenüber der klassischen CVVH bei vergleichbarer Kreislaufstabilität der Patienten eine mindestens genauso hohe Effektivität in einer deutlich kürzeren Behandlungszeit bietet. Besonders bei Patienten mit Blutungsproblemen kann der geringere Heparinverbrauch bei SLED von entscheidendem Vorteil sein. Gegenüber der CVVH bietet die SLED einen zusätzlichen ökonomischen Vorteil, indem auf die teure industriell gefertigte Substitutionslösung verzichtet werden kann.

13.2 Besondere Dialysesituationen

13.2.1 Erstdialyse bei sehr hohen Nierenretentionswerten

Nicht selten müssen Dialysebehandlungen bei akutem oder chronischem Nierenversagen begonnen werden, bei denen die Harnstoffwerte im Blut des Patienten außerordentlich hoch sind, z. B. >250 mg/dl.

Kritisch ist dies, weil Harnstoff osmotisch wirksam ist. Seine zu rasche Elimination führt zu einem schnellen Abfall der Serumosmolarität gegenüber der hoch bleibenden intrazellulären Osmolarität. Der entstehende osmotische Gradient zum Zellinneren kann die Ausbildung eines Hirnödems, d. h. eines Dysäquilibriumsyndroms, zur Folge haben.

> ❗ **Beachte**
> Das klinische Spektrum des Dysäquilibriums reicht von Kopfschmerzen über Krampfanfälle bis hin zum Tod des Patienten.

> ❗ **Um dieser Komplikation vorzubeugen, sollten bei Erstdialysen oder bei Dialysen mit bekannt hohen Harnstoffwerten Maßnahmen ergriffen werden, um eine zu starke Senkung des Harnstoffes und damit der Serumosmolarität zu vermeiden. Dabei sollte umso vorsichtiger vorgegangen werden, je höher die prädialytischen Harnstoffwerte sind.**

Mit den folgenden beiden Methoden lässt sich der durch die Harnstoffreduktion erzeugte Abfall der Serumosmolarität bei Hämodialyse verringern. Die Wahl der Methode hängt vornehmlich von personellen und apparativen Rahmenbedingungen und dem klinischen Gesamtbild des Patienten ab.

Reduktion der Dialyseeffizienz

Es wird empfohlen, die prädialytischen Harnstoffwerte um nicht mehr als 30% zu reduzieren. Folgende Maßnahmen können hierzu ergriffen werden:

— Low flux-Dialysatoren mit kleinen Oberflächen und niedrigen Clearanceraten verwenden
— Blutfluss, auch Dialysatfluss reduzieren
— Dialysezeit < 2 h
— Auf Gegenstromprinzip verzichten.

Zufuhr osmotisch wirksamer Substanzen

Der Reduktion des osmotisch wirksamen Harnstoffs kann man entgegenwirken:
— über das Dialysat durch eine Erhöhung der Dialysatglukose und
— durch die intravenöse Infusion osmotisch wirksamer Substanzen (Glukose, Mannitol).

13.2.2 Dialyse und Kontrastmittel

Röntgen-Kontrastmittel: Regelmäßig werden bei dialysepflichtigen Patienten radiologische Untersuchungen mit Kontrastmittel notwendig sein. Röntgenkontrastmittel können zum Nierenversagen führen und ebenso eine noch bestehende Restnierenfunktion weiter reduzieren. Kontrastmitteluntersuchungen sollten bei Nierenpatienten daher vermieden werden, wenn die Fragestellung auch mit anderen Untersuchungsmethoden abgeklärt werden könnte.

Jodhaltige Kontrastmittel

❗ Die Gabe von jodhaltigen Röntgenkontrastmitteln verursacht nicht selten eine akute Verschlechterung der Nierenfunktion. Diese ist meist passager und leichtgradig, sie kann jedoch auch irreversibel bleiben und zur Dialysepflichtigkeit des betroffenen Patienten führen.

Als Risikofaktoren gelten u. a. die diabetische Nephropathie, Volumenmangel oder begleitende nephrotoxische Substanzen. Hochosmolare ionische Kontrastmittel scheinen im Vergleich zu niedrigosmolaren nichtionischen häufiger eine Nierenschädigung hervorzurufen.

Prophylaktische Dialysebehandlung. Da mit High flux-Dialyse oder Hämofiltration die wasserlöslichen Kontrastmittel effektiv aus dem Blut entfernt werden können, wird häufig die Frage gestellt, ob bei Patienten mit eingeschränkter Nierenfunktion eine prophylaktische Dialyse unmittelbar nach Kontrastmittelapplikation das Auftreten und den Verlauf eines Nierenversagens verringert. Bis heute war die Wirksamkeit einer solchen Maßnahme jedoch nicht zu belegen.

Bereits dialysepflichtige Patienten. Diese sind bei Gabe von Kontrastmitteln besonderen Risiken ausgesetzt. Zum einen können die osmotisch wirksamen Kontrastmittel über eine Volumenbelastung des Patienten Hochdruckkrisen oder ein Lungenödem verursachen. Zum anderen kann die verbliebene Nierenfunktion und damit die Restausscheidung des Patienten beeinträchtigt werden. Studien haben nicht nachweisen können, dass eine Dialysebehandlung unmittelbar nach Kontrastmittelgabe bei terminal niereninsuffizienten Patienten das Risiko von Kontrastmittelnebenwirkungen reduziert.

Bei einer bedeutsamen Restdiurese des Patienten, deren Erhaltung unbedingt versucht werden sollte, kann man im Einzelfall aber für eine Dialyse nach Kontrastmittelgabe entscheiden, zum Beispiel, wenn besonders hohe Mengen des Kontrastmittels gegeben werden mussten. Wenn die Entscheidung zur Dialyse fällt, so sollten unbedingt hochpermeable High flux-Dialysatoren oder Hämofilter zum Einsatz kommen.

Gadoliniumhaltige Kontrastmittel bei Kernspintomographie

Kontrastmittel für Magnetresonanztomographie (NMR) enthalten als kontrastgebendes Agens das chemische Element Gadolinium. Obwohl es bekannt war, dass die Ausscheidung von Gadolinium bei Niereninsuffizienz verzögert ist, war man bis vor wenigen Jahren überzeugt, daß die Gadolinium-haltigen Kontrastmittel bedenkenlos bei eingeschränkter Nierenfunktion verabreicht werden könnten. In der Tat beeinträchtigen sie offenbar nicht die Nierenfunktion. Inzwischen wurde aber ein sehr schweres, therapeutisch kaum beeinflussbares Krankheitsbild auf den Einsatz dieser Kontrastmittel bei Nierenversagen zurückgeführt, so dass die Mittel bereits bei leicht erhöhtem Kreatinin-Wert als kontraindiziert gelten. Das durch Gadolinium-Exposition entstehende Krankheits-

bild ähnelt einer Sklerodermie. Falls es doch versehentlich zu einer Verabreichung von Gadolinium
bei Patienten mit fortgeschrittener Niereninsuffizienz gekommen ist, so kann die toxische Belastung
durch eine zeitnahe Dialysebehandlung deutlich
reduziert werden.

13

Peritonealdialyse

Dieses Kapitel führt in das Prinzip der Peritonealdialyse (PD), Anlage und Pflege des Peritonealkatheters, Verschreibung des Dialyseregimes, Kontrolle der Dialysequalität und Symptome, Diagnostik und Behandlung der wichtigsten Komplikationen dieser Dialysemethode ein.

14.1   Entwicklung der Peritonealdialyse

Die Entwicklung der Peritonealdialysetechnik als eine klinische Routinemethode zur Therapie der terminalen Niereninsuffizienz verlief in ihren wesentlichen Teilen parallel zu den Fortschritten der Hämodialyse.

Erste Untersuchungen über transperitoneale Transportprozesse reichen z. T. bis in das 19. Jahrhundert zurück. Nach grundlegenden Versuchen in den 20er Jahren des 20. Jahrhunderts stellte Ende der 50er Jahre der in Seattle tätige Holländer Boen die bis dato vorliegenden Ergebnisse und eine systematische Analyse der peritonealen Transportkinetik und Clearancewerte zusammen.

Mit der auf Tenckhoff zurückgehenden Entwicklung des Silastikkatheters wurde ein weiterer wesentlicher Schritt zur Verbreitung der PD als Langzeitbehandlung gemacht. Seine Katheterentwicklung ist auch noch über 30 Jahre später in nur gerinfügig modifizierter Form einer der erfolgreichsten und am häufigsten verwendeten Zugänge für die chronische Peritonealdialyse.

Bis zu diesem Zeitpunkt wurde die PD als intermittierendes Verfahren mehrmals pro Woche durchgeführt, wobei jeweils hohe Dialysatmengen mit hohem Fluss (2–4 l/h) durchgesetzt wurden. 1975 entwickelten Popovich u. Moncrief in Austin/Texas das Prinzip einer »**novel portable/wearable equilibrium peritoneal dialysis technique**«, die eine tägliche Behandlung mit Austausch von 10–12 l Dialysat bei durchschnittlich 4- bis 6stündiger intraperitonealer Äquilibrationszeit vorsah: Das Prinzip der kontinuierlichen ambulanten PD (CAPD) war geboren. Wenige Jahre später verbesserte der von Oreopoulos et al. entwickelte Plastikbeutel mit dem Spike-Konnektor (1978) die bis zu diesem Zeitpunkt hohe Peritonitisinzidenz und trug wesentlich zur Akzeptanz und Verbreitung der Methode bei.

1981 beschrieb Diaz-Buxo et al. die Methode der kontinuierlichen zyklischen PD (CCPD), die initial v. a. für kleine Kinder Verwendung fand; inzwischen ist diese Methode unverzichtbarer Bestandteil auch der PD-Behandlung Erwachsener geworden.

Erst mit der Einführung neuer Konnektionstechniken (Y-Systeme, 1981) gelang es, die Peritonitisrate, das nach wie vor größte Problem der Methode, substanziell zu senken. 1995 wurden weltweit ca. 104.000 Patienten mit einer Form der PD behandelt. Dabei zeigte sich v. a. in den letzten Jahren eine disproportional starke Zunahme der automatischen Methoden (APD).

In den späten 90er Jahren hat sich jedoch weltweit ein Rückgang in der Zahl der Patienten, die PD als initiale Nierenersatztherapie wählten, beobachten lassen. So ging der Anteil der PD-Patienten in den USA von 18% 1994 auf ca. 8% 2005 zurück (USRDS 2005). In Deutschland ist der Anteil der PD-Patienten seit Jahren unterdurchschnittlich gering, mit ebenfalls rückläufiger Tendenz (1996 ca. 7,3%, 2005 ca. 4,9%; Quelle: Quasi – Niere Bericht 2005).

14.2   Anatomie und Physiologie der Peritonealmembran

Die Innenseite der Bauchdecken, die abdominelle Seite des Zwerchfells und die Bauchorgane sind von einer dünnen, serösen Haut überzogen, dem Mesothel. Diese bildet einen auch unter physiologischen Bedingungen stets mit einem feinen Flüssigkeitsfilm gefüllten Hohlraum, die peritoneale Höhle. Unter bestimmten krankhaften Umständen kann dieser Raum mit z. T. erheblichen Flüssigkeitsmengen gefüllt sein (Aszites, z.B. bei Lebererkrankungen, nephrotischem Syndrom oder Herzinsuffizienz).

> Das Prinzip der PD besteht darin, dass 1–3 l einer glukosehaltigen Elektrolytlösung (Dialysat) in die peritoneale Höhle gefüllt werden. Durch Diffusion und Ultrafiltration gelangen toxische Stoffwechselprodukte, Elektrolyte, Puffersubstanzen und Wasser aus dem Blut über die peritoneale Membran in das Dialysat. Durch Drainieren des Dialysats nach außen werden diese Substanzen dem Körper entzogen.

14.2.1 Anatomie

Die peritoneale Membran setzt sich zusammen aus:
- der einschichtigen Mesothelzellschicht,
- einem bindegewebigen Interstitium und
- den Blut- und Lymphgefäßen (◘ Abb. 14.1).

Die Membranoberfläche bei einem durchschnittlichen Erwachsenen wird mit 1,73–2 m² angegeben, die durchschnittliche Dicke der Membran mit 13 ± 6,6 µm.
- 90% dieser Membran überdecken die Eingeweide (**viszerales Peritoneum**),
- 10% überdecken Bauchdecke und Zwerchfell (**parietales Peritoneum**).

Blutgefäße

Der größte Teil der Blutversorgung erfolgt über die A. mesenterica superior. Die epigastrischen Gefäße im Rippen- und Lendenraum versorgen den parietalen Anteil. Der venöse Abstrom erfolgt zur Pfortader (viszerales Peritoneum) und zur unteren und oberen V. cava (parietales Peritoneum). Dazwischen überzieht das ausgedehnte Netzwerk der peritonealen Kapillaren die Oberfläche der Bauchdecke und Eingeweide.

> ❶ **Über die Kapillargefäße erfolgt der eigentliche Stoffaustausch bei der Dialyse.**

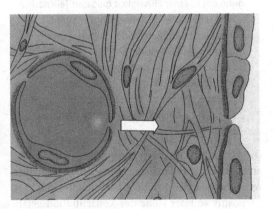

◘ **Abb. 14.1.** Mikroskopischer Aufbau des Peritoneums: *links* liegen die Strukturen des Bauchfells mit den Kapillaren und Lymphgefäßen (nicht abgebildet) die im Bindegewebe (Interstitium) eingebettet sind, *rechts* die einschichtige Mesothelzellschicht und der Übergang zur freien Bauchhöhle, die bei der Peritonealdialyse mit Dialysat gefüllt ist. (Mit freundlicher Genehmigung von Fresenius Medical Care)

Lymphgefäße

Der lymphatische Abfluss intraperitonealer Flüssigkeit erfolgt im Wesentlichen über die unter dem Zwerchfell gelegenen Lymphgefäße: An der Zwerchfellunterseite finden sich Lymphgefäßerweiterungen (Lymphlakunen), die sich in Abhängigkeit von der Atembewegung des Zwerchfells öffnen und schließen. Dies ermöglicht den Durchtritt der Flüssigkeit sowie das Passieren von intraperitonealen Fremdkörpern, Zellen oder biologisch inertem Material in die Lymphbahnen. Der Abstrom erfolgt von dort über den Ductus thoracicus in die V. cava superior.

> ❶ **Der Lymphabfluss via diaphragmales Peritoneum ist von Bedeutung für die transperitoneale Flüssigkeitsbilanz unter der PD (s. unten).**

Interstitium

Der bindegewebige Raum zwischen den Blutgefäßen und der Mesothelzellschicht besteht aus Bündeln von Kollagenfibrillen, Grundsubstanz, Fibroblasten, Histiozyten und Makrophagen. Der Transport von Flüssigkeit durch dieses Geflecht erfolgt durch ein System feinster Kanälchen, das die bindegewebigen Fasern bilden.

> ❯ **Mesothel**
> Mesothelien sind flache, polygonale Zellen, die das gesamte Peritoneum überziehen und einer durchgehenden Basalmembran aufsitzen.

Die interzellulären Zwischenräume sind durch Desmosomen und andere spezielle Zellorganelle wirkungsvoll abgedichtet. Die Zellen tragen einen dichten »Rasen« aus Mikrovilli, zottenartigen Vorwölbungen, die die Oberfläche der Zellen um das ca. 20fache vergrößern. Sie weisen als Zeichen ihrer hohen Transport- und Stoffwechselaktivität ein ausgedehntes endoplasmatisches Retikulum und einen Golgi-Apparat sowie zahlreiche Vesikel auf. Charakteristisch sind lipoidhaltige Einschlüsse mit lamellärer Struktur. Diese haben vermutlich für die Synthese die Bedeutung einer Art Surfactant, der das Mesothel überzieht und die Oberflächen glatt und gleitfähig macht.

> ❶ **Die Mesothelzellen synthetisieren eine Reihe biologisch wichtiger Substanzen (Proteoglykane, Prostazykline, Gewebeplasminogenaktivator, Wachstumsfaktoren, Zytokine u. a.)**

14.2.2 Veränderungen unter der Peritonealdialyse

Einblicke in histologische Veränderungen des Peritoneums durch die PD sind, zumindest bei Patienten mit problemlosem Verlauf, selten zu erhalten. Systematischen Untersuchungen zufolge lässt sich jedoch festhalten:

Im Laufe der Zeit kann es unter der PD zu allmählichen Veränderungen der peritonealen Membranstrukturen kommen. Dies wird besonders bei Patienten beobachtet, die Dialysatlösungen mit hohen Glukosekonzentrationen benötigen und/oder schwerere Peritonitisepisoden durchgemacht haben. Die histologischen Veränderungen an Gefäßen und Bindegewebe ähneln dabei jenen, die man auch bei langjährigem Diabetes (z.B. an der Niere oder der Retina) findet.

- Die Basalmembran der Gefäße und des Mesothels ist verdickt und häufig gedoppelt. Hinzu kommen Veränderungen der Kollagenstruktur, u. a. durch die nichtenzymatische Glykierung der Moleküle (AGE – »advanced glycation endproducts«).

Als Ursache spielt der unphysiologische Charakter der Dialysatlösung bei diesen Prozessen eine entscheidende Rolle:

- hohe Glukosekonzentration,
- Glukoseabbauprodukte, die während des Sterilisationsprozesses entstehen,
- tiefer pH
- Verwendung von Laktat als Puffer (▶ Kap. 14.5.2).

Die histologischen Veränderungen können zu einem langfristigen Funktionsverlust der peritonealen Membran führen, in schweren Fällen bis hin zu einer inkapsulierenden peritonealen Sklerose (sklerosierenden Peritonitis, ▶ Kap. 14.6.1.)

14.2.3 Wasser- und Stofftransport über die peritoneale Membran

- Der transperitoneale Stoff- und Wassertransport erfolgt durch Diffusion, konvektiven Transport und Ultrafiltration.
- Die Resorption größerer Moleküle aus der Bauchhöhle in die Zirkulation geschieht dagegen hauptsächlich durch lymphatische Rückresorption.

Die peritoneale Membran trennt die Flüssigkeitsräume des Gefäßsystems (Blut) und der Bauchhöhle (Dialysat) als imperfekte semipermeable Membran. Der Stofftransport erfolgt dabei durch ein System verschieden großer »Poren«. Zahlenmäßig dominieren dabei 40–50 Å große Poren, die am ehesten den parazellulären Schlitzen zwischen den Endothelzellen der Kapillaren entsprechen. Große Poren weisen einen Durchmesser von ca. 250 Å und erlauben den Durchtritt von Makromolekülen aus dem Blut in das Peritoneum. Darüber hinaus konnte eine Vielzahl »ultrakleinster« Poren (3–5 Å) in der Zellmembran nachgewiesen werden. Diese Proteine werden Aquaporine genannt. Sie lassen ausschließlich Wassermoleküle, aber keine gelösten Substanzen durch. Der Wassertransport läuft zu ca. 50% durch diese Aquaporine, die restlichen 50% durch kleine Poren.

Im Folgenden werden die peritonealen Transportprozesse – Diffusion, Konvektion und Ultrafiltration – im Einzelnen näher beschrieben.

❯ Diffusion

Die Diffusion ist ein spontaner, von aktiven, Energie verbrauchenden Transportprozessen unabhängiger Vorgang, der durch freie Bewegung der in einer Flüssigkeit gelösten Teilchen (Braun'sche Molekularbewegung) entsteht. Befinden sich auf den beiden Seiten einer semipermeablen Membran Stoffe in unterschiedlicher Konzentration in Lösung, führt diese Eigenbewegung der gelösten Teilchen dazu, dass es zu einem Komzentrationsausgleich zwischen den beiden Flüssigkeitsräumen kommt (❒ Abb. 14.2a).

Die Diffusionsrate einer Substanz zwischen Blut- und Dialysatkompartiment wird dabei zusätzlich von verschiedenen Faktoren beeinflusst:

- positiv von der Höhe des Konzentrationsgefälles, der Druckdifferenz über die Membran, der Fläche und der Temperatur,
- negativ von der Größe des Moleküls, der Membrandicke und undurchmischten Dialysatschichten, die die Mesothelschicht überdecken.

> **Ultrafiltration (UF)**
> Den Nettoentzug von Wasser aus dem Blut in das Dialysatkompartiment nennt man Ultrafiltration (UF).

Der Übertritt von Wasser ist von den osmotischen und hydrostatischen Druckverhältnissen über die peritoneale Membran bestimmt. Gelöste Substanzen, deren Molekulargewicht einen raschen, uneingeschränkten Übertritt verhindern, üben einen osmotischen Druck aus.

Im Falle der PD wird dem Dialysat meist Glukose in hypertonen Konzentrationen zugesetzt. Dies bewirkt einen osmotischen Druckgradienten, der das Wasser aus dem Plasma- in den Dialysatraum treibt, dass es zu einem Konzentrationsausgleich zwischen den beiden Flüssigkeitsräumen kommt (◘ Abb. 14.2b). Auch andere osmotisch wirksame Substanzen sind denkbar und werden z. T. für klinische Zwecke benutzt (s. unten).

- Der hydrostatische Druck, der durch das Dialysat in der Bauchhöhle entsteht, wirkt dem osmotischen Druck entgegen, ist jedoch quantitativ so gering, dass er – zumindest bei Erwachsenen – nur bei großen Volumina eine relevante Größe darstellt.
- In der Gegenrichtung zum Wassertransport aus der Zirkulation in die Bauchhöhle kommt es auch zu einer Flüssigkeitsrückresorption aus dem Dialysat. Sie entsteht einerseits durch Starling-Kräfte (kolloid-osmotisches Druckgefälle, transperitonealer hydrostatischer Druck) in das Kapillarsystem, andererseits durch lymphatische Rückresorption.

Die Netto-UF errechnet sich wie folgt:
Netto-UF = UF – LR
LR (lymphatische Rückresorption).

Konvektiver Transport

Zusammen mit dem transperitoneal verschobenen Flüssigkeitsvolumen werden auch darin gelöste Teilchen entsprechend ihrer Molekülgröße mitgerissen (konvektiver Transport ◘ Abb. 14.2c):

- Diese Art des Transportes kann einerseits für einige Substanzen einen beträchtlichen Anteil an der Gesamtclearance ausmachen (bis zu 20%).

- Andererseits ist der konvektive Transport auch sehr kleiner Moleküle (z.B. Elektrolyte) über die peritoneale Membran immer geringer, als er entsprechend der Konzentration in der extrazellulären Flüssigkeit sein müsste. Die Moleküle werden also im Vergleich zu Wasser stärker durch die Membran zurückgehalten; man spricht deshalb vom **Siebeffekt** der Membran.

> ❶ Aus dem Verhältnis der Konzentration einer Substanz im Plasma- und Ultrafiltrat errechnet sich der Siebkoeffizient, der maximal 1 (kein Siebeffekt, freier Durchtritt), minimal 0 (vollständige Siebung) betragen kann.

Moleküle, die größer als die Poren der Membran sind (z. B. Proteine) werden v. a. durch **Pinozytose** direkt transzellulär transportiert und gelangen so in geringen Mengen ins Dialysat.

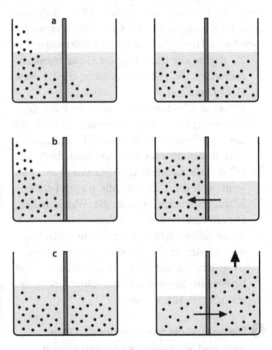

◘ Abb. 14.2. a) Schematische Darstellung des Prinzips der Diffusion, b) Schematische Darstellung des Prinzips der UF durch osmotischen Druck, c) Schematische Darstellung des konvektiven Stofftransports

Prinzipien des peritonealen Stofftransports

Diffusion:	Stofftransport durch semipermeable Membran entlang eines Konzentrationsgefälles
Ultrafiltration:	Entzug von Plasmawasser aus dem Blut in die Peritonealhöhle durch osmotischen Druckgradienten (Glukose)
Konvektion:	Mitnahme im Plasmawasser gelöster Stoffe im Rahmen der UF in Abhängigkeit des Verhältnisses von Größe und Ladung des Stoffs und der Membranporen

14.2.4 Peritoneale Ultrafiltration- und Transportkinetik

Durch das Füllen der Peritonealhöhle mit hypertoner glukosehaltiger Dialysatlösung kommt es zu einer transkapillären UF in Abhängigkeit von der Höhe der Glukosekonzentration. Unter hochprozentigen Lösungen (4,25% Glukose) erreicht der osmotische Druckgradient bis zu 4.000 mmHg!

- Zu Beginn der Dialyse ist die Glukosekonzentration im Dialysat am höchsten, die UF-Rate (UFR) maximal.
- Mit dem Übertritt von Wasser und der Glukoseabsorption aus dem Peritoneum während der Äquilibrationzeit nehmen Glukosekonzentration, osmotischer Gradient und damit die UF ab. Das maximale UF-Volumen ist erreicht, wenn sich die UFR und die transperitoneale Flüssigkeitsrückresorption die Waage halten. Dies ist zumeist nach 2–3 h erreicht.
- Anschließend fällt das intraperitoneale Volumen wieder ab, die Flüssigkeitsrückresorption ist größer als die UFR. Dieser Prozess setzt bereits ein, bevor das Glukoseäquilibrium erreicht ist (6–10 h vorher).

❗ Die Analyse der transperitonealen Volumen- und Solutakinetik ist entscheidend für die Erfassung der peritonealen Funktion und die Wahl des geeigneten Behandlungsschemas.

Verschiedene Verfahren, den peritonealen Stofftransport zu messen, können verwendet werden. Die Berechnung des Massentransportkoeffizienten ist exakt und für wissenschaftliche Zwecke geeignet; für die klinische Praxis ist sie jedoch zu aufwendig. Deshalb wird hier nicht weiter darauf eingegangen. Die peritoneale Clearance einer Substanz errechnet sich nach der Formel:

$$\text{Peritoneale Clearance} = \frac{CD \cdot VD}{CB \cdot T}$$

- VD Dialysatvolumen
- CD Dialysatauslaufkonzentration
- t Zeiteinheit meist auf Wochenbasis kalkuliert
- CB Blutkonzentration

Peritonealer Äquilibrationstest

❗ Die heute für die Bestimmung der peritonealen Transportcharakteristik gebräuchlichste Methode ist der peritoneale Äquilibrationstest (PET).

Der PET analysiert unter standardisierten Bedingungen zu bestimmten Zeitpunkten das Verhältnis einer zu untersuchenden Substanz (z.B. Kreatinin, Harnstoff) in Dialysat und Plasma (D/P-Quotient), die Glukosekonzentration im Dialysat und das UF-Volumen nach 4 h Verweilzeit. In der Praxis interessiert besonders die Bestimmung des D/P-Quotienten von Kreatinin und der Dialysatglukose.

> **⌄ Pflege**
> **PET-Protokoll** (Nach Twardowski 1987) Der PET sollte morgens nach einem 8- bis 12stündigen Nachtwechsel durchgeführt werden.
> - 1) Dialysat über 20 min in sitzender Position drainieren, Auslaufbeutel gut mischen und 10 ml Probe entnehmen.
> - 2) Blutprobe entnehmen.
> - 3) Neuen Dialysattestbeutel 2 l, 2,5% Glukose, vorbereiten, 10 ml Probe entnehmen.
> - 4) Einlauf des Dialysats über 10 min bei liegendem Patient. Zur besseren Durchmi-
> ▼

14

schung des Dialysats sollte sich der Patient mehrmals drehen.

- 5) Sofort nach Beendigung des Einlaufs (10 min) 200 ml wieder auslaufen lassen, gut durchmischen, 10 ml Probe entnehmen und den Rest wieder einlaufen lassen.
- 6) Patient soll herumlaufen; Dialysatproben entnehmen entsprechend Punkt 5 nach 30, 60, 120 und 180 min.
- 7) Nach 4 h Dialysat auslaufen lassen (entsprechend Punkt 1); Volumen messen und Proben aus Beutel und Blut entnehmen.
- 8) Neuen Dialysatbeutel (entsprechend üblichem Behandlungsschema) einlaufen lassen wie unter Punkt 4 und unmittelbar nach Beendigung des Einlaufs Probe entnehmen (entsprechend Punkt 5).

Dann Fortsetzung der Dialyse gemäß gewohntem Schema. Die unter Punkt 4 und 8 durchgeführten Maßnahmen dienen der Ermittlung des intraperitoneal verbliebenen Residualvolumens.

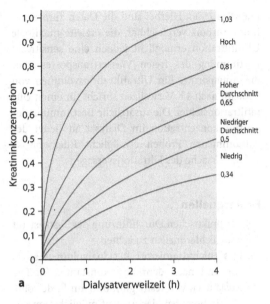

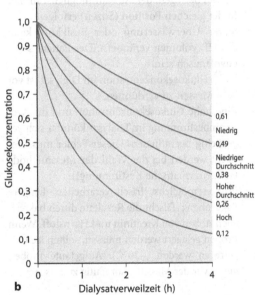

Abb. 14.3. Standardkurven für den Quotienten zwischen der Dialysatkonzentration *D* und der Plasmakonzentration *P* für Kreatinin (**a**) und Glukose (**b**)

Serielle Messungen bei einer großen Zahl von PD-Patienten haben eine Standardisierung der daraus resultierenden Äquilibrationskurven (☐ Abb. 14.3a,b) und UF-Profile ermöglicht. Entsprechend den mit dem PET ermittelten Werten lässt sich jeder Patient bezüglich seiner Transporteigenschaften charakterisieren. Der Vergleich dieser Befunde mit den empirisch ermittelten Standardkurven erlaubt die Einteilung in unterschiedliche »Transportkategorien«: schnelle Transporter, hochnormale Transporter, niedrig-normale Transporter oder langsame Transporter.

Diese Befunde haben Bedeutung für die Festsetzung des optimalen Behandlungsschemas (▶ Kap. 14.4).

Fast-PET

Für klinische Zwecke lässt sich dieser Test auch mit hinreichender Genauigkeit und Reproduzierbarkeit vereinfachen und als Fast-PET durchführen. Durch Vergleich der individuellen Messwerte mit denen der normierten Kurven lässt sich das Transportverhalten eines Patienten klassifizieren.

Modifizierter PET

Das »Ad hoc Committee on ultrafiltration failure« der International Society of Peritoneal Dialysis hat 2000 die Verwendung höherprozentiger Glukoselösungen für die Durchführung des PET empfohlen

(3,68%/4,25%). Hierbei sind die Daten zum Kreatinintransport vergleichbar, die erzielte maximale Ultrafiltration ermöglicht jedoch eine sensitivere Bestimmung des freien Wassertransportes über die Aquaporine. Ein Ultrafiltrationsvolumen von <400 ml nach 4 h Verweilzeit spricht für einen Ultrafiltrationsfehler. Die zusätzliche Bestimmung der Natriumkonzentration im Dialysat aus jeder der entnommenen Proben ermöglicht Rückschlüsse auf die Ursache des Filtrationsversagens.

Fehlerquellen

Bei der praktischen Durchführung des Tests ist auf folgende Fehlerquellen zu achten:

- Das (nichtdrainierte) Residualvolumen sollte vor und nach dem Test konstant sein. Die Auslaufzeit vor Testbeginn und am Ende sollte 20 min betragen, der Auslauf möglichst immer in der gleichen Position (Sitzen) erfolgen.
- Starke Überwässerung oder Exsikkose kann das UF-Volumen verändern. Der Patient sollte euvolämisch sein.
- Hohe Glukosekonzentration im Dialysat ist vor dem Messen zu verdünnen.
- Eine hohe Glukosekonzentration und die Kreatininbestimmung im Dialysat können sich gegenseitig beeinflussen. Dieser Fehler muss bedacht werden bei der Wahl der Messmethode (z. B. enzymatische Bestimmung!).
- Proben möglichst frisch verarbeiten. Längere Lagerung verfälscht die Resultate durch bakteriellen Abbau von Kreatinin und Harnstoff. Wenn Proben gelagert werden müssen, sollten sie tiefgefroren werden (–20°C). Aufgetaute Proben gilt es vor der Messung sorgfältig zu mischen.

> ☑ **Fast-PET-Protokoll**
> (Nach Twardowski 1990)
> - 1) Nach einem Nachtwechsel mit 8–12 h Verweilzeit wird der Patient angehalten, einen 20minütigen Auslauf in sitzender Position zu Hause vorzunehmen.
> - 2) Einlauf von 2l 2,5%igem glukosehaltigem Dialysat über 10 min. Die genaue Zeit
> ▼ des Einlaufens wird festgehalten.

> - 3) Der Patient begibt sich so in das Dialysezentrum, dass mit dem Dialysatauslauf genau 4 h nach Einlaufende begonnen werden kann (20 min Auslauf im Sitzen).
> - 4) Messen des Auslaufvolumens, Mischen des Beutels und Entnahme einer Probe für die Glukose- und Kreatininbestimmung.
> - 5) Blutentnahme für Kreatinin- und Glukosebestimmung.

14.2.5 Interpretation der Testergebnisse

Die Analyse der peritonealen Membranfunktion beginnt bei der Bestimmung der UF-Leistung, am ehesten über den modifizierten PET-Test. Zeigt sich hierbei nach 4 h ein UF-Volumen von > 400 ml, kann von einer unbeeinträchtigten peritonealen Funktion ausgegangen werden. Liegt dennoch klinisch eine unzureichende Flüssigkeitskontrolle vor, muss nach anderen Ursachen, z. B. unzureichender Compliance mit Dialyseregime oder Trinkmenge gesucht werden. UF-Volumina < 400 ml sprechen für ein UF-Versagen. Jetzt bedarf es der Analyse der kleinmolekularen Transportprofile, um die Ursachen weiter einzugrenzen.

> ❗ In der meisten Zahl der Fälle findet sich ein Zusammenhang zwischen erzieltem UF-Volumen, der Glukoseabsorption und dem gemessenen D/P-Quotienten.

Patienten mit hohen Transportraten

Die Ergebnisse beinhalten typischerweise:

- einen hohen D/P-Quotienten (rascher Stofftransport),
- eine niedrige Glukosekonzentration im Auslauf (rasche Absorption) und
- somit ein niedriges UF-Volumen.

Diese Form der mangelnden Ultrafiltration ist die häufigste und wird als **UF-Versagen Typ I** bezeichnet. Es kann sich im Laufe mehrerer Behandlungsjahre entwickeln oder auch im Rahmen einer akuten Peritonitis (► Kap. 14.6.1). In einigen Fällen liegt diese Form des UF-Versagens auch schon zu

Beginn der PD-Behandlung vor. Diese Patienten profitieren von einer relativ kurzen Dialysatverweilzeit, d. h. häufigeren, kürzeren Wechsel oder automatischen Methoden (CCPD, NIPD).

Patienten mit normalen/reduzierten Transportraten

Man spricht von einem **UF-Versagen Typ II**, wenn:
- ein normaler oder reduzierter Stofftransport vorliegt (D/P$_{Kreatinin}$ < 0,5) und
- trotz relativ hoher Glukosekonzentration im Auslauf nur eine geringe UF erreicht wird.

Es resultiert eine chronische Unterdialyse und die Überwässerung. Insgesamt ist das Typ-II-Versagen weitaus seltener als das Typ-I-Versagen. Ursächlich kommen besonders schwere Formen der Peritonitis (Staphylococcus aureus, kotige Peritonitis), intraabdominelle Adhäsionen mit Verlust von Austauschfläche oder eine peritoneale Sklerosierung in Betracht. In den meisten Fällen wird ein Verfahrenswechsel die notwendige Konsequenz sein.

Ultrafiltrations-Versagen bei Peritonealdialyse

- Typ-I-Versagen
  - Testergebnisse: rascher Stofftransport, schnelle Glukoseabsorption, geringe Glukosekonzentration im Dialysatauslauf, d. h. niedriges UF-Volumen nach 4–6 h Verweilzeit
  - Ursachen: »schneller Transporter«, große Austauschfläche
  - Maßnahmen: kürzere Dialysatverweilzeiten, evtl. höhere Dialysatglukose oder besser Icodextrin (▶ Kap. 14.5.2) automatische Methoden
- Typ-II-Versagen
  - Testergebnisse: reduzierter Stoffaustausch, geringe UF-Menge, hohe Glukosekonzentration im Dialysatauslauf, entsprechend niedriges UF-Volumen, schlechte Clearance
  - Ursachen: schwere Peritonitis, sklerosierende Peritonitis, kleine Austauschfläche
  - Maßnahmen: Verfahren beenden?

Bedeutung der Testergebnisse

Neben der Evaluation des Stofftransportes und der peritonealen Clearanceleistung ist die Kontrolle des Flüssigkeitstransportes und die Erhaltung eines optimalen Trockengewichtes von großer klinischer Bedeutung. Jüngere Untersuchungen weisen darauf hin, dass hohe peritoneale Transportraten trotz ausreichender kleinmolekularer Clearance mit einem schlechteren Überleben korrelieren. Dies wird auf die bei diesen Patienten zumeist bestehenden unzureichenden UFR zurückgeführt. Diese resultieren in einer latenten Überwässerung und unzureichender Blutdruckeinstellung. Empfohlen werden Kontrollen der UF und des peritonealen Stofftransportes mindestens einmal pro Jahr.

14.2.6 Veränderungen des peritonealen Transportes unter Langzeit-Peritonealdialyse

---

Bei vielen Patienten kommt es nach mehreren Jahren an der PD zu Problemen mit der Flüssigkeitsbilanz. Das liegt nicht nur an der abnehmenden Funktion der Eigennieren. Es lässt sich auch zeigen, dass sich ein zunehmendes UF-Versagen entwickelt. Funktionell entspricht dies einer Zunahme der vaskularisierten peritonealen Oberfläche, die mit einer erhöhten Absorption osmotisch wirksamer Substanzen aus dem Peritoneum einhergeht. UF-Versagen ist eine der häufigsten Ursachen für die Beendigung der PD, v. a. bei Patienten, die mehr als 5 Jahre mit der Methode behandelt wurden.

❶ In den meisten Fällen sind Probleme mit der UF im Langzeitverlauf für das Verbleiben in der Methode entscheidender als eine verminderte Solutaclearance.

14.3 Peritonealer Zugang: Peritonealdialyse-Katheter und Peritonealdialyse-Systeme

---

14.3.1 Kathetertypen

Die Entwicklung des Silikonkatheters als ein dauerhafter perkutaner Zugang (Tenckhoff u. Schechter 1968) hat entscheidend zur Verbreitung der PD als Behandlungsmethode bei chronischer Niereninsuffizienz beigetragen.

Normaler Tenckhoff-Katheter

Der Katheter hat eine Länge von 35 cm (Standardmodelle) bei 2,6 mm Innendurchmesser. (Andere Längen, z. B. für Kinder oder stark adipöse Erwachsene, sind erhältlich.) Der gerade Katheter ist an seinem distalen, intraperitonealen Ende mit zahlreichen seitlichen Löchern versehen, um Aus- und Einlaufverhalten zu verbessern. Der mittlere Anteil, der in der Bauchdecke positioniert wird, hat 2 zirkuläre Muffen »Cuffs« im Abstand von ca. 5 cm. Das Material ist ein Dacrongeflecht und relativ bioinkompatibel und induziert eine Entzündungsreaktion, die zum Einwandern von fibrogranulomatösem Bindegewebe in das Dacrongeflecht nach ca. 1 Monat führt. Dies festigt die Position des Katheters in der Bauchwand und bildet eine Barierre gegen von außen eindringende Keime und Dialysatlecks.

Modifizierte Formen

Die am häufigsten verwendeten Formen sind heute:

- gerader und gebogener (»*coiled*«) Tenckhoff-Katheter,
- Toronto-Western-II-Katheter (Oreopoulos-Zellermann-Katheter),
- Lifecath-(Duschkopf)-Katheter und
- Missouri-Schwanenhals-(Swan-Neck)-Katheter.

Der **gebogene Tenckhoff-Katheter** (◨ Abb. 14.4a) soll durch seine schneckenartige Windung des distalen Endes zu einer besseren Fixierung des peritonealen Anteils im kleinen Becken und zu einer geringeren Zahl von Auslaufstörungen führen. Demselben Zweck dienen die beiden tellerförmigen Silikonscheiben am **Toronto-Western-II-Katheter** (◨ Abb. 14.4b), die auch überhängende Netzschlingen von den Katheteröffnungen fernhalten sollen. Dieses Modell weist zusätzlich eine Kugel unter der scheibenförmig gestalteten tiefen Dacronmuffe auf. Das Peritoneum wird nach Einlage über dieser Kugel möglichst dicht vernäht und so zwischen Kugel und Dacronscheibe positioniert, was wiederum die Abdichtung des Peritoneums verbessern soll.

Eine interessante Variante zu den geraden Kathetern ist der **Swan-Neck-Katheter** (◨ Abb. 14.4c). Er ist in seinem mittleren Teil fixiert gebogen. Diese Biegung in der Bauchdecke liegt so, dass der Katheter nach kaudal ausgeleitet wird. Die vorgegebene Biegung erleichtert die Fixierung in der Bauchdecke; die Gefahr, dass sich der Katheter durch Verwindungen bei der Einlage durch die Bauchwand später wieder verschiebt, ist gering. Der nach unten gerichtete Austritt soll ferner den Ausfluss von Sekret aus dem Tunnel erleichtern und dem Einwandern von Bakterien vorbeugen.

Vergleich der Katheter

Trotz der Vielzahl von Varianten ist der Prototyp nach Tenckhoff nach wie vor der am häufigsten verwendete und zugleich billigste Katheter. Die mit neueren Kathetern erzielten Verbesserungen erweisen sich häufig in vergleichenden Studien – v. a. über längere Zeiträume – als nicht überlegen. Wesentlicher als das Design dürfte in den meisten Fällen für eine gute Langzeitfunktion eine sorgfältige Implantationstechnik sein. Ob neuere Materialien wie Polyurethan sich im klinischen Alltag bewähren werden, muss noch gezeigt werden. Größere intraluminale Durchmesser beschleunigen bei diesen Modellen die Wechselprozedur (Cruz-Katheter). Das Material wird zudem in der Körperwärme elastischer, was zu geringeren Spannungen im Bereich des Tunnels führt.

14.3.2 Implantation

Die häufigste Implantationstechnik ist die chirurgische, wobei sowohl in Lokalanästhesie als auch unter Vollnarkose vorgegangen werden kann. Alternativ besteht die Möglichkeit der Einlage mittels Trokar oder Peritoneoskop. Bei der letzteren Methode kann nur der originale Tenckhoff-Katheter zum Einsatz kommen. In erfahrenen Händen werden vergleichbar gute Resultate mit beiden Verfahren erzielt.

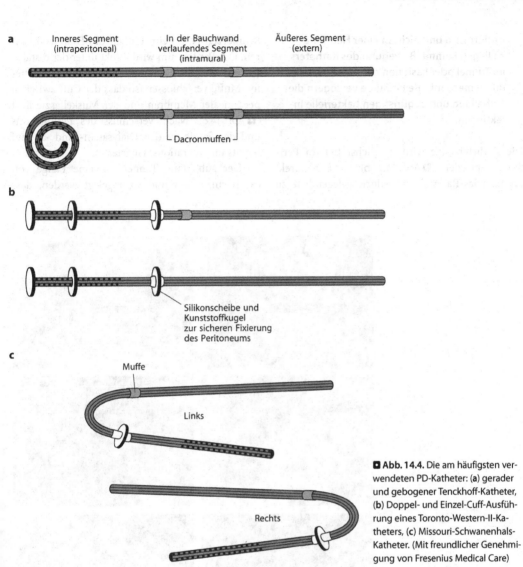

a

Inneres Segment
(intraperitoneal)

In der Bauchwand
verlaufendes Segment
(intramural)

Äußeres Segment
(extern)

Dacronmuffen

b

Silikonscheibe und
Kunststoffkugel
zur sicheren Fixierung
des Peritoneums

c

Muffe

Links

Rechts

❏ **Abb. 14.4.** Die am häufigsten verwendeten PD-Katheter: (**a**) gerader und gebogener Tenckhoff-Katheter, (**b**) Doppel- und Einzel-Cuff-Ausführung eines Toronto-Western-II-Katheters, (**c**) Missouri-Schwanenhals-Katheter. (Mit freundlicher Genehmigung von Fresenius Medical Care)

Der größere organisatorische und medizinische Aufwand der chirurgischen Technik wird wettgemacht durch:

- das geringere Risiko der Verletzung intraperitonealer Organe,
- die exakte Positionierung des inneren Kathetersegments und
- ein geringes Risiko später Dialysatlecks; ein Einschleichen der Behandlung ist jedoch notwendig, da das Risiko von Lecks in der postoperativen Phase höher ist als beim peritoneoskopischen Zugang (s. unten).

Der Zugang erfolgt wahlweise lateral oder paramedian. Beim lateralen Zugang liegt die Durchtrittsstelle am äußeren Rand des M. rectus abdominis, bei der paramedianen Variante am mittleren Rand.

❶ **Die Lage der Katheteraustrittsstelle muss präoperativ durch Arzt oder Pflegepersonal festgelegt werden (z.B. Markierung mit wasserunlöslichem Filzstift). Sie soll so platziert sein, dass der Katheter nicht durch Bewegung oder Kleidung des Patienten (z.B. Gürtel)** irritiert wird und nicht in einer Hautfalte zu liegen kommt. Bewegung des Katheters im Tunnel oder Läsionen der Austrittsstelle durch mechanische Einflüsse verzögern die Einheilung und begünstigen bakterielle Infektionen.

Die Katheterspitze wird möglichst tief im Peritoneum platziert (◘ Abb. 14.7a,b); die Lage direkt im Douglas-Raum kann jedoch gelegentlich zu Schmerzen (v. a. beim Einlauf des Dialysats) führen. Das Peritoneum wird direkt unter der distalen (tiefen) Muffe, die muskuläre Faszie über der tiefen Muffe verschlossen, so dass der Cuff zwischen peritonealer Membran und der Muskelfaszie liegt (◘ Abb. 14.6). Nach Verschluss des Peritoneums und der Faszie werden Dialysatein- und -auslauf bereits im Operationssaal getestet.

Der subkutane Tunnel soll eine Länge von ca. 10 cm haben und so angelegt werden, dass

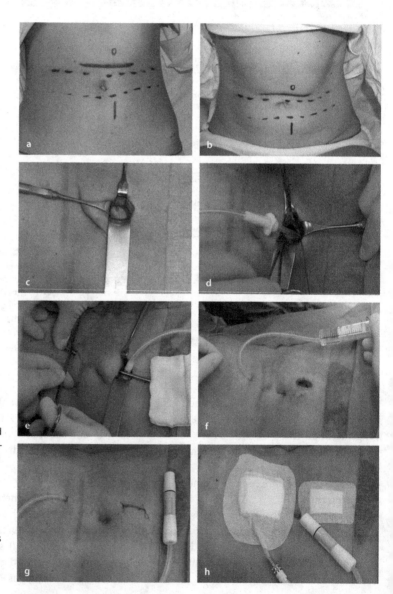

◘ Abb. 14.5a–h. Katheter-markierung präop. VS. A – H: Katheterimplantation. a und b Markierung der Katheterlage und des Exits auf der Bauchdecke präoperativ im Liegen (a) und Sitzen (b); c Eröffnen des Peritoneums; d Einlage des Katheters und der inneren Muffe; e Präparation des subkutanen Tunnels mit dem Trocar; f Anspülen des Katheters (Funktionskontrolle); g Verschluss der Haut über der inneren Muffe und dem Durchtritt durch das Peritoneum; h Verband.

14

der obere, subkutane Cuff ca. 1,5 cm vor der Katheteraustrittsstelle liegt. Der zwischen Cuff und Austrittsstelle gelegene Anteil des Tunnels ist der **Sinus**. Er wird nach 2–3 Wochen zu gut 50 % mit Epidermis überkleidet; flaches Granulationsgewebe bildet die unteren Anteile.

❗ **Ein zu langer Sinustrakt (> 1,5 cm) begünstigt die Retention von Sekret und Bakterien und damit eine Infektion des Tunnels. Liegt die Muffe näher unter der Haut, kommt es häufig zu einer Dislokation der Muffe aus der Haut durch Bewegung des Katheters im Tunnel und durch intraabdominellen Druck.**

Maßnahmen:
- Perioperativ ist die Gabe eines Antibiotikums ratsam (z. B. ein Zweit-Generations-Cephalosporin oder Vancomycin i. v.), um die frühe bakterielle Besiedelung des Tunnels und der Austrittsstelle zu verhindern und die Einheilung zu verbessern.
- Die Austrittsstelle wird mit einem sterilen Verband abgedeckt, der möglichst lange (3–6 Tage) unangetastet bleiben sollte, um die Kolonisation mit Bakterien zu vermeiden.
- Postoperatives Husten oder Erbrechen sollte verhindert werden, um den Einheilungspozess nicht zu stören und eine Dislokation zu vermeiden.
- Eine sorgfältige intraoperative Blutstillung ist notwendig, da Hämatome das Risiko der Superinfektion erhöhen.

14.3.3 Postoperative Phase

❗ **Ziel der postoperativen Betreuung muss es sein, das Auftreten von Dialysatlecks bis zum Einheilen des Katheters zu vermeiden.**

Dialysatflüssigkeit im Tunnel ist ein idealer Nährboden für bakterielles Wachstum und verhindert die Ausbildung von Granulationsgewebe. Ein hoher intraabdomineller Druck muss vermieden werden.

Idealerweise erfolgt die Anlage des PD-Katheters so früh, dass die Dialyse erst begonnen werden muss, wenn der Einheilungsprozess abgeschlossen ist (ca. 2–4 Wochen).

Maßnahmen:
- Der Katheter wird am OP-Tag mit 500 ml Peritonealdialysat gespült, bei Abgang von Blutkoageln auch an den folgenden Tagen (ggf. mit Heparinzusatz 1000 I.E. in 5 ml, um Fibrin und Blutablagerungen zu vermeiden).
- Bei blutigem Auslauf können auch mehrere schnelle Wechsel mit kleineren Volumina ratsam sein, bis die Spüllösung klar ist.

Mitunter muss sofort mit der Dialysebehandlung begonnen werden. In diesem Fall dürfen zunächst nur kleine Volumina installiert werden (500–1000 ml).
- Im Liegen sind die intraabdominalen Drücke geringer, so dass initial auch Bettruhe oder eine nächtlich-intermittierende Behandlung mit Austausch kleinerer Volumina (NIPD) zu erwägen ist.
- Die Dialysatmenge kann im Laufe von 8–10 Tagen langsam gesteigert werden.

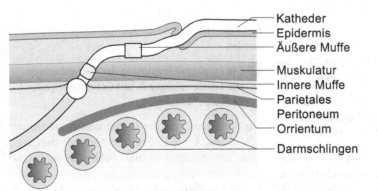

Katheder
Epidermis
Äußere Muffe

Muskulatur
Innere Muffe
Parietales
Peritoneum
Orrientum

Darmschlingen

🔲 **Abb. 14.6.** Katheterverlauf in der Bauchdecke (Schema)

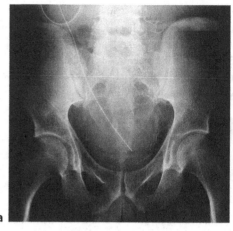

◘ **Abb. 14.7. a** Röntgenaufnahme nach Implantation des PD-Katheters zeigt die korrekte Lage mit der Spitze im Douglas-Raum. **b** Schema der PD-Katheteranlage. (Abb. 14.7b mit freundlicher Genehmigung von Fresenius Medical Care)

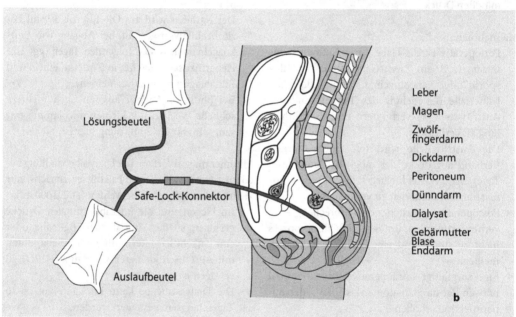

Lösungsbeutel

Safe-Lock-Konnektor

Auslaufbeutel

Leber
Magen
Zwölffingerdarm
Dickdarm
Peritoneum
Dünndarm
Dialysat
Gebärmutter
Blase
Enddarm

a

b

14.3.4 Katheterpflege

Der Verband kann 3–6 Tage postoperativ über der Katheteraustrittsstelle geöffnet werden (◘ Abb. 14.8).

❶ Alle Arbeitsgänge müssen mit steril desinfizierten Händen oder sterilen Handschuhen und mit Mundschutz durchgeführt werden.

Diese Hygienemaßnahmen müssen für alle gelten – für Personal und Patient gleichermaßen. Durch vorsichtige Handhabung soll möglichst jede mechanische Belastung des Katheters vermieden werden.

❶ Die sorgsame Reinigung der Kathetheraustrittsstelle erfolgt z.B. mit Octenisept® oder Lavasept® Lösung.

Für die Behandlung der Katheteraustrittsstelle hat sich bislang keine einheitliche Methode durchgesetzt. Entscheidend ist, dass behutsam vorgegangen wird. Bei der Entfernung von Blut, Sekretkrusten oder Detritus darf die Epidermis nicht verletzt

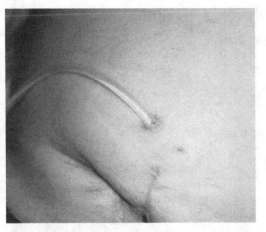

Abb. 14.8. PD-Katheter mit Austrittsstelle und noch geröteter Operationsnarbe darunter

werden, um die Einheilung des Sinustraktes nicht zu gefährden. Für die Behandlung der Austrittsstelle erscheinen heute Substanzen wie H_2O_2 oder PV-Jod aufgrund ihrer Zytotoxizität nicht mehr geeignet.

- Die Reinigung der Umgebung mit flüssiger Seife erscheint ausreichend wirksam zur Prävention der bakteriellen Besiedelung.
- Schonend und zur Desinfektion geeignet sind Lösungen wie Octenisept® oder Lavasept®.
- Das Tragen eines Verbandes, zumindest in den ersten Monaten, wird empfohlen.
- Luftundurchlässige Verbände oder Salben sind für die Exit-site Pflege ungeeignet.
- Der Katheter muss spannungsfrei auf der Bauchdecke immobilisiert werden, um ihn bei körperlichen Bewegungen vor Zug, Verwindung und Druck zu schützen.
- Die Pflege der Exit-site wird durch den Patienten regelmäßig, mindestens in 2-tägigem Abstand, entsprechend den oben genannten Richtlinien durchgeführt.
- Duschen mit offenem Austritt und sorgsame Reinigung der Umgebung mit flüssiger Seife spülen Sekret, Zellen und Keime aus dem Sinustrakt. Anschließend muss der Katheteraustritt sorgfältig getrocknet werden. Vollbäder hingegen sind kontraindiziert.
- Vom Schwimmen wird ebenfalls zumeist abgeraten, es sei denn, der Tunnelausgang und der

Katheter werden zuvor wasserdicht geschützt (z.B. Kolostomiebeutel).
- Die regelmäßige Inspektion und Pflege der Austrittsstelle sind wesentlich für den Langzeiterfolg der PD.

Exit-site-Infektionen und von dort ausgehende bakterielle Durchwanderungen des Tunnels zählen zu den wichtigsten Ursachen rezidivierender Peritonitiden und Tunnelinfekte, die den Austausch des Katheters bzw. den Wechsel auf die Hämodialyse notwendig machen.

> ❷ **Pflege**
> **Exit-site-Pflege**
> - Alle Arbeitsgänge mit Mundschutz und Handschuhen (Ausnahme Duschen) durchführen
> - Stets vorsichtige Handhabung des Katheters, mechanische Belastung vermieden
> - Regelmäßige Inspektion und sorgsame Reinigung (Octenisept®, desinfizierende Seifen)
> - Abdeckung der Exit-site mit kleinem trockenem Verband
> - Keine luftundurchlässigen Verbände verwenden

14.3.5 Komplikationen an Katheter und Tunnel

Katheterassoziierte Probleme (mechanisch, infektiös) stellen die häufigste Ursache für einen Verfahrenswechsel dar. Sie werden mit einer Häufigkeit von 2–22% angegeben; dabei sind zentrumsspezifische Variationen der Katheterpflege und der Implantationstechnik von entscheidender Bedeutung.

Infektion der Austrittsstelle (Exit-site-Infektion) und des Tunnels
Symptome

> ❗ **Klinische Zeichen einer Exit-site-Infektion sind Rötung, *Schmerzen,* Schwellung und Induration der Umgebung und/oder eitrige Sekretion aus dem Sinustrakt.**

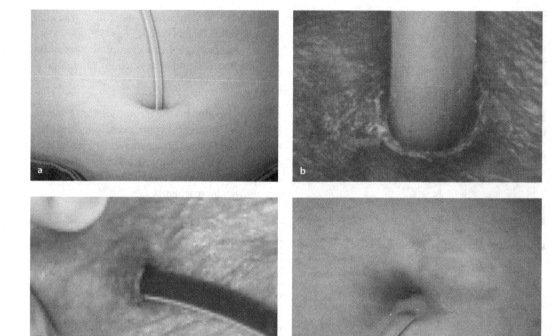

Abb. 14.9. Klassifizierung der Katheteraustrittsstelle.
(a) Grad 0a: perfekte Epithelialisierung
(b) Grad 0b: diskrete Rötung, trockene kleine Verkrustung, Granulombildung

(c) Grad 1: Rötung (Hof), Schmerzen, Sekretion
(d) Grad 2 und 3: Rötung, Schmerzen, eitrige Sekretion, bei Grad 3 mit systemischen Inflammationszeichen (Fieber, Leukozytose, CRP-Anstieg)

Verkrustungen allein oder positive Abstriche ohne Gewebereaktion sind nicht unbedingt als Infekt anzusehen. Die Infektion führt zu einer Wucherung des Granulationsgewebes, das auch aus der Austrittsstelle hervortreten kann. Die folgenden Abbildungen zeigen typische Befunde an der Katheteraustrittsstelle. Zur klinischen Bewertung und Verlaufskontrolle lassen sich die Veränderungen systematisch klassifizieren (**⊡** Abb. 14.9).

Sonographisch lässt sich bei Tunnelinfekten ein Flüssigkeitssaum entlang des Katheterverlaufs nachweisen. Vor allem der Mitbefall des inneren Cuffs ist mit dieser Methode gut nachweisbar.

Therapie

Akute Exit-site-Infekte brauchen eine systemische antibiotische Behandlung. Falls klinisch der Verdacht auf eine Infektion besteht, muss eine Abstrich-untersuchung zur Sicherung des Erregers erfolgen (Kultur und Gram-Färbung). Die Gram-Färbung ist ein im Abstrich leicht durchführbares färberisches Verfahren, das innerhalb von ca. 30 min die mikroskopische Differenzierung von gramnegativen und grampositiven Bakterien erlaubt.

Auf diese Weise ließen sich erste differenzialtherapeutische Entscheidungen treffen. Die Methode steht jedoch nicht überall mit ausreichender Zuverlässigkeit zur Verfügung. Die Initialtherapie wird daher fast immer empirisch sein. Die häufigsten und problematischsten Erreger eines Exit-site-Infekts sind Staphylokokkus aureus und Pseudomonas aeruginosa. Die empirische Therapie soll daher primär ein gegen Staphylokokken wirksames Antibiotikum beinhalten (orales Penicillinase resistentes Penicillin, Erst-Generations-Cephalosporin). Die orale Therapie ist in der Regel ausreichend wirksam. Hat der Patient eine Pseudomonas-Infektion in der Vorgeschichte, soll die initiale empirische Therapie auch gegen Pseudomonas wirksam sein (z.B. Chinolone). Die Therapie muss nach Erhalt der Kulturergebnisse angepasst werden. Die Therapie wird fortgesetzt, bis die lokalen Infektzeichen abgeklungen sind, mindestens jedoch 14 Tage gegeben. Bei therapierefraktären Fällen mit grampositiven Erregern kann die Kombination mit Rifampicin sinnvoll sein. Pseudomonas-Infektionen benötigen immer eine besonders lange Therapiedauer. Nicht selten ist in solchen Fällen auch ein Ausbau des Kathethers erforderlich. Vancomycin sollte aus Gründen der Resistenzbildung nicht das Therapeutikum der ersten Wahl sein, ist bei MRSA jedoch erforderlich (exakte Dosisangaben für einige der geeigneten Antibiotika finden sich bei Piraino B. et al, Perit. Dial Intern. 25:107–131).

Zusätzlich wird beim täglichen sorgfältigen Entfernen von Krusten lokal mit Octenisept® und zum Reinigen der Umgebung mit flüssiger Seife behandelt. Andere empfehlen Antibiotika-haltige Salben oder die Anwendung hypertoner Kochsalzlösung (s. Piraino B. et al, Perit. Dial Intern. 25:107 – 131).

H_2O_2 und zum Reinigen der Umgebung mit flüssiger Seife (evtl. PV-jodhaltig) behandelt. Wucherndes Granulationsgewebe lässt sich am besten mit Silbernitratstiften kauterisieren, chirurgische Maßnahmen sind selten erforderlich.

Bezieht der Infekt den äußeren Cuff oder den gesamten Tunnel mit ein (schmerzhafte Palpation des Tunnelverlaufs, Rötung, Schwellung entlang des Tunnels, Flüssigkeitssaum oder -ansammlungen entlang des Katheterverlaufs in der Sonographie) oder kommt es zu einer begleitenden Peritonitis mit demselben Erreger, muss der Katheter entfernt werden. Die antibiotische Therapie ist unter Anpassung an das Antibiogramm mindestens 2 Wochen weiterzuführen. Eine Katheterneuanlage sollte erst nach einem Sicherheitsintervall bei unauffälligen klinischen Verhältnissen auf der Gegenseite erfolgen. Die gleichzeitige Entfernung eines infizierten Katheters und die simultane Neuanlage wird beschrieben, trägt jedoch das hohe Risiko einer sofortigen bakteriellen Wiederbesiedelung des neuen Materials. Bleibt der Infekt auf den Befall der äußeren Muffe beschränkt, wird von einigen Autoren ein »Cuff-shaving« als lokale chirurgische Maßnahme zur Sanierung des Infekts empfohlen. Die Ergebnisse mit dieser Methode sind unterschiedlich, ein Routineverfahren stellt sie sicher nicht dar.

Chronische Infektionen brauchen meist eine längerfristige Antibiose, evtl. auch wiederholte Kauterisierung mit dem Silbernitratstift. Ein »indifferenter« Befund kann sowohl lokal als auch mit kurzfristiger systemischer Antibiotikatherapie behandelt werden.

Prophylaxe

Staphylococcus-aureus-Infektionen gehören zu den häufigsten Erregern bei Exit-site- und Tunnelinfekten und bei Peritonitiden.

Zahlreiche Menschen haben eine chronische Staphylococcus-aureus-Besiedelung der Haut, v. a. im Bereich der Nasenlöcher. Es konnte gezeigt werden, dass PD-Patienten mit einer nasalen Staphylococcus-aureus-Besiedelung eine höhere Inzidenz von Exit-site- und konsekutiven Tunnelinfekten und Peritonitiden haben. Eine lokale Therapie mit Mupirocinsalbe (2% Salbe, 3 mal/Tag) allein oder in Kombination mit systemischer Rifampicingabe senken die Häufigkeit dieser Infekte. Eine Wiederbesiedelung nach Abschluss der Behandlung ist jedoch häufig und verlangt evtl. erneute Behandlungszyklen.

Silberbeschichtete Katheter oder ein Silberring über der Austrittsstelle sollen lokale bakterizide Effekte haben. Ihre klinische Wirksamkeit in größeren kontrollierten Studien ist jedoch noch nicht belegt.

Schutz des Katheters vor mechanischer Irritation verhindert Verletzungen des Sinustraktes und des umgebenden Granulationsgewebes. Verletzungen prädisponieren zu Infektionen.

14.3.6 Mechanische Komplikationen

Perforation/Lazeration von Blutgefäßen

Läsionen kleinerer Gefäße nach Kathetereinlage sind relativ häufig. Meist handelt es sich um kleinere Blutungen, die spontan sistieren. Das Dialysat wird nach den ersten wenigen Wechseln klar.

! Läsionen größerer Gefäße können zu erheblichen, bedrohlichen Blutungen führen.

Zur Abschätzung des Blutverlustes hilft die Bestimmung des Krits im Dialysat. Das Risiko derartiger Blutungen ist besonders nach laparaskopischer Kathetereinlage groß. Eine chirurgische Exploration und Blutstillung ist meist unumgänglich.

Perforation von Hohlorganen (Magen-Darm-Trakt, Blase, Uterus)

Das Risiko einer Performation besteht v. a. bei laparoskopischer Kathetereinlage und bei Patienten, die die PD perioperativ sistiert haben, z.B. nach Nierentransplantationen, wenn zusätzlich eine Immunsuppression mit Kortikosteroiden gegeben wird.

Diagnostische Hinweise sind ein fäkulenter Dialysatauslauf, hohe Urinmengen nach Dialysateinlauf bei zuvor anurischen Patienten, Hämatoperitoneum, vaginale Sekretion nach Dialysateinlauf und Peritonitis mit typischer enteraler Mischflora.

Eine chirurgische Korrektur ist immer erforderlich mit anschließendem Intervall, bevor wieder der Versuch einer PD-Behandlung begonnen werden kann. Bei Transplantierten empfiehlt es sich, den Katheter mindestens jeden 2. Tag mit heparinhaltiger physiologischer Kochsalzlösung zu spülen und eine Exit-site-Pflege durchzuführen. Der Katheter sollte bei guter Organfunktion rechtzeitig entfernt werden (1–3 Wochen nach Transplantation).

Dialysatleck

Das Dialysatleck tritt bei 7–24% aller neu inplantierten PD-Katheter auf und ist damit eine relativ häufige Komplikation. In der überwiegenden Zahl der Fälle wird sie während der ersten Tage nach einer Neuimplantation manifest. Nach chirurgischer Implantation ist sie etwas häufiger.

! Eine dialysefreie Phase direkt nach Implantation kann die Komplikation Dialysatleck verhindern.

Muss mit einer Behandlung begonnen werden, sollten hohe intraperitoneale Drücke durch den Austausch nur kleinster Dialysatvolumina in liegender Position (500–1.000 ml), evtl. auch unter Einsatz eines intermittierenden automatischen Verfahrens (z. B. NIPD), vermieden werden.

Der Nachweis eines Dialysatlecks lässt sich in zweifelhaften Fällen durch die Ermittlung einer hohen Glukosekonzentration in der austretenden Flüssigkeit mit einem simplen Teststreifen führen.

Lecks, die sich kurz nach Anlage des Katheters manifestieren, behandelt man durch vorübergehendes Sistieren der Therapie, bis die Wundheilung abgeschlossen ist (mindestens 1–2 Wochen). Im Gegensatz dazu heilen Leckagen, die erst später im Verlauf der PD-Therapie entstehen, oft nicht zufriedenstellend mit dieser Methode aus und müssen evtl. chirurgisch revidiert werden.

Dislokation und Auslaufstörung

Dislokation des Katheters, Umschlagen der Katheterspitze in die oberen Quadranten, passiert weitaus häufiger, als es durch Ein- oder Auslaufstörungen klinisch manifest wird.

Ursache der Auslaufstörung ist zumeist eine Verlegung durch Netzstrukturen, die beim Drainieren in die Katheteröffnung gezogen werden. Malpositionen treten zumeist kurz nach Neuanlage des Katheters auf.

Diagnostisch lässt sich eine Malposition des Katheters durch Leeraufnahmen des Abdomens in 2 Ebenen sichern. Verlegungen des Katheters durch Netzstrukturen lassen sich, ebenso wie Bauchwandhernien (s. unten) besser mit peritonealen Computertomographie sichern.

Peritoneale Computertomographie (CT)

1. CT-Leeraufnahme des Peritoneums
2. 100–200 ml nichtionisches Kontrastmittel in 2 l Dialysatflüssigkeit intraperitoneal applizieren
3. 1–2 L der Dialysatlösung in den liegenden Patienten einlaufen lassen
4. Durchmischen der Lösung durch Drehen und Lagerungswechsel des Patienten
5. Den Patienten 30 min herumlaufen lassen
6. Wiederholung der CT-Aufnahmen 1 und 4 h nach Instillation des Kontrastmittels

In der Mehrzahl der Fälle lässt sich der Katheter durch körperliche Aktivität des Patienten und Einläufe (**Cave:** keine phosphathaltigen Einläufe!!), die die Peristaltik aktivieren, von selbst repositionieren. Gelingt dies nicht, kann der Versuch unternommen werden, den Katheter mit Hilfe eines weichen Führungsdrahtes unter Durchleuchtung zu korrigieren. Bleibt auch dies erfolglos, muss chirurgisch revidiert werden.

Hernien

Hernien bilden sich bei 10–20 % aller PD-Patienten, meist rund um den Nabel (umbilikal), in der Leiste (inguinal) oder im Zwerchfell (diaphragmal). Mitunter kommt es zu einer Hernienbildung entlang des Katheterverlaufs im tiefen Tunnelbereich, v. a. wenn die tiefe Muffe ein größeres Stück vom Peritoneum entfernt liegt. Insbesondere bei hohen abdominalen Füllungsvolumen steigt die Gefahr der Hernienbildung. Wenn höhere Füllungsvolumina zur Steigerung der Dialyseeffizienz notwendig sind, ist es u. U. ratsam, diese über Nacht, wenn der Patient liegt, zu applizieren.

❗ **Bauchwandschwächen begünstigen das Auftreten von Hernien, eine physiotherapeutische Stützung der Bauchmuskulatur, ähnlich der Schwangerschaftsgymnastik, kann hilfreich sein.**

Dialysataustritt durch einen offenen Processus vaginalis kann zu genitalen Ödemen führen. Diese Komplikation findet sich sowohl in der Frühphase als auch nach vielen Monaten unter Behandlung. Der diagnostische Nachweis einer Verbindung zum Peritoneum lässt sich szintigraphisch sichern. Eine chirurgische Intervention ist zur Sanierung immer erforderlich.

❗ **Der Durchtritt von Dialysat durch – zumeist vorbestehende – pleuroperitoneale Verbindungen führt zu einem Hydrothorax und ist eine Kontraindikation der PD.**

Schmerzen

Normalerweise bereitet das Tragen eines PD-Katheters und das Wechseln des Dialysats keine Schmerzen.

Mögliche Ursachen für Schmerzen:

- Diffuse abdominale Schmerzen, evtl. mit Fieber und Übelkeit, müssen zuallererst an eine Peritonitis denken lassen. Der Patient muss sich in solchen Fällen durch einen sofortigen Auslauf vergewissern, ob eine Trübung des Dialysats vorliegt. Diese ist nahezu beweisend für das Vorliegen einer Peritonitis (▶ Kap. 14.6.1).
- Lokale Schmerzen werden mitunter beim Dialysateinlauf angegeben. Sie entstehen meist durch die rasche Ausdehnung des Peritoneums bei schnellem Dialysatfluss. Die Beschwerden verschwinden, wenn die Dialysateinlaufgeschwindigkeit mit Hilfe der Rollerklemme etwas verlangsamt wird.
- Schmerzen während des Einlaufs können auch durch die unphysiologisch niedrigen pH-Werte des Dialysats entstehen. Bei diesen Patienten sind die Beschwerden rasch durch den Einsatz von bicarbonathaltigen Lösungen mit physiologischem pH zu beheben.
- Anhaltende, beim Dialysateinlauf zunehmende Schmerzen treten auf, wenn der Katheter in einem kleinen, abgekapselten Kompartiment des Peritoneums liegt. Man muss versuchen, den Katheter konservativ oder chirurgisch zu repositionieren oder auszutauschen.

14.4   Regime und Verschreibung

Das Grundprinzip der PD beruht auf dem Prinzip der Infusion von Dialysatlösungen in das Peritoneum und dessen Drainage nach einer unterschiedlich langen intraabdominellen Äquilibrationszeit. Das Dialysatvolumen und die Häufigkeit des Dialysatwechsels werden nach den individuellen Gegebenheiten eines jeden Patienten festgelegt.

❗ **Der Patient muss eine adäquate Dialyse, d. h. ausreichende Dosis des Therapeutikums bekommen. Gleichzeitig ist aber auch auf ein größtmögliches Maß an beruflicher und privater Rehabilitation zu achten.**

Grundsätzlich werden in der PD folgende Verfahren unterschieden:

- kontinuierliche (Behandlung 24 h/Tag, 7 Tage/ Woche) oder intermittierende PD (periodi-

scher Wechsel von Behandlungszeiten und Zeiten ohne Dialysatfüllung);
- automatische (Dialysatwechsel mit Hilfe eines Cyclers) oder manuelle Verfahren (Wechsel des Dialysats von Hand).

Ein Dialyseregime für einen bestimmten Patienten sollte die kontinuierliche oder intermittierende Behandlung, die Zahl und die Volumen der Dialysatwechsel sowie den Cycler- und/oder Handbetrieb festlegen.

Häufige Peritonealdialyse-Regime

- Kontinuierliche ambulante Peritonealdialyse (CAPD)
- Kontinuierliche zyklische Peritonealdialyse (CCPD)
- Nächtliche intermittierende Peritonealdialyse (NIPD)
- Nächtliche Tidal-Peritonealdialyse (NTPD).

Kontinuierliche, ambulante Peritonealdialyse (CAPD)

Das Peritoneum ist ständig mit Dialysat gefüllt. Der Dialysatwechsel erfolgt 4- bis 5 mal/Tag manuell.
- Vorteile: konstante Therapie, die durch ihren kontinuierlichen Charakter große Volumenveränderungen im Wasserhaushalt des Patienten und rasche Elektrolyt- oder Toxinverschiebungen vermeidet.
- Nachteile: zeitliche Belastung durch die Dialysatwechsel, v. a. während des Tages; etwas höhere Peritonitisraten als unter intermittierenden Verfahren.

Kontinuierliche, zyklische Peritonealdialyse (CCPD)

Das Peritoneum ist ständig mit Dialysat gefüllt. Die Wechsel erfolgen nachts mit Hilfe eines automatischen, programmierbaren Cyclers; tagsüber verbleibt die letzte Dialysatfüllung unausgetauscht im Peritoneum.
- Vorteile: ungehinderte Freiheit über Tag; gute Rehabilitation für beruflich aktive Patienten

und Kinder; etwas geringere Peritonitis- und Hernienrate.
- Nachteil: höhere Kosten und Materialaufwand für Systeme und Automat. Es ist nach wie vor umstritten, ob unter der APD (automatische Peritonealdialyse) es zu einem rascheren Verlust der Nierenrestfunktion kommt als unter der CAPD.

Nächtliche intermittierende Peritonealdialyse (NIPD)

Die Bauchhöhle bleibt tagsüber dialysatfrei, nächtliche Dialysatwechsel werden mit einem Cycler durchgeführt. Als Kompensation für die fehlende Behandlungszeit während des Tages muss die Zahl der Wechsel in der Nacht gegenüber der CCPD erhöht werden.
- Vorteile: Das Verfahren ist v. a. für Patienten mit einer hohen peritonealen Permeabilität geeignet (schnelle Transporter). Der rasche Stofftransport ermöglicht eine ausreichende Clearance auch bei kürzerer Dialysatverweilzeit, ein Volumenentzug bleibt auch bei hoher Glukoseresorptionsrate erreichbar.
- Nachteil: Notwendigkeit einer Maschine und damit verbunden höhere Kosten; u. U. nicht ausreichende Volumen- und Blutdruckkontrolle; die Clearance gerade größerer Moleküle (z.B. Kreatinin, Mittelmoleküle) ist schlechter als bei den o. g. Verfahren.

Nächtliche Tidal-Peritonealdialyse (NTPD)

Die genannten Standardverfahren sind mitunter für Patienten mit einer niedrigen peritonealen Transportrate und/oder Verlust der renalen Restfunktion nicht ausreichend, um eine adäquate Dialyse zu gewährleisten. In diesen Fällen kann die Dialysedosis nur durch häufigere Dialysatwechsel und/oder höhere Dialysatvolumina erreicht werden. Dies verlangt praktisch immer die Verwendung eines Cyclers, da häufigere Dialysatwechsel während des Tages (> 4 mal) nicht praktikabel und zumutbar sind. Erhöhte Dialysatvolumina (2,5–3,0 l) werden mitunter wegen des intraperitonealen Druckanstiegs im Stehen schlecht toleriert. In diesen Fällen kann eine Volumenerhöhung während der Nacht durchgeführt werden, da im Liegen die intraperitonealen Drücke für jedes gegebene Dialysatvolumen niedriger liegen. Ein besonderes Verfahren hierfür ist die nächtliche Tidal PD (NTPD):

Das Peritoneum wird mit 2,5–3 l Dialysat gefüllt. Von diesem verbleiben 30–50 % konstant in der Bauchhöhle, während der Cycler 50–70% in raschen Wechseln austauscht. So lässt sich das pro Behandlung durchgesetzte Dialysatvolumen erheblich steigern (30–36 l). Unter der Vorraussetzung gleicher Dialysatvolumina ist die NTPD einer konventionellen IPD jedoch nur ebenbürtig. Insbesondere bei Patienten mit langsamem transperitonealem Stofftransport werden schlechtere Clearanceziele erreicht als mit einer klassischen APD (Vychytil et al. 1999).

- Vorteile: Die hohe Dialysatflussrate gewährleistet hohe Diffusionsgradienten zwischen Dialysat und Blut. Das verbleibende Volumen ermöglicht einen Stoffaustausch auch während der Aus- und Einlaufzeiten. Dies führt zu einer hervorragenden Clearance v. a. kleiner Moleküle.
- Nachteile: Die Gesamtclearance für größere und mittlere Moleküle ist mitunter nicht ausreichend, wenn das Abdomen tagsüber leer bleibt; hoher technischer Aufwand; Voraussetzung ist eine einwandfreie Katheterfunktion; hohe Kosten.

Modifikationen

Verschiedene Modifikationen der oben aufgeführten Regime sind beschrieben, z. B.:

- DAPD (»daytime ambulatory peritoneal dialysis«); eine CAPD mit dialysatfreiem Peritoneum während der Nacht: bei Patienten mit raschem Transport, um eine bessere UF durch kürzere Wechselintervalle tagsüber und die fehlende Volumenzufuhr nachts zu erreichen.
- Intermittierende PD (IPD): 2–3wöchentliche Dialysebehandlungen über ca. 15 h mit Hilfe eines Cyclers. Diese Methode ist heute weitestgehend verlassen, da die erzielten Clearancewerte meist den Anforderungen an eine adäquate Dialyse nicht genügen.

Adäquate PD und Festlegung des Behandlungsregimes

Folgende Grundregeln sollten bei der Festlegung des Dialyseregimes, v. a. für die automatische Behandlung berücksichtigt werden:

> **Grundregeln (nach Blake 1996)**
> - Die Steigerung des Dialysatvolumens/Wechsel steigert die Clearance mehr, als wenn die gleiche Volumensteigerung mit einer Erhöhung der Wechselzahl erreicht wird (4 mal 2,5 l ist besser als 5 mal 2 l).
> - Je länger die nächtliche Zeit bei automatischer Behandlung umfasst, desto besser die PD.
> - Die Erhöhung der Austauschfrequenz pro Zeiteinheit verbessert nicht immer die Clearance kleinmolekularer Solute, da die Aus- und Einlaufzeit der Äquilibrationszeit verloren geht (v. a. bei langsameren peritonealen Transportern).

Wie für die Hämodialyse konnte auch bei der PD ein Zusammenhang zwischen der erzielten Clearance als Maß der verabreichten »Dosis«-Dialyse und dem Langzeitüberleben der Patienten gezeigt werden. Besonders die Ergebnisse der CANUSA-Studie (CANUSA Study group 1996) konnten dies eindrücklich belegen.

In dieser großen, prospektiven Untersuchung an 680 PD-Patienten in Canada und USA (daher der Name Can-USA) dokumentierten die Autoren eine eindeutige Beziehung zwischen der erzielten Gesamtclearance (peritoneale Clearance und renale Restclearance) und dem Patientenüberleben. Zugleich zeigte sich die entscheidende Bedeutung der renalen Restfunktion für die Gesamtclearance. Der Rückgang der Gesamtclearance im Verlauf der Studie war fast ausschließlich der nachlassenden Nierenfunktion zuzuschreiben. Der Beitrag auch einer geringen Restfunktion ist für die erzielte Gesamtclearance entscheidend, da bei vollständiger Anurie die peritoneale Clearance in einigen Fällen nicht ausreicht, um das notwendige Quantum Dialyse zu erzielen. Eine glomeruläre Filtrationsrate von 1 ml/min (korrigierte Kreatinin-Clearance) bedeutet einen Zugewinn von 10 l/Woche Kreatinin-Clearance!

Weiter zeigte diese Studie klar, dass es keinen oberen Grenzwert gibt, über den hinaus eine weitere Steigerung der erzielten Gesamtclearance keine Verbesserung des Patientenüberlebens mit sich bringt. Das bedeutet:

❗ **Ziel der Behandlung muss die größtmögliche Gesamtclearance sein.**

Die amerikanische National Kidney Foundation hat in den vergangenen Jahren Richtlinien zur quantitativen und qualitativen Optimierung der Peritonealdialyse herausgegeben und dabei die Clearanceziele entsprechend dem aktuellen Stand wissenschaftlicher Erkenntnisse oder Expertenmeinungen zusammengestellt (K-DOQI Guidelines). Entsprechende Richtlinien wurden von der European Renal Association erarbeitet. Obwohl nicht in allen Punkten gesicherte Daten die Empfehlungen untermauern, haben die Richtlinien doch weite Akzeptanz gefunden (◘ Tab. 14.1). Im Folgenden werden die wichtigsten Leitlinien zusammengefasst, wobei in erster Linie auf die European Best Practice Guidelines der ERA-EDTA Bezug genommen wird (European Best Practice Guidelines on Peritoneal Dialysis 2005):

— Die Bestimmung der Cl_{Crea} (l/Woche), der Harnstoff-Clearance (Kt/V), des PET-Tests und der Ultrafiltration erstmalig ca. 4 Wochen nach Beginn der Therapie. Die Zielwerte für Clearance und Ultrafiltration beziehen sich ausschließlich auf die über die Peritonealdialyse erzielten. Das Urinvolumen und die renale Harnstoff-Clearance werden davon abgezogen. Das minimale $Kt/V_{Harnst.}$-Ziel ist 1,7/Woche,

das minimale Ultrafiltrationsvolumen 1 l/Tag. Bei erhaltener renaler Restfunktion kann die Clearance und das Urinvolumen auf die Gesamtclearance angerechnet werden. Falls diese Therapieziele nicht erreicht werden, wird eine regelmäßige, sorgfältige Überwachung des Patienten empfohlen und bei Zeichen der Überwässerung, der Urämie oder Malnutrition eine entsprechende Umstellung der Therapie. Einige Patienten unter der APD laufen bei häufigen kurzen Wechseln Gefahr, keine ausreichende Kreatinin-Clearance zu erreichen. In diesen Fällen muss zusätzlich zu einem Kt/V von 1,7/Woche eine Cl_{Crea} von 45 ml/Woche/1,73 m² erzielt werden.

— Die Ausgangsbestimmung der erzielten Clearance, des Kt/V und der Ultrafiltration soll nach ca. 4 Wochen an der Peritonealdialyse erfolgen. Die renale Restausscheidung muss fortlaufend, z.B. in 2-monatigen Abständen kontrolliert werden (K-DOQI). Die Clearancewerte sind 1–2-mal/Jahr zu kontrollieren.

Praktisches Vorgehen bei der Festsetzung des PD-Regimes

Zur Festsetzung des Dialyseregimes benötigt man folgende Angaben:
— Art des peritonealen Transporttyps,
— aktuelle peritoneale und renale Solutaclearance,
— Körperoberfläche des Patienten.

Anhand dieser Daten lässt sich die aktuelle Gesamtclearance (normiert auf 1,73 m² Körperoberfläche) errechnen oder mit Hilfe entsprechender kommerziell erhältlicher Computerprogramme

◘ **Tab. 14.1.** Clearance-Richtlinien für eine adäquate Peritonealdialyse. (Nach Blake et al. 1996)

Kreatinin-Clearance [l/Woche/1,73 m²]	KT/V[1] [Woche]	Beurteilung
< 49	< 1,7	PD-Stopp?
50–59	1,7–1,89	Grenzwertig
60–69	1,9–2,09	Akzeptabel
> 70	> 2,09	Wünschenswert

[1] zu Bedeutung und Berechnung der Harnstoff-Clearance als KT/V s. Abschn. 2.2.2

ein für die gegebenen Umstände optimiertes Behandlungsschema festlegen.

Um die oben dargestellten Clearanceziele zu erreichen, wird bei der Mehrzahl der Patienten eine Änderung des herkömmlichen 2-mal-4-l-Dialyseregimes nötig:

- Füllungsvolumen: 2,5 l Dialysat/Wechsel wird die bevorzugte Menge bei CAPD und Cyclerbehandelten Patienten sein. 3 l sollen nur bei Patienten mit einer Körperoberfläche von > 2 m² eingesetzt werden. **Cave:** Gefahr von Hernien bei großen Volumina, gesteigerte Glukoseresorption.
- Zusätzliche Wechsel: CAPD-Patienten ohne Nierenrestfunktion werden einen zusätzlichen Wechsel über Nacht brauchen. Es stehen speziell dafür einfach zu bedienende Apparate zur Verfügung, die diesen Austausch automatisch durchführen. Bei Patienten mit Cyclerbehandlung ist fast generell eine Dialysatfüllung der Bauchhöhle über Tag notwendig (»Wet day«).
- Niedrigtransporter: Bei Patienten mit niedrigem peritonealem Solutatransport und fehlender Nierenrestfunktion ist eine adäquate PD-Behandlung nicht zu erreichen.

> ⊗ **Pflege**
> **Praktisches Vorgehen bei der Festlegung des PD-Regimes:**
> - 1) 24 h Sammlung von Urin und Dialysat: PET; Bestimmung der Körperoberfläche (z. B. anhand von Normogrammen).
> - 2) Bestimmung der aktuellen Gesamtclearance (peritoneal und renale Restfunktion) und des peritonealen Transporttyps.
> - 3) Festlegung des erfoderlichen Wechselregimes entsprechend Computersimulation oder im Vergleich mit Literaturangaben (K-DOQI 2005, EBPG 2005) unter Berücksichtigung der Lebensqualität des Patienten.
> - 4) Regelmäßige Nachkontrollen der Gesamtclearance, der renalen Restfunktion, des Eiweißkatabolismus und gelegentlich des PET-Tests (4-monatlich oder spätestens einen Monat nach Änderung des Dialyseregimes).

Bewertungskriterien

Die Festlegung der Clearanceziele beruht auf der Prämisse, dass die peritoneale Clearance der renalen hinsichtlich der Bedeutung für die Korrektur der urämischen Situation gleichzusetzen ist. Diese Annahme ist jedoch bislang nicht durch wissenschaftliche Daten belegt und wurde in neueren Untersuchungen in Zweifel gezogen. Patienten ohne Nierenfunktion werden darüber hinaus an der PD eher ausreichende $Kt/V_{Harnst.}$ erzielen als eine entsprechende Kreatinin-Clearance (höherer peritonealer Harnstofftransport).

Bei entsprechenden Diskrepanzen muss v. a. auch der klinische Gesamteindruck entscheiden, ob das Dialyseregime geändert werden soll oder nicht.

> ❗ **Es versteht sich von selbst, dass bei der Festlegung des Behandlungsschemas v. a. auch der Aspekt der Lebensqualität des Patienten Berücksichtigung finden muss.**

14.5 Lösungen und Systeme

14.5.1 Konventionelle Lösungen

Dialysatlösungen für die PD werden heute durchweg in klaren, flexiblen Plastikbeuteln (PVC) zu 0,5- bis 3-l-Volumen geliefert. Die Beutel fassen bis zum Doppelten des eigentlichen Füllvolumens, um ein ausreichendes Reservevolumen für das beim Auslauf anfallende Ultrafiltrat zu gewährleisten. Die Dialysatlösung ist eine klare, meist zuckerhaltige und gepufferte Elektrolytlösung.

Zusammensetzung der konventionellen Dialysatlösungen

Natrium:	130–140 mmol/l
Kalium:	0 oder 2 mmol/l
Kalzium:	1,25–1,75 mmol/l
Magnesium:	0,25–1,25 mmol/l
Chlorid:	96–102 mmol/l
Laktat:	35–40 mmol/l
pH:	5,5
Glukose:	1,5; 2,3; 4,25 g/dl

❗ Die Patienten müssen sich vor jeder Benutzung eines Dialysatbeutels von dessen Unversehrtheit überzeugen und die Klarheit der Lösung am besten durch Betrachtung des Beutels bei seitlich einfallendem Licht prüfen. Trübe, undichte oder über das Verfallsdatum gelagerte Lösungen dürfen nicht mehr verwendet werden.

Puffer. In der klinischen Routine kam bislang überwiegend Laktat als Puffersubstanz zum Einsatz. Laktat wird hepatisch metabolisiert, wobei sich Bicarbonat bildet. Die Verwendung von Acetat wurde verlassen, nachdem diese Substanz mit dem progredienten Verlust der peritonealen Transportfunktion und der Entwicklung einer sklerosierenden Peritonitis in Verbindung gebracht wurde (zur Verwendung von Bicarbonat als Puffer s. unten).

Glukose. Glukose wird den Lösungen als osmotisch wirksames Agens zugesetzt. Die unterschiedlichen Konzentrationen helfen, eine den individuellen Bedürfnissen angepasste UF zu erzielen. Um eine Karamellisierung der Glukose bei der Hitzesterilisation zu vermeiden, muss die Lösung in einen unphysiologisch sauren pH-Bereich gebracht werden.

Erwärmung

Die Dialysatlösungen sind gebrauchsfertig. Um Beschwerden beim Einlauf zu vermeiden, ist es jedoch ratsam, die Lösungen vor dem Einlaufen auf Körpertemperatur anzuwärmen. Die geeignetste Methode ist eine Wärmeplatte, wie sie von allen Herstellern angeboten wird. Mitunter kommen auch Mikrowellenöfen zur Anwendung. Sie bergen jedoch das Risiko der Überhitzung mit nachfolgenden intraabdominellen Schmerzen bis hin zu Verbrennungen. Darüber hinaus erfolgt die Erwärmung oft ungleichmäßig, chemische Veränderungen der Lösung z.B. durch sog. »hot spots« sind möglich.

14.5.2   Alternative Dialysatlösungen

Mängel herkömmlicher Lösungen

Vor allem die hohen Glukosekonzentrationen und der unphysiologische pH-Wert der Dialysate werden für deren Bioinkompatibilität verantwortlich gemacht. Die Glukoseresorption aus dem Peritoneum deckt bis zu einem Drittel des täglichen Kalorienbedarfs eines PD-Patienten. Dies führt häufig zu:

- Hyperglykämie und Hyperlipidämie,
- Adipositas,
- erhöhtem Insulinbedarf und
- beschleunigter Atheromatose.

Die relativ rasche Resorption resultiert in einem UF-Verlust. Intraperitoneal wirken sich sowohl die hohe Glukosekonzentration als auch der niedrige pH-Wert und die hohe Laktatkonzentration auf die Funktion der peritonealen Zellen(-Mesothelien), der Fibroblasten und der Makrophagen aus. Dies kann zu einer verminderten Reaktionsfähigkeit gegenüber eindringenden Keimen sowie zu einer Aktivierung fibrotischer Umbauprozesse führen. Die nichtenzymatische Glykolierung von verschiedensten Molekülen durch die Exposition gegenüber hohen Glukosekonzentrationen mag ein weiterer Faktor sein, der die peritoneale Fibrose und den Funktionsverlust begünstigt.

Wirkungen alternativer Substanzen

Alternative Osmotika wurden entwickelt:

❗ Lösungen mit Aminosäuren und Glukosepolymeren haben unter den alternativen Osmotika die besten Ergebnisse gezeigt.

- Aminosäuren sind gut biokompatibel und können u. U. einen zusätzlichen Vorteil bei malnutritierten Patienten haben.
- Glukosepolymere weisen bei Isoosmolarität mit dem Plasma aufgrund ihrer kolloidosmotischen Eigenschaften eine langanhaltende osmotische Wirkung auf. Die resorbierten Moleküle werden zu Maltose abgebaut und führen zu einer Erhöhung der Serummaltosespiegel im Blut, deren langfristige Relevanz bislang noch unklar ist.
- Inzwischen haben sich diese Lösungen im Alltag bei zahlreichen Patienten bewährt. Sie ermöglichen dank ihrer langanhaltenden osmotischen Wirkung eine UF auch bei langen Verweilzeiten, z.B. unter der CCPD als Tagbeutel.

- Unter der Sterilisation glukosehaltiger Lösungen entstehen mit konventionellen Verfahren Glukoseabbauprodukte und nichtenzymatisch glykierte Endprodukte (AGE), deren toxische Effekte auf die peritoneale Membran unter in vitro-Bedingungen und auch in Tiermodellen gezeigt werden konnte. Glukose-Abbauprodukte (GDP) verstärken die pathologische Gefäßneubildung (Angioneogenese), fördern fibrosierende Prozesse in der peritonealen Membran und führen auch systemisch zu einer erhöhten Konzentration von GDP. In klinischen Studien wird derzeit der Langzeiteffekt dieser Lösungen auf die peritoneale Membran und die residuale Nierenfunktion getestet.
- Bicarbonat-/Laktatlösungen haben als Puffer die Verwendung reiner Laktatlösungen heute weitgehend verdrängt. Bicarbonat-/Laktathaltige Lösungen haben einen physiologischen pH, woraus eine geringere Zytotoxizität in vitro resultiert.
- Langzeitergebnisse zeigen eine gute Toleranz. Klinische Studien mit reinen Bicarbonatlösungen scheinen demgegenüber keinen gesicherten Vorteil im klinischen Alltag zu haben. Welcher Faktor für die Verbesserung der Biokompatibilität und den Erhalt der Langzeitfunktion des Peritoneums ist, der physiologische pH oder die reduzierte Konzentration von GDP ist offen.

Veränderte Elektrolytzusammensetzung

Die meisten Hersteller bieten heute Dialysate mit einer veränderten Elektrolytzusammensetzung an. Gründe:

- In vielen Fällen kommt es bei PD-Patienten unter der Einnahme kalziumhaltiger Phosphatbinder zu einer Hyperkalzämie. Dies kann den Einsatz von Dialysaten mit einem erniedrigten Kalziumgehalt (1,25 oder 1,0 mmol/l) notwendig machen.
- Niedrigere Natriumkonzentrationen sind besonderes indiziert, wenn rasche Wechsel eine hohe UF erzielen sollen (z. B. automatische PD). Die dabei drohende Gefahr einer Hypernatriämie verlangt mitunter den Einsatz derartiger hypotoner Lösungen.

14.5.3 Überleitungssysteme

Der Dialysatbeutel wird mittels eines Überleitungssystems an den PD-Katheter konnektiert. Die Art der Konnektoren (Spike, Safe-Lock-/Stay-Safe-System, usw.) ist je nach Hersteller unterschiedlich. Adapter, die im Notfall die Verwendung von Dialysaten und Konnektoren anderer Hersteller ermöglichen, sind kommerziell erhältlich. Für die CAPD stehen verschiedene dieser Überleitungssysteme zur Auswahl. Grundsätzlich müssen bei jedem Dialysat- und Beutelwechsel wichtige Richtlinien beachtet werden.

⊗ Pflege

Grundregeln für den Dialysat- und Beutelwechsel

- Vor dem Wechsel muss sich der Patient vergewissern, dass der neue Dialysebeutel auch die richtige Lösung enthält und dass das Verfallsdatum nicht überschritten ist (Kontrolle der Etikette).
- Die Dialysatbeutel müssen klar und unbeschädigt sein. Suspekte Lösungen oder Beutel mit einem Leck dürfen nicht verwendet werden.
- Der Wechsel muss unter sterilen Vorkehrungen verlaufen, um das Einschleppen von Keimen in die Bauchhöhle während der Öffnung des Systems zu vermeiden.
- Gründliches Händewaschen, Tragen eines Mundschutzes und steriler Handschuhe sollten obligat sein.

Die sterile Durchführung der einzelnen Wechselschritte wird trainiert. Die strikte Einhaltung dieser Maßnahmen ist die beste Prophylaxe gegen eine bakterielle Peritonitis. Man unterscheidet folgende Systeme:

— Standardsystem mit geradem Überleitungsstück: Diese Systeme werden aufgrund ihrer deutlich höheren Peritonitisraten heute praktisch nicht mehr verwendet und sind nur der Vollständigkeit halber erwähnt.

— Disconnektsystem mit Y-Schlauch (◘ Abb. 14.10a–c).

Der Vorgang des Dialysatwechsels erfolgt in Abhängigkeit des Überleitungs- und Konnektionssystems. Aufgrund der vielen verschiedenen Systeme auf dem Markt wird auf eine detaillierte Beschreibung der Abläufe an dieser Stelle verzichtet und auf die Empfehlungen und Schulungsanweisungen der verschiedenen Hersteller verwiesen.

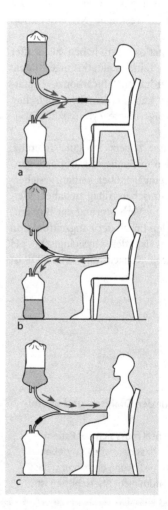

◘ **Praxis**

Disconnectsystem
(Y-Set, O-Set; ◘ Abb. 14.10a–c)
Ein Y-förmiges Schlauchsystem wird mit dem kurzen »Stamm« an ein kurzes Verlängerungsstück, das mit dem Katheter des Patienten verbunden ist, konnektiert. Die anderen beiden Enden werden mit einem frischen Dialysatbeutel und einem leeren Auffangsack verbunden. Mittels dreier Rollerklemmen oder ähnlicher Schaltsysteme können Aus- und Einlauf reguliert werden.
Es wird zunächst bei noch verschlossenem Katheter das System mit ca. 50–100 ml frischem Dialysat »geflusht«, d. h. frisches Dialysat aus dem Beutel läuft zunächst direkt in den Auslaufbeutel. Auf diese Weise werden bei der Konnektion möglicherweise eingeschleppte Bakterien wirkungsvoll aus dem Schlauchsystem gewaschen. Der Patient verschließt dann den Einlaufschenkel und drainiert zunächst das Peritoneum in den Auslaufbeutel; dann kann das frische Dialysat einlaufen.
Nach dem Wechsel kann das Überleitungssystem vom Katheter abgetrennt werden; der Patient braucht während der Verweilzeit keinen Beutel mit sich zu tragen.

◘ **Abb. 14.10a–c.** Beutelwechsel mit dem Disconnect-(Y-)System

⊘ Dialysatwechsel Doppelbeutelsystem

Vorbereitung des Raumes
Der Wechsel soll in einem geschlossenen, sauberen Raum erfolgen, wenn möglich mit Waschgelegenheit. Haustiere sollen keinen Zugang hierzu haben. Verschließen aller Türen und Fenster (*Cave:* Kontaminationsgefahr durch im Luftzug herumgewirbelte Keime).

Vorbereitung der benötigten Gegenstände auf der Arbeitsfläche
Wärmeplatte, Infusionsständer, Federwaage, Mundschutz, Handschuhe (steril), Händedesinfektionslösung, neuer Dialysatbeutel, Schlauchhalter, Verbandschere, Pflaster zum Fixieren.

Durchführung:
- Neuen Dialysatbeutel auf Unversehrtheit, Verfallsdatum, Klarheit prüfen, auf Wärmeplatte erwärmen.
- Mundschutz anlegen; Hände gründlich (3 min) waschen und mit Einmalhandtuch trocknen. Wasserhahn möglichst mit Handtuch abdrehen.
- Katheterfixierung lösen.
- Hände gründlich mit Desinfektionslösung desinfizieren.
- Neuen Dialysatbeutel auf die Arbeitsfläche legen und obere Schutzfolie abziehen.
- Handschuhe steril anziehen.

- Y-Schlauch aus der Verpackung nehmen, Verschlusskappe entfernen und in Schlauchhalter einlegen.
- Katheter und Rest des alten Überleitungsstücks (abgeschnitten) trennen, altes Überleitungsstück verwerfen und Katheter und neues Y-Stück konnektieren. (Besonders auf steriles Vorgehen achten, Konnektorinnenseiten, Ränder nicht berühren!)
- Neuen Beutel an Infusionsständer (hoch) hängen, Leerbeutel tief hängen oder auf den Boden legen.
- Klemme zwischen neuem Dialysat und Katheter schließen, zwischen Leerbeutel und Katheter öffnen, gebrauchtes Dialysat aus der Bauchhöhle in Leerbeutel drainieren.
- Nach Ende des Auslaufs kurzen Y-Schenkel zu Katheter und Bauchhöhle schließen, frischen Dialysatbeutel öffnen und System mit ca. 100 ml Dialysat »flushen«.
- Schenkel zum Leerbeutel schließen, Verschluss am kurzen Y-Schenkel zur Bauchhöhle öffnen und frisches Dialysat einlaufen lassen.
- Nach dem Einlauf kurzen Schenkel des Überleitungsstücks schließen und Schlauchsystem abtrennen. Katheter wie gewohnt fixieren.
- Leerbeutel auf Klarheit prüfen, wiegen und protokollieren [Eigengewicht des Beutels (ca. 100 g) und Flushvolumen abziehen].

Wechselgeräte

Die meisten Anbieter offerieren heute eine Möglichkeit, die Wechsel mit Hilfe einer mechanischen Wechselvorrichtung durchführen zu lassen (z.B. Stay-Safe®-System oder UV-Flash, bei dem die Konnektionsteile während des Wechsels mit UV-Licht bestrahlt und somit evtl. kontaminierende Keime abgetötet werden). Dies kann v.a. gehandicapten Patienten, ja sogar blinden, die Durchführung der PD ermöglichen und das Risiko einer Peritonitis reduzieren.

Eine besondere Form dieser Wechselgeräte ist das UV-Flash-Gerät. Bei diesem Gerät werden die Konnektionsteile während des Wechsels durch UV-Licht bestrahlt und somit evtl. kontaminierende Bakterien abgetötet.

Cycler

 Cycler sind Maschinen, die den Dialysataus- und -einlauf automatisch durchführen.

Der Patient schließt sich in der Nacht an einen Cycler an, der dann während der Nachtruhe je nach Programmeinstellung 4–5 (oder falls erforderlich mehr) Dialysatwechsel durchführt. Die erforderlichen Dialysatbeutel werden zuvor an der Maschine installiert und mit einem speziellen Schlauchsystem verbunden, das den Zugriff auf bis zu 8 Beutel ermöglicht. Die Lösungen sind identisch mit denen für die manuelle PD. Es können allerdings großvolumigere Beutel (3–5 l) angehängt werden, da der Cycler das Einlaufvolumen automatisch reguliert. Ein- und Auslauf erfolgen aus Sicherheitsgründen durch die Schwerkraft, in neueren Systemen auch mit einer druckkontrollierten Pumpe. Die Lösung wird vor dem Einlaufen in einem Reservoirbeutel vorgewärmt.

Die Maschinen überwachen Ein- und Auslaufvolumen, geben optischen und akustischen Alarm und stoppen den weiteren Austauschprozess, falls es zu irgendwelchen Unregelmäßigkeiten kommt. Am nächsten Morgen kann das Peritoneum mit einem letzten Dialysatbeutel gefüllt werden, der über Tag in der Bauchhöhle verbleibt (CCPD) oder auch leer belassen werden kann (NIPD).

14.6   Komplikationen

Im folgenden Abschnitt werden die wesentlichen Komplikationen der PD behandelt, soweit es sich nicht um rein mechanische, katheterassoziierte Probleme (bes. Exit-site- und Tunnelinfekt, wie in ▶ Kap. 14.3.5 dargestellt) handelt.

14.6.1   Peritonitis

Obwohl die Häufigkeit der Peritonitis in den letzten Jahren im Zuge verschiedener technischer Verbesserungen deutlich gesenkt werden konnte, stellt sie nach wie vor die Hauptkomplikation der PD-Behandlung dar. Sie ist zugleich einer der häufigsten Gründe für das technische Versagen der Methode.

Pathophysiologie

Das Peritoneum verfügt über eine Reihe von Systemen, die eine primäre Infektabwehr ermögli-

chen. So gibt es Hinweise darauf, dass nicht aus jeder bakteriellen Kontamination der Bauchhöhle zwangsläufig eine Peritonitis entstehen muss:
- Eine durchschnittliche Peritonitisrate von etwa einer Episode alle 18 Monate (0,67/Behandlungsjahr) gilt als Mindeststandard entsprechend den Richtlinien und Empfehlungen der International Society of Peritoneal Dialysis (2005). Deutlich niedrigere Raten (0,29–0,23/Jahr) werden berichtet.
- Bei intermittierenden Verfahren liegen die Infektraten noch tiefer, am ehesten aufgrund der geringeren Zahl der Wechsel.

❗ **Das Verhältnis zwischen lokalen Abwehrmechanismen und Zahl und Virulenz der eindringenden Erreger ist für die weitere Entwicklung entscheidend.**

Zu den lokalen Abwehrsystemen gehören:
- der lymphatische Abtransport der Erreger,
- die Opsonierung der Keime durch Immunglobuline, Komplementfaktoren und Fibronectin, Makrophagen, neutrophile Granulozyten und Lymphozyten,
- das Mesothel selbst, das durch die Synthese immunregulierender Stoffe (Zytokine, Lymphokine, Prostaglandine) zur Regulation der antibakteriellen Antwort beiträgt.

Einige dieser Funktionen und Systeme scheinen im Stadium der Urämie und durch die zytotoxischen Eigenschaften des Dialysats unter der PD beeinträchtigt zu sein.

Kontaminationsquellen

Folgende Kontaminationsquellen sind möglich:
- In den meisten Fällen entwickelt sich die Infektion über das Katheterlumen in die Bauchhöhle. Die Bakterien gelangen dabei während des Beutelwechsels in das Schlauchsystem. Die wirksamste Prophylaxe gegen diese Art der Kontamination sind die genaue Einhaltung der Sterilitätsvorschriften beim Dialysatwechsel und die Verwendung neuer Schlauch- und Konnektionssysteme und mechanischer Wechselhilfen (z.B. Y-System, UV-Flash).

- Die zweithäufigste Kontaminationsquelle ist eine bakterielle Besiedelung der Katheteraustrittsstelle. Entlang des Katheterverlaufs gelangen die Erreger in die Bauchhöhle.
- Seltener entsteht eine Peritonitis durch eine Durchwanderung von Darmkeimen (z.B. Appendizitis, Divertikulitis, Cholezystitis) oder im Zuge einer intestinalen Perforation (z.B. Divertikel).
- Auch Peritonitiden durch hämatogene bakterielle Aussaat oder durch aszendierende Keime aus dem Vaginaltrakt werden beschrieben. Entsprechend dem Infektionsweg findet sich ein charakteristisches Keimspektrum:
  - intraluminal (Hautkeime):. Staphylococcus epidermidis, Staphylococcus aureus, Acinetobacter;
  - periluminal: Staphylococcus epidermidis, Staphylococcus aureus, Pseudomonas, Proteus, Hefe (Exit-site-Tunnelinfekt);
  - transmural (Darmflora): häufig mehrere Organismen, Anaerobier, Pilze;
  - aszendierend: Pseudomonas, Hefe.

Selten, aber therapeutisch und diagnostisch schwierig, sind mykobakterielle Peritonitiden.

Symptome

Die häufigsten Symptome einer Peritonitis sind:
- Bauchschmerzen,
- Übelkeit und Erbrechen,
- Singultus,
- Fieber,
- Diarrhö.

❗ **Im Falle entsprechender Beschwerden muss der Patient immer mit einem raschen Dialysatauslauf nach dem typischen Zeichen einer Peritonitis suchen: der Trübung der Dialysatlösung (99 % aller Fälle).**

Diese Trübung kommt durch die infektbedingte erhöhte Zellzahl (Leukozyten) in der Lösung zustande. Bei der klinischen Untersuchung findet sich zudem meist ein abdomineller Druckschmerz (80%), mitunter mit Abwehrspannung (10–50%) und Fieber, in ca. einem Viertel der Fälle auch eine periphere Leukozytose.

Diagnose

Zur Sicherung der Diagnose »Peritonitis« werden mindestens 2 der 3 folgenden Kriterien gefordert:
- klinische Symptome und Zeichen der Peritonitis (Schmerzen, Übelkeit, Erbrechen, Fieber);
- trübes Dialysat mit > 100 Zellen/ml, von denen meist > 50% neutrophile Granulozyten sind;
- Nachweis von Bakterien in der Gram-Färbung oder Kultur.

Laboruntersuchung. Normalerweise soll zur Bestimmung der Zellzahl und Gewinnung der Kulturen der erste trübe Beutel verwendet werden: Der Patient muss ihn daher zur Untersuchung mitbringen. Die genaue Bestimmung der Zellzahl und deren Differenzierung sind ratsam, da die Zellzahl einen wichtigen Verlaufsparameter darstellt und eine Trübung differenzialdiagnostisch auch in seltenen Fällen durch Fibrin oder Chylus hervorgerufen werden kann. Hierfür genügt ein 10 ml Röhrchen natives Dialysat zum Zählen der Zellen in der Zählkammer vor Ort sowie ein 10 ml Serumröhrchen für die maschinelle Bestimmung und Differenzierung der Zellen.

Der Nachweis von überwiegend Monozyten im Dialysat kann auf eine (seltene) mykobakterielle Infektion hinweisen, wird aber auch bei sog. eosinophilen Peritonitiden gefunden (s. unten).

Für die bakterielle Diagnostik ist ein ausreichend großes Volumen Dialysat zur Analyse vorzubereiten. Bewährt hat sich in dieser Hinsicht, mindestens 4 Blutkulturflaschen mit je 10 ml aus dem ersten trüben Beutel zu beimpfen, je 2 aerob und anaerob, wobei die Flaschen, wenn sie in den Versand gehen, noch nicht belüftet werden müssen. Darüber hinaus kann es sinnvoll sein, Dialysat zusätzlich unter sterilen Bedingungen zu zentrifugieren oder zum Zentrifugieren und Kultivieren des Pellets zu versenden (z.B. 2 × 30 ml).

- Die Gramfärbung aus dem gleichen Präparat kann die bakteriologische Diagnostik deutlich beschleunigen, da sie innerhalb weniger Minuten erste Anhaltspunkte bietet, ob es sich um grampositive (zumeist Staphylokokken) oder gramnegative Erreger (z. B. Darmkeime) handelt. Dies hat Einfluss auf die Wahl des Antibiotikums. Sie ist schnell mit geringem technischem Aufwand durchzuführen, zeigt jedoch nur in 20–30% aller Fälle ein verwertbares Ergebnis.

- Aufwendiger, zuverlässig, aber selten routinemäßig angewendet ist der Limulus-Test zum Nachweis von bakteriellen Endotoxinen als sensitiver Nachweis gramnegativer Erreger.

Klinische Untersuchung. Immer gehört eine sorgfältige klinische Untersuchung zur Diagnostik dazu, um Hinweise auf evtl. Komplikationen oder zugrunde liegende abdominelle Erkrankungen zu erhalten. Die Untersuchung des Tunnelverlaufs und der Katheteraustrittsstelle erfolgt zum Ausschluss eines Tunnel- oder Exit-site-Infekts als Auslöser der Peritonitis. Der Tunnelverlauf lässt sich auch gut mittels Ultraschall darstellen. Der Nachweis einer Flüssigkeitslamelle oder von Abszesshöhlen um den Katheter herum sind Hinweise für das Vorliegen eines Tunnelinfektes.

Therapie

Die Mehrzahl der Peritonitiden, v. a. wenn sie rasch der Diagnostik und Behandlung zugeführt werden, spricht gut auf eine antibiotische Behandlung an.

- Schwerere Verläufe werden mitunter bei Staphylococcus-aureus-Peritonitis beobachtet, die zu intraabdominaler Abszessbildung neigt und nicht selten einen langwierigen Verlauf nimmt. Die Fähigkeit der Staphylokokken, intrazellulär in Makrophagen zu überleben, hat häufig Rezidive zur Folge. Der Einsatz intrazellulär wirksamer Antibiotika (Rifampicin) ist in solchen Fällen empfehlenswert.
- Pseudomonasinfekte sprechen ebenfalls oft schlecht auf eine Antibiose an, gehen gerne mit intraabdominellen Abszessen einher und machen eine Entfernung des Katheters erforderlich.
- Mischinfekte mit Darmkeimen, v. a. mit Anaerobiern, erfordern eine Suche nach einer intestinalen Quelle und deren (chirurgische) Sanierung.
- Exit-site- und Tunnelinfekte mit gleichzeitiger Peritonitis (gleicher Erreger) lassen sich ebenfalls nur durch eine Entfernung des Katheters sanieren, da die Bakterien in den Dakronmuf-

fen und an dem Katheter durch die Bildung eines Biofilms dem Zugriff durch Antibiotika entkommen.

- Im Falle von Pilzinfektionen wird ebenfalls die sofortige Katheterentfernung als das sicherste Mittel der Sanierung bevorzugt. Es finden sich jedoch zunehmend auch Hinweise, dass ein Behandlungsversuch im Falle einer Candidainfektion mit neueren Antimykotika (Fluconazol) erfolgreich sein kann.

Eine wiederholte Spülung der Peritonealhöhle durch mehrere schnelle Wechsel wird nicht empfohlen. Diese Maßnahme kann allenfalls in Fällen mit schwerer peritonealer Schmerzsymptomatik erwogen werden, um eine raschere Beschwerdefreiheit zu erreichen. Vor dem Einlauf des antibiotikahaltigen Dialysats sollte dann auch das Überleitungsstück erneuert werden, obwohl für die klinische Wirksamkeit dieser prophylaktischen Maßnahme bislang kein sicherer Beweis erbracht ist. In den dann einlaufenden Dialysatbeutel werden Antibiotika entsprechend der ersten bakteriellen Analyse gegeben.

Die Empfehlungen der International Society of Peritoneal Dialysis zur Behandlung der Peritonitis sind eine weithin anerkannte Leitlinie für den klinischen Alltag und wurden in den vergangenen Jahren immer wieder überarbeitet und aktualisiert. Die letzte Aktualisierung erfolgte 2005 (Piraino et al. Perit Dialysis Intern 2005, 25: 107–131). Im Gegensatz zu früheren Empfehlungen wird in der aktuellen Fassung an Stelle einer konkreten Therapieempfehlung der Stellenwert der lokalen Erfahrungen und Ergebnisse bei der Wahl der empirischen antibiotischen Therapie herausgehoben. Dabei wird auch noch einmal die Bedeutung einer langfristigen Dokumentation der Peritonitisraten und -erreger sowie Therapieerfolge an jedem einzelnen Zentrum deutlich. Die Experten verweisen darauf, dass sich die initiale Therapie, die meist noch ohne exakte Kenntnis des auslösenden Keims begonnen wird, sich nach zentrumsspezifischen Erfahrungen richten soll. Für gram-positive Organismen wird Vancomycin oder ein Cephalosporin empfohlen, bei gramnegativen Erregern gelten Drittgenerationscephalosporine und Aminoglykoside als Mittel der Wahl.

Verschiedene Antibiotika können ohne Wirkungsverlust in Dialysatbeuteln gemeinsam appliziert werden. Das gilt für Vancomycin, Aminoglykoside und Cephalosporine. Vorsicht ist bei einer Mischung von Penicillinen und Aminoglykosiden geboten. Die meisten Antibiotika sind bei Raumtemperatur in den Dialysaten stabil über mehrere Tage, so dass auch bei ambulanter Therapie eine Applikation im Zentrum erfolgen und der Patient die vorbereiteten Beutel zu Hause anwenden kann. Auch wenn nicht in allen Fällen sichere Daten vorliegen, so erscheint die einmalige tägliche i.p.-Applikation für eine wirksame Therapie ausreichend, eine Gabe mit jedem Beutelwechsel nicht erforderlich. Das antibiotikahaltige Dialysat muss aber eine mindestens 6-stündige i.p.-Verweilzeit haben. Aus Gründen der Toxizität ist insbesondere bei Aminoglykosiden nur die einmalige tägliche Applikation zu wählen. Dosierungsempfehlungen finden sich detailliert in der Literatur (Perit Dialysis Intern 2005; 25: 107 – 31).

Bei noch nicht gesichertem Erreger wird die begonnene Antibiose fortgeführt, bis ein Kulturergebnis vorliegt. Die weitere Behandlung wird dann entsprechend angepasst. Der Patient setzt dann das übliche Wechselregime fort. Bei Patienten mit erhaltener Nierenrestfunktion wird eine Steigerung der üblichen Dosis um 25% für Antibiotika mit renaler Elimination empfohlen. Bei schnellen Transportern muss mit einer rascheren Elimination der Antibiotika gerechnet werden und im Zweifelsfall auch eine höhere Dosierung gewählt werden. Genaue Zahlen hierzu liegen aber nicht vor. Die Zugabe von je 1.000 i. E. Heparin zu jedem Beutel soll der Bildung von Fibringerinnseln und evtl. Verklebungen intraperitoneal vorbeugen.

Einige Erreger können besondere Probleme unter der Therapie machen. Coagulase negative Staphylokokken sind meist verursacht durch Kontaktkontamination und in der Regel gut empfindlich gegenüber der Therapie. Schwierigkeiten treten nur bei Methicillinresistenz auf. In diesen Fällen wird eine kontinuierliche Antibiotika Gabe in jedem Beutel empfohlen, um eine unzureichende Konzentration und damit die Gefahr einer Resistenzbildung zu vermeiden. Ähnliches gilt für S. aureus-Infekte. Peritonitiden mit diesen Erregern verlaufen häufig besonders schwer. Auf eine sorgfältige Untersuchung der Austrittsstelle und des Tunnelverlaufs als mögliche Eintrittspforte muss geachtet werden. In Methicillin-resistenten Fällen ist Vancomycin das Mittel der Wahl.

Bei Patienten mit rezidivierenden Staphylokokkenperitonitiden sollte, besonders wenn zugleich eine Besiedlung der Katheteraustrittsstelle mit demselben Erreger nachgewiesen werden kann, durch eine Abstrichuntersuchung der Nasenlöcher geprüft werden, ob der Patient ein chronischer Staphylokokkenträger ist. Prophylaktische Therapien mit antibiotischer Salbe (Mupirocin) oder systemischen Antibiotika (Rifampicin) können in diesen Fällen die Rezidivraten senken.

Pseudomonasinfektionen sind auch vielfach durch Katheterinfekte ausgelöst. Der Infekt ist besonders schwierig zu behandeln, eine Zweierkombination, z.B. Aminoglykosid und Quinolon p.o. oder Piperacillin i.p., sollte immer gewählt werden. Katheterwechsel wird vielfach erforderlich sein. Peritonitiden mit mehreren gramnegativen Erregern legen den Verdacht auf eine enterale Quelle (z.B. Darmperforation) nahe und müssen chirurgisch untersucht werden. Die Mortalität ist in diesen Fällen besonders hoch. Weitere Sonderfälle sind Peritonitiden durch Pilze oder Mycobakterien. Spezielle Untersuchungsmethoden sind erforderlich, die Katheterentfernung ist neben der antimykotischen oder antibakteriellen Therapie Mittel der Wahl.

Die Therapie sollte auch bei günstigem Verlauf mindestens 14 Tage durchgeführt werden, bei schwereren Infekten oder verzögertem Ansprechen auch 3 Wochen. In jedem Fall muss sich eine Verbesserung des Dialysates nach 72 h zeigen. Bleibt das Dialysat nach 4–5 Tagen der Therapie trüb, muss der Katheter entsprechend den Empfehlungen der ISPD Expertengruppe entfernt werden.

Einen Sonderfall stellt die Therapie der Peritonitis bei automatischer PD dar. Fast alle der genannten Empfehlungen basieren auf Untersuchungen an Patienten mit CAPD. Daher wechseln viele Zentren im Falle einer Peritonitis das Behandlungsregime vorübergehend auf CAPD. Hierbei lässt sich auch das drainierte Dialysat leichter kontrollieren, der Verdünnungseffekt ist geringer. Generell empfiehlt es sich, falls die APD-Behandlung beibehalten wird, die Antibiotika in den lan-

gen Wechsel (Tagbeutel) zu applizieren. Amino-
glycoside sollten nur einmal/Tag gegeben werden,
Vancomycin intermittierend (vgl. Piraino B. et al.
Perit Dialysis intern 2005; 25: 107–31).

Therapierefraktäre Peritonitis

❗ Wenn sich nach 48 bis maximal 96 h nach
Therapiebeginn keine Besserung der klinischen Peritonitiszeichen ergibt, sollte eine
erneute Laboruntersuchung mit Gramfärbung, Zellzahlbestimmung und Kultur erfolgen.

Dabei müssen spezielle Kulturflaschen mit anti-
biotikaabsorbierenden Medien verwendet werden.
Je nach Resultat muss die Behandlung angepasst
oder intensiviert werden (z.B. Rifampicin + Vancomycin bei Staphylokokkeninfekten). Stellt sich
auch dann keine Besserung ein, muss der Katheter
entfernt werden: Die antibiotische Therapie ist für
weitere 7 Tage fortzusetzen. Eine erneute Kathetereinlage kann nach 2–3 Wochen erfolgen.

***

⊙ **Pflege**
Protokoll der Urokinasetherapie bei
Verdacht auf bakteriellen Biofilm an PD-
Kathetern.
(Nach Pickering et al. 1989):
- ▬ Dialysat auslaufen lassen und Überleitungs-
  stück diskonnektieren.
- ▬ 7.500 I.E. Urokinase in 5 ml NaCl in den
  Katheter injizieren und den Katheter ab-
  klemmen.
- ▬ Nach 2 h erneuten Dialysateinlauf und die
  Behandlung nach Schema (antibiotische
  Behandlung läuft weiter) durchführen.
- ▬ Nach 24 h die Prozedur noch einmal wie-
  derholen.

Relaps

⊘ Unter einem Relaps versteht man das erneute
Auftreten einer Peritonitis nach initialem thera-
peutischem Erfolg mit Nachweis desselben Erregers wie bei der vorhergehenden Episode.

Bei einem Relaps muss eine erneute antibiotische
Behandlung über einen längeren Zeitraum (2–4
Wochen) erfolgen.

Ursache kann die Bildung eines **bakteriellen**
Biofilms sein, der die Katheteroberfläche bedeckt
und die darunterlagernden Keime dem antibiotischen Zugriff entzieht. Vor allem grampositive
Kokken neigen zur Bildung derartiger Filme. Ein
Behandlungsversuch mit Urokinase ist ratsam, um
den Film zu lösen:

Ultrafiltrations-Verlust

❗ Die Permeabilität des Peritoneums während
einer Peritonitis ist vielfach erhöht. Dies führt
zu einer gesteigerten Glukoseabsorption und
verringert die Ultrafiltration.

Änderungen des Behandlungsregimes mit höheren Glukosekonzentrationen im Dialysat und evtl.
kürzeren Verweilzeiten werden mitunter notwendig. Dabei kann die hohe Glukoseabsorption besonders bei Diabetikern die Stoffwechselkontrolle
nicht unerheblich erschweren.

Sklerosierende Peritonitis

❗ Die sklerosierende Peritonitis führt zu einer
schleichenden, progredienten Inkapsulierung
des Peritoneums mit fibrotischem Bindegewebe.

Verschiedene Formen und Stadien der peritonealen
Fibrosierung treten im Laufe langjähriger Perito-
aldialyse auf. Eine peritoneale Fibrose mit typischer
bräunlicher Verfärbung des Peritoneums hat dabei
zumeist nur begrenzt negative Folgen für das Peritoneum. Im Gegensatz dazu steht die peritoneale Sklerose oder sklerosierende Peritonitis. Obwohl diese
Komplikation nur in weniger als 1% aller PD-Patienten auftritt, ist der dramatische, oft tödliche Verlauf
Anlass, Patienten mit entsprechenden Risikofaktoren oder Zeichen frühzeitig zu identifizieren.

Frühe Anzeichen sind ein zunehmender UF-
Verlust bei gleichzeitig geringer Glukoseabsorption aus dem Peritoneum und ein Rückgang der
peritonealen Clearance. Mit zunehmender Um-
klammerung und Immobilität der verbackenen

Dünndarmkonvolute kommt es zu gastrointestinalen Symptomen (Appetitlosigkeit, Übelkeit, Ileus). In einigen Fällen kann diese Komplikation auch erst nach Beendigung der PD auftreten. Die Prognose ist überaus ernst.

> **Beachte**
> Wichtig ist die frühzeitige Erkennung der Entwicklung eines Typ-II-UF-Fehlers und Kalzifikationen des Peritoneums in der CT Untersuchung.

Bei ersten Anzeichen oder Verdachtsmomenten muss das Verfahren beendet werden. Wenn nötig, ist eine chirurgische Lösung der verbackenen Konvolute zu versuchen. Eine spezifische Therapie ist bislang noch nicht gesichert. Steroidgabe wird von einigen Autoren empfohlen. Darüber hinaus finden sich Berichte über Therapieerfolge mit Tamoxifen.

Die Ursache der sklerosierenden Peritonitis bleibt unklar. In manchen Fällen gehen schwere Peritonitiden voraus. Die Verwendung von Chlorhexidin und Formaldehyd als Desinfektionslösung, häufig hochprozentige Glukoselösungen, Acetat als Puffer und eine Behandlung mit β-Blockern werden dafür verantwortlich gemacht. Mit dem Ersatz von Acetat durch Laktat oder Bicarbonat und dem Verzicht auf Chlorhexidin scheint die Inzidenz in den letzten Jahren deutlich rückläufig zu sein. Ein weiterer Risikofaktor ist eine lange Peritonealdialysebehandlung. Manche Autoren empfehlen regelmäßige CT-Untersuchungen des Peritoneums bei allen Patienten über 5-Jahren an der PD. Genetische Prädispositionen mögen eine Rolle spielen ebenso wie der häufigere Einsatz hochprozentiger Glukoselösungen. Typisch sind neben den Zeichen einer außergewöhnlich ausgeprägten Fibrose der Nachweis von Entzündungszellen, arteriitischen Veränderungen, Gefäßverschlüssen und Kalzifikationen in der histologischen Untersuchung.

14.6.2 Auslaufstörungen

Auslaufprobleme werden häufig kurz nach Einlage des Katheters manifest. Mitunter kann eine simple Verbesserung der Darmmotilität oder körperliche Bewegung die Störung beheben.
- Radiologisch lässt sich eine Dislokation der Katheterspitze leicht nachweisen. Die Korrek-

tur muss, wenn eine adäquate Drainage der Bauchhöhle nicht möglich ist, durch radiologische oder chirurgische Intervention erfolgen.
- Die Strangulation und Obstruktion des Katheters durch Netzstrukturen ist bei Erwachsenen selten, wird bei Kindern aber öfter beobachtet und bedarf ebenfalls einer chirurgischen Korrektur, evtl. mit Netzresektion.

Die mechanischen Auslaufstörungen sind differentialdiagnostisch gegen andere Ursachen des UF-Versagens abzugrenzen (▶ Kap. 14.2.5).

14.6.3 Hämatoperitoneum

> Unter einem Hämatoperitoneum versteht man eine mehr oder weniger ausgeprägte Einblutung in die Bauchhöhle.

Das Hämatoperitoneum lässt sich bei leichten Formen oft nur durch eine mikroskopische Untersuchung des Dialysats sicher von der Trübung durch Leukozyten im Rahmen einer Peritonitis unterscheiden.

Bei Frauen wird diese Komplikation öfter in Zusammenhang mit dem monatlichen Zyklus beobachtet (retrograde Menstruation, rupturierte Ovarialzysten, Ovulation). Als Ursache kommen auch Rupturen von Zysten bei familiären Zystennieren, Antikogulanzienblutungen, intraabdominelle Traumen durch den Katheter in Betracht.

Rasche Dialysatwechsel reichen meist aus, um die Spüllösung zu klären, wobei die Gabe von wenig intraperitonealem Heparin (1.000 I.E./Beutel) die Bildung von Gerinnseln und die Verlegung des Katheters verhindern soll (zu starken intraperitonealen Blutungen ▶ Kap. 14.3.5).

Eine seltene Komplikation ist das chylöse Dialysat (Abb. 14.11). Makroskopisch ist es nicht von einer Peritonitis zu unterscheiden, jedoch lassen sich keinerlei Zellen mikroskopisch nachweisen. Beachte die deutliche Trübung des mittleren Beutels. Chylöses Dialysat kann nach besonders fettreichen Mahlzeiten auftreten. Andere seltene Komplikationen wie Lymphome, Amyloidose oder Pankreatiden können die Ursache sein.

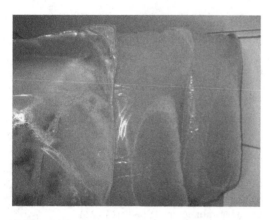

Abb. 14.11. Chylöses Dialysat

14.7   Indikationen und Kontraindikationen

Lange Zeit wurden Vorbehalte gegenüber der PD geäußert, da sie der Hämodialyse gegenüber schlechtere Patientenüberlebensraten habe. Jüngere Studien an großen Kollektiven aus den USA scheinen diese Beobachtungen zu bestätigen. Die meisten dieser Studien weisen bei eingehender Analyse jedoch erhebliche Schwächen auf, v. a. erfolgt fast nie eine adäquate Berücksichtigung der Begleiterkrankungen in den untersuchten Kollektiven. Sorgfältige, risikoadjustierte Langzeitanalysen aus verschiedenen Ländern, v. a. Italien und Großbritannien belegen, dass grundsätzlich keine Unterschiede in der Mortalität zwischen beiden Behandlungsverfahren vorliegen.

❗ Trotz der Vorbehalte besteht eine weitgehende Einigkeit, dass unter bestimmten Gegebenheiten die PD einer Hämodialysetherapie vorzuziehen ist.

14.7.1   Prädestinierte Patientengruppen

Patienten mit ausgeprägter Arteriosklerose

Diese zumeist älteren Patienten haben häufig erhebliche Schwierigkeiten, geeignete Gefäßzugänge für eine Hämodialyse zu entwickeln. Gründe sind:

— Der peritoneale Zugang ist leicht zu legen und kann in diesen Fällen viele unnötige Krankenhausaufenthalte, Operationen und Beschwerden ersparen.
— Die PD ist auch bei älteren Patienten erfolgreich durchführbar, evtl. unter Ausnutzung mechanischer Wechselhilfen oder Beistand durch Angehörige.

Patienten mit schwerer Herzinsuffizienz unterschiedlicher Genese

Die Patienten dieser Gruppe tolerieren die raschen Volumenschwankungen oder akute Rhythmusstörungen unter der Hämodialyse schlecht, ebenso wie die übermäßige Gewichtszunahme im Intervall. Blutdruckabfälle unter der Behandlung erschweren das Erzielen eines optimalen Trockengewichts.

Vorteile der PD bei dieser Patientengruppe:
— Zahlreiche Berichte zeigen, dass diese Patienten unter der PD mit einer langsamen und gleichmäßigen Kontrolle des Volumens und der Elektrolyte erhebliche Verbesserungen ihres Allgemeinzustandes erleben.
— Die fehlende kardiale Zusatzbelastung durch das Shuntvolumen und eine bessere Blutdruckkontrolle können zusätzlich von Vorteil sein.
— Auch Patienten mit schwerer Herzinsuffizienz (NYHA IV) und primär kardial bedingten therapierefraktären Ödemen und Niereninsuffizienz lassen sich mit diesem Verfahren erfolgreich therapieren, sei es als »Bridging« vor einer evtl. Transplantation, sei es, um eine Rekompensation und Weiterbehandlung unter ambulanten Bedingungen zu ermöglichen.

❗ Beachte
Vorsicht ist geboten bei der Behandlung schwer herzinsuffizierter Patienten, dass es nicht zu Hypotonien durch Volumenmangel kommt, v. a., wenn die begleitende Diuretikatherapie neben der Dialyse weiter läuft.

Kleinkinder

Aufgrund der anatomischen Gegebenheiten ist es hier oft extrem schwierig, ausreichende Gefäßverhältnisse für eine Hämodialysebehandlung zu schaffen.

Vorteile der PD bei Kleinkindern:
- Die PD, v. a. NIPD und CCPD erlauben den Kindern weitgehend den unbehinderten Besuch von Kindergarten und Schule.
- Der psychologische Stress wiederholter schmerzhafter Shuntpunktionen bleibt den Kindern erspart.

Diabetiker

Eine Reihe medizinischer Argumente haben die PD in vielen Zentren zum bevorzugten Dialyseverfahren bei Diabetikern gemacht. Es gibt jedoch einige gewichtige Probleme unter dieser Behandlung, so dass die Indikationsstellung einem sorgfältigen Abwägen aller Vor- und Nachteile für den Einzelfall folgen muss. Wegen einiger spezieller Aspekte der PD bei Diabetikern ist dieses Thema in einem eigenständigen Abschnitt (▶ Kap. 14.8) behandelt.

14.7.2 Kontraindikationen

Medizinische Gründe, die gegen die Durchführung einer PD sprechen sind:
- größere vorausgegangene abdominelle Eingriffe,
- entzündliche Darmerkrankungen oder eine stark gestörte Darmfunktion,
- Hernien,
- restriktive oder obstruktive Lungenfunktionsstörung,
- ausgedehnte Zystennieren.

Ein eingeschränktes Sehvermögen kann ein Hindernis für die Durchführung der PD sein, ist aber keine eigentliche Kontraindikation, da evtl. automatische Wechselhilfen eingesetzt werden können. Weitere Faktoren, die eine erfolgreiche PD-Therapie in Eigenbehandlung erschweren, sind:
- soziale Isolation,
- Complianceprobleme oder
- Vorbehalte aufgrund des körperlich-ästhetischen Empfindens.

Diese Faktoren, ebenso wie Fragen nach dem ausreichenden Raum für Lagerung des Materials und die Durchführung der Behandlung müssen vor Einleitung der Behandlung abgeklärt werden.

14.8 Peritonealdialyse bei Diabetikern

Kriterien

Diabetiker mit terminaler Nierenfunktion leiden meist an einer Reihe anderer schwerer Komplikationen ihrer Grunderkrankung, wie z. B.:
- Hypertonie,
- koronare und periphere Gefäßsklerose,
- diabetische Retinopathie,
- periphere Polyneuropathie und
- Gastroparese.

Gerade die kardiovaskuläre Morbidität ist bei diesen Patienten besonders hoch und führt häufig zu Kreislaufproblemen unter der Hämodialysebehandlung. Zusätzlich ist die Anlage eines geeigneten Gefäßzugangs oft schwierig und bedarf häufiger Revisionen.

❶ Die PD bietet hier klare Vorteile: Sie ist ein schonendes, kontinuierliches Verfahren, das eine gute Blutdruckkontrolle bei konstantem Flüssigkeitsentzug ermöglicht und daher besser toleriert wird.

Vorteile, die für eine PD sprechen:
- Der Zugang ist einfach zu legen und zeigt beim Diabetiker keine Besonderheiten gegenüber Nichtdiabetikern.
- Langzeitüberleben des Katheters und peritoneale Funktion sind bei diesen Patienten ebenfalls gleichwertig zu nichtdiabetischen Vergleichskollektiven.
- Die Behandlung kommt ohne hohe Heparindosen aus, was v. a. bei Patienten mit einem hohen Risiko intraokularer Blutungen von Vorteil sein kann.

Problem erhöhter Glukosezufuhr

Zweifellos stellt die Glukosezufuhr über das Dialysat ein Problem dar, das bei der Berechnung der täglichen Kalorien und Kohlehydratzufuhr zu berücksichtigen ist.

Nachteile der PD:

- Bis zu 70% der intraperitoneal applizierten Glukosemenge werden resorbiert, was einer Menge von ca. 500–700 kcal an Kohlenhydraten entspricht.
- Eine weitere unerwünschte Folge der hohen Glukosezufuhr ist die Verschlechterung der Serumlipidkonstellation mit einer Erhöhung der Triglyceride, »Very low density-Lipoproteine« und »Low density-Lipoproteine«.

Der peritoneale Zugang ermöglicht es jedoch, die tägliche Insulinzufuhr intraperitoneal zu verabreichen. Die Resorption des Insulins geschieht über die peritonealen Gefäße und die V. portae durch die Leber in die systemische Zirkulation.

Dies kommt der physiologischen Insulinzufuhr näher als die subkutane Injektion. Darüber hinaus besteht der theoretische Vorteil, dass die Insulinzufuhr während der gesamten Verweilzeit parallel zur Aufnahme der Glukose erfolgt. Man erhofft sich eine stabilere Einstellung der Diabetiker. Im Alltag wird diese Vorgehensweise aber selten angewendet. Problematisch erscheint die regelmäßige Kontaminationsgefahr des Dialysates durch die Injektion von Insulin durch den Patienten.

❶ Die Insulingabe verläuft während der gesamten Verweilzeit praktisch parallel zu der (obligatorischen) Glukoseresorption.

Die Passage durch die Leber mit einem hohen Firstpass-Effekt kommt der physiologischen Situation – Insulinsekretion aus dem Pankreas, V. portae, Leber – näher als die subkutane Injektion. Auf diese Weise lässt sich bei adäquater und engmaschiger Kontrolle des Blutzuckers durch den Patienten häufig sogar eine stabilere und bessere metabolische Kontrolle ohne postprandiale Hyperglykämien oder spätere Hypoglykämien erzielen. Ein Schema zur Verfahrensweise bei der Einstellung von Diabetikern auf i. p.-Insulin zeigt ❑ Tab. 14.2.

Richtlinien für die Blutzuckerkontrolle

Folgende Richtwerte sind einzuhalten:

- **Dialysatwechsel:** in Abstimmung mit den großen Mahlzeiten des Tages (ca. 20 min vorher); der 4. Wechsel gegen 23.00 Uhr zusammen mit einer kleinen Zwischenmahlzeit.
- **Diätempfehlung:** 20–25 kcal/kgKG/Tag, Protein 1,2–1,5 g/kg.
- **Kontrolle des Blutzuckers:** 4 mal jeweils ca. 10 min vor dem Beutelwechsel.

❶ Der Insulinbedarf liegt wegen der hepatischen Elimination und intraperitoneal verbleibenden Resten deutlich über der zuvor verabreichten s.c.-Dosis.

Für das praktische Vorgehen bietet sich an, zu Beginn der Umstellung die zuvor benötigte Ge-

❑ **Tab. 14.2.** Schema zur Anpassung der Insulintherapie. (Nach Khanna u. Oreopoulos 1986)

Blutzucker		Insulinanpassung [Einheiten/Beutel]
nüchtern	1 h postprandial	
[mg/dl]		
< 40	< 40	–6
< 40	40–80	–4
40–80	80–120	–2
80–180	120–180	0
180–240	180–240	+2
240–400	240–300	+4
> 400	> 300	+6 und mehr

samttagesmenge an Insulin zu berechnen (alle Insulinformen). Diese Dosis wird gleichmäßig auf die 4 Beutel verteilt. Zusätzlich erhält jeder Beutel entsprechend der Glukosekonzentration eine zusätzliche Gabe Insulin, und zwar bei:

- 1,5 % Glukose (2 l): + 2 I.E.
- 2,3 % Glukose (2 l): + 4 I.E.
- 4,25 % Glukose (2 l): + 6 I.E.

❗ **Beachte**

Eventuell muss eine Reduktion der nächtlichen Dosis erfolgen, um Hypoglykämien zu vermeiden.

Regelmäßige Blutzuckerkontrollen ermöglichen in den darauf folgenden Tagen eine kontinuierliche Anpassung der so begonnenen Therapie an die individuellen Gegebenheiten eines jeden Patienten. Entsprechend den gemessenen Werten passt der Patient die Insulindosis nach einem vom Arzt erstellten Schema an.

Mit Veränderungen der Glukose- und Insulinresorption und -verwertung ist während Peritonitisepisoden zu rechnen. Sowohl ein erniedrigter Bedarf bei besserer Resorption des Insulins, reduzierter Kohlenhydratzufuhr, als auch ein erhöhter bei infektionsbedingter Katabolie oder gesteigerter Glukoseabsorption sind möglich.

Bei Patienten mit CCPD lässt sich eine ähnlich gute Einstellung erzielen. Pragmatischerweise teilt man auch bei diesen Patienten die tägliche Insulindosis auf die Dialysatbeutel auf. Der Gesamtbedarf entspricht ebenfalls ca. 150 % der bisherigen subkutanen Dosis. 50 % dieser Menge werden dem Tagbeutel zugegeben. Die übrige Menge wird zu gleichen Teilen auf die Dialysatbeutel während der nächtlichen Wechsel verteilt.

Abwägung von Pro und Contra: Peritonealdialyse bei Diabetikern

Es ist bis heute umstritten, ob die PD für Diabetiker im Hinblick auf das Langzeitüberleben der Hämodialyse gleichwertig ist. Jüngste Daten aus den USA erwecken den Verdacht, dass insbesondere junge Patienten mit Diabetes mellitus unter PD eine höhere Mortalität haben. Die Ursache für diese Differenz ist noch unklar. Europäische Untersuchungen konnte diese Zahlen bislang nicht bestätigen.

Pro	Contra
– Leichterer Zugang	– Starke Kohlenhydratzufuhr
– Geringe kardiale Belastung	– Fettstoffwechselstörung zunehmend
– Stabilere metabolische Kontrolle	– Beschleunigte Arteriosklerose (?)
	– Probleme bei schwerer Sehstörung

Es ist immer noch Gegenstand kontroverser Diskussionen, ob die PD für Diabetiker im Hinblick auf das Langzeitüberleben gleichwertig wie die Hämodialyse ist. Neuere Arbeiten deuten auf ein langfristig schlechteres Überleben von Diabetikern an der Peritonealdialyse hin. Die Ursachen dieses Phänomens sind aber unklar. Diabetiker haben häufiger Typ I-Ultrafiltrationsfehler, so dass die erforderlichen Ultrafiltrationsziele möglicherweise nicht erreicht werden und vermehrt hochprozentige Dialysatlösungen verwendet werden müssen. Dies hat nachweislich eine vermehrte Resorption von Glucoseabbauprodukten zur Folge.

14.9 Pflegerische Aspekte bei der Peritonealdialyse

Wie kaum ein anderes Programm zur Behandlung der chronischen Niereninsuffizienz ist die PD abhängig vom Engagement des Pflegepersonals und der Kooperation aller an dem Programm beteiligten Kräfte. Aufgrund ihres speziellen Aufgabenbereichs nehmen die Mitarbeiter der Pflege bei dieser Behandlung eine zentrale Stellung ein. Durch Training und Ausbildung für die Selbstbehandlung entsteht eine enge Bindung zwischen Patient und Pflegepersonal, wobei die Schwester/der Pfleger nicht selten zum Bindeglied und Ansprechpartner zwischen Patient und Zentrum wird. Die Begleitung in den OP zur Kathetereinlage und Heimbesuche nach Entlassung in die Selbstdialyse tragen weiterhin zur Vertiefung dieser Beziehung bei. Entsprechend zeigen Erfahrungen in zahlreichen laufenden PD-Programmen, dass in Zentren mit mehr als 20 Patienten mindestens eine hauptamtliche PD-Pflegekraft nötig ist, um allen diesen Ansprüchen zu genügen.

Patiententraining

Wenn die Entscheidung für die PD-Behandlung in gemeinsamer Übereinstimmung zwischen Patient, Arzt und Pflegepersonal getroffen ist, gilt es an den Beginn eines vorbereitenden Trainingsprogramms zu denken. Der Zeitpunkt, an dem mit der Patientenausbildung begonnen wird, ist in den meisten Zentren unterschiedlich. Bei rechtzeitig gelegtem Katheter muss nicht sofort mit der Behandlung begonnen werden. So kann die 2- bis 3-wöchige »Break-in-Phase« für dieses Training intensiv genutzt werden.

Es ist jedoch in vielen Fällen ratsam, bereits **vor** Einlage des Katheters zumindest einige Trainingseinheiten durchzuführen. Vorteile:

- Sie geben dem Patienten noch einmal Gelegenheit, unter konkreteren Bedingungen seine Entscheidung zu überdenken.
- Auch auf Seiten des Pflegepersonals besteht noch einmal die Möglichkeit, die Eignung eines Patienten zur Selbstbehandlung zu prüfen. Insbesondere sollte auch noch einmal die Frage nach den häuslichen Verhältnissen (ausreichend Lager- und Behandlungsraum, Haustiere etc.) abgeklärt werden.

Grundsätzlich gibt es wenig harte Kontraindikationen gegen die Peritonealdialyse: Auch körperlich Behinderte und Blinde können mit technischen Hilfen das Verfahren erlernen und erfolgreich durchführen. Selbstverständlich benötigen diese Patienten oft ein höheres Maß an Zuwendung und Vorbereitungszeit, bis sie die Methode mit der nötigen Routine und Gelassenheit zu Hause selbst durchführen können.

tion von Medikamenten in den Medikamentenstutzen (z. B. Insulin) vermitteln.
- Verhaltensmaßregeln für den Notfall (Peritonitis, Diskonnektion, Tunnel- und Exit-site-Infekt) erklären,
- Notfalltelefonnummern angeben,
- Hilfestellungen bei Planung von Urlaub angeben,
- Diät zusammenstellen.

Arzt und Pflegepersonal sollten sich vor der Entlassung des Patienten in die Selbstversorgung davon überzeugen, dass der Patient die entscheidenden Handgriffe und Kenntnisse für die PD beherrscht. Häufig besuchen die betreuenden Schwestern/Pfleger ihre Patienten nach der Heimentlassung auch zu Hause, um die lokalen Voraussetzungen für die PD mit in Augenschein zu nehmen und bei evtl. Problemen beratend zur Hilfe bereitstehen zu können.

Sonstige Betreuung

Ein weiterer wichtiger Aspekt der Tätigkeit als PD-Schwester/-Pfleger ist die Betreuung der Patienten während stationärer Aufenthalte. Die Gewährleistung der Dialysebehandlung bei Patienten, die vorübergehend nicht selbständig die Dialysatwechsel durchführen können, muss im Rahmen von Notfalldiensten oder Rufbereitschaften erfolgen. Dafür ist auch ein regelmäßiges Training des zuständigen Pflegepersonals nötig.

14

Trainingsprogramm

- Grundlagen der chronischen Niereninsuffizienz und der Prinzipien der PD erklären.
- Selbstkontrolle von Temperatur, Gewicht, Blutdruck, Flüssigkeitsbilanz, Zeichen von Komplikationen einüben.
- Grundbegriffe der Sterilität, steriles Wechseln des Dialysats, tägliche Katheter-exit-Pflege, Gebrauch technischer Hilfen oder automatischer Dialysatwechsel, evtl. Injek-

Langzeitkomplikationen bei Hämodialysepatienten

C. Braun

15.1   Renale Osteodystrophie (renale Osteopathie)

Der Begriff »renale Osteodystrophie« bezeichnet typische krankhafte Veränderungen des Skelett-Muskel-Apparates und des Mineralhaushaltes, wie sie bei Patienten mit chronischer Niereninsuffizienz und insbesondere bei Dialysepatienten regelhaft vorkommen.

Pathogenese

Die renale Osteodystrophie ist ein komplexes Krankheitsbild und hat ihre Ursachen sowohl in den bei chronischer Niereninsuffizienz vorliegenden Einschränkungen der exkretorischen (d. h. Erniedrigung der glomerulären Filtrationsrate, ► Kap. 2.1) als auch der endokrinen Funktion (d. h. Vitamin D-Synthese, ► Kap. 2.2) der Nieren:

- Eine eingeschränkte glomeruläre Filtrationsrate führt zu einer verringerten Phosphatausscheidung und einer Erhöhung der Serum-Phosphatspiegels (Hyperphosphatämie).
- In der Niere kommt es zu einer eingeschränkten Bildung aktiver Vitamin D-Metaboliten ($1,25(OH)_2$-D_3=Calcitriol) und damit zu einer erniedrigten Kalzium-Rückresorption im Darm mit der Folge eines reduzierten Serum-Kalziumspiegels (Hypokalzämie).
- Hyperphosphatämie, Hypokalzämie und Calcitriol-Mangel führen zu einer gesteigerten Ausschüttung von Parathormon, dem Hormon der Nebenschilddrüse (sekundärer Hyperparathyreodismus.

Diese vermehrte Ausschüttung von Parathormon ist kurzfristig als Versuch des Körpers zu sehen, die Störungen im Kalzium-Phosphat-Haushalt teilweise wieder auszugleichen, weil Parathormon Kalzium-Phosphat aus dem Knochen mobilisiert, die renale Phosphatausscheidung steigert bzw. die Kalziumrückresorption fördert und direkt die Aktivität der Calcitriolsynthese in der Niere erhöht. Mittel- und langfristig ist der sekundäre Hyperparathyreodismus allerdings durch den hierdurch verursachten verstärkten Knochenumbau und die begleitenden Störungen im Kalzium-Phosphathaushalt schädlich. Feingeweblich

lassen sich meistens eine gestörter Mineralisation (Osteomalazie bei Vitamin D-Mangel) und ein gesteigerter Knochenumbau (Ostitis fibrosa bei Hyperparathyreoidsmus) nachweisen. Ein gesteigerter Knochenumbau liegt allerdings nicht bei allen Patienten mit renaler Osteodystrophie vor. Ungefähr ¼ der Patienten zeigt eher einen verlangsamten Knochenumbau, der auch als »low turn-over«-Osteopathie bezeichnet wird. Diese Patienten zeigen meist nur leicht erhöhte bzw. normale Parathormonspiegel.

> ❗ Die renale Osteodystrophie entsteht aus einer Kombination aus aktivem Vitamin D-Mangel und einer in der Regel gesteigerten Parathormonsekretion der Nebenschilddrüse.

Diagnose

Die Diagnose einer renalen Osteodystrophie lässt sich streng nur über eine Knochenbiopsie führen. Diese ist aber in den allermeisten klinischen Fällen nicht notwendig, da die Behandlung vornehmlich auf die Beseitigung der Störungen im Mineralhaushalt und den begleitenden Hyperparathyreodismus ausgerichtet ist. Laborchemisch liegen typischerweise eine Hyperphosphatämie, eine Hypokalzämie und erhöhte Parathormonspiegel vor. In schweren Fällen kann auch eine Hyperkalzämie auftreten, die dann auf einen sogenannten tertiären Hyperparathyreodismus hindeutet, d. h. einzelne Zellverbände innerhalb der Nebenschilddrüse sind »autonom« geworden und unterliegen nicht mehr den körpereigenen Regelsystemen. Weitere Hinweise auf einen gesteigerten Knochenumbau können aus Erhöhungen der alkalischen Phosphatase im Serum bzw. aus Röntgenuntersuchung des Handskeletts gewonnen werden.

Symptome

Beim Auftreten von osteopathieassoziierten Beschwerden muss bereits von fortgeschrittenen knöchernen Veränderungen ausgegangen werden, da eine milde bis mittelschwere Form der renalen Osteopathie häufig ohne oder mit nur sehr milden Symptomen einhergeht.

Symptome der renalen Osteopathie

- **Führende Beschwerden** sind Knochenschmerzen, Gelenkschmerzen und Juckreiz
- Belastungsabhängige Schmerzen (LWS, Os sacrum, Füße), seltener Ruheschmerz
- Knochendeformierungen (Femur, Tibia)
- Pathologische Frakturen (selten)
- Patellafraktur, Sehnenausriss (Achillessehne)
- Reduktion der Körpergröße durch Abnahme der Wirbelkörperhöhe
- Zusätzliche Beschwerden: kutane Kalkablagerungen, Red-eye-Syndrom, Pruritus, Weichteilverkalkungen, Pseudogicht
- Die Knochenveränderungen gehen mit einer erhöhten Frakturneigung einher, die bei einer Aluminiumintoxikation noch stärker ausgeprägt ist.
- Der quälende Juckreiz führt zu Kratzverletzungen (Exkoriationen), die aufgrund häufiger Superinfektionen eine schlechte Heilungstendenz zeigen.
- Metastatische Verkalkungen können auftreten, wenn das sog. Kalzium-Phosphat-Löslichkeitsprodukt überschritten wird und Kalziumphosphat als unlösliches Salz im Gewebe ausfällt. Im Bereich der Gelenke können diese Ablagerungen zu den Symptomen einer akuten Arthritis mit Schmerzen und Einschränkung der Beweglichkeit führen. Ebenso sind Ablagerungen in der Haut (verbunden mit heftigem Juckreiz) oder in der Bindehaut der Augen möglich (sog. Red-eye-Syndrom). Für die Langzeitprognose der Patienten von besonderer Bedeutung aber sind die Ablagerungen in den arteriellen Gefäßen. Diese vaskulären Kalzifikationen fördern die Entstehung von thrombotischen Gefäßverschlüssen, die sich u. a. als Myokardinfarkt, periphere arterielle Verschlusskrankheit, Schlaganfall oder Shuntthrombose manifestieren können.

Prophylaxe und Therapie

Als Präventivmaßnahmen eines sekundären Hyperparathyreoidismus und der renalen Osteopathie kommen entsprechend der ursächlichen Zusammenhänge die vorsichtige Anhebung des erniedrigten Serumkalziums, die Senkung des erhöhten Serumphosphats sowie der Ausgleich des Calcitriolmangels in Frage. Zur Vermeidung von extraossären Verkalkungen muss bei allen Maßnahmen immer darauf geachtet werden, dass das Kalzium-Phosphatprodukt <55 mg^2/dl^2 bleibt.

> ❗ **Die Prophylaxe sollte nicht erst mit Beginn der Hämodialyse angeboten werden, sondern bereits in frühen Stadien der chronischen Niereninsuffizienz.**

Kontrolle Kalzium-Phosphathaushalt

Die wichtigste Maßnahme ist die Senkung erhöhter Phosphatwerte, ohne jedoch Hyperkalzämien herbeizuführen. Bei Patienten mit fortgeschrittener Niereninsuffizienz (Stadium 3 und 4, ▶ Kap. 4) sollte das Serum-Phosphat $\leq 1,49$ mmol/L sein. Bei dialysepflichtigen Patienten sollte das Serum-Phosphat bei $\leq 1,78$ mmol/L liegen. Der Serum-Kalziumspiegel sollte vorzugsweise im unteren Normbereich des jeweils verwendeten Labors liegen (◘ Tab. 15.1).

Die Phosphatzufuhr sollte soweit wie möglich reduziert werden. Phosphathaltige Speisen wie Schmelzkäse, bestimmte Wurstwaren u. a. sind daher zu vermeiden. Von essentieller Bedeutung ist eine Senkung des Serumphosphates mit oralen Phosphatbindern, die jeweils zum Essen eingenommen werden müssen. Hierbei sollten als Mittel der Wahl kalziumhaltige Substanzen (Ca-Acetat, Ca-Carbonat, Ca-Ketoglutarat) zum Einsatz kommen. Bezüglich ihrer Wirksamkeit gibt es keine entscheidenden Unterschiede. Die bedeutsamste Nebenwirkung ist eine Hyperkalzämie, bedingt durch die Aufnahme des Kalziumanteils dieser Medikamente im Darm. In letzter Zeit mehren sich Hinweise, dass eine hohe Kalziumbeladung der Dialysepatienten (oral und über Dialysat) in Verbund mit einem erhöhten Kalzium-Phosphat-Produkt zu einer Zunahme der Gefäßverkalkungen und damit einer Abnahme der Lebenserwartung führt. Obwohl diese Daten noch in größeren Untersuchungen bestätigt werden müssen, sollte man eine hohe Kalziumzufuhr vermeiden und neben einer strengen Phosphatkontrolle Serumwerte für Kalzium im unteren Normalbereich anstreben

◼ Tab. 15.1. Abgestufte therapeutische Möglichkeiten bei renaler Osteopathie

Ziel	Therapeutische Maßnahmen
– Serum-Kalzium im unteren Normbereich	– Kalziumzufuhr beschränken auf 2g/Tag (Cave: Kalzium-haltige Phosphatbinder enthalten ca. 150-200 mg Kalzium pro Tablette) – Calcitriol (Vitamin D_3, 1 α, 25(OH)$_2$D$_3$) oder 1 α(OH)D$_3$ – Niedriges Dialysatkalzium (Kalzium 1,25 mmol/L) bevorzugen
– Serumphosphat im Normbereich	– Diätetische Phosphatrestriktion – Orale Phosphatbinder, Kombination mit Kalzium-freien Phosphatbindern erwägen – Erhöhung der Dialyseeffizienz (?)
– Serumparathormon nicht höher als das 5-fache des oberen Normwerts	– Calcitriol-Bolustherapie (Vit. D_3, 1 α, 25(OH)$_2$D$_3$) oder 1 α(OH)D$_3$ (2–3mal Bolus/Woche) – Gabe von Kalzimimetika (Cinacalcet) – Subtotale oder totale Parathyreoidektomie, ggf. mit Epithelkörperchen-Autotransplantation

Es stellt sich die Frage, welchen Phosphatbinder man verordnen soll, ohne die Gefahr einer exzessiven Kalziumbeladung einzugehen. Hier könnten neue Kalzium-freie Phosphatbinder, wie Sevelamer oder Lanthanumcarbonat, eine wesentliche Rolle spielen. Beide Phosphatbinder sind dadurch gekennzeichnet, dass als phosphatbindendes Molekül anstatt Kalzium entweder das polymere Molekül Polyallylaminhydrochlorid oder die seltene Erde Lanthanum eingesetzt werden und damit eine Kalziumbeladung des Körpers ausbleibt. Ob Kalzium-freie Phosphatbindung mit modernen Phosphatbindern letztendlich zu weniger Gefäßverkalkungen und insbesondere auch zu einer Verringerung der Herz-Gefäßerkrankungen bei chronisch Nierenkranken führt, ist Gegenstand aktueller Studien.

Aluminiumhaltige Phosphatbinder sind, obwohl sehr potent, aufgrund der gefürchteten Nebenwirkungen einer Aluminiumakkumulation bei terminal niereninsuffizienten Patienten (Enzephalopathie mit Demenz, Osteopathie, Anämie) nicht mehr angezeigt und sollten nur in therapierefraktären Fällen für einen befristeten Zeitraum eingesetzt werden.

Eine Verbesserung der Dialyseeffizienz bezüglich der Phosphat-Clearance kann ausschließlich über eine deutliche Verlängerung der Dialysesitzungen erreicht werden, da Phosphat nur langsam aus dem intrazellulären Raum nachflutet.

Vitamin D_3. Es ist sinnvoll, frühzeitig im Verlauf der chronischen Niereninsuffizienz eine Substitution mit Calcitriol zu beginnen.

❗ Eine strenge Kontrolle des Kalzium-Phosphat-Haushaltes vermag u. U. den Verlauf der Niereninsuffizienz günstig zu beeinflussen, v. a. aber die Ausbildung von extraossären Verkalkungen zu verhindern, zumindest aber zu bremsen.

Im Stadium der Dialysepflichtigkeit ist die Therapie mit Calcitriol erst dann einzusetzen, wenn das erhöhte Serumphosphat in den Normbereich abgesenkt worden ist. Ansonsten droht eine Hyperkalzämie in Kombination mit einer Hyperphosphatämie mit der Gefahr von extraossären Verkalkungen.

Ein neuer Therapieansatz in der Behandlung des sekundären Hyperparathyreodismus ist der Einsatz von sogenannten Kalzimimetika. Diese Substanzen, von denen mit Cinacalcet bereits eins in dieser Indikation in Deutschland zugelassen ist, sensibilisieren die Kalziumrezeptoren in der Nebenschilddrüse und gaukeln so dem Organ höhere Kalziumwerte vor, als tatsächlich vorliegen. Dies führt in der Mehrzahl der damit behandelten Patienten dazu, dass erhöhte Parathormonspiegel tatsächlich abgesenkt werden können und operative Maßnahmen häufig nicht mehr notwendig werden. Langzeiterfahrungen stehen allerdings noch aus.

15

Sind alle diese Maßnahmen nicht ausreichend effektiv in der Therapie der renalen Osteopathie und besteht eine Hyperkalzämie bei massiv erhöhten PTH-Spiegeln fort, ist die totale Parathyreoidektomie, evtl. mit einer gleichzeitigen Transplantation von Epithelkörperchenresten in den Unterarm, sowie die Kryokonservierung von Nebenschilddrüsenresten indiziert. Nach diesem Eingriff kann es zu einem schnellen Abfall des Serumkalziums kommen, so dass vorher die Gabe von Calcitriol und unmittelbar postoperativ die Infusion von Kalzium bzw. in schweren Fällen eine mehrmalige Dialyse gegen einen hohen Kalziumspiegel nötig werden (sogenanntes »hungry bone syndrome«).

15.2 Infektionen

Hämodialysepatienten entwickeln häufiger Infektionen als nierengesunde Personen. Ursachen hierfür sind:

- eine verschlechterte Immunsituation dieser Patienten,
- die häufige Verletzung der Haut bei der Hämodialysebehandlung (Punktion),
- die mögliche Einschleppung von Keimen während der extrakorporalen Zirkulation.

Es scheint, dass bakterielle Infekte bei diesen Patienten einen aggresiveren Verlauf und eine langsamere Heilungstendenz zeigen als bei Nichturämikern.

❗ **Dialysepatienten sollten allerdings nicht als immunsupprimiert im klassischen Sinne (wie Transplantierte oder Patienten unter Chemotherapie) angesehen werden; trotzdem ist aus der klinischen Erfahrung heraus eine frühzeitige antibakterielle Therapie empfehlenswert.**

Dies gilt auch, wenn nur ein ausreichender Verdacht besteht, auch ohne das Vorliegen ausgeprägter Entzündungszeichen. Wichtig ist hierbei, dass eine Reihe von urämischen Patienten eine leicht erniedrigte Körpertemperatur zeigen, ohne dass der Grund hierfür bekannt wäre. Auch eine Malnutrition kann dazu führen, dass im Rahmen einer Infektion die Körpertemperatur kaum ansteigt.

15.2.1 Infektionen über den Gefäßzugang

Ursachen

❗ **Der Gefäßzugang ist in knapp über der Hälfte der Fälle die Eintrittspforte für bakterielle Erreger.**

Am häufigsten sind Dialysekatheter (temporär oder permanentgetunnelt) für diese Form der Infektionen verantwortlich, gefolgt von Kunststoffprothesen (PTFE-Grafts). Native AV-Fisteln sind wesentlich seltener die Ursache für schwere Infektionen.

Keime der Hautflora sind die häufigsten Erreger bei Shuntinfektionen oder bei systemischen Infektionen, die von einem Gefäßzugang ausgehen. Staphylokokken werden dabei am häufigsten nachgewiesen, gefolgt von Streptokokken. Aber auch andere Erreger können Infektionen auslösen, wie z. B. gramnegative oder grampositive Stäbchen, Anaerobier etc.

Symptome

Eine während der Dialysebehandlung auftretende Bakteriämie führt i. Allg. zu eindrücklichen klinischen Symptomen wie akutem Fieberanstieg (teilweise über 40°C) und starkem Schüttelfrost. Im weiteren Verlauf können die eingeschwemmten Keime verursachen:

- Endokarditis,
- Meningitis/Enzephalitis,
- Osteomyelitis,
- septische Embolien mit sekundärer Abszessbildung.

Die Patienten fühlen sich häufig akut schwerkrank und können bisweilen ein septisches Bild bieten. Es gibt aber immer wieder Fälle von nachgewiesenen Bakteriämien, die mit erstaunlich wenig klinischen Zeichen einhergehen.

Diagnose

Eine wichtige Differentialdiagnose ist eine dialysatassoziierte Einschwemmung von Pyrogenen, die ebenfalls häufig mit Fieber und Schüttelfrost vergesellschaftet ist. Pyrogene sind Bestandteile von Bakterien, die Fieber auslösen und als Kontamination des Dialysats, insbesondere bei Rückfiltration im Rahmen einer High flux-Dialyse, einge-schwemmt werden können. Bei diesen Patienten kommt es jedoch mit Beendigung oder Abbruch der Dialysebehandlung zu einem schnellen Verschwinden der Beschwerden, während bei einer Bakteriämie die Symptome, wenn überhaupt, nur sehr langsam abklingen oder aber sich zu zunehmenden Beschwerden bis hin zu einer schweren Sepsis entwickeln können. Beim Auftreten von Fieber unter Dialyse sollte an erster Stelle nach Infektionszeichen im Bereich des Gefäßzuganges geschaut werden (◘ Abb. 15.1).

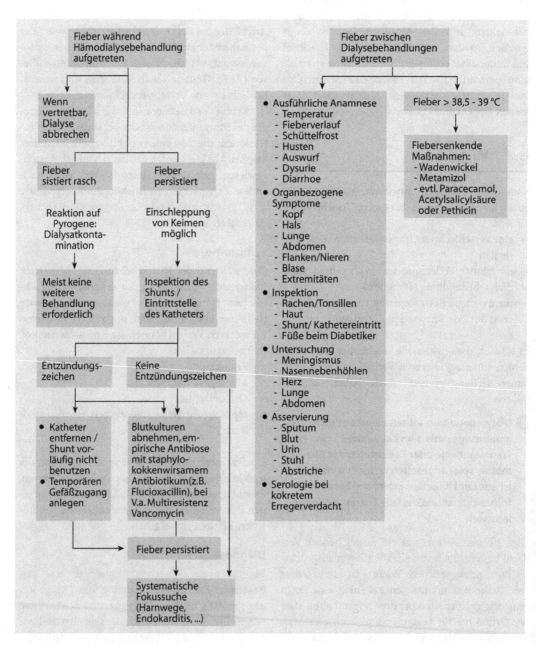

◘ **Abb. 15.1.** Vorgehen bei Fieber eines Dialysepatienten

❗ **Bei manifesten Infektionszeichen am Gefäß-zugang darf eine Dialysebehandlung gar nicht erst über diesen Zugang begonnen werden; ebenso muss die Behandlung dann abgebrochen werden, wenn nach dem Auf-treten von Fieber und/oder Schüttelfrost eine Einschwemmung von Bakterien über ei-nen möglicherweise infizierten Gefäßzugang als wahrscheinlichste Ursache erscheint.**

— Wird der Patient über einen temporären Zu-gang behandelt, sollte nach Abnahme von ei-ner oder mehreren Blutkulturen der Katheter entfernt und die Spitze der weiteren bakterio-logischen Diagnostik zugeführt werden.
— Liegt ein permanenter Gefäßzugang vor, muss sorgfältig auf mögliche Infektionszeichen ge-achtet (Rötung, Induration, eitrige Sekretion) und ebenfalls Blutkulturen und Abstriche an-gelegt werden.

Therapie

Die Therapie dieses überaus häufigen und wichti-gen Problems wird anhand der aktualisierten DO-QI-Empfehlungen der amerikanischen National Kidney Foundation VIK/DOQI (2001) dargestellt. Diese Richtlinien können naturgemäß nur den Charakter von Empfehlungen haben und müssen im Einzelfall an die jeweilige klinische Situation angepasst werden.

— Infizierter PTFE-Graft
   – Eine lokalisierte Infektion kann mit Antibio-tika und einer Inzision/Resektion des betrof-fenen Abschnitts behandelt werden.
   – Eine ausgedehnte Infektion muss mit Anti-biotika und einer Entfernung der Prothese behandelt werden.
   – Die Infektion einer neu platzierten Prothese (im ersten Monat) muss ebenfalls mit Anti-biotika und Entfernung der Prothese behan-delt werden.

Die eingesetzten Antibiotika müssen sowohl den grampositiven (inklusive Enterokokken) als auch den gramnegativen Bakterienbereich abdecken. Die häufigsten Erreger sind Staphylokokken, allerdings können in bis zu einem Drittel aller Fälle auch gramnegative Erreger nachgewiesen werden. Mög-

liche Kombinationen sind: Ampicillin/Sulbactam (Unacid) +/– Gentamycin (Refobacin), Vancomy-cin + Gentamycin, bei schweren septischen Verläu-fen Imipenem (Zienam) +/– Refobacin.

— Infizierte AV-Fistel
   Infektionen von nativen AV-Fisteln sind selten und werden behandelt wie eine subakute bak-terielle Endokarditis, d.h. 6 Wochen Gabe von Antibiotika. Die Antibiose wird dabei an das Er-gebnis der Kulturen angepasst. Nur im Fall von septischen Embolien ist die Fistel stillzulegen.
— Infizierter getunnelter Katheter
   Diese Art der Infektion ist immer sehr schwer-wiegend und wird nach dem Ausmaß der In-fektion behandelt.
   – Eine reine Infektion der Katheteraustritts-stelle (Rötung, Krusten, eitrige Belegung ohne systemische Zeichen und mit negativen Blutkulturen) wird mit lokalen Maßnahmen behandelt und erfordert keine Entfernung des Katheters.
   – Eine Tunnelinfektion (eitriges Sekret aus dem Tunnel) wird mit lokalen Maßnahmen und parenteralen Antibiotika behandelt. Wenn die Infektion innerhalb weniger Tage nicht an-spricht oder es zu einer positiven Blutkultur kommt, muss der Katheter entfernt werden. Nach adäquater Antibiotikatherapie darf er nur an anderer Stelle neu implantiert werden.
   – Eine katheterassoziierte Bakteriämie, mit oder ohne systemischen Zeichen, muss mit paren-teralen Antibiotika behandelt werden. Wenn der Patient länger als 36 h symptomatisch bleibt, ist der Katheter zu entfernen, ebenso bei jedem instabilen Patienten. Die antibio-tische Therapie soll über 3 Wochen weiter-geführt werden. Nach Ende der Behandlung werden Blutkulturen abgenommen. Bleiben diese für mindestens 48 h negativ, darf wieder ein permanenter Katheter implantiert werden.

15.2.2 Sonstige Infektionen

Infektionen des oberen und unteren Urogenitalsystems

Harnwegsinfekte sind eine überaus häufige Er-krankung bei Dialysepatienten, die v. a. auf die veränderten lokalen und urodynamischen Gegebenheiten bei verminderter oder fehlender Restdiurese bei terminaler Niereninsuffizienz zurückzuführen sind.

Überproportional häufig betroffen sind Patienten mit polyzystischer Nierenerkrankung, bei denen es bereits in frühen Stadien der Krankheit zu Infektionen der Zysten kommt, mit schweren Flankenschmerzen und hochfieberhaftem Verlauf.

Infektionen der oberen Harnwege

! **Infektionen des oberen Urogenitalsystems sind meist Folge einer retrograden Aszension von Bakterien in Nierenbecken und -parenchym.**

Als Komplikationen können sich entwickeln:
- Zysteninfektionen,
- Pyonephrose,
- renale und perirenale Abszesse.

Symptome. Die Symptome umfassen subfebrile bis febrile Temperaturen, Schüttelfrost, allgemeines Krankheitsgefühl, Dysurie, Bauch- oder Flankenschmerzen bis hin zur lebensbedrohlichen Urosepsis.

Diagnose. Meist sind die weißen Blutkörperchen im Blut erhöht. Bei hochfieberhaften und septischen Verläufen können die verantwortlichen Bakterien in der Blutkultur nachweisbar sein. Urinkulturen können den Keim meistens identifizieren, können jedoch auch negativ bleiben, wenn die Infektion im Nierengewebe keine direkte Verbindung zu den ableitenden Harnwegen besitzt. Einen weiteren Hinweis auf die Quelle bzw. den Verlauf der Infektion gibt die Untersuchung mittels Ultraschall oder CT. Vor allem Eiteransammlungen in der Niere und ihrer Umgebung sind hiermit gut darstellbar.

Therapie. Die Behandlung erweist sich nicht selten als schwierig und langwierig, da viele Antibiotika nicht in ausreichendem Maß an den Ort der Infektion vordringen. Vor allem infizierte Zysten werden von den Antibiotika kaum in einer ausreichenden Konzentration erreicht, so dass die Behandlung, sofern sie konservativ durchgeführt

werden soll, über eine ausreichende Zeitspanne erfolgen muss (mindestens 3–4 Wochen).

Kommt es unter der antibiotischen Therapie nicht zu einer Besserung der Beschwerden, ist eine chirurgische Sanierung des Infektionsherdes, d. h. eine Nephrektomie, angezeigt. Wird diese Therapie bei gegebener Indikation erst zu spät wahrgenommen, resultieren hieraus erhöhte Morbidität und Letalität. Pyonephrose und renaler bzw. perirenaler Abszess sind einer konservativen Therapie ebenfalls nicht zugänglich und erfordern ebenso eine operative Therapie.

Infektionen der unteren Harnwege

Symptome. Die Symptome einer Infektion des unteren Harnwegtraktes bei einem oligurischen Dialysepatienten ähneln denen eines Nichtdialysepatienten. Häufiger jedoch kommt es zu einer Makrohämaturie. Anurische Patienten klagen meistens über Schmerzen im suprapubischen Bereich oder über trüben, oft übel riechenden Urin. Häufig besteht ein quälender Harndrang; die Miktion ist dann mit einem lästigen Brennen oder mit Schmerzen verbunden. Nur selten besteht hohes Fieber, die Temperaturen sind kaum erhöht.

Diagnose. Die Diagnose wird anhand einer Urinkultur gestellt, sofern der Patient eine (wenn auch nur minimale) Restdiurese besitzt. Das Urinsediment allein hilft meist nicht weiter, da häufig Leukozyten und Leukozytenzylinder auch im nichtinfizierten Urin zu finden sind.

Therapie. Die Autoren befürworten eine orale Therapie mit Antibiotika (nach Abnahme der Urinkultur) mit einem Gyrasehemmer, Amoxycillin, einem oralen Cephalosporin oder Trimethoprim/Sulfamethoxazol über 5–7 Tage (bei Patienten mit Zystennieren über 10 Tage), sofern das Antibiogramm keine Resistenz gegen die verwendete Substanz zeigt. Der Vorteil der genannten Substanzen liegt in den ausreichend hohen Urinspiegeln, die trotz einer geringen Urinproduktion erreicht werden. Sollte der verantwortliche Keim gegen diese Substanzen resistent sein, wird man auf andere Antibiotika umsteigen müssen, auch wenn hiermit häufig nicht ausreichende Urinspiegel zu erreichen sind.

Komplikation. Eine Komplikation einer Infektion der unteren Harnwege stelle die Pyozystitis dar. Hier kommt es zur Ansammlung von Eiter in der Blase. Nicht selten liegt eine anatomische Abnormität vor, wie eine subvesikale Obstruktion oder ein großes Harnblasendivertikel. Die Symptome ähneln denen einer normalen Zystitis, jedoch stehen oft starke suprapubische Schmerzen im Vordergrund.

Beim anurischen Patienten mit Fieber unklarer Genese oder Sepsis mit unbekanntem Fokus sollte immer an die Pyozystitis gedacht werden. Folgende Schritte sind einzuleiten:

- Die klinische Untersuchung und die Sonographie sind wichtige Hilfsmittel. Die Diagnose wird über die Inspektion des Urins und nachfolgender Kultur gestellt.
- Die Behandlung umfasst die lokale Spülung über eingelegten Einmal- oder Dauerkatheter mit antimikrobiellen Lösungen, solange der Urin klar ist und kulturell keine Erreger nachweisbar sind. Antibiotika sollten nur verabreicht werden, wenn schwere Allgemeinsymptome und/oder systemische Infektionszeichen vorliegen. In schweren therapierefraktären Fällen hilft eine chirurgische Sanierung mittels Zystektomie.

Pneumonien

 Pneumonien bei Dialysepatienten sind in vielen Fällen als Komplikation einer latenten oder manifesten pulmonalen Stauung zu sehen (»Stauungspneumonie«). Es kommt in diesen Lungenregionen zu einer sekundären bakteriellen Infektion.

Symptome und Diagnose. Das führende klinische Symptom ist die zunehmende Dyspnoe; Fieber und systemische Entzündungsparameter sind häufig nur gering ausgeprägt. Auskultatorisch und röntgenologisch ist eine Differenzierung zwischen reiner Stauung und einem pneumonischen Infiltrat häufig gar nicht möglich.

Therapie. Entsprechend der Genese besteht die Therapie v. a. in der Senkung des Sollgewichtes bzw. in der kardialen Rekompensierung. Gleichzeitig ist, möglichst nach Kultivierung von Spu-

tum, eine antibiotische Therapie einzuleiten, z.B. mit einem Makrolidantibiotikum oder einem Cephalosporin der neueren Generation. Bei im Krankenhaus erworbenen Pneumonien ist entsprechend dem veränderten Keimspektrum mit einer intravenösen Antibiose zu behandeln, z.B. mit einem Cephalosporin der zweiten oder dritten Generation oder einem Breitspektrumpenicillin, z.B. einem Ureidopenicillin. Wichtig ist hierbei die Anpassung der Dosierung an die eingeschränkte bzw. fehlende Kreatinin-Clearance.

❗ **Eine Dyspnoe ist beim Dialysepatienten bis zum Beweis des Gegenteils Ausdruck einer Überwässerung.**

15.3 Anämie

▶ Die Anämie bei Niereninsuffizienz wird als renale Anämie bezeichnet.

Ursachen

Die Entstehung der renalen Anämie hat verschiedene Ursachen. Bereits bei einem Serumkreatinin von etwa 3 mg/dl werden viele niereninsuffiziente Patienten anämisch. Das Ausmaß der Anämie ist auch abhängig von der Erkrankung, die zur Niereninsuffizienz geführt hat. So entwickelt sich eine ausgeprägte Anämie bei Patienten mit Zystennieren später als bei Patienten mit Glomerulonephritis, diabetischer Nephropathie oder Analgetikanephropathie.

❗ **Die wichtigste Ursache für die Entwicklung der renalen Anämie ist die zurückgehende Produktion des in der Niere gebildeten Hormons Erythropoetin, das die Blutbildung im Knochenmark stimuliert.**

Welche Bedeutung dieses Hormon für die Entwicklung der renalen Anämie hat, belegt v. a. die Behandelbarkeit der Anämie durch synthetisches menschliches Erythropoetin, das intravenös oder subkutan injiziert wird.

Symptomatik

Die Anämie führt zu Müdigkeit und zu mangelndem körperlichen und geistigem Leistungsvermögen, Störungen der Blutgerinnung, Immunschwäche, Libidoverlust und zu einer Verdickung der Wand der linken Herzkammer (sog. linksventrikuläre Hypertrophie).

Therapie der renalen Anämie: Erythropoetin

Die Einführung des rekombinanten humanen Erythropoetin (rHuEPO) vor mehr als 10 Jahren war ein Meilenstein in der Versorgung chronisch nierenkranker Patienten und ist heute der Standard in der Therapie der renalen Anämie. Humanes EPO ist ein glykosiliertes Protein mit 165 Aminosäuren und einem Molekulargewicht von 34 kD. EPO lässt sich heutzutage mit molekularbiologieschen Methoden herstellen.

Die Therapie mit rHuEPO führt durch die Stimulation der erythropoetischen Zellen im Knochenmark zu einer gesteigerten Erythrozytenbildung und damit zu einer Erhöhung des Hämatokrits. Die Leistungsfähigkeit steigt mit Korrektur der Anämie, außerdem wird eine Rückbildung der linksventrikulären Hypertrophie und eine Zunahme der Merkfähigkeit beobachtet.

Transfusionsbedingte Nebenwirkungen aus der Vor-EPO-Ära haben sich durch den geringeren Transfusionsbedarf deutlich verringert. So waren vor der Verfügbarkeit von EPO bis zu 25 % der Dialysepatienten abhängig von regelmäßigen Bluttransfusionen mit der Gefahr einer viralen Infektion (HIV, Hepatitis B und C), Eisenüberladung und Sensibilisierung von potenziellen Nierentransplantatempfängern.

Die Stimulationsfähigkeit des Knochenmarks für EPO schwankt sowohl bei Gesunden als auch bei Dialysepatienten um den Faktor 10. Das heißt, zur Erhaltung eines Zielhämatokrits von 30–35% (Hämoglobin 11-12 g/l) sind EPO-Dosen zwischen 25 bis 300 U/kg notwendig. EPO wird in den meisten Fällen 2- bis 3-mal pro Woche appliziert. Es kann sowohl i.v., s.c. und i.p. gegeben werden. Bei s. c.-Gabe werden etwa 10–20% weniger EPO gebraucht. Chronische Entzündungen, der Mangel an für die Blutbildung wichtigen Substanzen (Eisen, Folsäure, Viamin B_{12}), mangelnde Dialyseeffizienz, ausgeprägter Hyperparathyreoidismus, Aluminiumbeladung oder okkulte Blutverluste können zu einem erhöhten EPO-Bedarf führen oder die EPO-Wirksamkeit einschränken.

α- und β-Erythropoetin. Die beiden ersten therapeutisch rekombinierten EPO sind α-EPO (Erypo®) und β-EPO (NeoRecormon®). Sie unterscheiden sich in der Struktur ihrer Kohlenhydratseitenketten bei identischer klinischer Wirksamkeit Beim β-EPO besteht die Möglichkeit einer Verabreichung mittels PEN (Reco-Pen®), ähnlich wie bei der Gabe von Insulin. Weiterhin steht eine Präparation (NeoRecormon Multidose®) zur Verfügung, die eine mehrfache Entnahme in verschiedensten Dosierungen zulässt. Seit kurzem ist das β-EPO auch zur einmal wöchentlichen Gabe zugelassen.

Nebenwirkungen der rHuEPO-Therapie

Blutdruckerhöhung. Bei ca. einem Drittel der Patienten führt eine Therapie mit rHuEPO zu einer Erhöhung der Blutdruckwerte mit der Notwendigkeit einer Erhöhung der antihypertensiven Medikation. Der Blutdruck lässt sich allerdings in den meisten Fällen damit unproblematisch einstellen. Die Ursachen hierfür sind unklar, diskutiert werden u. a. eine Zunahme der Blutviskosität oder eine direkte vasokonstrikorische Wirkung von EPO auf glatte Gefäßmuskelzellen.

Shunt-Thrombose. Theoretisch erhöht sich mit zunehmenden Hämatokrit die Wahrscheinlichkeit einer Shuntthrombose. Innerhalb der therapeutisch angestrebten Hämatokritwerte von etwa 33 % (= Hb 11–12 g/l) ist allerdings eine gesteigerte Thrombosehäufigkeit nicht nachweisbar.

Weitere seltene Nebenwirkungen sind das Auftreten von Krampfanfällen, geringfügig verschlechterte Harnstoff-Clearanceraten und das seltene Auftreten von Hyperkaliämien. Kürzlich wurde über das Auftreten eine »pure red cell aplasia« bei Patienten berichtet, die mit EPO behandelt worden waren. Hierbei ist die weitere Entstehung von roten Blutkörperchen aufgrund von Antikörpern gegen EPO völlig unterdrückt, die zu einer Wirkungsabschwächung der EPO-Wirkung führen. Die betroffenen Patienten werden transfusionspflichtig.

Neue EPO-Derivate (EPO mit veränderter Molekülstruktur)

Darbepoetin a. Ein Nachteil der rHuEPO-Therapie ist die notwendige 2- bis 3-malige Gabe pro Woche. Diese ist bedingt durch die kurze Serumhalbwertszeit von rHuEPO von ca. 8 h. Durch gezielte Veränderung in der Aminosäuresequenz und in den Kohlenhydratseitenketten im rHuEPO-Molekül konnte die Halbwertszeit verdreifacht werden, was prinzipiell die einmalige Gabe alle 2 Wochen möglich macht. Dieses modifizierte rHuEPO wurde »novel erythropoesis stimulating protein« (NESP) oder Darbepoetin α (Aranesp®) genannt. Klinische Studien bei präterminalen Patienten sowie bei PD- und Hämodialysepatienten haben gezeigt, dass NESP bei einmal-wöchentlicher Gabe eine dem rHuEPO vergleichbare Wirkung hat. Das Nebenwirkungsprofil ist ebenfalls dem rHuEPO vergleichbar. NESP ist seit Mitte 2001 zur Therapie der renalen Anämie in Deutschland zugelassen.

Pegyliertes EPO. 2008 wurde mit CERA (continuous erythropoiesis receptor activator) ein neues pegyliertes EPO-Derivat in Deutschland zugelassen. Hierbei wird Polyäthylenglykol am eigentlichen EPO-Molekül befestigt, das die Resorption aus s.c.-Depots verlangsamt und damit die Halbwertszeit verlängert. Ziel ist wie bei NESP die reduzierte Verabreichung bis hin zur einmal monatlichen Gabe.

Eisengabe bei Dialysepatienten. Hämodialysepatienten haben einen erhöhten Eisenverlust. Ursache hierfür sind die häufigen Blutentnahmen, Blutrückstände im Dialysator oder Blutungen im Magen-Darm-Trakt. Darüber hinaus behindern Phosphatbinder oder gleichzeitig verabreichte H_2- und Protonenpumpenblocker die ohnehin schlechte Eisenaufnahme beim Urämiker. Weiterhin liegt bei diesen Patienten, bedingt durch chronische Entzündungsvorgänge, häufig eine Eisenverwertungsstörung vor, da Eisen nicht ausreichend aus seinen Speicherbeständen mobilisiert werden kann. Da während einer rHuEPO-Therapie auch der Eisenbedarf deutlich ansteigt, ist Eisenmangel die häufigste Ursache für ein fehlendes Ansprechen auf rHuEPO. Daher muss, zumindest beim Hämodialysepatient, häufig eine parenterale Eisensubstitution vorgenommen werden. Bei Bauchfelldialysepatienten reicht hingegen eine orale Eisengabe meistens aus. Anhand verschiedener Parameter (Serumferritin, Transferrinsättigung, Anzahl hypochromer Erythrozyten) kann

der Eisenbedarf eines Patienten abgeschätzt werden. Für genauere Informationen stehen die »Europäischen Empfehlungen zur optimierte Therapie der renalen Anämie« zur Verfügung.

Intravenöse Eisenpräparate. Weltweit stehen zur i.v.-Therapie Eisenglukonat, Eisensaccharose und Eisendextran zur Verfügung. Die ersten beiden werden vorwiegend in Europa eingesetzt, während Eisendextran in den USA sehr verbreitet ist. Prinzipiell können Eisenpräparate, wenn sie zu schnell infundiert werden, über eine toxische Wirkung eine Gefäßerweiterung mit Blutdruckabfällen verursachen. Anaphylaktoide Reaktionen sind ebenfalls beschrieben und treten beim Eisenglukonat wesentlich seltener auf und verlaufen weniger schwer als beim Eisendextran. Prinzipiell sind die Präparate bei langsamer Infusion aber gut verträglich. Eher theoretische Nebenwirkung einer chronischen Eisentherapie ist eine vermehrte Infektionsanfälligkeit.

15.4 Kardiovaskuläre Erkrankungen

❗ Dialysepatienten haben im Vergleich zur nierengesunden Bevölkerung eine deutlich erhöhte Morbidität und Mortalität durch kardiovaskuläre Erkrankungen.

Neben einer deutlich erhöhten Prävalenz an arteriellem Hypertonus und Diabetes mellitus können auch andere Gefäßrisikofaktoren vorliegen, z.B.:
- Hyperlipoproteinämie,
- Hyperparathyreoidismus (hohes Kalzium-Phosphat-Produkt mit Gefäßverkalkungen),
- erhöhter Homocysteinspiegel im Serum.

Wichtig ist eine Prophylaxe von kardiovaskulären Komplikationen bereits in frühen Stadien der Niereninsuffizienz durch eine konsequente Therapie der behandelbaren Risikofaktoren (strenge Einstellung von Hypertonus, Hyperlipoproteinämie und Diabetes mellitus).

❗ Essentiell ist bereits in frühen Stadien der Niereninsuffizienz eine völlige Nikotinkarenz, da sich die Hinweise verdichten, dass Nikotin nicht nur ein wichtiger kardiovaskulärer Risikofaktor ist, sonderen ebenfalls einen eigenständigen Progressionsfaktor der chronischen Niereninsuffizienz darstellt.

Prinzipien zur Vorbeugung vor kardiovaskulären Komplikationen

- Einstellung des Hypertonus
- Behandlung von erhöhten Cholesterin- und Blutzuckerwerten
- Absolute Nikotinkarenz
- Strenge Kontrolle des Kalzium-Phosphat-Produkts

15.4.1 Arterieller Hypertonus

Der meisten Dialysepatienten leiden an einem (sekundär renalen) Hypertonus.

Komplikationen

Der arterielle Hypertonus ist einer der wichtigsten Risikofaktoren für eine Reihe von Komplikationen, die v. a. das kardiovaskuläre System betreffen:

- Am Herzen kommt es durch die chronische Druckbelastung zu einer konzentrischen Herzmuskelverdickung, die bei unzureichender Behandlung zu einer Herzinsuffizienz führt.
- Eine andere Folge am Herzen ist die Entwicklung einer koronaren Arteriosklerose, die Angina pectoris, Herzinfarkt, Arrhythmien und Herzinsuffizienz verursachen kann.
- An den Gefäßen des zentralen Nervensystems führt der Hypertonus zu einer Arteriosklerose mit den möglichen Folgen ischämischer Insulte und intrazerebraler Blutungen.
- An den Gefäßen der peripheren Extremitäten manifestiert sich der Hypertonus als arterielle Verschlusskrankheit. In Nativröntgenaufnahmen ist häufig eine exzessive Gefäßverkalkung zu erkennen.
- Auch das Gefäßsystem der Netzhaut kann durch den hohen Blutdruck geschädigt werden und durch Arteriosklerose, Retinopathie und Papillenödem zur progredienten Visusverschlechterung führen.

Therapie

Wichtig ist grundsätzlich eine rigorose Blutdruckeinstellung bei diesen Patienten, um die möglichen Spätfolgen hinauszuzögern.

❗ Bei schlecht einzustellendem Blutdruck ist das Trockengewicht zu überprüfen.

Die effektivste Maßnahme ist häufig die Normalisierung einer bestehenden Hypervolämie durch Reduktion des Trockengewichts (▶ Kap. 10.1.6). Medikamentöse Maßnahmen werden kaum wirksam sein, solange der Patient überwässert ist. Bei den Antihypertensiva sollte sich die Wahl an evtl. bestehenden Nebenerkrankungen (Diabetes mellitus, koronare Herzkrankheit, periphere arterielle Verschlusskrankheit, obstruktive Lungenerkrankung) orientieren.

Bevorzugt werden sollten Substanzgruppen ohne negativen Einfluss auf metabolische Parameter wie Glukose- und Fettstoffwechsel:

- Diuretika, z.B. Furosemid (Lasix): Nur sinnvoll bei ausreichender Restdiurese. Möglicherweise negativer Einfluss auf Glukose- und Fettstoffwechsel.
- β-Blocker, z.B. Metoprolol (Beloc): Bei gleichzeitiger koronarer Herzkrankheit oder Herzinsuffizienz Mittel der ersten Wahl. Potenziell negativer Einfluss auf Glukose- und Fettstoffwechsel ohne große Bedeutung. Kontraindikationen: Obstruktive Lungenerkrankung; dekompensierte Herzinsuffizienz; höhergradige AV-Blockierung.
- Kalziumantagonisten: Gefäßselektive Substanzen der neuen Generation bevorzugen, z.B. Amlodipin (Norvase®). Keine negativen Auswirkungen auf Glukose- und Fettstoffwechsel.
- ACE-Hemmer, z.B. Enalapril (Xanef®): Mittel der Wahl bei gleichzeitiger Herzinsuffizienz. Keine negativen Auswirkungen auf Glukose- oder Fettstoffwechsel. Häufigste Nebenwirkung: Reizhusten. Sistieren der Restdiurese möglich. Vorsicht bei gleichzeitigem Einsatz einer AN69-Dialysemembran.
- Angiotensin-II-Rezeptor-Antagonisten, z.B. Losartan (Lorzaar®): Alternative zum ACE-Hemmer, sehr gute Verträglichkeit.
- αI-Antagonisten, z.B. Doxazosin (Cardular®): Nur in Kombination mit anderen Antihyper-

tensiva einsetzen. Wirkungsverlust im Lauf der Zeit möglich. Keine negativen Auswirkungen auf Glukose- und Fettstoffwechsel.

- Zentrale Antisympathotonika, z.B. Clonidin (Catapresan®): Leicht sedierende Wirkung. Subkutane Gabe geeignet zur Behandlung von hypertensiven Entgleisungen unter Dialyse.
- Minoxidil (Lonolox®): »Ultima-ratio-Medikament« bei therapierefraktärem Hypertonus. Immer in Kombination mit β-Blocker. Überwässerung vermeiden. Nebenwirkungen: Perikarderguss, Hypertrichose.

15.4.2 Hyperlipoproteinämie

Bei vielen Dialysepatienten liegt eine Erhöhung der Blutfette vor, häufig als isolierte Erhöhung der VLDL-Fraktion (VLDL = very low density lipoproteine), entsprechend einer Typ-IV-Hyperlipoproteinämie nach Fredrickson. Ursache soll u. a. eine verminderte Aktivität der Lipoproteinlipase sein. Obwohl eine isolierte Erhöhung der Triglyceride zunehmend als eigenständiger Risikofaktor v. a. für die koronare Herzkrankheit angesehen wird, fehlen bislang eindeutige Ergebnisse, die einen positiven Effekt einer Senkung der VLDL belegen. Eindeutig belegt ist jedoch der Nutzen einer lipidsenkenden Therapie bei erhöhten Cholesterinwerten (hier besonders der LDL-Fraktion). Wenn diätetische Maßnahmen nicht ausreichend sind, muss mit Hilfe von Lipidsenkern ein normaler Serumcholesterinwert angestrebt werden. Besonders wirkungsvoll sind die CSE-Hemmer (z.B. Lovastatin).

❶ Da Dialysepatienten immer das Risiko einer Malnutrition zeigen, sollte bei der Therapie einer Hypercholesterinämie frühzeitig mit einer medikamentösen Therapie begonnen und nicht das Risiko einer diätetisch erzwungenen Mangelernährung in Kauf genommen werden.

15.4.3 Homocysteinämie

Die erhöhte Serumkonzentration an Homocystein ist als eigenständiger Risikofaktor für kardiovaskuläre Komplikationen erkannt worden. Ein Großteil der Dialysepatienten leidet ebenfalls an einer Hyperhomocysteinämie, bedingt durch die verminderte renale Ausscheidung dieses Metaboliten. Im Gegensatz zu Nierengesunden kann bei Dialysepatienten der erhöhte Spiegel mittels hochdosierter Gabe von Vitamin B_6, B_{12} und Folsäure nicht in den Normalbereich gesenkt werden. Da bislang nicht bekannt ist, ob diese Behandlung einen Nutzen für dialysepflichtige Patienten besitzt, kann zum derzeitigen Zeitpunkt keine Empfehlung ausgesprochen werden.

Diabetisches Fußsyndrom bei Dialysepatienten

Bis zu 40 % der Patienten in Dialysezentren sind Diabetiker und als Folge einer diabetischen Nephropathie dialysepflichtig. Zu den Aufgaben des Dialysearztes und der Pflegekräfte gehört die Koordination der medizinischen Betreuung dieser Patienten in Zusammenarbeit mit anderen Fachgruppen, z. B. den Augenärzten und Neurologen. Ziel ist die Vermeidung weiterer Sekundärkomplikationen des Diabetes (Prävention). Die Pflege des diabetischen Fußsyndroms, die eine engmaschige Betreuung erfordert, erfolgt am besten in der Dialyse, denn hier werden die Patienten 3-mal/Woche gesehen.

Ursache
Diabetische Neuropathie:
- Angiopathie (arteriosklerotische Gefäßverengungen s. unten)
- Kombination von Neuropathie und Angiopathie.

Symptome
Chronische, schlecht heilende Wunden, meist als Folge von nicht wahrgenommenen Bagatellverletzungen des Fußes.

Risikofaktoren
Neuropathie oder Angiopathie (Diagnosehilfsmittel Stimmgabel, Reflexhammer, Tasten der Fußpulse).
- Fußdeformität
- Fortgeschrittenes Alter
- Bereits länger bestehender Diabetes
- Dialysepflicht.

◐ Pflege

Fußpflege durch den Patienten
- Tägliches Kontrollieren der Füße mit einem Spiegel nach Druckstellen, Hautveränderungen oder Läsionen.
- Tägliches Auftragen einer Fett- oder Harnstoffsalbe.
- Tägliches Wechseln der Strümpfe (gut passende Baumwollstrümpfe ohne Naht).
- Hornschwielen am Fuß vorsichtig mit einem Bimsstein entfernen.
- Fußnägel mit einer Sandpapierfeile kürzen. Keine scharfen Metallgegenstände für die Fußpflege benutzen!
- Fußbäder 2- bis 3-mal wöchentlich, nicht länger als je 5 min; Wassertemperatur ≤ 25°C!
- Füße immer sorgfältig abtrocknen, besonders Zehenzwischenräume.

Allgemeine Hinweise
- Im Fachgeschäft beide Füße messen lassen.
- Schuhe müssen bequem und ausreichend weit sein.
- Schuhe täglich im Inneren nach Fremdkörpern oder schmerzenden/drückenden Stellen absuchen.
- Barfußlaufen wird nicht empfohlen wegen der Verletzungsgefahr bei Empfindungsstörungen.

Medizinisch-pflegerische Maßnahmen
- Füße eines Risikopatienten bei jedem Besuch untersuchen (Inspektion und Palpation).
- Auch bei kleinen Fußverletzungen den Patienten anhalten, den Arzt aufzusuchen.
- Bei Fußulkus weiterführende Maßnahmen einleiten:
  - Druckentlastung (ggf. Vorfußentlastungsschuh),
  - regelmäßige Wundreinigung, Antibiotikatherapie, ggf. Mitbehandlung in diabetologischen Fußambulanzen,
  - Anpassung diabetesgerechter orthopädischer Maßschuhe nach Abheilung.

15.5 Hauterkrankungen

Häufige Hautveränderungen bei Dialysepatienten
- Juckreiz
- Trockene Haut, verminderte Schweißsekretion
- Graubraunes »schmutziges« Hautkolorit
- Nagelveränderungen
- Haarausfall
- Urämische Pseudoporphyrie (blasige Hautveränderungen)
- Erhöhte Verletzlichkeit und Blutungsneigung
- Melanose an lichtexponierten Stellen
- Ischämische Ulzerationen
- Hautverkalkungen.

Dialysepatienten leiden sehr häufig unter Hautveränderungen, deren Genese letztlich nicht geklärt ist. Ursache sind »Urämietoxine«, die verantwortlichen Substanzen konnten jedoch noch nicht näher definiert werden. Der Verlauf mancher dieser Veränderungen ist relativ schicksalhaft und kann auch durch eine Erhöhung der Dialyseeffizienz nicht wesentlich beeinflusst werden.

Pruritus (Juckreiz)

Eines der häufigsten Probleme ist ein Juckreiz, der sowohl während der Dialyse als auch im Intervall sehr lästig und quälend sein kann. Häufig verbunden ist der Juckreiz mit einer sehr trockenen Haut, einer verminderten Schweißsekretion und durch Kratzeffekte sekundär infizierter Hautstellen mit schlechter Heilungstendenz. Eine Ursache wird sich oft nicht finden, dennoch sollten folgende Punkte beachtet werden:

— Juckreiz kann auch ein Zeichen einer Unterdialyse, einer schlechten Anämieeinstellung oder eines nicht ausreichend kontrollierten Kalzium-Phosphatproduktes sein. Therapeutisch sollte deshalb zunächst immer überprüft werden, ob die Dialyseintensität (d.h. das KtV) ausreichend ist bzw. die renale Anämie oder die Kalzium-Phosphatspiegel im angestrebten Zielbereich liegen.

— Medikamente können, über allergische oder nichtallergische Mechanismen, zum Pruritus führen. Ein Auslassversuch über eine Reihe von Dialysebehandlungen kann hier Aufschluss geben. Genauso kann ein Wechsel des Heparins auf ein niedermolekulares Heparin versucht werden. Ausschluss einer Ethylenoxidallergie und strenge Einstellung von Kalzium-Phosphat-Werten sind ebenso zu beachten.

— Therapeutisch kann man den Patienten eine Hautpflege mit rückfettenden Substanzen und die Anwendung von lokalen und/oder systemischen Antihistaminika empfehlen. Häufig sehr wirksam sind Bestrahlungen mit UV-B-Licht.

— Mit dem Antiepileptikum Gabapentin in niedriger Dosierung (100 mg nach Dialyse) können ebenfalls in einer Reihe von Patienten deutliche Erfolge erzielt werden.

Sonstige Hautveränderungen

In ihrer Genese schlecht verstandene Hautveränderungen von Dialysepatienten sind bullöse (blasige) Exantheme, die meistens Handrücken, Gesicht und, seltener, Fußrücken betreffen und teilweise erhebliche Ausmaße annehmen können. Die oft durch Superinfektion komplizierte Abheilung führt zu pigmentierten Narben. Da das klinische Bild einer anderen, bei Lebererkrankungen auftretenden, blasigen Hauterkrankung (Porphyria cutanea tarda) sehr ähnelt, spricht man auch von einer Pseudoporphyrie. Mehrere Medikamente können das Auftreten dieser Veränderungen fördern (Diuretika, Neuroleptika, Antibiotika) und sollten deshalb vermieden werden.

Vor allem kosmetisch störende Veränderungen sind das typische graubraune Hautkolorit, das vermutlich durch die Einlagerung von nicht näher bekannten Toxinen in die oberen Hautschichten verursacht wird. Hinzu kommen Nagelveränderungen wie das sehr typische »Half-and-half-nail-Syndrom«, bei dem sich rot-braunes Kolorit am Außenrand und weißes Kolorit in der unteren Hälfte der Fingernägel deutlich unterscheiden lassen. Auch Hautverkalkungen, ischämische Hautulzerationen und Haarausfall sind möglich.

Wenn auch viele dieser Veränderungen therapeutisch schlecht zu beeinflussen sind, ist es dennoch empfehlenswert, dass ein Dermatologe zur Festlegung des therapeutischen Vorgehens herangezogen wird.

15.6   Polyneuropathie

Eine Reihe von Hämodialysepatienten entwickelt eine z. T. äußerst lästige und quälende Polyneuropathie, deren Genese auf die Einwirkung von nicht näher definierten Urämietoxinen zurückgeführt wird.

Symptome

Initial kommt es, häufig in einer strumpf- und handschuhförmigen Verteilung an Händen und Füßen, zu Störungen der Oberflächen- und Tiefensensibilität. Die Patienten klagen, v. a. nachts, über Kribbeln oder Brennen im befallenen Gebiet bei gleichzeitig herabgesetzter Empfindung. Sie werden dabei teilweise so beeinträchtigt, dass eine geregelte Nachtruhe oder ein normaler Lebenswandel nicht mehr wahrgenommen werden können. In diesem Zusammenhang spricht man von ruhelosen Beinen (»restless legs«) bzw. von brennenden Füßen (»burning feet«). Erst relativ spät kommt es auch zu motorischen Ausfällen mit Lähmung und Atrophie der peripheren Extremitätenmuskulatur. Auch die Nervenfasern des sympathischen und parasympathischen Nervensystems können betroffen sein. Man spricht von der autonomen Neuropathie, die die Herz-Kreislauf-Regulation verschlechtert. Zur raschen Anpassung des Blutdrucks bei Lagewechsel (z.B. Aufstehen) spielt die Tonisierung der Blutgefäße über das autonome Nervensystem eine wichtige Rolle. Seine Funktionsstörung hat häufig zur Folge, dass der Blutdruckabfall beim Aufstehen nicht mehr rasch genug durch eine Gefäßverengung und einen Herzfrequenzanstieg aufgefangen wird. Man nennt dieses Phänomen, bei dem es den Patienten beim zu raschen Aufstehen schwarz vor Augen wird und sie kollabieren, orthostatische Hypotension.

Ein weiteres Problem ist der Wegfall der Schmerzleitung aus inneren Organen, was dazu führt, dass Dialysepatienten z.B. den Schmerz beim Herzinfarkt oder bei einem Darminfarkt nicht oder nur atypisch empfinden.

Therapie

Eine erhöhte Dialysequalität ist meist nicht in der Lage, eine Polyneuropathie zu verbessern. Einzige wirksame Therapiemethode ist die Nierentransplantation, die nicht selten innerhalb von Tagen zu einer deutlichen Besserung der quälenden Beschwerden führt. Medikamentöse Therapie der Wahl ist die Kombination aus Levodopa und Benserazid (Restex®). Dieses Medikament stammt ursprünglich ais der Parkinsonbehandlung und wird beim Restless-legs-Syndrom einschleichend dosiert, meist mit einer abendlichen Dosis. Vorsicht vor Überdosierung wegen der renalen Elimination!

Alternativ kommen antikonvulsive, z.B. Carbamazein (Tegretal®) oder antidepressive Substanzen (z.B. Saroten®) zum Einsatz. Einen Versuch lohnen auch α-Liponsäure (Thioctacid®) oder die lokale Applikation von Capsaïcin-Salbe. Nicht wenige Patienten nehmen wiederholt Tranquilizer ein, z.B. Diazepam (Valium®), um einige Stunden Schlaf (z.B. an der Dialyse) zu finden.

15.7 Dialyseassoziierte Amyloidose und Arthropathien

❗ Im Laufe der chronischen Hämodialysebehandlung kommt es bei ca. 20–50% aller Patienten zu Manifestationen einer dialyseassoziierten Amyloidose.

Ursache ist ein normalerweise renal ausgeschiedenes Protein, das β_2-Mikroglobulin, das bei Patienten mit terminaler Niereninsuffizienz in Blut und Gewebe akkumulieren kann. Dieses Eiweiß vermag sich im Sinne einer β-Faltblattstruktur zusammenzulegen und lagert sich, im Gegensatz zu anderen Amyloidoseformen, fast ausschließlich in knöchernen Strukturen und in Umgebung der Gelenke ab.

Als Folge dieser Ablagerungen können sich eine Reihe eigener Krankheitsbilder manifestieren.

15.7.1 Karpaltunnelsyndrom

❗ Über 10 % aller Hämodialysepatienten, die länger als 5 Jahre behandelt werden, leiden an einem Karpaltunnelsyndrom.

Häufig tritt die Krankheit beidseitig auf, bei einseitigem Befall ist eher die Extremität mit der AV-Fistel betroffen. Durch eine Ablagerung von Amyloid in und um das Gewebe des Karpaltunnels herum kommt es zu einer zunehmenden Kompression des N. medianus, der die Handsensibilität und teilweise die Muskulatur versorgt. Die Patienten klagen über Schmerzen und Schwellung der betroffenen Hand, Empfindlichkeitsstörungen (Kribbeln, Ameisenlaufen), Taubheitsgefühle und, später, motorische Schwäche. Das typische Bild bietet die sog. »Schwurhand«. Betroffen sind Daumen, Zeige- und Mittelfinger sowie die radiale Seite des Ringfingers. Oft kommt es nachts oder während der Dialysebehandlung zu einer Zunahme der Beschwerden.

Differentialdiagnostisch zu erwägen sind eine urämische bzw. diabetische Polyneuropathie und ein A.-radialis-Steal-Syndrom durch den AV-Shunt (▶ Kap. 5). Die Diagnose kann zuverlässig durch eine neurophysiologische Untersuchung mit Elektromyographie und Nervenleitgeschwindigkeit gestellt werden.

Ist die Diagnose Karpaltunnelsyndrom bestätigt worden, sollte frühzeitig durch chirurgischen Eingriff der N. medianus entlastet werden. Die chirurgische Dekompression des Karpaltunnels, die in Lokalanästhesie durchgeführt wird, führt meist zu einer sofortigen Schmerzlinderung. Parästhesien und sensomotorische Einschränkungen können über eine längere Zeit fortbestehen.

❗ Beachte

Wird die Operation zu lange hinausgeschoben, kann es zum irreversiblen Funktionsverlust des N. medianus kommen.

15.7.2 Arthropathien und Arthritiden

❗ **Die Mehrzahl aller Hämodialysepatienten klagt im Laufe der Jahre über oft sehr quälende Gelenkbeschwerden. Betroffen sind v. a. Handgelenke, Schultern, Hüfte, Knie und Wirbelsäule.**

Ursachen

Die Ursachen sind vielfältig, können aber meistens weder klinisch noch laborchemisch ausreichend differenziert werden. Wichtig ist der Ausschluss eines schweren Hyperparathyreoidismus mit entsprechenden Veränderungen des Kalzium-Phosphat-Haushaltes, weil durch gezielte therapeutische Maßnahmen Linderung verschafft werden kann (▶ Kap. 15.1).

Oft führen Ablagerungen von Kristallen im Gelenkspalt zu akuten Beschwerden mit Schmerzen, Schwellung, Rötung, Überwärmung und Funktionseinschränkung. Verschiedene Kristalle können hieran beteiligt sein:

- Harnsäure (als Gichtanfall),
- Kalziumpyrophosphat (als Pseudogichtanfall),
- Kalziumoxalat und
- Hydroxyapatit.

Therapie

Beim Nachweis von Harnsäurekristallen im Gelenkpunktat bzw. einer stark erhöhten Harnsäurekonzentration im Serum ist eine Behandlung mit einem sog. Urikostatikum indiziert, d. h. eine Substanz, die die Bildung von Harnsäure im Organismus hemmt (z.B. Allopurinol 100 mg/Tag). Als Akutmaßnahme bietet sich beim Gichtanfall die Gabe von Colchicin an. Auch nichtsteroidale Antiphlogistika (z.B. Diclofenac, Ibuprofen; systemische und/oder lokale Verabreichung) oder Kortikosteroide sind hier sehr wirksam; sie werden auch eingesetzt bei den anderen Formen einer akuten Arthritis. Daneben kommen lokale kühlende Maßnahmen zur Anwendung.

Differentialdiagnose

Differentialdiagnostisch schwer zu unterscheiden ist eine beim Hämodialysepatienten nicht seltene bakterielle Arthritis, die klinisch das gleiche Bild wie bei einer nichtinfektiösen Arthritis zeigen kann. Beim geringsten Verdacht sollte das betroffene Gelenk punktiert werden. Ist das Gelenk-punktat eitrig, muss nach Anlegen einer Kultur sofort mit einer systemischen Anitbiotikatherapie begonnen werden. Die Einlage einer Spül-Saug-Drainage erübrigt sich in den meisten Fällen, jedoch muss das Gelenk bis zum Erregernachweis regelmäßig punktiert werden.

15.8 Malnutrition

❗ **Zeichen der Mangelernährung lassen sich bei bis zu einem Drittel aller Hämodialysepatienten nachweisen. Es steht fest, dass ein nicht ausreichender Ernährungsstatus mit einer erhöhten Morbidität und Mortalität verbunden ist und die Lebensqualität der Patienten ungünstig beeinflusst.**

Wesentlich scheint hierbei die Mangelernährung in bezug auf den Proteinmetabolismus zu sein.

Diagnose

Möglichkeiten der Diagnosestellung:

- Obwohl versucht worden ist, objektive Parameter und Vorgaben für das Ernährungsprogramm der Patienten zu entwickeln, ist doch im klinischen Alltag die subjektive Einschätzung des betreuenden Personals ein wesentliches Kriterium bei der Ermittlung jedes individuellen Status.
- Ein weiterer wichtiger Marker ist das Serumalbumin, für das gezeigt werden konnte, dass auch kleine Abfälle im Lauf der Zeit mit einer erhöhten Mortalität verbunden sind.
- Schließlich deutet auch ein kontinuierlicher Abfall des Trockengewichts eine Mangelernährung an.

❗ **Ein kontinuierlicher Abfall des Trockengewichts sollte zu einer Suche nach den Ursachen dieses Katabolismus führen, insbesondere Fehl- und Mangelernährung, aber auch konsumierende Prozesse wie chronische Infektionen und Tumorleiden.**

Ursachen

Es ist eine allgemeine Erfahrung, dass Dialysepatienten wegen Anorexie und Übelkeit oft nicht aus-

reichend Protein zu sich nehmen. Neben einer unzureichenden Dialysequalität tragen v. a. inadäquate
Diäten, Gastropathien (im Rahmen der autonomen
Neuropathie), Medikamente sowie psychosoziale
und sozioökonomische Faktoren zu dieser Tatsache
bei. Ursache für den erhöhten Proteinbedarf ist neben der Urämie und einer metabolischen Azidose
die Hämodialyse per se (u. a. Verlust an Aminosäuren, zytokininduzierter Katabolismus durch Bioinkompatibilität der Dialysemembran).

Therapie

Zur Behebung des katabolen Zustandes bietet sich
neben einer Verbesserung der Dialyseeffektivität
natürlich zunächst die Umstellung auf eine ausreichend protein- und energiehaltige Ernährung an.
Die Proteinzufuhr sollte dabei mindestens 1,2 g/
kgKG/Tag betragen, wobei diese Mengen zu erhöhten Harnstoff- und Phosphatwerten führen
können. Die Ernergiezufuhr sollte bei mindestens
35 kcal/kgKG/Tag liegen. Ausgleich der metabolischen Azidose (ggf. Zufuhr von Natriumbicarbonat im Dialyseintervall) sowie strenge Kontrolle
des Kalzium-Phosphat-Haushalts (Supplementie-
rung von Kalzium, Gabe von Phosphatbindern)
sind weiterhin essentiell.

Eine vielgeübte Praxis ist die Substitution von
dialyseadaptierten Vitaminpräparaten. Grundlage
ist die Entfernung von wasserlöslichen Vitaminen
bei der Dialyse (◻Tab. 15.2). Hierbei wird aller-

dings oft nicht berücksichtigt, dass die gesunde
Niere größere Mengen an Vitaminen ausscheidet,
als über Hämodialyse entfernt werden kann. Sofern ein Patient sich regelrecht ernährt, dürfte kein
Mangel an wasserlöslichen Vitaminen auftreten.
Die Substitution ist aller Erfahrung nach aber auch
nicht schädlich. Fettlösliche Vitamine dürfen mit
Ausnahme von Vitamin D_3 wegen der Akkumula-
tionsgefahr nicht substituiert werden.

15.9   Psychosoziale Probleme

Wie bei kaum einer anderen Krankheit erlebt der
Patient mit terminaler Niereninsuffizienz bei Einleitung der Dialysetherapie eine Reihe von Abhän-
gigkeiten, die viele Aspekte seines Lebens grund-
legend verändern werden. Dies kann bei Patienten
mit akut aufgetretener Nierenerkrankung (z.B. rapid progrediente Glomerulonephritis bei M. Wegener) innerhalb von Tagen bis wenigen Wochen aus
völliger Gesundheit heraus der Fall sein. Patienten
mit langsamer Progression der Niereninsuffizienz
(z.B. chronische Analgetikanephropathie) müssen
hingegen über lange Zeit hinweg Einschränkungen
in ihrer Lebensqualität hinnehmen. Hinzu kommt
oft ein umfangreiches Wissen über die Folgen der
Nierenerkrankung und die dadurch teilweise dramatisch verkürzte Lebenserwartung bei gleichzeitig verminderter Lebensqualität. Die Phase der
präterminalen Nierensuffizienz ist oft gekennzeichnet durch eine ständige Angst vor einem weiteren Anstieg der Retentionsparameter und dem
Auftreten der ersten Urämiesymptome, die wie ein
Damoklesschwert über dem Patienten hängen.

In dieser Phase ist das betreuende Team für
den Patienten ein ungemein wichtiger Ansprechpartner. Es gilt, für den Patienten den richtigen
Augenblick der Einleitung der Nierenersatztherapie zu finden. Dies kann nur durch einen engen
und aufrichtigen Kontakt zwischen Arzt, Pflegepersonal und Patient gelingen. Zugleich sollten
diese dem Patienten die Angst vor der neuen Lebensphase nehmen können.

In der Phase der drohenden terminalen Niereninsuffizienz kommt es oft auch bereits zum
ersten Kontakt zwischen zukünftigem Dialysepatient und Pflegekraft, wenn die beiden möglichen

◻ **Tab. 15.2.** Empfohlene tägliche Aufnahme an wasserlöslicher Vitamine

Vitamin	Tagesmenge [mg]
Thiamin (Vitamin B_1)	1,5
Riboflavin (Vitamin B_2)	1,8
Pantothensäure	5
Niacin	20
Pyridoxin (Vitamin B_6)	11
Cyancobalamin (Vitamin B_{12})	0,3
Ascorbinsäure (Vitamin C)	60
Folsäure	1

Ersatzverfahren Hämo- und Peritonealdialyse vorgestellt werden. Hier wird für den Patienten die Endgültigkeit seines Organverlustes und die »Bedrohung« durch die neue Behandlung offensichtlich. Im behutsamen, aber klaren Gespräch kann dem Patienten dieser neue Lebensabschnitt als Chance für das Beibehalten und/oder die Wiederaufnahme von privaten, sozialen und beruflichen Kontakten und Verpflichtungen nähergebracht werden.

Ursachen des psychosozialen Stresses von Patienten mit fortgeschrittener Niereninsuffizienz

- Krankheitsbedingte Einschränkungen (z.B. Hautveränderungen, Osteopathie, Herz-Kreislauf-Probleme, eingeschränkte Leistungsfähigkeit)
- Wissen um eingeschränkte Lebenserwartung und unsichere Zukunft
- Berufliche Probleme und Veränderungen
- Partnerschaftsprobleme, verminderte Libido und Potenz, eingeschränkte Zeugungsfähigkeit
- Verlust der sozialen Kontakte
- Dialysebedingte Einschränkungen der Lebensqualität (Flüssigkeitsrestriktion, diätetische Einschränkungen, Muskelkrämpfe, Nadelangst, postdialytische Müdigkeit, Shuntverschluss)
- Abhängigkeit von Ärzten, Pflegepersonal, Dialysemaschinen

15.9.1 Abwehrreaktionen

Ein zentraler Punkt im Umgang des Patienten mit seiner Erkrankung (»Coping«) ist der Konflikt zwischen seinen Wünschen nach Unabhängigkeit, die für die Verwirklichung eines »normalen« Lebens essentiell sind, und der Wirklichkeit einer dauernden Abhängigkeit von Maschinen, Ärzten und Pflegepersonal. Oft ist es nicht die eigentliche Abhängigkeit an sich, die traumatisch erlebt wird, sondern vielmehr die Unmöglichkeit, diese Abhängigkeit aktiv zu beeinflussen. Dies mag einer

der Beweggründe gerade von jüngeren Patienten sein, sich für die PD als Nierenersatztherapie zu entscheiden.

Zu diesem Abhängigkeitsproblem und den bereits oben erwähnten körperlichen Beschwerden kommen andere Probleme, die in ihrer Gesamtheit den Patienten einem erheblichen psychosozialen Stress unterwerfen (s. obige Übersicht).

Das Ausmaß, in dem der Patient diesen psychosozialen Stress erlebt, und die Fähigkeit, mit diesem Stress umzugehen, sind wesentlich beeinflusst durch die Persönlichkeit des Patienten. Diese basiert in erster Linie auf der zugrundeliegenden Primärpersönlichkeit, d. h. der Gesamtheit aller angeborenen und im Lauf der persönlichen Entwicklung vor Bekanntwerden der Nierenerkrankung erworbenen Verhaltensmuster. Durch die Erkrankung erfährt der Patient Änderungen seines Lebens, die wiederum auf seine Verhaltensweisen modulierend einwirken. Er entwickelt dabei individuelle Strategien, mit akuten und chronischen Erkrankungen umzugehen. Dieser Adaptationsprozess kann ganz grob in verschiedene Verhaltensweisen eingeteilt werden, die bei jedem Menschen mehr oder weniger ausgeprägt vorhanden sein können:

- Verleugnung
- Depression und
- Aggression.

Verleugnung

Die Verleugnung ist ein v. a. zur Abwehr von psychischem Stress eingesetzter Mechanismus. Ein schwer akzeptierbares körperliches Gebrechen will man nicht wahrhaben, und es wird mit z. T. inkonsequenten und unlogischen Argumenten wegdiskutiert. Dieses Phänomen wird öfter bei jüngeren Patienten beobachtet und entspricht letztlich, bildlich gesprochen, einer »Flucht nach vorne«.

Depression

Die Depression ist bei vielen Patienten eine mehr oder minder lange dauernde Reaktion auf die Extremsituationen chronische Erkrankung, Einschränkung der Lebensqualität und Abhängigkeit von Pflegeteam und Maschine. Folgen sind Antriebsverlust, Isolation durch Rückzug von sozialen Beziehungen, Angstgefühle. Bei einem solchen sich perpetuierenden Teufelskreis mit zunehmender Hoffnungs- und Aussichtslosigkeit sowie Erleben des Selbstwertverlusts können auch suizidale Tendenzen auftreten. Dies ist insofern bedeutend, als Dialysepatienten um die potentiell letalen Folgen einer Abstinenz von der Dialysebehandlung und insbesondere einer Hyperkaliämie wissen. Vor allem bei fehlender Restdiurese können allein durch ein Ablehnen der Dialyse oder aktiv durch das Verzehren kaliumreicher Speisen (v. a. Früchte) rasch letale Herzrhythmusstörungen herbeigeführt werden.

Aggression

Die Aggression ist eine Verhaltensweise, die als Reaktion auf den Konflikt zwischen dem Bestreben nach Autonomie auf der einen Seite und der nicht zu umgehenden Abhängigkeit und Passivität bei der Dialysebehandlung auf der anderen Seite entsteht.

- Sie kann sich gegen die Patienten selbst wenden i. S. einer Autoaggression, die dann oft in Gleichgültigkeit gegenüber medizinischen Empfehlungen endet und im privaten wie im beruflichen Leben zu einer zunehmenden Isolation führt.
- Ebenso kann sich die Aggression gegen das behandelnde Team richten. Die Pflegenden sollten dabei wissen, dass diese Form der Stressverarbeitung aus psychopathologischer Sicht durchaus wünschenswert sein und für den Patienten zu einer erheblichen Erleichterung führen kann. Die Aggressionen sind dabei nur eine Reaktion auf innere Konflikte und nicht primär gegen das Pflegeteam gerichtet.

Ist es für den Patienten nicht möglich, seine Aggression zu verbalisieren, reagiert er oft mit Non-Compliance (z.B. Diätfehler, Versäumen von Dialyseterminen) oder mit autoaggressiven Zügen.

Es wird klar, dass diese (Mal-)Adaptationsprozesse nicht zur Lösung des Problems beitragen und für den Patienten nur mit Hilfe seines Umfeldes eine erträgliche Anpassung an seine Erkrankung geschehen kann. Wichtigste Partner sind dabei neben den Familienangehörigen, v. a. Ehe- bzw. Lebenspartnern und die Mitglieder des Pflegeteams.

15.9.2 Dialysepatient und Lebenspartner

Das Verhalten der Lebenspartner von Dialysepatienten wird geprägt durch das Ineinandergreifen der Ängste des Kranken und der eigenen Ängste. Oft sind es die Lebenspartner, die diese Ängste dem Pflegeteam gegenüber verbalisieren und als Sprachrohr des Patienten auftreten. Hauptthema sind dabei immer wieder Ungewissheit und Befürchtungen um die Gesundheit und mögliche Komplikationen sowie die Angst, dass der Patient seine Beschwerden nicht oder nur unzureichend äußert. Oft ist es nicht mehr möglich, eigene und partnerbezogene Ängste auseinanderzuhalten.

Im Lauf der Dialysebehandlung kommt es nicht selten zu einer Umverteilung der bisherigen Rollen:
- Der Kranke zieht sich zurück, entwickelt regressive Verhaltensweisen und zeigt hypochondrische Züge.
- Der Partner wird aufgrund des neuen Rollenverständnisses dominant.

Diese neue Beziehungsform hat für den Kranken durch das Mehr an Hilfe und Zuwendung einen teilweise erheblichen sekundären Krankheitsgewinn. Besonders bei älteren Paaren erlebt man mitunter skurril anmutende symbiotische Beziehungen, bei denen die vorbestehenden Rollenverständnisse umgekehrt werden und mit der Entwicklung einer extremen Dominanz auf der einen Seite und einem fast kindlichen Rückzug auf der anderen Seite einhergehen.

Bei jüngeren Patienten kann die existentielle Belastung auch zum Scheitern der Beziehung führen. Eine wichtige Rolle spielen hierbei sexuelle Probleme:
- Beim Mann führen als wesentliche Faktoren die verminderte gonadale Testosteronproduktion, Störungen der hypothalamisch-hypophysären Hormonproduktion, renale Anämie, Medikamente (v. a. Antihypertensiva), autonome Neuropathie und arterielle Verschlusskrankheit der Penisgefäße zu nachlassender Libido und erektiler Dysfunktion. Ein großer Teil der männlichen Patienten ist zeugungsunfähig. Mehrere Publikationen belegen, dass weit über 60 % aller männlichen Dialysepatienten an einer sexuellen Dysfunktion leiden.

▬ Auch Frauen erleben beim Eintreten der terminalen Niereninsuffizienz ein Nachlassen der Libido und der sexuellen Erlebnisfähigkeit. Hauptsächlich scheinen hier Störungen der Hormonproduktion verantwortlich zu sein. Regelblutungen treten nicht mehr oder nicht mehr regelmäßig auf. Schwangerschaften bei dialysepflichtigen Frauen sind selten, aber nicht ausgeschlossen.

Diese sexuellen Probleme können Partnerschaften zum Scheitern bringen. Bei der Problembewältigung sind begleitende psychotherapeutische und sexualtherapeutische Behandlung hilfreich. Auf jeden Fall muss parallel hierzu eine organische Abklärung der sexuellen Störung erfolgen.

Die Therapie umfasst primär die Optimierung der Dialysebehandlung, das Anheben des Hämatokrits auf 33–36% und die Anpassung der Medikation. Bei verminderter Libido bietet sich eine hormonelle Behandlung mit Testosteron an. Als Mittel der ersten Wahl bei erektiler Dysfunktion kommt heute Sildenafil (Viagra) zum Einsatz, sofern keine Kontraindikationen vorliegen (schwere Herzerkrankung, Therapie mit Nitraten). Mehr als zwei Drittel aller Patienten berichten von einer Verbesserung ihrer Beschwerden. Durch diese einfache Behandlungsmöglichkeit sind andere Therapieoptionen in den Hintergrund getreten: intrakavernöse (sog. SKAT) oder intraurethrale Injektion von vasoaktiven Substanzen, Vakuumpumpe oder Implantation einer Penisprothese. Erwähnt sei, dass all diese Maßnahmen nicht zu einer Verbesserung der Zeugungsfähigkeit führen. Dies ist normalerweise nur nach einer erfolgreichen Nierentransplantation der Fall.

Bei Frauen mit sexueller Dysfunktion ist das therapeutische Repertoire beschränkt. Hier bietet sich neben Dialyseoptimierung und Anämiebehebung eine Hormonbehandlung mit Östrogenen an. Auch hier ist eine erfolgreiche Nierentransplantation die beste Behandlung der sexuellen Dysfunktion.

15.9.3 Dialysepatient und Familienangehörige

Wie in der Ehepartnerschaft, spielt auch innerhalb der Familie des Dialysepatienten die Stabilität des Gefüges eine essentielle Rolle bei der Bewältigung der Probleme, die durch die Erkrankung und Dialysepflichtigkeit eines Angehörigen auftreten. Für alle Beteiligten kann die Belastung einer chronischen, unheilbaren Erkrankung mit Todesbedrohung zu einer wahren Zerreißprobe werden. Oftmals erscheint es schwer verständlich, warum sich der Kranke zunehmend isoliert und an vielen Aktivitäten des sozialen Lebens nicht mehr teilnehmen will oder kann. Krankheitsbedingt sind auch innerhalb der Familie existentielle materielle Probleme möglich. Die Reaktion der Angehörigen auf die Erkrankung hängt wesentlich von der Rolle und der Position ab, die der Kranke innerhalb der Familie einnimmt.

15.9.4 Dialysepatient und Dialyseteam

Vertrauensverhältnis

Es gibt in der Medizin wohl kaum eine andere Konstellation, in der Patienten und Ärzte/Pfleger über längere Zeit so eng und intensiv in einer, aus der Sicht des Patienten, einseitigen Abhängigkeit zusammenarbeiten müssen.

Eine lange Beziehung führt dazu, dass das Pflegeteam sehr viel über den einzelnen Patienten weiß: die medizinischen Diagnosen und Vorerkrankungen, Probleme während der Dialysebehandlung, psychische Probleme, berufliche und private Sorgen. Oft baut sich zwischen Pflegekraft und Patient eine echte Beziehung auf, die über das hinausgeht, was normalerweise üblich ist. Patienten erzählen nicht selten ihre Sorgen einem Mitglied des Pflegeteams, das damit die Funktion eines »Kummerkastens« oder Seelsorgers einnimmt. Oftmals erfahren Pflegekräfte Details, die nicht einmal nahe Angehörige oder Partner des Patienten kennen – sei es aus Scham, aus Furcht oder aus mangelndem Vertrauen. Obwohl eine enge Beziehung zur Pflegekraft besteht, bleibt hier doch eine gewisse Anonymität gewahrt, die v. a. auch aus dem Wissen um die Schweigepflicht des Pflegeteams rührt. Dieser Aspekt geht innerhalb eines Behandlungsteams nicht selten verloren; man sollte jedoch stets daran denken, dass alle persönlichen Mitteilungen des Patienten stets einer Schweigepflicht unterliegen.

❗ Die Schweigepflicht gilt gleichermaßen für die ärztlichen wie auch für die pflegerischen Mitglieder des Teams.

Zu beachten ist:
- Nur vital relevante Fakten sollten allen Mitgliedern bekannt gemacht werden, so z.B. medizinische Diagnosen, Komplikationen während Dialyse und anstehende Operationen.
- Alle anderen Informationen sollten stets als vertraulich zwischen Patient und Pflegekraft angesehen werden.

Ein Bruch dieses ungeschriebenen Vertrags kann für das Vertrauensverhältnis nicht wiedergutzumachenden Schaden anrichten!

Abhängigkeitsverhältnis

Eine ständige Konfliktsituation ist die Abhängigkeit des Patienten von den Personen, die seine Behandlung durchführen. Der Patient kann diesem Phänomen mit verschiedenen Anpassungsweisen begegnen:
- Ähnlich wie beim Umgang mit Angehörigen kann sich der Patient von einer Verantwortung und aktiven Mitarbeit zurückziehen, in regressive Verhaltensmuster verfallen und auf diese Weise einen sekundären Krankheitsgewinn aus der vermehrten Beachtung und Fürsorge ziehen.
- Der Patient kann dieser als Bevormundung empfundenen Situation mit Aggression begegnen, die sich im Nichtbeachten und Ablehnen von Therapieempfehlungen äußert. Dieses Verhalten löst dann wiederum beim Pflegenden als Gegenübertragungsmechanismus Aggressionen aus, weil er die vorangegangenen Aggressionen als persönliche Kränkung empfindet. Beide Seiten können sich dann in einem Teufelskreis gegenseitig aufschaukeln, bis eine produktive Zusammenarbeit nicht mehr möglich ist.

Rolle der Pflegenden zur Bewältigung der Probleme

Ein allgemeines Rezept zum Umgang mit Dialysepatienten an die Hand zu geben, scheitert an der Vielzahl der Charaktere und Verhaltensweisen der Patienten. Unumstritten ist jedoch, dass das Pflegeteam eine eminent wichtige Rolle bei der Adaptation des Patienten an seine neue Rolle und der Bewältigung der neuen Situation spielt. Voraussetzung einer vertrauensvollen Zusammenarbeit mit einem Dialysepatienten sind mehrere Faktoren, von denen berufliche und fachliche Kompetenz, menschliche Wärme und Aufrichtigkeit die wichtigsten sein dürften.

Fachliche Kompetenz im Beruf kann man nur durch Ausbildung und Erfahrung erwerben. Langjährige Dialysepatienten haben oft ein erstaunliches Wissen, gerade was die Reaktion ihres Körpers auf bestimmte Situationen anbetrifft. Es ist immer ein Zeichen ärztlicher und pflegerischer Kompetenz, dies innerhalb von Entscheidungen zu berücksichtigen, auch wenn man dem Patienten klar machen muss, dass letztlich das Behandlungsteam die Entscheidungen trifft und auch verantwortlich ist. Folgendes ist zu berücksichtigen:
- Ein Nichtrespektieren von Patientenwünschen führt schnell zum Vertrauensverlust und zum Ablehnen des Pflegeteams und seiner Kompetenz. Folgen können demonstrative Non-Compliance oder aber völliger Rückzug aus jeglicher Übernahme von Verantwortung sein.
- Gerade CAPD und Heimdialyse können eine aktive Rolle des Patienten fördern und die nicht zu vermeidenden Frustrationen der Behandlung vermindern. Der Patient sollte stets dazu angehalten werden, Verantwortung für sein eigenes Dialyseregime und seine eigene Behandlung mit zu übernehmen.

Erfahrenes Dialysepersonal weiß meistens von Patienten zu berichten, die scheinbar eigenwillig ihre Regime bestimmen und nur sehr ungern Ratschläge und Empfehlungen annehmen. Ganz häufig haben diese Patienten es gelernt, in ihren Organismus hineinzuhorchen und für sich die optimalen Behandlungsmodalitäten zu entwickeln. Der Erfolg dieses Konzeptes spricht meist für sich.

Menschliche Wärme kann man sich im Gegensatz zur fachlichen Kompetenz nur ungleich schwerer aneignen. Technisches Können und fachliches Wissen mögen von Patienten als selbstverständlich hingenommen werden. Mitfühlen ohne Mitleid ist das, was der Dialysebehandlung, »jenseits von

Apparaten und den Ergebnissen randomisierter doppelblinder Studien«, die humane Seite verleiht. Diese menschliche Wärme kann entscheidend über Erfolg oder Misserfolg der therapeutischen Bemühungen bestimmen. Ein Patient, der sich nicht nur als Organismus, angeschlossen an eine Dialysemaschine, erlebt, sondern als Mensch, den man mit all seinen Problemen und Sorgen ernst nimmt, wird viel eher dem Pflegeteam zugänglich sein und sein Vertrauen schenken.

Aufrichtigkeit im Umgang mit den Patienten braucht man nicht zu erwerben, man muss sie einfach praktizieren. Letztlich ist es genau das, was sich jeder im Alltag im gegenseitigen Miteinander wünscht. Dies sollte auch innerhalb der Pflegeteams und in der Beziehung mit dem Dialysepatienten ein Gebot sein. Ohne Aufrichtigkeit wird langfristig kein Vertrauensverhältnis mit dem Patienten aufzubauen sein; Patienten entwickeln rasch ein Gespür für die Ehrlichkeit des behandelnden Partners.

15.9.5 Non-Compliance

> Die Compliance (Therapietreue) beschreibt das Akzeptieren und die Mithilfe bei der Verwirklichung eines therapeutischen Konzeptes.

Die Art der Behandlung wird normalerweise vom Dialyseteam vorgegeben, weil bei ihm die fachliche Kompetenz und das fundierte Wissen über Dialysebehandlung liegt. Damit ist gleich der Konflikt vorprogrammiert, da diese Situation einer einseitigen Abhängigkeit entspricht. Zwang zu einem vorgeschriebenen Regime und auferlegte Einschränkungen in vielen Bereichen des Lebens laden zum Widerstand gegen diese »Schraubklemmen« ein. Widerstand gegen eine Behandlungsmaßnahme kann durchaus auch berechtigt sein, wenn diese dem Patienten uneinheitlich oder unrealistisch vorkommt.

❗ **Immer liegt der Non-Compliance aus psychoanalytischer Sicht eine Störung des narzisstischen Gleichgewichts zugrunde. Als Folge der Störung des Selbstbildes kommt es zu aggressiven Tendenzen, die sich gegen das Behandlungsteam oder die eigene Person richten können.**

Non-Compliance beinhaltet damit zum einen den Widerstand gegen den auferlegten Zwang und zum anderen das potentielle Inkaufnehmen eines körperlichen Schadens aufgrund der Ablehnung einer vorgeschlagenen Therapie.

Immer sollte man sich vor Augen halten, dass Patienten mit einer langen Krankheitsvorgeschichte und daraus bedingt vielen Einschränkungen der Lebensqualität eine niedrige Frustrationstoleranz besitzen. Auf jede neue Einschränkung durch diätetische Verbote oder therapeutische Regimes können sie mit aggressiven Abwehrmechanismen reagieren. Die häufigste Variante ist dabei die Non-Compliance.

Problematisch ist, das Ausmaß der Non-Compliance zu beurteilen. Sie umfasst ein breites Spektrum an Beispielen, das von völlig harmlosen Unterlassungen oder Diätfehlern bis hin zum Ablehnen der Dialysebehandlung oder zum Verzehr von kaliumreichen Speisen in suizidaler Absicht reicht. Ein vages Maß für eine gute Compliance sind:
- eine geringe Gewichtszunahme im Intervall,
- niedrige prädialytische Werte für Kalium, Phosphat.

Dies sind jedoch nur ganz grobe Parameter, die einer differenzierten Deutung bedürfen:
- Serumkaliumwerte bis 7 mmol/l sind nur in den allerwenigsten Fällen bei chronischen Dialysepatienten Ursache von Arrhythmien und sollten nicht als Zeichen einer schweren Non-Compliance gedeutet werden.
- Hohe Werte für Harnstoff und Phosphat können Zeichen einer nicht ausreichenden Dialyse sein, niedrige Werte dagegen Hinweis für eine Malnutrition.

Zudem ist in keiner, nach strengen wissenschaftlichen Kriterien durchgeführten Untersuchung ein echter Nachteil in bezug auf das Langzeitüberleben nachgewiesen worden, wenn oben genannte Parameter wiederholt deutlich außerhalb des Normbereiches lagen. Zu bedenken ist daher:
- Eine moderate diätetische Non-Compliance sollte als risikoarm eingestuft und dem Patienten nicht vorgehalten werden.
- Erstrebenswerter ist, die rationalen Zusammenhänge zum Einsatz bestimmter Behand-

lungsmaßnahmen zu erläutern, so z.B. beim Einsatz von Antihypertensiva oder Phosphatbindern, oder die Notwendigkeit einer Verlängerung der Dialysezeit deutlich zu machen.

Suizidgefahr. Gründe für eine extreme und damit potentiell gefährliche Non-Compliance sind Frustration durch die auferlegten Restriktionen und die Verleugnung der Krankheit. Mitunter bedürfen solche Patienten einer unterstützenden Psychotherapie, die eventuell, je nach zugrundeliegender Psychodynamik, auch als Paar- oder Familientherapie geführt werden kann. In Situationen, in denen ein Patient suizidale Gedanken äußert, ist ein Psychiater hinzuzuziehen, der über das weitere Vorgehen bzgl. der Überwachung und der psychiatrischen Behandlung des Patienten entscheiden muss.

Weigerung des Patienten. Schwierig wird die Situation, wenn ein einwilligungsfähiger Patient die weitere Dialysebehandlung ablehnt. Diese Probleme und Lösungsmöglichkeiten sollten zunächst unter Beteiligung des Pflegeteams und enger Angehöriger des Patienten besprochen werden. Unter Umständen wird ein Amtsrichter unter Zuhilfenahme eines psychiatrischen Gutachtens die schwierige Frage nach der Einwilligungsfähigkeit des Patienten beantworten müssen. Aus rechtlicher Sicht besteht die Möglichkeit der Festlegung einer Zwangsbetreuung für die medizinischen Belange und die Zwangsbehandlung mit Dialyse.

15

Hygiene und Übertragung von Virusinfektionskrankheiten bei Hämodialyse

Hygiene in Dialyseabteilungen

Die Dialyseabteilungen unterliegen hohe Anforderungen an die Hygiene. Mangelhafte Hygiene kann die Patienten und das medizinische Personal der Gefahr viraler oder bakterieller Infektionen aussetzen.

Besondere Aufmerksamkeit bedarf die Dialysatherstellung, die von der Wasseraufbereitung (▶ Kap. 16.7.1) bis zur Ausmischung des Dialysats aus den Komponenten im Dialysegerät reicht. Hier steht der Schutz des Patienten im Mittelpunkt, der über die Dialysemembran direkten Kontakt mit dem Dialysat und/oder noch direkter durch die Infusion des Substituats bei der Hämodiafiltration hat. An dieser Schnittstelle können chemische oder mikrobielle Verunreinigungen auftreten, die an zahlreichen Stellen von der Einspeisung des Rohwassers, über die Dialysatversorgungsleitungen und -konzentratreservoire bis zu dem dialysatführenden System der Dialysegeräte möglich sind.

Die Hygiene dient der Vermeidung von Infektionen durch keimreduzierende Maßnahmen, die im Einzelnen dargestellt werden. Die Erläuterung einiger grundsätzlicher Begriffe zur Hygiene seien vorangestellt.

Ziel der Hygiene

Ziel der hygienischen Maßnahmen ist die Vermeidung von Infektionen durch Krankheitserreger (Bakterien, Viren, Pilze, Protozoen) und Erkrankungen, die als Folge der Einschwemmung bakterieller Produkte auftreten können. Bestandteile der Bakterienzellwänden (sog. Endotoxine) können sich als Folge bakterieller Besiedlung des Dialysats anreichern und über den Dialysator in das Blut des Patienten gelangen. Nicht nur für die lebenden, noch teilungsfähigen Bakterien liegen daher Grenzwerte vor, sondern auch für den Endotoxingehalt im Dialysewasser und Dialysat.

Patienten mit chronischem Nierenversagen und insbesondere langjährige Dialysepatienten sind abwehrgeschwächt und damit empfänglicher für Infektionen. Innerhalb der Kliniken besteht ein erhöhtes Risiko, sich mit problematischen Keimen, sog. Hospitalkeimen, zu infizieren, die teilweise bereits weitgehend resistent gegen viele

Antibiotika sind. Diese Situation zwingt zu besonderer Hygiene und sorgfältigen Strategien zur Infektvermeidung.

Die speziellen Gefahren der Shuntinfektionen werden in ▶ Kap. 5 und 11, Katheterinfektionen bei Peritonealdialysepatienten und ihre Prophylaxe ▶ Kap. 14.3.5 ausführlich besprochen.

In diesem Kapitel werden neben allgemeinen Hygienemaßnahmen und Desinfektionsverfahren in erster Linie die durch Blut und Blutprodukte übertragbaren Virusinfektionen sowie der Umgang mit multiresistenten Problemkeimen behandelt. Bei allen Patienten mit parenteral übertragbaren viralen Infektionen, insbesondere Hepatitis B, Hepatitis C und HIV, sowie bei Patienten, deren Infektstatus nicht bekannt ist, müssen neuerdings »Sicherheitskanülen« zur Minderung des Infektionsrisikos des Personals bei Nadelstichverletzungen eingesetzt werden.

> ❶ Eine spezifische Gefahr für Dialysepatienten stellen v. a. die parenteral, d. h. über Blutprodukte übertragbaren, Hepatitisviren dar. Parenteral bezeichnet die Umgebung des Verdauungstraktes als Infektionsweg.

Leberentzündungen können auch durch andere parenteral übertragbare Viren verursacht werden, die nicht im engeren Sinne zu den Hepatitisviren gehören. Diese Virusinfekte manifestieren sich häufig durch Symptome auch an anderen Organen. In diese Gruppe gehören Infektionen mit dem:

- Zytomegalievirus (CMV) und
- Epstein-Barr-Virus (EBV).

16.1 Virushepatitiden

Allgemeines

Mögliche Übertragungswege für Hepatitisviren sind:

- Übertragung innerhalb der Dialyseeinheit
- Einsatz virusbelasteter Blutprodukte.

Die Virushepatitis führt zu einer diffusen Entzündung der gesamten Leber. Die Entzündung der Leberzellen, die vielfältige Stoffwechselaufgaben haben, bedingt abhängig vom Schweregrad leichte bis schwere Funktionsstörungen des Stoffwechsels. Sie äußert sich durch Symptome wie Appetitlosigkeit und Übelkeit. Die Entgiftungsfunktion der Leber über den Gallenfluss ist ebenfalls häufig gestört, sodass die körpereigenen Abbauprodukte des roten Blutfarbstoffs (Bilirubin) nicht mehr ausreichend entfernt werden können. Das im Blutkreislauf anfallende Bilirubin bedingt die Gelbsucht (Ikterus). Eine noch schwerere Funktionsstörung der Leberzellen löst die verminderte Synthese von Albumin und Gerinnungsfaktoren aus. Es entwickelt sich Aszites und eine pathologische Blutungsneigung. Die Heftigkeit der Leberentzündung kann an den aus absterbenden Leberzellen frei werdenden Leberenzymen (GOT, GPT) ermessen werden, die daher wichtige Laborwerte für die Überwachung einer Hepatitis darstellen.

Die entzündliche Schwellung der Leber führt zum rechtsseitigen Oberbauchschmerz.

Während die akute Virushepatitis nach ihrem Abklingen normalerweise zur völligen Wiederherstellung der Organfunktion führt, ist der Übergang in eine chronische Hepatitis meist mit einer langsam zurückgehenden Organfunktion verbunden, an deren Ende die gefürchtete Leberzirrhose steht. Außerdem treten Leberzellkarzinome gehäuft bei Patienten mit chronischen Virushapatitiden auf.

Da anders als bei der Niereninsuffizienz keine langfristig ausreichende extrakorporale Lebersatztherapie zur Verfügung steht, kann nur eine Lebertransplantation die Patienten vor dem Exitus bewahren (eine kurzfristige Leberersatztherapie ist heute mit dem MARS-Verfahren möglich, ▶ Kap. Plasmaseparation).

16.1.1 Hepatitis A

Das Hepatitis-A-Virus (HAV) wird nicht parenteral, sondern fäkal-oral übertragen, also über den Verdauungstrakt aufgenommen.

Dialysepatienten stellen für diese Infektion daher keine besondere Risikogruppe dar. Die Erkrankung, die durchaus schwer verlaufen kann, heilt spontan aus und führt nicht zu einer chroni-

schen, die Leberfunktion langfristig gefährdenden Leberentzündung.

Nach Ausheilung einer Hepatitis-A-Infektion entwickeln sich Antikörper gegen HAV (Anti-HAV), die lebenslang nachweisbar sind und einen Schutz vor einer erneuten Infektion darstellen.

16.1.2 Hepatitis B und D

Hepatitis-B- und -D-Viren (HBV und HDV) werden wie Hepatitis-C-Viren (HCV; s. unten) parenteral übertragen, d. h. über Blutprodukte, unsauberes Injektionsbesteck und durch sexuelle Kontakte. Dialysepatienten stellen für diese Infektionen eine Risikogruppe dar.

Die Hepatitis B (HB) führte in der Anfangszeit der Hämodialyse zu einer starken Durchseuchung der Dialysepatienten. Verbesserungen der Virussicherheit der Blutprodukte, z.B. durch Ausschluss infizierter Spender, und die räumliche Trennung von infizierten und nichtinfizierten Patienten innerhalb eines Dialysezentrums (sog. gelbe Einheiten) und konsequente Impfmaßnahmen (s. u.) haben zum Rückgang der Neuinfektionen geführt. So waren z. B. Ende der 70er Jahre in Deutschland ca. 13% der Dialysepatienten HB$_s$-Antigen positiv, 1991 3% und 1999 1,4%. Dies ist im Vergleich zur Normalbevökerung (0,3–0,8%) aber immer noch deutlich erhöht.

Das HBV ist ein DNA-Virus mit großer genetischer Variabilität, d. h. weltweit verschiedenen Genotypen. Das Virus setzt sich aus verschiedenen Proteinen zusammen, die diagnostisch von Bedeutung sind. In 90% der Fälle kommt es zu einer spontanen Ausheilung der HB.

Um die bei Patienten und auch beim medizinischen Personal immer wieder notwendigen Laboruntersuchungen verständlich zu machen, sollen im Folgenden einige Grundlagen des Virusaufbaus und der Antikörperreaktion des Organismus skizziert werden.

> Die Diagnostik zum Nachweis von Virusproteinen und Antikörpern gegen solche Proteine erfordert lediglich eine Blutprobe zur Gewinnung von Blutserum. Sie wird daher serologische Diagnostik genannt.

Virusbestandteile (Antigene)

Das **HBV-Core-Antigen (HBcAg)** (c für »core« = Kern) ist ein Bestandteil des Nukleoproteins des Virus, gehört also zur Erbsubstanz. In der Zirkulation ist es normalerweise nicht nachweisbar. Der Nachweis ist lediglich im Kern von Hepatozyten, also infizierten Leberzellen, möglich. In der serologischen Diagnostik ist es nicht direkt von Bedeutung, indirekt aber als Ziel des gegen ihn gerichteten Antikörpers, der sich serologisch nachweisen lässt.

HBeAg (e für »envelope« = Hülle) ist in der Frühphase der Infektion und bei einem Teil der chronischen HBV-Träger nachweisbar. Es ist kein Bestandteil des Virus, lässt aber Rückschlüsse auf die Teilungsrate des HBV zu. Ein hoher Titer von HB_eAg zeigt daher Infektiosität an, ein niedriger Titer kann Infektiosität allerdings auch nicht sicher ausschließen.

Serologisch sprechen die Persistenz von HB_eAg und konstant hohe Titer von Anti-HB_c-IgM (s. unten) für Infektiosität und Aktivität der Hepatitis. Das **HBV-Oberflächen-Antigen (HB_sAg)** (s für »surface« = Oberfläche) spielt eine besondere Rolle in der Diagnostik. Dieser Virusbestandteil ist zu 85–95% bei Krankheitsbeginn nachweisbar. Es kann meist für mehrere Monate nachgewiesen werden, verschwindet aber, wenn die Erkrankung ausheilt. Bei Entwicklung einer chronischen HB bleibt es häufig im Serum nachweisbar.

> Bei mehr als 6-monatiger Nachweisbarkeit von HB_sAg spricht man von einer chronischen HB.

Um eine chronisch aktive HB vom symptomlosen Trägerstatus (den es auch gibt!) zu unterscheiden, sind weitere Untersuchungen erforderlich. Gute Auskunft über die entzündliche Aktivität im Lebergewebe gibt die histologische Untersuchung der Leber. Hierfür muss Gewebe durch eine Leberpunktion gewonnen werden, ein nicht risikoloser Eingriff, der nur dann durchgeführt werden sollte, wenn davon tatsächlich eine therapeutische Entscheidung abhängt.

HBV-DNA-Nachweis. Mit neu eingeführten Labormethoden ist inzwischen das virale Genom nachweis- und quantifizierbar. Hierzu kommt die Polymerasekettenreaktion (PCR) zum Einsatz. Damit kann die Infektiosität eines Patienten abgeschätzt werden. Mit der Interpretation der Ergebnisse muss man vorsichtig sein, da die hohe Sensitivität der Methode falschpositive Ergebnisse möglich macht.

Antikörper gegen Virusbestandteile

Neben dem Nachweis der Virusantigene, d. h. der Proteinbestandteile des Virus spielt für die Diagnostik auch die Erfassung der Immunantwort des infizierten Organismus eine Rolle. Sie kann durch die Messung von Antikörpern bestimmt werden.

Hinweise zur Nomenklatur

- **Antigene** (Ag) sind Virusbestandteile, gegen die eine Immunantwort ausgelöst wird.
- **Antikörper** (Ak) sind besondere Eiweiße, die gegen diese Virusbestandteile gerichtet sind.

Anti-HBc-Ak besagt, dass es sich um Antikörper handelt, die gegen HBc gerichtet sind. Die Antikörper können vom Typ IgM oder IgG sein.

Bei einer Immunantwort des Körpers gegen Viren entstehen zunächst Antikörper vom IgM-Typ, die später von den Antikörpern des IgG-Typs abgelöst werden. So entsteht in der Frühphase der Hepatitis-B-Infektion das Anti-HBc-IgM, später das Anti-HBc-IgG.

Anti-HBc-Ak vom **IgM-Typ** sind frühzeitig bei 95% der Patienten nachweisbar. Ihr Nachweis ist v. a. bei den Patienten von Bedeutung, bei denen in der Frühphase kein HB_sAg gefunden wurde (10–20% der Fälle).

❶ Der Wert des Anti-HB_c-IgM schließt damit die diagnostische Lücke, die entsteht, wenn HB_sAg bereits verschwunden und Anti-HB_s noch nicht nachweisbar ist.

Bei klinischem Verdacht und fehlendem Nachweis von HB_sAg kann eine HB also nur sicher ausgeschlossen werden, wenn das Anti-HB_c-IgM ebenfalls nicht nachweisbar ist. Die Antikörper Anti-HB_c-IgG sind nach einer Infektion zeitlebens im Blut nachweisbar und daher ein guter Marker für eine durchgemachte HB. Sie garantieren andererseits keine sichere Immunität gegen eine erneute Infektion mit HBV (◘ Abb. 16.1).

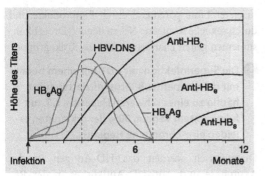

◻ Abb. 16.1. Erscheinen und Verschwinden der Virusantigene und der Antikörper bei akuter HB mit Ausheilung. Solange die grauen Parameter nachweisbar sind, ist der Patient infektiös. (Aus Lanzendörfer et al. 1998)

❶ Beachte
Anti-HBc-Antikörper bei Hepatitis-B-Infektion sind nicht zu verwechseln mit Anti-HCV-Antikörpern (Antikörper gegen das Hepatitis-C-Virus). Bei rascher oder ungenauer Kommunikation kann das im Alltag leicht zu Verwechslungen führen.

Anti-HB_s-Ak (Antikörper gegen das Hepatitis-B-Oberflächenantigen) treten erst Monate nach Infektionsbeginn auf und können nach Jahren auch wieder verschwinden. Nach Hepatitis-B-Impfung sind sie ebenfalls nachweisbar. Bei ausreichend hohen Titern zeigen sie eine Immunität an.

Beurteilung der serologischen Befunde

Fasst man die Informationen der Laborwerte zusammen, sind folgende serologische Konstellationen für die verschiedenen Krankheitsphasen der Hepatitis-B-Infektion charakteristisch (◻ Abb. 16.1):

- Frühphase:
  Nachweis von HB_sAg, HB_eAg, Anti-HB_cAk vom IgM-Typ, erhöhte Leberenzyme (Transaminasen).
- Ausgeheilte akute Infektion:
  Normalisierung der Transaminasen; Verschwinden von HB_sAg, HB_eAg und Anti-HB_c-IgM; Nachweis von Anti-HB_c-IgG und Anti-HB_sAk.

- Chronische Verlaufsform mit (leicht) erhöhten Transaminasen:
  Nachweis von HB_sAg, HB_eAg; mittlere bis hohe Titer von Anti-HBc-IgM; nachweisbare Virus-DNA mit PCR.

Infektionsverlauf

Die Hepatitis-B-Infektion spielt in den Entwicklungsländern mit schlechten hygienischen Verhältnissen eine weitaus größere Rolle als in Mitteleuropa. Dennoch sind etwa 0,5% der deutschen Bevölkerung Virusträger.

Eine Therapie der akuten HB ist nicht möglich. Neben Diät, Bettruhe und Verzicht auf Alkohol können keine gesicherten Empfehlungen gegeben werden. Ein Teil der akut infizierten Patienten (etwa 5%) entwickelt eine chronische HB. Bei chronischem Verlauf (> 6 Monate erhöhte Transaminasen und nachweisbares Antigen) ist eine Interferontherapie angezeigt, die zur Viruselimination führen kann. Spontane Ausheilung der chronischen Infektion ist selten.

Bei Dialysepatienten verläuft die HB (und auch Hepatitis C) häufig weniger akut und ohne Ikterus. Während bei nierengesunden Patienten in über 90% der Fälle die Krankheit ausheilt und eine Immunität hinterlässt, persistiert bei Dialysepatienten das HB_s-Antigen in 2/3 der Fälle. Zum Schutz der Nichtinfizierten ist die räumliche Separation der Patienten sehr wichtig.

Prophylaxe und Impfung

Für die Infektionsverhütung spielt die intakte Haut der Patienten und des betreuenden Personals eine große Rolle. Personen mit chronischen Hauterkrankungen haben ein deutlich erhöhtes Infektionsrisiko. Die Infektionsgefahr durch Blut ist auch abhängig von der Viruskonzentration im Blut.

Zur prä- und postexponentiellen Prophylaxe stehen Immunglobuline und sog. Hyperimmunglobuline zur Verfügung, in denen Antikörper gegen HBV angereichert wurden. Sie geben einen passiven Schutz für etwa 3 Monate. Besonders wichtig sind diese Präparate bei der Verhütung einer Infektion nach Nadelstichverletzungen:

■ Hyperimmunserum möglichst innerhalb von 6 h nach der Exposition verabreichen und mit der aktiven Impfung kombinieren.

■ Serum auch bei bereits HB$_s$Ag-positiven Personen geben, auch wenn dabei theoretisch das Risiko zur Bildung von Immunkomplexen besteht.

Zur aktiven Impfung steht ein rekombinanter, aus Hefe gewonnener Impfstoff des Oberflächenantigens (HB$_s$Ag) zur Verfügung. Die Impfung erfolgt i.m. zum Zeitpunkt 0, 1, 6 Monate. Die aus menschlichem Plasma gewonnen Vakzine wurde wegen des möglichen Infektionsrisikos für andere Viruserkrankungen (z.B. HIV) verdrängt.

■ Alle anti-HB$_c$-negativen Personen können geimpft werden.

■ Bei anti-HB$_c$-positiven Personen entscheidet die Höhe des Anti-HB$_s$-Titers, ob eine Impfung notwendig ist. Als protektiv gilt ein Anti-Hb$_s$-Titer von mindestens 10 IU/I.

Im Alter lässt die Impfantwort nach, d. h. es kommt zu einem geringeren Titeranstieg. Der Impfort ist meist die Oberarmmuskulatur (Deltamuskel).

❗ **Bei Dialysepatienten wird häufig eine subkutane Applikation des Impfstoffs gewählt, um intramuskulären Hämatomen vorzubeugen.**

Aufgrund der Urämie-bedingten Immunschwäche sind die Impferfolge im Vergleich zu Nierengesunden mit dem Standardschema schlechter (Non-Responder). Viele Experten raten daher dazu, von vornherein mit einer doppelten Impfstoffdosis zu impfen. Es werden auch kommerziell Impfstoffe mit doppelter Konzentration speziell für Niereninsuffiziente angeboten. Ob alternative Impfwege, insbesondere die intrakutane Impfung bessere Erfolge bringt, ist in der Literatur umstritten. Viele Impfstoffe sind für eine intrakutane Impfung nicht zugelassen.

Hepatitis D

▷ Das HDV ist ein inkomplettes Virus, das zur Vermehrung Bestandteile des HBV benötigt und daher nur bei HBV-infizierten Patienten vorkommt.

Das Genom ist eine Einzelstrang-RNA wie bei den Viroiden der Pflanzen. Die Übertragung erfolgt in erster Linie parenteral durch Blutprodukte und durch sexuelle Kontakte. Neben den i.v.-Drogenkonsumenten gelten Dialysepatienten als Risikogruppe.

❗ **Die Superinfektion mit HDV bei einem bereits mit dem Hepatitis-B-Virus Infizierten führt häufig zu einer schweren Hepatitis, z. T. mit fulminantem Verlauf. 90% der Erkrankten erleiden eine chronische Hepatitis.**

Diagnostisch werden das HD-Antigen in der Akutphase und Anti-HD-Antikörper in der Rekonvaleszensphase nachgewiesen. Die HDV-RNA kann auch mit PCR nachgewiesen werden.

Eine Interferontherapie hat sich als wenig wirksam herausgestellt.

16.1.3 Hepatitis C (Non-A-Non-B-Hepatitis)

Eine besondere Bedeutung hat in jüngster Zeit die Hepatitis C (HC) erlangt:

■ Bei ca. 20% der neu gemeldeten Hepatitiden in Deutschland handelt es sich um HC.

■ Bei Dialysepatienten ist die Durchseuchung besonders hoch. Verschiedene Quellen geben eine Infektion von 10–50% der Patienten an.

■ Die HC führt deutlich häufiger als die HB zu einer chronischen Hepatitis (bei bis zu 80% der Fälle).

Das Hepatitis-C-Virus (HCV) wurde Ende der 80er Jahre charakterisiert. Damals erkannte man, dass das Virus für eine Vielzahl der bis dahin als Non-A-Non-B-Hepatitis klassifizierten Erkrankungen verantwortlich war.

Wie bei der HB liegen auch hier verschiedene Genotypen vor, die einen Organismus unabhängig voneinander infizieren können.

Diagnose

Diagnostisch wird ein Suchtest (ELISA) eingesetzt, der nicht direkt Viruspartikel nachweist, sondern Antikörper gegen Virusbestandteile. Es handelt sich um die Anti-HCV-Antikörper. In der Frühphase der Infektion sind diese Antikörper häufig noch nicht nachweisbar. Hier muss die HCV-RNA mit PCR nachgewiesen werden. Zur sog. Serokonversion, d. h. zum Auftreten von Antikörpern gegen das Virus, kommt es manchmal erst nach Monaten. Der Nachweis der Antikörper kann allerdings nicht zwischen einer frischen und einer ausgeheilten Hepatitis-C-Infektion unterscheiden.

Prophylaxe und Therapie

Die Infektiosität des HCV ist hoch. Die Übertragung erfolgt aber in erster Linie über Bluttransfusionen. Die Häufigkeit einer HCV-Infektion bei Dialysepatienten hat in den letzten Jahren kontinuierlich abgenommen. So sank die Prävalenz der anti-HCV-positiven Dialysepatienten z.B. von 21% im Jahr 1992 auf 12,5% im Jahr 1999 in Europa (Bundesrepublik Deutschland 4,2%). Ursache hierfür sind v. a. das nun mögliche Screening der Blutspender auf das Vorliegen einer HCV-Infektion und das Einhalten strenger hygienischer Maßnahmen. Ungeachtet dessen liegt die Serokonversionsrate, also der frische Nachweis von HCV-Antikörpern bei Hämodialysepatienten, trotzdem weiterhin bei bis zu 15% pro Jahr.

Wichtige Risikofaktoren für das Auftreten einer HCV Infektion bei Dialysepatienten:

- Anzahl der erhaltenen Bluttransfusionen
- Dauer der terminalen Niereninsuffizienz
- Dialyseart (Peritonealdialyse geringeres Risiko als Hämodialyse)
- Prävalenz an anti-HCV-positiven Patienten im betreuenden Dialysezentrum.

Bezüglich der Übertragbarkeit von HCV im Rahmen von Dialysebehandlungen existieren kontroverse Daten und unterschiedliche Meinungen. So sind Infektionshäufungen innerhalb eines Zentrums durch Nichtbeachtung von Hygienevorschriften beschrieben (Multi-Dose-Heparingaben ohne Spritzenwechsel oder bei Nichtwechseln der Handschuhe zwischen infizierten und nichtinfizierten Patienten). Einzelne Studien zeigen weiterhin eine erhöhte Serokonversionsrate bei Nichtinfizierten, die in unmittelbarer räumlicher Nähe zu anti-HCV-positiven Patienten behandelt werden. Auch der Gebrauch von separaten bzw. von nichtseparaten Maschinen für anti-HCV-positive Dialysepatienten scheint mit einer geringeren bzw erhöhten Serokonversionsrate einherzugehen.

Eine kürzlich durchgeführte Studie an mehreren Dialysezentren aus Belgien kam allerdings zu einem gegenteiligen Ergebnis. Während einer 54-monatigen Beobachtungszeit kam es zu keiner Neuinfektion mit HCV, obwohl in den beteiligten Zentren weder eigene Maschinen für anti-HCV-positive Patienten benutzt, noch die Patienten räumlich getrennt wurden.

Diese Beobachtung unterstreicht die Bedeutung der strikten Einhaltung einfacher grundlegender Hygienemaßnahmen durch Ärzte und das Pflegepersonal (Handschuhe tragen bei Punktion, Händedesinfektion nach jedem Patientenkontakt). Im Dialysestandard 2006 hat die Deutsche Arbeitsgemeinschaft für klinische Nephrologie allerdings empfohlen, dass Patienten mit HCV-Infektion zwar nicht räumlich zu trennen sind, aber an separaten Maschinen für HCV-positive Patienten behandelt werden sollten. Bei der Punktion HCV-positiver Patienten sind Sicherheitskanülen zu verwenden. Eine Impfung gegen HC gibt es noch nicht.

Die Hepatitis C verläuft meist chronisch, wobei immer wieder Phasen mit aktiver Virusreplikation (positiver RNA-Nachweis) und fehlender Replikation auftreten können. Nach jahrelangen Verläufen kommt es zum zirrhotischen Umbau der Leber. Das Risiko für Leberzellkarzinome ist deutlich erhöht.

Die chronische Hepatits C wird – unter strenger Indikationsstellung – mit einer Kombinationstherapie aus gamma-Interferon und Ribavirin behandelt. Insbesondere bei Patienten, die auf ein Nierentransplantat warten, sollte ein Therapieversuch vor Transplantation gemacht werden, da eine Interferontherapie wegen der Induktion von Abstossungsreaktionen nach der Transplantation nicht mehr erfolgen kann.

16.1.4 Hepatitis G

Das erst kürzlich entdeckte Hepatitisvirus G (HGV) ist bisher lediglich mit PCR nachweisbar. Das Virus lässt sich bei 21–44% der Hämodialysepatienten nachweisen. Darüber hinaus sind 6–29% der anti-HCV-positiven Patienten mit HGV infiziert. Die klinische Relevanz dieser Infektion ist allerdings weiterhin unklar. HGV scheint beim

Menschen keine Hepatitis zu induzieren. Auch der Verlauf der Lebererkrankung bei HCV-infizierten Patienten wird nicht beeinflusst.

16.2 HIV

Das HIV (»human immunodeficiency virus«) ist der Erreger von Aids (»acquired immunodeficiency syndrome«).

> ❗ Die HIV-Infektion führt nicht selten zur chronischen Niereninsuffizienz über die HIV-assozierte Nephropathie (HIVAN).

Die HIVAN wird besonders häufig bei Schwarzen in den USA nachgewiesen. In einzelnen Zentren von Ballungsgebieten in den USA sind bis zu 30% der Dialysepflichtigen wegen der HIVAN an der Dialyse. In Deutschland waren laut dem Quasi-Niere-Report 1999 23 HIV-positive Dialysepatienten gemeldet. Besondere Vorsichtsmaßnahmen bei der Dialyse von HIV-infizierten Patienten sind erforderlich. Der Dialysestandard 2006 verlangt separate Maschinen, Tragen von Einmalhandschuhen und viruzider Oberflächendesinfektion. Gesonderte Schutzkittel werden nicht unbedingt empfohlen. Sicherheitskanülen sind obligatorisch. Von großer Bedeutung ist sicher die Erkenntnis der niedrigen Virusmengen im Blut und im Peritonealdialysat der HIV-infizierten Patienten und die außerordentlich geringe Resistenz des Virus außerhalb des Organismus. Alles zusammen führt zu einer relativ niedrigen Infektiosität.

> ❗ Standardmaßnahmen zur Desinfektion, z.B. mit 70% Alkohol oder Hitzeanwendung (56°C für 8 min) führen zur zuverlässigen Abtötung des HIV.

Daher wurden vielerorts übertriebene Vorsichtsmaßnahmen wieder verlassen und eine Separation der Patienten nur in Ausnahmefällen, z.B. bei opportunistischen Infektionen mit anderen Erregern, durchgeführt.

> ❗ Beachte
> Standarddesinfektion und -sterilisation sind sorgfältig durchzuführen. Die Wiederbenutzung von Dialysatoren bei diesen Patienten bleibt umstritten.

16.3 Sicherheit von Blutprodukten

Die Sicherheit vor transfusionsbedingten Virusinfektionen hat durch verbesserte Screening-Diagnostik in den vergangenen Jahren deutlich zugenommen. Seit etwa 1970 werden HB_sAg-negative Transfusionen durchgeführt. Parallel hierzu hat auch die Transfusionsfrequenz bei den Dialysepatienten abgenommen. Dieser Trend ist v. a. dem jetzt verfügbaren Erythropoetin zur Therapie der renalen Anämie zu verdanken.

> ❗ Das Screening von Spendern basiert auf dem Nachweis von Antikörpern gegen Hepatitis- oder HI-Viren im Blut der Spender, also der bereits erfolgten Immunantwort auf Viruspartikel. Damit existiert eine sog. diagnostische Lücke bei den Spendern, die sich frisch infiziert haben (und möglicherweise infektiös sind) und noch keine Antikörper ausgebildet haben. Es besteht also ein Restrisiko der Virusübertragung durch Blutprodukte.

Neuere Untersuchungen haben folgende Risiken für Infektionen ermittelt:
- HIV: 1 Infektion/500 000 Transfusionen
- HCV: 1 Infektion/100 000 Transfusionen
- HBV: 1 Infektion/63 000 Transfusionen.

16.4 Allgemeine Impfempfehlungen für Dialysepatienten

Allgemeine Richtlinien

Prinzipiell sollten Dialysepatienten die gleichen Impfungen erhalten wie andere Personen.
- Vor allem ein Schutz gegen Tetanus und Diphtherie ist unbedingt anzustreben (z.B. Td-Impfstoff Mérieux, Institut Mérieux®; Td-Impfstoff Behring®, Behringwerke).
- Eine jährliche Influenzaimpfung kann erwogen werden, da Dialysepatienten zu der Gruppe der chronisch Kranken mit erhöhtem Morbiditätsrisiko zählen und deshalb zum Empfehlungsbereich der Influenzaimpfung gehören (z.B. HIB-Vaccinol®, Röhm Pharma; HIB Mérieux®, Institut Mérieux). Die Grippeimpfung zeigt darüber hinaus im Unterschied zu den anderen Impfungen bei Dialysepatienten die

gleiche Ansprechrate wie bei Nierengesunden (50–90% response).

- Eine Impfung gegen Pneumokokkeninfektionen sollte ebenfalls erfolgen, da ca. 50% der Pneumonien bei Dialysepatienten durch Pneumokokken verursacht werden. Hierzu wird ein polyvalenter Impfstoff eingesetzt, der aus 23 der über 80 bekannten pneumokokkenspezifischen Polysacchariden besteht und ca. 90% der ernsthafte Infektionen auslösenden Serotypen erfasst. Der Impferfolg bei Dialysepatienten ist vergleichbar mit dem der Normalbevölkerung und liegt bei über 75%. Auffrischimpfungen müssen nach 6 Jahren vorgenommen werden (z.B. Pneumovax 23®).

Problematisch ist bei allen Impfungen Dialysepflichtiger jedoch die häufig unzureichende Impfantwort mit mangelhafter oder fehlender Bildung von Antikörpern gegen den jeweiligen Impfstoff. Es empfiehlt sich deshalb (dies gilt v. a. auch für die Hepatitis-B-Impfung), den Patienten bereits in frühen Stadien seiner Nierenerkrankung zu impfen, da er zu diesem Zeitpunkt noch ausreichende Antikörpertiter bilden und auch bei späteren Auffrischimpfungen (Booster-Impfungen) häufig einen ausreichenden Impfschutz aufbauen kann. Die Impfung erfolgt meist an dialysefreien Tagen, vornehmlich am Oberarm i. m. (M. deltoideus) oder bei gleicher Wirksamkeit subkutan (wenn in dieser Indikation von den Herstellern zugelassen).

Hepatitis-B-Impfung

Besonders wichtig ist, wie bereits erwähnt, die Impfung gegen HB, die schon in frühen Stadien der Nierenerkrankung durchgeführt werden sollte.

Zunächst wird der Immunstatus des Patienten festgestellt:

- Ausgeheilte HB?
- Chronisch verlaufende HB?
- Bestimmung von HB_sAg, Anti-HB_s, Anti-HB_c.

Bei fehlendem Hinweis auf eine durchgemachte oder persistierende HB erfolgt die Impfung mit einem gentechnologisch hergestellten Impfstoff. Die Gefahr einer Infektion mit anderen Erregern

(HCV, HIV) besteht hierbei nicht mehr. Auf dem Markt befindliche Stoffe sind z.B.:

- Gen-H-B-Vax® (MSD/Behring)
- Gen-H-B-Vax D® (MSD/Behring; 4fach höhere Antigendosierung für Dialysepatienten ab dem 10. Lebensjahr)
- Engerix B® (SKD)
- Hévac B Pasteur® (Institut Mérieux).

Impfschema

Nicht geklärt ist die Frage nach dem optimalen Impfschema bei Dialysepatienten. Zwar kann nach dem konventionellen Schema geimpft werden (0, 1, 6 Monate), jedoch konnten andere Impfschemata mit häufigerer Boosterung bessere Impferfolge zeigen. Trotz dieser Anpassung an den veränderten Immunstatus der Dialysepatienten wird man nur selten Konversionsraten erreichen, die höher als 50–60% liegen.

> ❶ Wichtig ist die Kontrolle des Impferfolges 6–8 Wochen nach der letzten Impfung. Ein Schutz gegen die HB wird angenommen bei einem Titer > 10 IU/l.

Bei nicht ausreichendem Titer muss sofort nachgeimpft werden. Wegen des kontinuierlichen Absinkens des Anti-HB_s-Titers sollte dieser Wert weiterhin alle 6 Monate kontrolliert und je nach Höhe eine Auffrischimpfung vorgenommen werden.

16.5 Übertragbarkeit und Vorgehen bei Nadelstichverletzung oder Exposition gegenüber HBV, HCV und HIV

Allgemeines

Über 20 verschiedene Infektionskrankheiten sind bis heute auf medizinisches Personal durch Nadelstichverletzungen übertragen worden. Die wichtigsten im allgemeinen und im Dialysebereich sind Infektionen mit dem HBV, dem HCV sowie dem HIV (❏ Tab. 16.1). Das Risiko einer Infektion hängt hierbei ab von der

- Art und Häufigkeit der jeweiligen Erkrankung in der Patientenpopulation,

◘ **Tab. 16.1.** Zusammenhang zwischen Viruslast und Infektionshäufigkeit

Virusinfektion	Infektiöse Partikel/ml Blut	Geschätzte Serokonversionsrate nach Nadelstichverletzung [%]
HBV	10^9	19–27
HCV	10^5	1,8–7
HIV	10^3	0,5–0,7

- Häufigkeit des Umgangs mit infektiösem Material,
- Viruskonzentration im Blut und
- Möglichkeit einer prä- oder postexpositionellen Prophylaxe.

Das Dialysepersonal stellt hier eine besonders gefährdete Risikogruppe dar.

HBV-Infektion

HBV ist unter den genannten Viren der infektiöseste und kann perkutan (Kanülen, Lanzetten, Multi-Dose-Vorrichtungen, Pens), über Schleimhäute und durch Bisse übertragen werden. Weiterhin ist das HBV sehr resistent gegen Umwelteinflüsse und kann auf Oberflächen bis zu 7 Tagen infektiös bleiben. Low flux-Dialysatoren sind für das Virus nicht permeabel, High flux-Dialysatoren oder Hämofilter allerdings schon. Außerdem lassen sich mikroskopisch kleine Blutlecks an Dialysatoren grundsätzlich nie ausschließen. Peritonealdialysat ist ebenfalls als infektiös anzusehen. Zur Vorbeugung sollte Dialysepersonal und -patienten prinzipiell gegen HB geimpft werden (▶ Kap. 16.4). Im Falle einer Nadelstichverletzung/Exposition mit Blut von HB_sAg-positiven Patienten sollte bei Personen mit nicht ausreichendem Impfschutz (nicht Geimpfte, anti-HB_s Werte < 10 IE/L) schnellstmöglich eine Simultanimpfung mit HB-Immunglobulin intragluteal und HB-Impfstoff intradeltoideal durchgeführt werden.

HCV-Infektion

Die Prävalenz von Antikörpern gegen HCV liegt bei medizinischem Personal einschließlich Dialysepersonal ungefähr doppelt so hoch (0,8%) wie in der Allgemeinbevölkerung (0,4%). Die Serokonversionrate nach zufälliger Nadelstichverletzung mit anti-HCV-positivem Patientenblut liegt mit 1,8% deutlich niedriger als bei HBV. Eine Übertragung über Schleimhäute mit Ausnahme eines anekdotischen Berichtes einer Infektion über konjunktivale Blutspritzer ist nicht bekannt. Das HCV wurde im Ultrafiltrat von intakten synthetischen Dialysatormembranen ebenso nachgewiesen wie in Peritonealflüssigkeit. Eine Impfung gegen HCV ist nicht möglich. Vorliegende anti-HCV-Antikörper verleihen ebenfalls keinen Infektionsschutz. Bei einer Nadelstichverletzung/Exposition mit Blut von HVC-infizierten Patienten sollte eine sorgfältige Nachbeobachtung erfolgen, um beim Auftreten einer akuten Hepatitis (Inkubationszeit bis zu 26 Wochen) durch eine Frühtherapie mit Interferon-α eine Chronifizierung mit hoher Wahrscheinlichkeit verhindern zu können.

HIV Infektion

Die Häufigkeit einer HIV-Infektion ist bei medizinischem Personal vergleichbar mit der Normalbevölkerung. Perkutane und mukokutane Übertragungswege sind mehrfach beschrieben. Im Vergleich zu den berufsbedingten Hepatitiden durch HBV und HCV ist eine HIV-Infektion allerdings selten. So sind weltweit bis 1999 nur 319 berufsbedingte HIV-Infektionen bei Beschäftigten im Gesundheitsdienst registriert. In Deutschland waren Mitte 2001 41 Fälle von HIV-Infektionen in der gleichen Berufsgruppe als Berufskrankheit anerkannt, hierunter auch 2 Fälle aus dem Dialysebereich. Bei einer HIV-Exposition sollte eine medikamentöse Postexpositionsprophylaxe mit einer antiretroviralen Kombinationstherapie so rasch wie möglich erwogen werden, da hierdurch eine Infektion zuverlässig vermieden werden kann.

16.6 Allgemeine Hygienemaßnahmen in Dialyseeinheiten

Die besondere Infektionsgefährdung in Dialyseeinrichtungen ist für Patienten und medizinisches Personal gegeben. Die Infektionsverhütung ist daher eine zentrale Aufgabe der Pflegekräfte zusammen mit den Ärzten und einer Hygienefachkraft.

Die Einführung von Hygieneplänen ist Aufgabe der Hygienefachkräfte. Die Pläne beinhalten u. a. sämtliche Desinfektionsmittel, die zur Verfügung stehen, sowie Hinweise zu Einsatz und Wirkungsweise. Die Kontrolle über die Einhaltung der Hygienevorschriften fällt in den Verantwortungsbereich der Stationsleitung.

Begriffsbestimmungen zur Hygiene: Reinigung, Desinfektion, Sterilisation

Hinsichtlich ihrer Effizienz zur Keimreduktion unterscheidet man **Reinigung, Desinfektion und Sterilisation.**

Reinigung

Die Reinigung beseitigt groben Schmutz und führt auf diese Weise zur Keimreduktion, keineswegs aber zur Keimfreiheit. Die Reinigung bereitet eine Desinfektion oder Sterilisation vor.

Desinfektion

Die Desinfektion versetzt ein Objekt vom Zustand der Infektiosität in den der Nichtinfektiosität, d. h. Krankheitserreger werden abgetötet bzw. inaktiviert. Nicht alle Keime werden getötet, aber in ihrer Zahl so weit reduziert, dass keine Infektionsgefahr mehr besteht.

Bei richtiger Anwendung aller zugelassener Desinfektionsmittel lässt sich die Keimzahl so weit reduzieren, dass praktisch Nichtinfektiosität besteht. Charakterisiert wird diese Eigenschaft durch den sog. Reduktionsfaktor (Rf):

$$Rf = \log_{10} \frac{\text{Keimzahl/ml vor Desinfektion}}{\text{Keimzahl/ml nach der Desinfektion}}$$

In Deutschland zugelassene Desinfektionsmittel weisen mindestens einen Rf von 5 gegenüber Bakterien und Pilzen und von 4 gegenüber Viren auf. Die Eignung eines Desinfektionsmittels oder -verfahrens wird gutachterlich geprüft und ausgewiesen, z.B. in der »Liste der vom Robert-Koch-Institut (RKI-Liste) geprüften anerkannten Desinfektionsmittel und-verfahren« (heißt noch BGA-Liste nach dem alten Namen »Bundesgesundheitsamt«) oder der »Desinfektionsmittelliste der Deutschen Gesellschaft für Hygiene und Mikrobiologie« (DGHM-Liste).

Nur in diesen Listen aufgeführte Mittel sollten zum Einsatz kommen, und zwar unter Beachtung der Anwendungsvorschriften, z.B. hinsichtlich der erforderlichen Anwendungskonzentration und der Einwirkungszeit.

Desinfektionsmittel und -verfahren unterscheiden sich nicht nur hinsichtlich ihrer Wirkungstärke, sondern auch hinsichtlich ihrer Wirkungsbereichs. Dabei reicht i. Allg. eine Wirksamkeit in den Wirkungsbereichen A und B aus (s. nachfolgende Übersicht).

Übersicht der Wirkungsbereiche

- Wirkungsbereich A:
  Abtötung vegetativer bakterieller Keime, einschließlich Mykobakterien, Pilze und Pilzsporen
- Wirkungsbereich B:
  Inaktivierung von Viren
- Wirkungsbereich C:
  Abtötung von Milzbranderregersporen
- Wirkungsbereich D:
  Abtötung von Sporen der Gasbrand- und Wundstarrkrampferreger

Sterilisation

Die Sterilisation geht noch weiter als die Desinfektion, indem sie zu einer Abtötung aller Mikroorganismen einschließlich ihrer Dauerformen (Sporen) führt. Sterile Artikel sind daher frei von lebenden Mikroorganismen, aber sie können z.T. noch erheblich mit ihren Zersetzungsprodukten, z.B. den sog. **Endotoxinen,** kontaminiert sein.

Sterile Produkte im Dialysebereich sind z.B. die Schlauchsysteme für die Dialyse und die Dialysatoren. Vor Gebrauch müssen die im System befindlichen Zersetzungsprodukte durch ausreichendes Spülen entfernt werden, da sie sonst in den Blutkreislauf gelangen und u. U. zu Immunreaktionen wie Fieber führen.

Die betreffenden Materialien werden bereits sterilverpackt eingekauft. Eine Übersicht über die möglichen Sterilisationsverfahren für Dialysematerialien und ihre Besonderheiten wird in ▶ Kap. 9.3.2 gegeben.

❗ **Jeder neue Patient ist so lange als infektiös zu betrachten, bis das Gegenteil bewiesen ist!**

In den allgemeinen Hygienemaßnahmen empfiehlt das BGA die Einführung von:
- Bereichskleidung, die nur innerhalb des Arbeitsbereichs getragen werden darf,
- Einmalhandschuhen,
- zusätzlicher Schutzkleidung, die über der Bereichskleidung zu tragen ist, und zwar immer dann, wenn direkter Kontakt mit Blut, Sekreten oder kontaminierten Gegenständen möglich ist.

❗ **Private Pullover und Wolljacken, die sich nicht thermisch desinfizieren lassen, dürfen in Bereichen mit erhöhter Infektionsgefährdung nicht getragen werden.**

Allgemeine Maßnahmen

Folgende Schutzmaßnahmen sind zu befolgen:
- Einmalhandschuhe und Schutzkleidung sind patientenbezogen einzusetzen. Die Bereichskleidung ist täglich, bei sichtbarer Verunreinigung sofort zu wechseln.
- Einmalhandschuhe sind kein Ersatz für die Händedesinfektion, die in jedem Fall nach dem Ablegen der Handschuhe erfolgen muss, da durch minimale Undichtigkeit eine Kontamination der Hände nicht ausgeschlossen werden kann. Händedesinfektion ist für die Haut schonender als häufiges Händewaschen.
- Der Einsatz von Mundschutz und Schutzbrille wird immer dann notwendig, wenn mit Verspritzen von Blut oder Eiter zu rechnen ist.
- Blutdruckgeräte, Stethoskope und Fieberthermometer sollten patientenbezogen eingesetzt werden und sind bei Kontamination sofort zu desinfizieren.

- Nach Abschluss der Dialyse müssen alle potentiell kontaminierten Flächen mittels Scheuer-Wisch-Desinfektion gereinigt werden. Die hierbei verwendeten Desinfektionsmittel müssen gegen Viren wirksam sein.

❗ **Laut Unfallverhütungsvorschrift (UVV) darf in Arbeitsbereichen mit erhöhtem Infektionsrisiko an Händen und Unterarmen kein Schmuck getragen werden.**
Essen, Trinken und Rauchen ist in Patientenbereichen und in allen anderen Bereichen, die mit potentiell infektiösem Material kontaminiert sein können, nicht erlaubt.

Spezielle hygienische Maßnahmen zur Infektionsverhütung sind durchzuführen bzw. zu beachten:
- bei der Shuntpunktion und Shuntpflege (▶ Kap. 5),
- im Umgang mit Peritonealdialysepatienten (▶ Kap. 14),
- hinsichtlich des Dialysats (s. unten).

Besondere Fälle; multiresistente Erreger

Von allgemeinerer Bedeutung ist neben den Separationsmaßnahmen bei Patienten mit durch Blut übertragbaren Viruserkrankungen (räumliche Separation, eigene, gekennzeichnete Maschinen) die ebenfalls notwendige sichere Isolierung von Patienten mit Befall durch antibiotikaresistente Bakterien (z.B. methicillinresistente Staphylokokken (MRSA), Vancomycin-resistente Enterokokken, Chlostridium difficile) oder hochinfektiöse Erkrankungen wie Tuberkulose. Diese Problematik hat in den vergangenen Jahren deutlich zugenommen und wurde sicher durch den unkritischen Einsatz von Antibiotika gefördert.

In solchen Fällen ist Rücksprache mit örtlichen Hygienebeauftragten dringend erforderlich. Ungefähr 15,2% aller Staphylokokken-Stämme sind MRSA. Besonders groß ist das Risiko bei älteren Menschen, Pflegeheimbewohnern, Diabetikern, Dialysepatienten oder Patienten nach Krankenhausaufenthalten, mit MRSA infiziert zu sein. Hauptlokalisation der Erreger sind die Nasenlöcher, aber auch Ohren, Axilla und Leistenregion. Die Erreger weisen eine hohe Umweltresistenz auf, sie sind auf Instrumenten, Oberflächen von Geräten, Kitteln, Bettwäsche etc. zum Teil monatelang lebensfähig. Selbst bei Patienten, die »nur« eine Besiedelung, jedoch keine klinische Infektion mit MRSA haben, ist eine Isolierung vorzunehmen, um die Weiterverbreitung über den Patienten oder das Personal auf andere Patienten zu verhindern.

❗ **Entscheidende Maßnahmen zur Kontrolle der MRSA-Verbreitung in medizinischen Einrichtungen:**
- **Frühzeitige Erkennung und Verifizierung von MRSA-Infizierten/-Kolonisierten**
- **Konsequente Kohortenisolierung MRSA-kolonisierter und -infizierter Patienten**
- **Umfassende Information und Schulung des Personals**
- **Strikte Einhaltung allgemeiner Hygienemaßnahmen (Handschuhwechsel/ Händedesinfektion nach jedem Patientenkontakt!)**
- **Eradikation der nasalen MRSA Besiedlung (Turixin-Salbe), bei systemischer Infektion antibiogrammgerechte antibiotische Therapie, Wundbehandlung etc.**
- **Information weiterer betreuender Einrichtungen und Ärzte, Krankentransporte**

Ein generelles Screening von Dialysepatienten oder medizinischem Personal auf MRSA ist nicht notwendig. Eine Untersuchung (Abstriche aus Nasenvorhöfen, Rachen, Leiste, Wunden) sollte durchgeführt werden bei:
- Wiederaufnahme von Patienten mit bekannter MRSA-Anamnese
- Bei Verlegung von Patienten aus Behandlungseinrichtungen mit bekanntem MRSA-Vorkommen
- Bei gehäuftem Nachweis von MRSA des gleichen Genotyps bei mehreren Patienten, die in einem räumlichen oder zeitlichen Zusammenhang stehen (z.B. selbe Dialyseeinheit). In diesem Fall sollten alle Patienten und das ärztliche und pflegerische Personal gescreent werden.

Die Isolation kann aufgehoben werden, wenn drei Tage nach Abschluss einer Behandlung an drei unterschiedlichen Tagen von den typischen Stellen entnommenen Abstrichproben negativ waren. Ausgenommen von der Isolierpflicht sind Patien-

ten, bei denen an den typischen Stellen kein MRSA nachweisbar ist, die jedoch an gut durch Verbände verschließbaren Lokalisationen eine MRSA-Wundbesiedlung aufweisen. MRSA-besiedelte Patienten unterliegen außerhalb der Dialyse oder medizinischer Einrichtungen keinen Einschränkungen. Sie können Taxi und öffentliche Verkehrsmittel benutzen.

In den letzten Jahren breiten sich auch zunehmend andere Hospitalkeime mit problematischer Resistenzlage aus. Hierzu gehören insbesondere Vancomycin-resistente Enterokokken (VRE) und Clostridium difficile. Patienten mit VRE-Infektionen müssen in der Dialyseabteilung wie MRSA positive Patienten behandelt werden. Eine Eradikation der Infektion gelingt bei diesen Patienten selten.

Clostridium difficile ist Erreger schwerer Durchfallerkrankungen, vielfach mit blutigen Diarrhoen. Die Infektion tritt gehäuft nach Vorbehandlungen mit Antibiotika auf. Besonders ältere Menschen sind durch die schweren Flüssigkeits- und Elektrolytverluste gefährdet. Es finden sich zunehmend auf die Standardtherapeutika resistente Stämme. Die strikte Einhaltung allgemeiner Hygienemaßnahmen ist bei betroffenen Patienten erforderlich, um eine Weiterverbreitung innerhalb einer Dialyseeinrichtung zu vermeiden. Nach den Empfehlungen des Robert-Koch-Instituts sollen folgende Regeln bei Patienten mit Clostridium difficile-Infektion eingehalten werden:
- Stuhlkontinente Patienten müssen nicht isoliert werden.
- Stuhlinkontinente Patienten sollen isoliert werden.
- Flächenreinigung nach jeder Dialyse mit sporenabtötendem Desinfektionsmittel (z.B. Perform®)
- Nach Toilettenbesuch des Patienten Desinfektion mit sporenabtötendem Desinfektionsmittel
- Arbeiten am Patienten mit Schutzkittel und Handschuhen; nach Patientenkontakt gründliche Händedesinfektion
- Wäsche/Textilien gelten als Infektionswäsche.

Nach Abklingen der Diarrhoe können die Massnahmen auch ohne erneute Stuhldiagnostik aufgehoben werden.

Abfallentsorgung

Schlauchsysteme, Dialysatoren und Verbände, die mit Blut kontaminiert sind, müssen in reißfesten, flüssigkeitsdichten Behältnissen entsorgt werden und sind dem Abfall des Wirkungsbereichs B zuzuordnen. Der Abfall von Patienten mit Virushepatitis ist nur dann dem Wirkungsbereich C zuzuordnen, wenn sichtbar Blut im System enthalten und eine Verbreitung der Krankheit zu befürchten ist. Kanülen, Spritzen, Skalpelle usw. müssen in stich- und bruchfesten Einwegbehältern gesammelt werden. Sie müssen flüssigkeitsdicht und verschließbar sein.

Struktur eines Hygieneplans in Dialyseabteilungen

Es ist sinnvoll und auch durch gesetzliche Bestimmungen verpflichtend, erforderliche Hygienemaßnahmen in der Dialyseabteilung strukturiert und schriftlich zu erfassen und alle Mitarbeiter darüber zu belehren. Ein Beispiel eines solchen Hygieneplans ist unten angegeben. In diesem Plan werden auch die Details der Abfallversorgung geregelt.

Der Hygieneplan ist eine Betriebsanweisung zum Schutz der Patienten, der Mitarbeiter und externer Personen vor Krankheitserregern.

Inhalte eines Hygieneplans

- Allgemeine Daten (Geltungsbereich, Verantwortlichkeiten)
- Angaben zur arbeitsmedizinischen Vorsorge (z.B. Betriebsarzt, Intervalle der arbeitsmedizinischen Vorsorgeuntersuchungen, Schutzimpfungen)
- Infektionskontrolle der Patienten (Art, Umfang und Regelmäßigkeit der Patientenüberwachung)
- Praktische, organisatorische bzw. funktionstechnische Maßnahmen zur Infektionsprävention in Bereichen der Behandlung, Medizintechnik, Labor und Küche
- Desinfektion und Reinigung von Haut, Händen, Instrumenten, Geräten, Arbeitsflächen, Böden (inkl. Desinfektionspläne)
- Entsorgung
- Handhabung von Artikeln zur medizinischen Versorgung (Medikamente, Sterilgut)
- Mikrobiologische Wirksamkeitskontrollen von Desinfektions- und Sterilisationsanlagen
- Überwachung und Maßnahmen zur Sicherung der mikrobiologischen Qualität von Dialyseflüssigkeiten
- Sonstige hygienische Prüfungen.

16.7 Hygiene der Dialysegeräte und Versorgungsleitungen

Die Dialysemembranen sind für einige Bakterien, Viren, Sporen und v. a. für Bakterienbestandteile und bakterielle Stoffwechselprodukte durchlässig. Bestandteile von bakteriellen Zellwänden, Pyrogene die aufgrund ihrer Größe leicht die Dialysemembran passieren können, wirken im Körper als Toxine und führen zu Fieber und Schüttelfrost.

> **Eine Infektion des Patienten über das Dialysat ist durch Übertritt intakter Erreger möglich.**

Besonders bei der Rückfiltration von Dialysat im Rahmen der High flux-Dialyse besteht dieses Risiko. Trotz dieser Gefahr unterliegt das Dialysat nicht dem Arzneimittelgesetz. Das Konzentrat sowie das zur Verdünnung notwendige entionisierte Wasser müssen nicht unter Beachtung der gleichen strengen Richtlinien wie bei der Produktion von Infusionslösungen hergestellt werden. Dennoch ist Infektionen bei der Dialyse vorzubeugen.

An jedem Dialysegerät dialysieren hintereinander mehrere Patienten. Hinsichtlich der Hygiene ist der Blutkreislauf unproblematisch, da das Schlauchsystem und der Dialysator sterile Einmalartikel sind. Eine Ausnahme ist die in Deutschland wenig gebräuchliche Wiederbenutzung von Dialysatoren.

> **Die Hauptgefahr als Keimreservoir geht vom Dialysatraum aus.**

Hier müssen Maßnahmen zur Keimreduktion und zur Kontrolle durchgeführt werden.

Mit Ausnahme von Dialyseabteilungen, die ausschließlich Tanknieren (▶ Kap. 3) vorhalten, wird das Dialysewasser (Permeat) zentral aufbereitet und über Versorgungsleitungen in die einzelnen Dialysegeräte eingespeist. Dort wird aus den Komponenten das gebrauchsfertige Dialysat ausgemischt.

Diese Versorgungleitungen stellen eine Achillessehne der Hygiene dar, denn sie können bakteriell besiedelt und damit zum Ausgangspunkt von klinischen Problemen der Patienten werden.

Neben der zentralen Wasserversorgung können auch die übrigen Komponenten des Dialysats, also saures und basisches Konzentrat, von einem zentralen Reservoir über Versorgungsleitungen an die Dialysegeräte herangeführt werden.

Während das als autosteril geltende saure Konzentrat in hygienischer Hinsicht unproblematisch ist, müssen beim basischen Konzentrat besondere Maßnahmen ergriffen werden, um ein bakterielles Wachstum zu vermeiden. Im Fall einer zentralen Versorgung mit Bicarbonatkonzentrat wird häufig eine permanente UV-Bestrahlung durchgeführt, um Bakterienwachstum zu unterbinden.

Bereits bei der Verlegung der Versorgungsleitungen sind hygienische Gesichtspunkte zu beachten. Die Leitung sollte nicht als Stich- sonder als Ringleitung und ohne weitere Reservoire angelegt sein, um kein bakterielles Wachstum durch unnötige Toträume mit lange stehender Flüssigkeit zu begünstigen. Das gleiche gilt für die Bicarbonatleitungen.

Die Gefahr einer Verkeimung der Versorgungsleitungen besteht v. a. nach Öffnungen des Systems z.B. für Reparaturen und bei mangelnder Spülung aufgrund langer Standzeiten. Typische Keime sind v. a. gramnegative Stäbchen, wie z.B. Pseudomonas aeruginosa.

Zur Überwachung der Keimfreiheit sind regelmäßige Probeentnahmen an verschiedenen Abnahmepunkten des Systems erforderlich. Es wird empfohlen, Kontrollen der Permeatleitung und der ausgemischten Dialysierflüssigkeit alle 36 Monate und nach Eingriffen im Leitungssystem vorzunehmen. Die Abnahme muss steril und die Lagerung der Probe bei maximal 8°C bis zur Bebrütung erfolgen, da sonst mit falschen Ergebnissen zu rechnen ist.

Im Labor wird die Probe bei 36°C für 2 Tagen bebrütet. Danach sollten in 100 ml Permeat keine Pseudomonas-Bakterien enthalten sein und die Gesamtkoloniezahl nicht über 100/ml hinausgehen.

16.7.1 Versorgungsleitungen

Reinigung und Desinfektion der zentralen Versorgungsleitung

Für die Wirksamkeit des Desinfektionsverfahren ist entscheidend, dass alle Leitungsabschnitte erfasst werden und das mit dem eingesetzten Desinfektionsmittel neben der Keimreduktion auch eine gute Reinigung erfolgt. Ein hartnäckiger Überzug von Bakterienschleim (Biofilm) lässt sich mit Peressigsäure zumeist nicht gut entfernen, gut hingegen mit Hypochlorsäure.

Zunächst wird das System mit Desinfektionsmittel gefüllt, z.B. Peressigsäure in einer Konzentration von 10% oder Hypochlorit in einer Konzentration von 3%. Die Einwirkungsdauer sollte mindestens eine Stunde betragen. Danach erfolgt gründliches Freispülen und die Prüfung auf Desinfektionsmittelfreiheit (bei Hypochlorit: Phenolphythalein, bei Peressigsäure: Kaliumjodidstärkepapier).

16.7.2 Dialysemaschinen

Reinigung und Desinfektion der Geräteoberflächen

Die Reinigung und Desinfektion der Geräteoberflächen erfolgt unter Beachtung der Anwendungskonzentration und der notwendigen Einwirkzeit der eingesetzten Mittel an jedem Behandlungstag und bei Bedarf zwischen den Behandlungen.

Reinigung und Desinfektion des internen Dialysierflüssigkeitssystems

Die Reinigung und Desinfektion des internen Dialysierflüssigkeitssystems ist von zentraler Bedeutung zum Schutz der Patienten. Sie verhindern die Übertragung von viralen und bakteriellen Krankheiten und die Kontamination mit bakteriellen Giftstoffen (Endotoxinen) und sollten nach jeder Dialysebehandlung erfolgen. Die Dialysegeräte führen die notwendigen Arbeitsschritte nach speziell anwählbaren Programmen selbständig durch. Die benötigten Desinfektionsmittel werden in trockener oder flüssiger Form über Ansaugpositionen der Geräte aufgenommen. Im Detail unterscheiden sich die Programme der verschiedenen Hersteller erheblich, daher wird an dieser Stelle nur Grundsätzliches dargestellt.

Nach abgeschlossener Reinigung, Desinfektion und Spülung ist es ganz wesentlich vor der nächsten Dialysebehandlung das System auf Desinfektionsmittelrückstände zu testen.

Folgende Arbeitsschritte sind bei der internen Aufbereitung der Dialysegeräte notwendig:

Geeignete Mittel

Reinigung	Hypochlorit
Entkalkung	Peressigsäure, Zitronensäure
Desinfektion	Peressigsäure, Hypochlorit

Die heute überwiegend durchgeführte Bicarbonatdialyse führt zu Kalkniederschlägen innerhalb des dialysatführenden Systems. Zur Aufbereitung der Dialysegeräte gehört deshalb eine Entkalkung, die den Einsatz von hierzu geeigneten Mitteln bedarf, die aber z. T. schlechte desinfizierende Eigenschaften aufweisen. Daher kommen bei den Geräten verschiedene, zeitlich versetzte Reinigungs- und Desinfektionsmittel oder eine Kombination mit einer Heisssterilisation zum Einsatz.

Im folgenden werden für 2 Gerätetypen Beispiele für den Desinfektionsmodus gegeben:

Dialysegerät Fresenius 4008. Heißdesinfektion mit Diasteril (Hydroxyessigsäure) nach jeder Dialyse. Temperatur 85°C, Desinfektionsdauer 39 min inkl. Spülen.

Dialysegeräte Gambro Ak 100/Ak 200.
- Heißdesinfektion mit **Clean Cart Ci** (Zitronensäure) zwischen den Dialysen,
- abends nach den Behandlungen chemische Desinfektion mit **Dialox** (Peressigsäure); Freispülen am nächsten Dialysetag.

Gefahren
Thermische Verfahren

Bei unsachgemäßer Handhabung der thermischen Verfahren besteht eine Gefährdung des Patienten und des medizinischen Personals. Wenn sich während des Sterilisations- bzw. Desinfektionszyklus an einer extern gelegenen Stelle Schlauchverbindungen lösen oder undicht werden, besteht Verbrühungsgefahr.

Chemische Desinfektion

Die Gefahren der chemischen Desinfektion ergeben sich besonders daraus, dass die für den Menschen toxischen Desinfektionsmittel meist nicht von Dialysemembranen zurückgehalten werden. Rückstände von Desinfektionsmitteln im Dialysatraum werden vom Leitfähigkeitsmonitor nicht erfasst.

Unter der Vielzahl von chemischen Desinfektionsmitteln haben sich besonders Natriumhypochloritlösung und Wasserstoffperoxidlösung im Dialysebereich durchgesetzt. Natriumhypochloritlösung eignet sich außer zur Desinfektion zusätzlich auch zur Entfernung von organischen Ablagerungen wie Protein- und Lipidniederschlägen im Hydraulikteil des Gerätes.

Nach der chemischen Desinfektion ist das Gerät freizuspülen und danach eine Nachweisprobe im ablaufenden Wasser auf Desinfektionsmittelfreiheit durchzuführen. Die Nachweisprobe für Natriumhypochloritlösung erfolgt mit 1% Phenolphthaleinlösung:
- In ein sauberes Gefäß (Reagenzglas, Pappbecher o. Ä.) werden einige Milliliter Spüllösung aus dem Ablauf der Maschine gegeben.
- Bei Zugabe von einigen Tropfen Phenophthaleinlösung muss sich die gleiche Färbung wie im Frischwasser ergeben.
- Die Durchführung sollte dokumentiert werden.

Beim Einsatz von Wasserstoffperoxidlösung muss nach der Freispülung von Desinfektionsmitteln ebenfalls eine Nachweisprobe auf Desinfektionsmittelfreiheit durchgeführt werden. Dies geschieht mit Kaliumiodidstärkepapier:
- Wenn sich der in den Ablauf der Maschine gehaltene Teststreifen nicht verfärbt, ist das Gerät frei von Desinfektionsmittel.
- Im Falle einer Verfärbung muss weiter freigespült werden.

⊘ Werden die beiden Desinfektionsmittel Natriumhypochloritlösung und Wasserstoffperoxidlösung in einem Dialysezentrum eingesetzt, muss unbedingt auf getrennte Lagerung geachtet werden.

Die Sicherheitshinweise (◻ Tab. 16.2) sind unbedingt zu beachten.

◘ Tab. 16.2. Allgemeine Informationen zu chemischen Desinfektionsmitteln. (Auszüge aus den Sicherheitsdatenblättern)

		Natriumhypochloritlösung	Wasserstoffperoxidlösung
Mögliche Gefahren		Entwickelt bei Kontakt mit Säuren giftige Gase	Verursacht Verätzungen
		Verursacht Verätzungen	Reizt die Atemorgane
Erste-Hilfe-Maßnahmen	Nach Hautkontakt	Sofort mit Wasser spülen	Sofort mit viel Wasser spülen
	Nach Augenkontakt	Sofort mit viel Wasser bei geöffnetem Lid spülen	Sofort mit viel Wasser bei geöffnetem Lid spülen
Hinweis zur sicheren Handhabung		Behälter dicht geschlossen halten. Auch entleerte oder im Arbeitsgang befindliche Behälter nach Gebrauch verschließen	Behälter dicht geschlossen halten. Auch entleerte oder im Arbeitsgang befindliche Behälter nach Gebrauch verschließen
Allgemeine Schutz- und Hygienemaßnahmen		Getränkte Kleidung sofort ausziehen. Berühren mit den Augen und der Haut vermeiden	Vor Verunreinigung, Licht und direkter Wärmestrahlung schützen. Getränkte Kleidung sofort ausziehen. Berühren mit den Augen und der Haut vermeiden
		Schutzhandschuhe, Schutzkleidung	Schutzhandschuhe, Schutzbrille, Schutzkleidung
Zu vermeidende Bedingungen/zu vermeidende Stoffe		Heftige Reaktionen beim Vermischen mit starken Oxidationsmitteln möglich	Erhitzt sich stark bei Zugabe von Laugen
		Reagiert heftig mit Säuren	Greift als Oxidationsmittel organische Stoffe an
		Berstgefahr bei Erhitzen	Berstgefahr bei Erhitzen
Gefährliche Zersetzungsprodukte		Chlorgas bei Berührung mit Säuren	Sauerstoff

Ernährungsempfehlungen

I. Landthaler

17.1   Individuelle Ernährungstherapie

Da die Nieren das wichtigste Ausscheidungsorgan des Körpers sind, ist seit jeher bekannt, dass die Ernährung bei Erkrankungen dieser Organe eine große Rolle spielt.

In den letzten Jahren wurden bzgl. der Ernährung von Nierenkranken viele Fortschritte erzielt. Dazu gehört u. a. die Definition einer optimalen Ernährung, die in den verschiedenen Empfehlungen (z.B. DOQI-Guidelines, Ernährungsstandards der EDTNA/ERCA) ihren Stellenwert gefunden hat.

Die EDTNA/ERCA betreibt durch die Verbreitung gesicherter Erkenntnisse Qualitätssicherung in der Ernährungsberatung und -aufklärung. Die Standards dienen Multiplikatoren als Hilfsmittel zur Vermittlung abgesicherter Aussagen oder richtiger Diätprinzipien und bieten die Orientierung für die Ernährungsberatung und -aufklärung. Bei der Umsetzung durch Multiplikatoren sind auch Erfahrung, didaktische Fähigkeiten und die Vertiefung durch weitere Fachliteratur erforderlich. Die Umsetzung der optimalen Ernährungstherapie ist nur möglich durch eine optimale Diagnostik und die Kenntnis aller in Frage kommenden Möglichkeiten sowie deren Grenzen.

❶ **Es gibt keine Standardnierendiät. Sie muss individuell angepasst werden und kann sich im Laufe der Therapie ändern.**

Bei den verschiedenen Nierenkrankheiten werden die renalen Funktionen unterschiedlich gestört. Auch innerhalb derselben Krankheitsgruppe bestehen oft enorme Unterschiede in der Beeinträchtigung der Nierenfunktion. Die Problematik in der Ernährungstherapie bei Nierenerkrankungen ist daher, dass es keine einheitliche »Nierendiät« gibt. Die Ernährungsberatung erfolgt individuell auf den Patienten zugeschnitten unter Berücksichtigung medizinischer/biochemischer, sozialer und kultureller Aspekte und des Bildungsstandes. Die daraus hervorgehenden Ernährungsempfehlungen sollen dazu beitragen, einen optimalen Ernährungsstatus zu erreichen.

Die individuelle Ernährungstherapie ist von folgenden Faktoren abhängig:

- Stadium der Nierenkrankheit: präterminales Stadium, Hämodialyse, Peritonealdialyse oder Transplantation
- Grundkrankheit
- Begleiterkrankungen
- Laborparameter,
- Ernährungsstatus
- Medikamente
- Alter
- Sozialstatus
- Bewältigung.

17.2   Ernährungsgrundlagen im Prädialysestadium

In folgender Übersicht sind die Ziele einer frühen Ernährungsintervention und ständigen Überwachung aller Patienten mit progressiver Nierenerkrankung durch eine entsprechend trainierte Ernährungsfachkraft zusammengestellt.

Ziele einer adäquaten Ernährungstherapie im Prädialysestadium

- Bildung harnstoffpflichtiger Substanzen und von Urämietoxinen minimieren
- Optimalen Ernährungszustand erhalten
- Fortschreiten der Nierenerkrankung entgegenwirken
- Ausgeglichene Flüssigkeits- und Elektrolytbilanz anstreben
- Folgeerkrankungen verhindern
- Lebensqualität verbessern bzw. erhalten.

Diätetische Richtlinien in der Prädialyse

Empfohlen wird derzeit, bei Beginn der Nierenerkrankung (GFR 25–55 ml/min) die Eiweißzufuhr auf die im Sinne einer gesunden Ernährung als »normal« angesehene tägliche Menge von 0,8 g/kg Körpergewicht zu optimieren. Es wird also keine Beschränkung, sondern eine Normalisierung der Eiweißzufuhr durchgeführt.

Die Protein-»normalisierte« Kost ist in der Prädialysephase indiziert, um die Progression der Krankheit zu hemmen. Für die meisten Menschen bedeutet dies eine enorme Reduktion und Umstellung der Ernährungsgewohnheiten, denn die üblichen Essgewohnheiten übersteigen den Bedarf häufig. Die Meinungen zum Wert einer Protein-»normalisierten« Kost gehen auseinander. Der Haupteinwand ist die Gefahr der Mangelernährung des Patienten. Der mögliche Nutzen muss gegen die potenziellen schädigenden Wirkungen abgewogen werden.

Bei der Konzentration auf die Eiweißzufuhr darf die Notwendigkeit einer angemessenen Energiezufuhr (35 kcal/kg Körpergewicht) nicht außer Acht gelassen werden.

❶ **Eine wichtige Voraussetzung dafür, dass keine Aminosäuren zur Energiegewinnung abgebaut werden, ist eine ausreichende Deckung des Energiebedarfs durch Fett und Kohlenhydrate.**

Während unser Körper Fett aus mit der Nahrung zugeführten Kohlenhydraten und Kohlenhydrate aus Proteinen bilden kann, sind die Proteinreserven ausschließlich von der Zufuhr abhängig.

❶ **Nach den Empfehlungen der EDTNA/ERCA-Ernährungsstandards (❑ Tab. 17.1) sollte die Eiweißzufuhr in der Prädialyse bei 0,6–1,0 g Eiweiß/kg Körpergewicht/Tag liegen.**

Der gesamte Stickstoff der Eiweiße wird in Harnstoff umgewandelt, so dass er leicht als Größe für die Kontrolle der täglichen Eiweißzufuhr benutzt werden kann. Die Höhe des anfallenden Harnstoffs entspricht der Höhe der Eiweißaufnahme durch Ernährung, Bei Mangelernährung entseht Harnstoff der durch Abbau körpereigener Eiweiße entsteht. Das Ziel sollte sein, dass die Eiweißaufnahme gleich der Eiweißabbaurate ist.

Eine strengere Reduktion der Eiweißzufuhr auf etwa 0,6 g/kg Körpergewicht sollte nur unter professioneller begleitender Betreuung durchgeführt werden. Für die praktische Handhabung der Eiweißzufuhr in der Prädialyse ist von Bedeutung, dass aufgrund der Aminosäurenzusammensetzung pflanzliche Proteine den tierischen überlegen zu sein scheinen. Deshalb sollten pflanzliche (vegetarische) Eiweiße bevorzugt und tierische begrenzt werden. Eine Eiweißzufuhr mit höherem Anteil an pflanzlicher Nahrung trägt zu einer Verbesserung der Azidose bei, denn es kommt dabei zu einer geringeren Zufuhr schwefelhaltiger Aminosäuren.

In der Praxis ist deshalb eine vorwiegend vegetarische Ernährung zu empfehlen. Eiweißreiche tierische Produkte (wie alle Fleischsorten, Geflügel, Eier, Fisch, Milch und Milchprodukte) sollten nur in kleinen Mengen, d. h. ca. 10–30 g tierisches Eiweiß am Tag, aufgenommen werden.

❶ **Ein weiterer erwünschter Nebeneffekt der kontrollierten Eiweißzufuhr ist die damit verbundene Reduktion der Phosphatzufuhr und die Verbesserung der Azidose.**

Vorausgesetzt es werden keine künstlich zugesetzten Phosphate zugeführt, z.B. über Colagetränke, Instantprodukte etc.

❑ **Tab. 17.1.** Empfehlungen der EDTNA/ERCA-Ernährungsstandards

	Prädialyse (Angaben jeweils pro Tag)	Hämodialyse	Peritonealdialyse
Energie	35 kcal/kgKG	35 kcal/kgKG	35 kcal/kgKG inklusive der Glukose aus der Dialyselösung
Protein	0,6–1,0 g/kgKG	1,0–1,2 g/kgKG	1,0–1,5 g/kgKG
Phosphat	600–1.000 mg (19–32 mmol)	1.000–1.400 mg (32–45 mmol)	1.000–1.400 mg (32–45 mmol)
Kalium	2.000–2.500 mg (50–65 mmol) selten reduziert, individuell	2.000–2.500 mg (50–65 mmol)	2.000–2.500 mg (50–65 mmol) selten reduziert, individuell
Natrium	1.800–2.500 mg (80–110 mmol)	1.800–2.500 mg (80–110 mmol)	1.800–2.500 mg (80–110 mmol)
Flüssigkeit	Individuelle Verordnung, selten reduziert	500 ml + Restausscheidung	800 ml + Restausscheidung (+ Ultrafiltration)

❗ Nach den Empfehlungen der EDTNA/ERCA-Ernährungsstandards bei Hyperphosphatämie in der Prädialyse sollte die Phosphatzufuhr bei 600–1000 mg Phosphat oder 19–32 mmol pro Tag liegen.

Die Empfehlungen für den Bedarf an Energie, Nährstoffen und Elektrolyten sind ❏ Tab. 17.1 zu entnehmen.

> **Grundregeln für die Ernährungsberatung bei präterminaler Niereninsuffizienz**
> - Professionelle, begleitende Ernährungsberatung
> - Regelmäßiges Ernährungsprotokoll
> - Kontrolle des Ernährungszustands
> - Gewichtskontrolle (Ödeme beachten)
> - Albuminkontrolle

❗ Mangelernährung ist eine Indikation zur Nierenersatztherapie!

Eine Mangelernährung bei einem Patienten mit einer chronischen Niereninsuffizienz (GFR < 15–20 ml/min), die nur durch eine verminderte Aufnahme von Eiweiß und Kalorien erklärt werden und auch nicht behoben werden kann, stellt eine Indikation für die Nierenersatztherapie dar.

Kriterien für eine Mangelernährung:
- Abnahme des Körpergewichtes um mehr als 10%
- Körpergewicht von weniger als 90% des Normalgewichtes und ein Abfall des Serumalbumins um mehr als 10% oder unterhalb des Normbereichs
- Verschlechterung des SGA (»Subjektive Global Assessment«) um eine Kategorie.

17.3   Ernährungsgrundlagen bei Dialysebehandlung

Ist eine regelmäßige Dialysebehandlung erforderlich, ergeben sich für den Nierenkranken erneut Ernährungsumstellungen, wieder v. a. im Hinblick auf die Eiweißzufuhr, wobei der Eiweißbedarf jetzt erhöht ist.

Die dabei anfallenden harnpflichtigen Substanzen werden durch die Dialyse eliminiert. Desweiteren gehen während der Dialyse Aminosäuren und wasserlösliche Vitamine verloren, die durch eine adäquate Ernährung ersetzt werden müssen. Eine gezielte ernährungsmedizinische Therapie bringt für den Patienten eine Verbesserung der Lebensqualität sowie eine Verminderung therapiebedingter Nebenwirkungen.

Fehl- und Mangelernährung sind ein Risikofaktor für die Lebensqualität und die Lebenserwartung.

Die wesentliche Aufgabe in der Ernährung bei Dialysebehandlung besteht einerseits darin Kalium, Phosphat und Flüssigkeit anzupassen, und anderseits ausreichend Kalorien und Eiweiß zuzuführen.

Im Vergleich Hämo- und Peritonealdialyse sind die Ernährungsempfehlungen bei Peritonealdialyse etwas weniger restriktiv, v. a. bzgl. Kalium.

> **Ziele einer adäquaten Ernährungstherapie bei Hämodialysebehandlung**
> - Individuelle »Diätdosis« und Dialysedosis
> - Optimaler Ernährungszustand
> - Prävention einer Proteinmangelernährung
> - Optimale Serumphosphat- und Kaliumspiegel
> - Ausgeglichene Flüssigkeits- und Elektrolytbilanz
> - Verhindern von Folgeerkrankungen
> - Verbesserung des Wohlbefindens.

> **Ziele einer adäquaten Ernährungstherapie bei Peritonealdialysebehandlung**
> - Individuelle »Diätdosis« und Dialysedosis
> - Prävention einer Proteinmangelernährung
> - Optimale Serumphosphatspiegel
> - Ausgeglichene Flüssigkeits- und Elektrolytbilanz
> - Prävention und Intervention der durch CAPD möglichen Hyperlipidämie
> - Unter besonderer Beachtung der Glukosebelastung durch das Dialysat: Erreichen bzw. Halten eines Normalgewichtes (BMI < 25)
> - Verhindern von Folgeerkrankungen
> - Verbesserung des Wohlbefindens.

17.4 Nährstoffe, Elektrolyte und Vitamine bei Nierenerkrankungen

Energie

Wegen der Gefahr der Mangelernährung muss bei Nierenkrankheiten immer auf eine ausreichende Energiezufuhr geachtet werden.

So viel Energie liefern die Nährstoffe:

1 g Kohlenhydrate	4 kcal
1 g Eiweiß	4 kcal
1 g Fett	9 kcal
1 g Alkohol	7 kcal

❗ Nach den Empfehlungen der EDTNA/ERCA-Ernährungsstandards sollte die Energiezufuhr bei Patienten mit einer chronischen Niereninsuffizienz wie folgt sein:
- bei Patienten < 60 Jahren: 35 kcal/kg Körpergewicht/Tag
- bei Patienten > 60 Jahren mit verringerter Mobilität: 30–35 kcal/kg Körpergewicht/Tag

Dies bedeutet, dass ein Patient mit 70 kg Körpergewicht etwa 2.100 kcal zu sich nehmen kann. Das Normalgewicht (nach Broca: Körpergröße in cm minus 100 oder über den BMI festgelegt) dient hierbei als Bezugsgröße, nicht das Ist-Gewicht. Bei übergewichtigen Menschen, speziell bei Patienten mit metabolischem Syndrom, kann zur Verbesserung der Stoffwechsellage eine vorsichtige Gewichtsreduktion geplant werden. Eine zu strenge Gewichtsabnahme mit einseitigen Diäten kann zur Verschlechterung der Situation (Anstieg von Harnstoff, Harnsäure, Kalium) führen.

Kohlenhydrate

Kohlenhydrate sollten den größten Anteil des Kalorienbedarfs decken, die Empfehlung liegt für Dialysepatienten bei ca. 40–50% der Gesamtenergie. Die Glukoseaufnahme aus der Dialyselösung (◻ Tab. 17.2) bei Peritonealdialyse muss mit einberechnet werden.

◻ **Tab. 17.2.** Energiegehalt von Dialyselösungen (2.000 ml)

Glukose [%]	Energiegehalt [kcal]	Resorption (ca. 70 %)
1,36	ca. 120	85
2,27	ca. 200	150
3,86	ca. 350	250

Fett

Die Inzidenz von Hyperlipidämien (und der damit assoziierten Arteriosklerose) ist bei niereninsuffizienten Patienten deutlich erhöht. Das langfristige Ziel einer Ernährungsintervention verfolgt demnach auch eine Senkung der Risikofaktoren, die zu diesem Zustand führen. Der Fettanteil liegt für Dialysepatienten bei ca. 35–40% der Gesamtenergie. Im Rahmen der Prävention und der Therapie von Fettstoffwechselstörungen gilt bei der täglichen Fettaufnahme allgemein die »Ein-Drittel-Regel«:
- gesättigte Fettsäuren **maximal** 1/3
- einfach ungesättigte Fettsäuren **mindestens** 1/3
- mehrfach ungesättigte Fettsäuren **höchstens** 1/3
- weniger als 1% der Energie als Transfettsäuren
- weniger als 300 mg Cholesterin

Gesättigte Fettsäuren heben die Cholesterinwerte (ausgeprägter als die Nahrungscholesterinaufnahme!) im Blut an, einfach und mehrfach ungesättigte Fettsäuren senken sie. Eine zu energiereiche Ernährung führt zum Anstieg der Cholesterinwerte und Triglyzeride im Blut. Durch die versteckten Fette ist der Anteil der gesättigten Fettsäuren schnell erreicht. Zum Kochen eignen sich am besten: Rapsöl, Leinöl, Olivenöl, Walnussöl, Sojaöl, Erdnussöl, Maiskeimöl, Kürbiskernöl. Fette mit hohem Anteil an gesättigten Fettsäuren wie Palmkernfett oder Kokosfett sollten möglichst vermieden werden. Bei mangelernährten Patienten ist Fett ein sehr guter Energiespender, der kein Kalium und Phosphor enthält.

Eiweiß

Mit Beginn der Dialysebehandlung darf die Eiweißzufuhr nicht mehr reduziert werden.

Dialysepatienten brauchen mehr Eiweiß als gesunde Menschen. Ursachen hierfür sind der Verlust von Aminosäuren, die sowohl während der Peritoneal- als auch während der Hämodialyse verloren gehen. Bei der Peritonealdialyse gibt es noch weitere Verluste in Form von Peptiden und Proteinen. Bedingt durch die Durchlässigkeit des Bauchfells kommt es zu einem Aminosäurenverlust von etwa 1,5–2 g/Tag und zu einem Eiweißverlust (hauptsächlich Albumin, aber auch anderer Proteine) von durchschnittlich 10 g/Tag. Während einer Peritonitis können diese Verluste noch viel größer sein. Vor allem Appetitlosigkeit und hohe Proteinverluste führen bei Peritonealdialysepatienten zur Mangelernährung.

❗ Nach den Empfehlungen der EDTNA/ERCA-Ernährungsstandards sollte die Eiweißzufuhr bei Hämodialysepatienten bei 1,0–1,2 g kg und bei Peritonealdialysepatienten bei 1,2–1,5 g/kg Körpergewicht/Tag liegen. Mindestens 50% davon sollte biologisch hochwertiges Eiweiß sein.

Mit dieser Eiweißmenge können die dialysebedingten Aminosäurenverluste ausgeglichen werden. Der vermehrt anfallende Harnstoff kann durch die Dialyse entfernt werden.

Kalium

Mehr als 90% des aufgenommenen Kaliums werden im oberen Dünndarm absorbiert. Die Kaliumausscheidung erfolgt zu 90% über die Nieren. Der Rest wird weitgehend über den Darm abgegeben. Bei Dialysepatienten mit Hyperkaliämie-Problemen ist es daher wichtig, eine Obstipation zu vermeiden. Bei Hämodialysebehandlung neigen die Patienten zu erhöhtem Kalium.

Da die Niere das Hauptausscheidungsorgan für Kalium ist, treten im Verlauf der Nierenerkrankung praktisch immer Störungen im Kaliumhaushalt auf. Die Kaliumabgabe über den Schweiß spielt nur eine untergeordnete Rolle.

Je nach Restfunktion der Nierentätigkeit kann der Kaliumwert bei Hämodialysebehandlung im Blutserum ansteigen. Die Niere benötigt etwa 1 l Urin zur Ausscheidung der täglich anfallenden Kaliummenge. Erst bei einer GFR von 15 ml/min muss mit einer Hyperkaliämie gerechnet werden. Kaliumbilanzstörungen entstehen durch Diuretika, gastroenterale Verluste und ACE-Hemmer. Kaliumverteilungsstörungen können durch Störungen im Säure-Basen-Haushalt und Kohlenhydratstoffwechsel hervorgerufen werden.

Symptome bei Hyperkaliämie

- Oft symptomlos (!)
- Kribbeln oder Taubsein in den Extremitäten
- Muskelschwäche, Muskelschmerzen
- Muskellähmung, Atemlähmung
- Herzrythmusstörungen.

Therapie der Hyperkaliämie

- Kaliumreduzierte Ernährung
- Optimale Dialysebehandlung
- Verabreichung von Kationenaustauschern (wirken erst nach Stunden)
- Kontrolle des Säure-Basen-Haushaltes
- Infusion von hochprozentiger Glukose und Insulin.

❗ Nach den Empfehlungen der EDTNA/ERCA-Ernährungsstandards sollte die Kaliumzufuhr bei Dialysebehandlung 2000–2500 mg oder 50–65 mmol pro Tag oder pro kg Körpergewicht nicht überschreiten.
1 mmol = 39 mg

Vorkommen

Die tägliche Kaliumzufuhr richtet sich auch nach der Nierenrestfunktion, deshalb ist diese Empfehlung nur eine grobe Orientierung.

Da Kalium sowohl für Pflanzen als auch für Tiere ein lebensnotwendiger Nährstoff ist, kommt es in allen unverarbeiteten Lebensmitteln vor (◻ Tab. 17.3). Besonders kaliumreich sind Nüsse, Säfte, Gemüse, Obst, Salat, Kartoffeln und Vollkornprodukte. Kaliumarm sind viele stärker verarbeitete Lebensmittel wie Fette und Öle, Zucker, Weißmehl, polierter Reis und Teigwaren. Trink- und Mineralwasser enthalten sehr wenig Kalium.

◻ **Tab. 17.3.** Kaliumgehalte in Lebensmitteln

Lebensmittel	Kaliumgehalt in mg/100 g
Haselnuss	635
Spinat	630
Pellkartoffeln (gekocht)	400
Nudeln, Reis (gekocht)	20
Banane	390
Apfel	140
Kuhmilch	140

Wie bei anderen wasserlöslichen Nährstoffen kann es bei der Nahrungszubereitung zu beträchtlichen Auslaugverlusten kommen.

Empfehlungen für die Ernährungsberatung

▬ Ursachen erforschen!
   Beispielsweise erhöhter Appetit und dadurch größere (Portionen) Nahrungsaufnahme oder zu große Portionen von einzelnen Nahrungsmitteln oder Getränken.
▬ Am Wochenende, das ist meist das lange Intervall ohne Dialyse, sollten kaliumreiche Nahrungsmittel wie Kartoffeln möglichst vermieden und durch kaliumarme Speisen wie Reis, Nudeln, Spätzle oder Semmelknödel ersetzt werden.
▬ Sehr kaliumreiche Getränke und Lebensmittel vermeiden oder nur in sehr kleinen Mengen verzehren, denn: die Menge machts!
   Kaliumreiche Nahrungsmittel sind: Trockenobst wie Datteln, Feigen, Rosinen, Bananen, Melone, Avocado, Bambussprossen, Brokkoli, Fenchel, Grünkohl, Spinat, Pilze. Kartoffel-Fertigprodukte wie Chips, Kroketten, Pommes frites, Kartoffeln mit der Schale. Marzipan, Kakao, Melasse, Konzentrate wie Tomatenmark, Ketchup.
▬ 100 g Petersilie sind sehr kaliumreich, aber wer isst schon 100 g Petersilie? Dagegen sind 100 g (1 mittelgroße) Pellkartoffeln wenig, meistens isst man 2–3 davon, das sind über 1.200 mg Kalium.

▬ Der Kaliumgehalt kann durch Zerkleinern und Kochen in viel Wasser (10fache Menge) und Wegschütten des Kochwassers um ca. 1/3 gesenkt werden. Das Kochwasser kann während des Kochens evtl. noch einmal erneuert werden. Obst und Gemüse aus Konserven ohne Saft verwenden.
▬ Kaliumreiche Getränke vermeiden: Frucht- und Gemüsesäfte, Wein, Milch.
▬ Keine Diätsalze (Kochsalzersatzmittel), aufgrund der kontinuierlichen Dialyse eher zur Seltenheit. Es gilt also den individuellen Kaliumwert zu ermitteln und die Nahrung entsprechend anzupassen.

Bei einer Hyperkaliämie empfiehlt sich neben der diätetischen Kaliumeinschränkung ein Ausgleich der Azidose des Blutes. Der Azidose-Ausgleich ist ein wichtiger Ansatzpunkt bei der Behandlung und Prophylaxe einer Hyperkaliämie. Eine Hyperkaliämie kann unabhängig von der Ernährung auch durch Gewebezerfall (Hämolyse), innere Blutungen, Hämatome oder Shuntprobleme verursacht werden. Bei Diabetikern ist die Neigung zu Hyperkaliämie durch die Insulinresistenz erhöht.

Kalzium

Etwa 99% des Gesamtkörperkalziums sind in die Knochensubstanz eingebaut.

Im Prädialysesadium sind Hypokalzämien als auch Hyperkalzämien möglich. Ursachen für Hypokalzämie sind: Störung der Vitamin D-abhängigen Kalziumresorption aus dem Darm sowie Kalziumverluste und Mangel an Trägereiweiß.

Hyperkalzämie kann bei schwerem Hyperparathyreodismus oder bei Vitamin-D-Überdosierung auftreten. Bei Dialysepatienten wird das Dialysatkalzium individuell den Bedürfnissen des Patienten angepasst. Durch den vermehrten Einsatz kalziumhaltiger Phosphatbinder kommt es immer häufiger zu Hyperkalzämien.

🛈 **Der Kalziummangel kann mit der Nahrung nicht ausgeglichen werden, da kalziumreiche Lebensmittel wie Milch und Milchprodukte meist zuviel Phosphat enthalten.**

Phosphat

Phosphat ist ein wesentlicher Bestandteil von Knochen und Zähnen, außerdem ist es unentbehrlich für die Bereitstellung und den Umsatz von Energie im Körper. Weiterhin ist die phosphorhaltige Verbindung Lecithin, ein Phospholipid, ein wichtiger Bestandteil von Membranstrukturen. Die Regulation des Phosphorspiegels unterliegt den Einflüssen der Epithelkörperchen der Nebenschilddrüse und von Vitamin D. Störungen des Kalzium- und Phosphatstoffwechsels sind eines der ersten Zeichen einer nachlassenden Nierenfunktion.

Ein zu hoher Phosphatgehalt im Blut bewirkt eine Senkung des Kalziumspiegels und eine vermehrte Ausschüttung des Parathormons. Dieses Hormon sorgt für eine gesteigerte Freisetzung des Kalziums aus den Knochen. Dieser Regelmechanismus des Körpers normalisiert den Phosphat- und Kalziumgehalt im Blut. Eine Hyperphosphatämie bewirkt einen hohen Parathormongehalt. Da die Ausscheidung des Phosphats über die Niere nicht gesteigert werden kann, wird vermehrt Parathormon gebildet. Ein erhöhter Parathormonspiegel im Blut löst das Kalzium aus den Knochen. Langfristig dünnen die Kochen aus, und das freigesetzte Kalzium lagert sich in den Gefäßen, den Gelenken und in der Haut ab.

> ### Möglichkeiten, den Phosphatspiegel zu normalisieren
> - Therapie mit Phosphatbindern
> - Optimale Dialysebehandlung
> - Phosphatgehalt über die Nahrung senken.

Therapie mit Phosphatbindern

Eine Beschränkung der Phosphorzufuhr ist enorm wichtig aber nicht allein durch die Nahrung möglich. Deshalb werden Phosphatbinder benötigt, die das Phosphat aus der Nahrung im Magen-Darm-Trakt binden. Das gebundene Phosphat wird über den Stuhl wieder ausgeschieden. Die Dosis und Art der Phosphatbinder ist abhängig von den Blutwerten Kalzium und Phosphat. Die Phosphatbinder müssen je nach Wirksubstanz, zur Mahlzeit oder vor dem Essen eingenommen werden, um möglichst effektiv zu sein. Die Dosis der verordneten Phosphatbinder ist individuell über den Tag zu verteilen, um jede phosphorhaltige Mahlzeit (auch Zwischenmahlzeit und Getränke) abzudecken.

Optimale Dialysebehandlung

Die Dialysemethoden sind nicht in der Lage, eine ausreichende Entfernung der Phosphate zu gewährleisten. Mit der Dialysebehandlung können nur etwa 2.000 mg Phosphat pro Woche entfernt werden. Mit der CAPD werden täglich etwa 300 mg (10 mmol) Phosphor entfernt. Es ist also unerlässlich, gleichzeitig auf eine phosphorarme Ernährung zu achten.

Phosphatgehalt über die Nahrung senken

Da Phosphat an vielen lebensnotwendigen Vorgängen der Zelle z.B. der Energieübertragung beteiligt ist, kommt es überall in pflanzlichen und tierischen Zellen vor. Von den üblicherweise mit der Nahrung aufgenommenen Phosphaten stammen je ein Viertel aus Fleisch- und Wurstwaren, Milch und Milchprodukten sowie Backwaren und Nährmitteln. Der Rest verteilt sich auf Getränke. Mit den Phosphaten der Nahrung werden dem Körper auch die als Lebensmittelzusatzstoffe zugelassenen und z.B. bei der Herstellung von Schmelzkäse oder Wurstwaren zugesetzten Phosphate zugeführt.

Manche der Lebensmittel enthalten eine schwer resorbierbare Form von Phosphaten, die Phytinsäure. Sie kommt besonders in den Außenschichten des Getreidekorns und der Hülsenfrüchte vor. Bei der Herstellung von Vollkornbrot kann jedoch in Abhängigkeit von der Teigführung (Hefeteig, Sauerteig) ein fast vollständiger Abbau des Phytats erreicht werden.

❗ Nach den Empfehlungen der EDTNA/ERCA-Ernährungsstandards sollte die Phosphatzufuhr bei Dialysebehandlung 1.000–1.400 mg oder 32–45 mmol pro Tag oder 0,6 mmol/kg Körpergewicht nicht überschreiten.
1 mmol = 31 mg

Empfehlungen für die Ernährungsberatung

- Phosphatreiche Lebensmittel vermeiden. Das sind z.B. Schmelzkäse wie Streichkäse und Scheibletten, Kochkäse, Hartkäse, Milchpulver, Kondensmilch und Nüsse, Crevetten, Lachs,

Sardinen, Thunfisch, Salzhering, Kabeljau, Bierhefe, Bier.
- Phosphatarme Käse bevorzugen. Das sind z.B. Quark, Frischkäse, Camembert, Briekäse, Mozzarella, Harzer Roller und Limburger.
- Alle »flüssigen« Milchprodukte enthalten viel Kalium und Phosphor im Verhältnis zum Eiweißgehalt.
- Statt Milch eignet sich Sahne mit Wasser verdünnt. Das Mischungsverhältnis ist abhängig vom Fettbedarf (Kalorien) des Patienten. Normalerweise mischt man 1/3 Sahne mit 2/3 Wasser. Das Sahne-Wasser-Gemisch kann man dann wie Milch verarbeiten z.B. für Pfannkuchen, Pudding, Kartoffelbrei etc.
- Statt normalem Backpulver eignet sich das phosphatfreie Weinstein-Backpulver oder Natron.
- Unbedingt vermeiden: Phosphatzusätze in Nahrungsmittel: Sie erkennen diese an folgenden E-Nummern: E 338, E 339, E 340, E 341, E 450a, E 450b, E 450c, E 540, E 543, E 544
- Die in Lebensmitteln zugesetzten Phosphate sind in dem vom Gesetzgeber zugelassenen Rahmen normalerweise unbedenklich, aber bei

Phosphatproblemen sind diese Zusätze nicht erwünscht. Deshalb sollten alle Fertigprodukte, denen Phosphat zugesetzt wurde, vermieden werden. Solche Produkte sind z.B. Colagetränke, Schmelzkäse, Instantprodukte, Backmischungen etc. Phosphate dienen als Trennmittel, Emulgatoren und Säurestabilisatoren.

Bei sorgfältiger Auswahl der Nahrungsmittel ist es gut möglich, die phosphatreichen Lebensmittel aus dem Speiseplan zu streichen, ohne die Eiweißzufuhr zu gefährden.

Das Phosphat-Einheiten-Programm (PEP)

Das PEP ist ein neues Konzept in der Behandlung der Hyperphosphatämie. Um einen optimalen Behandlungserfolg zu erzielen, sollte die eingenommene Phosphatbinderdosis an den Phosphorgehalt einer jeden Mahlzeit angepasst sein. Klinische Studien zeigen jedoch, dass dies in der Regel nicht der Fall ist und dass zu phosphorreichen Zwischenmahlzeiten oft gar keine Phosphatbinder eingenommen werden (Kuhlmann et al. 2003).

Ein neu entwickeltes Schulungsprogramm ermöglicht dem Patienten, den Phosphorgehalt in-

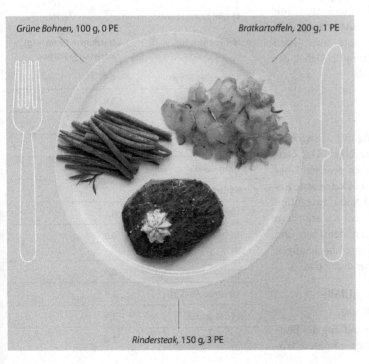

Grüne Bohnen, 100 g, 0 PE

Bratkartoffeln, 200 g, 1 PE

Rindersteak, 150 g, 3 PE

☐ **Abb. 17.1.** PEP®-Konzept. Mithilfe des PEP®-Konzepts lassen sich die PE mit einem Blick abschätzen. Die gesamte Mahlzeit auf dem Bild umfasst 4 PE. Der Phosphatbinder lässt sich nun – je nach ärztlicher Anordnung – an den PE-Gehalt anpassen, z.B. 1 Tablette Phosphatbinder pro 2 PE, also 2 Tabletten.

dividueller Mahlzeiten ohne weitere Hilfsmittel akkurat abzuschätzen und die Dosis der Phosphatbinder an die zugeführte Phosphormenge anzupassen. Der Phosphorgehalt einzelner Lebensmittel wird nicht mehr in Milligramm, sondern anhand neu definierter Phosphat-Einheiten angegeben.

> ❗ Eine Phosphat-Einheit (PE) entspricht dabei einer Menge von 100 mg Phosphor.

In dem strukturierten Schulungsprogramm PEP lernt der Patient, den Phosphorgehalt ganzer Mahlzeiten durch einen »Blick auf den Teller« abzuschätzen und die einzunehmende Dosis des Phosphatbinders (PB) selbstständig anhand eines vom Arzt vorgegebenen PB/PE-Verhältnisses (z.B. 1 Tablette Phosphatbinder pro 1 oder 2 oder 3 PE) festzulegen. Das für jeden Patienten optimale PB/PE-Verhältnis kann nach erfolgreicher Schulung rasch ermittelt werden, indem unter regelmäßiger Labor-Kontrolle das PB/PE-Verhältnis so lange adjustiert wird, bis die prädialytischen Phosphatwerte im Zielbereich liegen.

Das Phosphat-Einheiten-Konzept ist dabei angelehnt an das BE-Konzept in der Diabetologie, welches erfolgreich bei der intensivierten Insulin-Therapie eingesetzt wird. Die Schulung erfolgt mit einem speziellen Satz von 150 Fotokarten, mit denen komplette Mahlzeiten zusammengestellt werden können. Auf der Rückseite einer jeden Fotokarte finden sich Hinweise zum PE-Gehalt des jeweils dargestellten Lebensmittels.

Kochsalz und Natrium

Die Zufuhr von Kochsalz ist eng mit Auswirkungen auf den Wasserhaushalt korreliert. Der Natriumhaushalt wird über die Nieren geregelt. Über die Höhe der Natriumzufuhr gibt es keine feste Regel, da es zu Natriumverlust und Natriumretention kommen kann. Ödeme und Hochdruck erfordern aber meist eine Kochsalzreduktion, denn Salz und Wasser stellen zwei wichtige Faktoren bei häufigen Problemen der Hämodialysebehandlung dar.

Bluthochdruck und Blutdruckabfälle während der Dialysebehandlung

Die erste Maßnahme bei der Behandlung des Bluthochdrucks ist die Senkung eines erhöhten Tro-
ckengewichtes. 80% des Bluthochdrucks sind volumenbedingt. Um dieses Problem zu verhindern, ist es notwendig große Gewichtszunahmen zwischen den Dialysetagen zu vermeiden. Bei beiden Maßnahmen steht das Kochsalz im Vordergrund.

Salz bindet Wasser im Körper, beeinflusst die Gefäßweite, wirkt sich auf die Blutdruckregulation aus und steigert den Durst.

> ❗ Nach den Empfehlungen der EDTNA/ERCA-Ernährungsstandards sollte die Natriumzufuhr bei Dialysebehandlung und in der Prädialyse bei 1800–2500 mg oder 80–110 mmol pro Tag liegen.
> - 1 mmol Natrium = 23 mg,
> - 1 mmol Chlorid = 35,5 mg,
> - 1 g Speisesalz (NaCl) besteht aus je 17 mmol Natrium und Chlorid,
> - 1 g Kochsalz = 0,4 g Natrium

◻ Tab. 17.4 zeigt, welche Lebensmittel besonders viel Salz enthalten. Naturbelassene, nicht verarbeitete Lebensmittel wie z. B. Fleisch, Fisch, Obst, Gemüse, Kartoffeln, Reis und Nudeln enthalten im Durchschnitt nur 0,04 g Kochsalz.

◻ **Tab. 17.4.** Lebensmittel mit besonders viel Natrium

Nahrungsmittel	Natrium in Gramm [g] Kochsalz je Portion
1 Prise Salz (0,5 g)	0,5
1 Stück Matjesfilet	5,6
100 g Salami	3,2
1 Stück Wiener	1,9
100 g Gouda	2,5
5 Stück Oliven	1,0
1 Pizza (330 g)	4,2
10 Stück Salzstangen, klein	0,8
1 EL Tomatenketchup	0,6
1 Brühwürfel (5 g)	2,4
1 EL Sojasoße	3,1
2 Scheiben Brot	1,0

- 10 g Kochsalz binden 1 l Wasser!
- Tatsächlich braucht unser Körper nicht mehr als 5–6 g Kochsalz täglich
- Im Durchschnitt essen wir aber ca. 10–15 g pro Tag
- Salz macht Durst.

Die Gewöhnung an einen salzigen Geschmack bildet sich zurück. Nach kurzer Zeit kehrt das Empfinden für den Eigengeschmack der Speisen zurück. Bei konsequenter Reduktion der Salzzufuhr wird meistens nach 2–3 Wochen eine Anpassung des Geschmacksempfindens beobachtet.

Spezielle Kochsalzersatzmittel (Diätsalz) dürfen bei einer kaliumarmen Diät nicht verwendet werden, denn diese Salze sind aus reinem Kalium hergestellt.

> ❶ In 1 g Kochsalzersatz (Diätsalz) sind 500 mg Kalium enthalten.

Tipps, wie und wo man Salz sparen kann

- Salz reduzieren bzw. ganz weglassen. Statt dessen Zwiebeln, Kräuter und Gewürze evtl. auch Zitronensaft oder Essig verwenden.
- Fertiggericht nicht nachsalzen!

Flüssigkeit – Trinkmenge – Trockengewicht

Abhängig von der Nierenrestfunktion können Dialysepatienten nur einen gewissen Anteil der aufgenommenen Flüssigkeitsmenge als Urin ausscheiden. Darüber hinausgehende Flüssigkeit sammelt sich in der dialysefreien Zeit im Körper an und führt zu einer entsprechenden Gewichtszunahme.

Unter Trockengewicht versteht man das Körpergewicht eines Dialysepatienten ohne das sich zusätzlich ansammelnde Wasser zwischen den Dialysen. Es soll immer zum Ende der Dialysebehandlung erreicht werden. Das Trockengewicht ist keine konstante Größe, sondern muss kontinuierlich angepasst werden. Es entspricht nicht dem Normalgewicht!

> ❶ **Faustregel für die tägliche Flüssigkeitsmenge: 500–800 ml zzgl. der Restausscheidung oder Beschränkung der täglichen Gewichtszunahme auf 0,5–1 kg.**

Welche Getränke sind geeignet?

Die besten kaliumarmen Durstlöscher sind Leitungswasser, Mineralwasser, Kräuter- und Früchtetees oder auch Zitronenwasser. Geeignet sind auch Sirup mit viel Wasser verdünnt, Limonaden (evtl. ebenfalls mit Wasser verdünnt, damit sie nicht so süß sind).

Bei den folgenden Getränken ist unbedingt der Kalium- bzw. Phosphorgehalt zu berücksichtigen: Fruchtsäfte, Gemüsesäfte, Milch, Buttermilch, Molke, Kakao, Cola, Spezi, Instantgetränke, Kaffee, Bier und Wein.

Unter Berücksichtigung der Flüssigkeitsbilanz und evtl. weiterer Erkrankungen (Bauchspeicheldrüse, Leber) ist gegen den gelegentlichen Genuss von Alkohol bei Nierenerkrankungen nichts einzuwenden.

⊗ Allgemeine Tipps

- Der Flüssigkeitsgehalt der festen Nahrung (z.B. Fleisch, Brot, Nudeln, Reis, Kartoffeln und Gemüse) muss nicht als Flüssigkeit berechnet werden!
- Der Flüssigkeitsgehalt flüssiger Nahrungsmittel muss zu 100% berücksichtigt werden: Suppen, Soßen, Kompott und Joghurt
- Stark Gesalzenes vermeiden, denn viel Salz macht Durst
- Kleine Gläser und Tassen verwenden
- Langsam trinken und genießen!
- Medikamente mit dem Essen einnehmen
- Gegen Durstgefühl: saure Bonbons, Zitronenstückchen, Kaugummi ohne Zucker
- Vorsicht beim Lutschen von Eiswürfeln: entspricht dem Trinken
- Diabetiker sollen auf eine gute Blutzuckereinstellung achten
- Ablenken, damit man nicht immer an Trinken und Durst denkt
- Sehr trockene Raumluft vermeiden

Die Flüssigkeitszufuhr bei Peritonealdialysebehandlung orientiert sich an der durch Urinausscheidung und Ultrafiltration zu erzielenden Flüs-
sigkeitsausscheidung.

Will man den Einsatz der hypertonen Lösungen unter Kontrolle haben, muss auch die Flüs-
sigkeitsaufnahme kontrolliert werden. Bei der
Hämodialyse führen erhöhte Gewichtszunahmen
und somit extreme Ultrafiltrationsraten zu Kreislaufproblemen sowohl während als auch nach der
Dialyse.

Vitamine

Aus mehrfachen Gründen wird von einer ungenü-
genden Versorgung mit wasserlöslichen Vitaminen
(C- und B-Komplex) bei Dialysepatienten ausgegangen.

Ursachen für Vitaminmangel können sein:
- die Einschränkung kaliumhaltiger Nahrungsmittel,
- zusätzliche küchentechnische Maßnahmen zur
Kaliumeinsparung wie »Wässern« von Gemüse
und Kartoffeln,
- Verlust wasserlöslicher Vitamine bei der Dialysebehandlung.

Um den definierten täglichen Bedarf an wasserlöslichen Vitaminen abzudecken, stehen für Dialysepatienten eine Reihe spezieller Vitaminpräparate
zur Verfügung.

Fettlösliche Vitamine wie E und K können im
Organismus gespeichert werden; ein zusätzlicher
Bedarf ist deshalb i. Allg. nicht vorhanden. Vitamin A kann dagegen bis in den toxischen Bereich
erhöht sein. Vitamin D ist eigentlich ein Hormon
und wird bei Bedarf individuell als »Hormon«
verabreicht.

17.5 Ernährungstherapie nach Nierentransplantation

Grundsätzlich ist nach einer Nierentransplantation
keine Einschränkung der Ernährung notwendig.
Die bei Dialysepatienten erforderliche Diät, z.B.
die Begrenzung der Flüssigkeit und die Einschränkung der Kalium- und Phosphatzufuhr, ist bei
erfolgreich transplantierten Patienten nicht not-

wendig. Die Medikamente, die gegen die Abstoßung notwendig sind, können jedoch eine Reihe
von Nebenwirkungen hervorrufen, die z. T. auch
diätetisch behandelt werden können.

17.6 Methoden zur Kontrolle des Ernährungszustands

Bei chronischen Dialysepatienten sollte der Ernäh-
rungszustand routinemäßig durch verschiedene
Messungen bestimmt werden:
- »Subjektive Global Nutrition Assessment«
(SGA)
- Änderung des Körpergewichtes, BMI
- Laborparameter: Albumin, Präalbumin, Cho-
lesterin
- Ernährungsanamnese
- Ernährungsprotokolle
- Bestimmung der Protein-Nitrogen-Appearance
(PNA).

SGA

Das SGA ist ein Score, in den die 4 Komponenten
Gewichtsverlust, Anorexie, subkutanes Fett und
die Muskelmasse eingehen.

Klinisch hat sich das SGA bewährt, das neben
dem Gewichtsverlauf auch Appetitverhalten, funktionelle Beeinträchtigung, Symptome der Malnutrition, die Ausprägung subkutaner Fettpolster der
Muskelmasse und evtl. vorliegende Eiweißman-
gelödeme berücksichtigt. Die regelmäßige Durchführung des SGA ermöglicht ein frühes Erkennen
von Veränderungen im Ernährungszustand.

Änderung des Körpergewichtes

Zunächst ist das aktuelle ödemfreie Körpergewicht
bei Hämodialysepatienten nach der Dialyse und
bei Peritonealdialysepatienten nach Entleeren des
Dialysats zu bestimmen. Für adipöse Patienten
mit einem aktuellen Körpergewicht von mehr als
115% des Normalgewichtes und Patienten mit weniger als 95% des Normalgewichtes sollte für die
Verwendung in den oben genannten Leitlinien
das effektive aktuelle Gewicht berechnet werden.
Dieses rechnerische Gewicht liegt zwischen dem

tatsächlichen aktuellen Körpergewicht und dem Normalgewicht. Es wird mit folgender Formel berechnet:

aktuelles Körpergewicht +
[0,25 × (Normalgewicht – aktuelles Körpergewicht)]

Body-Mass-Index

Der Körper-Masse-Index (Body-Mass-Index/BMI) kann aus dem Körpergewicht und der Körperlänge einfach berechnet oder mit Hilfe von Tabellen oder Schablonen direkt abgelesen werden (❏ Tab. 17.5). Der BMI errechnet sich wie folgt:

$$BMI = \frac{kg}{m^2}$$

Der BMI ist der Quotient aus Körpergewicht und dem Quadrat der in Metern gemessenen Körperlänge.

Der BMI ist zwar ein wertvoller, jedoch statischer Indikator des Ernährungszustandes, der sehr spät positiv wird. Akute Veränderungen könnten durch den BMI nicht erkannt werden; er ist also im klinischen Alltag zur Beurteilung des Ernährungszustandes bei Nierenerkrankungen nur bedingt geeignet.

Laborparameter

Laborchemische Parameter schließen Albumin, Präalbumin, Bicarbonat und Cholesterin ein.

- Das Serumalbumin soll höher als die untere Grenze des Normalbereichs (meist 4,0 g/l) sein. Die Spezifität von Albumin als Indikator für den Ernährungszustand ist bei akuten oder chronischen Entzündungen eingeschränkt.
- Bei Patienten mit einem Präalbumin von weniger als 30 mg/dl sollte nach einer Eiweiß- und Energiemangelernährung gefahndet werden.
- Für Präalbumin ist im Vergleich zu Albumin keine höhere Sensitivität belegt.
- Patienten mit einem Serumcholesterin unter 150 mg/dl sollten auf eine mögliche Mangelernährung hin untersucht und bei Dialysepatienten monatlich gemessen werden.
- Das Serumbicarbonat sollte bei Dialysepatienten über 22 mmol/l liegen.

❏ **Tab. 17.5.** Body-Mass-Index *(BMI)* und Körpergewicht

BMI [kg/m²]	Körpergewicht
< 20	Untergewicht
> 20–25	Normalgewicht
> 25–30	Übergewicht
> 30–40	Adipositas
> 40	Extreme Adipositas

Ernährungsprotokoll und Ernährungsanamnese

Die Ernährungsanamnese und das Ernährungsprotokoll sind sehr wichtige Maßnahmen, um Informationen über den sozialen und klinischen Ernährungsstatus des Patienten zu bekommen. Die Angaben über Familie, Beruf und Freizeitgestaltung tragen dazu bei, ein Bild über die Umstände der Nahrungsaufnahme zu erhalten und ggf. psychosoziale Probleme zu erkennen.

Einen ungefähren Hinweis auf die quantitative und qualitative Nahrungszufuhr ergibt eine detaillierte Analyse der verzehrten Nahrung.

- 24-h-Recall: Dabei wird die Nahrungsaufnahme vom vergangenen Tag in allen Einzelheiten hinterfragt.
- 4-Tage-Protokoll (einschließlich eines Wochenendtages und Dialysetages): Hier werden die Lebensmittel in Haushaltsgrößen registriert. Anhand dieses Protokolls sind bestimmte Ernährungsgewohnheiten und bevorzugte Speisen ablesbar.

Wenn auch die vom Betroffenen selbst gemachten Angaben die Mengen nicht genau wiedergeben, so erlauben sie doch wertvolle Rückschlüsse auf das Ernährungsverhalten.

Ein Erhebungsfragebogen kann vom Patienten ausgefüllt und vom Ernährungsberater hinterfragt werden. Der mögliche Rückgriff auf diese Daten ist bei weiteren Gesprächen außerordentlich wichtig.

> **⊘ Pflege**
>
> Folgende Fragen interessieren
> — Lebt der Patient allein?
> — Wie sind seine Essgewohnheiten?
> — Wer kocht?
> — Gibt es eine warme Mahlzeit pro Tag?
> — Wie viel wird bei den einzelnen Mahlzeiten gegessen?
> — Welche Speisen werden bevorzugt oder abgelehnt?
> — Mobilitätsgrad – Immobilität erschwert die Beschaffung und die Zubereitung der Nahrungsmittel

Bestimmung der PNA

Die PNA als Proteinäquivalent der Stickstoffausscheidung ist wie die Catabolic-Rate (PCR) ein Maß für den Eiweißabbau und die Eiweißaufnahme bei chronischen Dialysepatienten. Es ist wichtig festzustellen, dass die PNA nicht nur von der diätetischen Zufuhr von Eiweiß abhängig ist, sondern im besonderen Maße auch von der Stoffwechsellage des Körpers. Im Zustand der Anabolie ist die PNA niedriger als die aufgenommene Eiweißmenge, da Stickstoff (in Form von Aminosäuren) bei der Synthese von körpereigenen Proteinen benötigt wird. Im Zustand der Katabolie hingegen wird körpereigenes Eiweiß (Muskulatur) abgebaut, und die PNA liegt höher als die tatsächliche Eiweißzufuhr. Nur bei neutraler Stoffwechsellage (»Steady-state«) ist anhand der PNA die tatsächliche diätetische Eiweißzufuhr abschätzbar.

❗ Ein erniedrigtes Serumalbumin, eine niedrige Eiweißzufuhr und ein ungewollter Gewichtsverlust korrelieren mit einer erhöhten Sterblichkeit und Morbidität.

17

Plasmaseparation – Apherese – Hämoperfusion

Das Einsatzgebiet der Plasmaseparation und der von ihr abgeleiteten Verfahren sind Erkrankungen, bei denen sich die krankeitsauslösenden Faktoren (z.b. Autoantikörper, Lipoproteine, eiweißgebundene Toxine) in bedeutendem Maß im Plasma befinden, und deren Entfernung aus dem Plama die Erkrankungen wesentlich verbessert.

Plasmaseparation: Das radikalste Prinzip ist die vollständige Entfernung des Plasmas. Das entfernte Blutplasma wird verworfen und durch eine Substitutionslösung zur Aufrechterhaltung des kolloidosmotischen Drucks ersetzt. Die Aufrechterhaltung des kolloidosmotischen Drucks ist eine wichtige Funktion der Plasmaeiweiße, ohne die es zum Zusammenbruch der Blutzirkulation käme.

Apherese: Bei Erkrankungen, bei denen die krankheitsauslösenden Proteine genauer charakterisiert sind, wird eine selektive Entfernung dieser Proteine angestrebt. Dies vermeidet den Verlust essentieller Proteine, wie z.B. der Gerinnungsfaktoren, wie sie bei der völlig unselektiven Plasmaseparation eintritt. Die Apherese kann einer Plasmaseparation nachgeschaltet sein, indem das abgetrennte Plasma durch eine zweite Blutreinigungssäule geleitet wird, die durch Bindung gezielt nur die gewünschten Eiweiße entfernt. In speziellen Fällen gelingt die Apherese auch ohne vorherige Plasmaseparation. Die zu entfernenden Eiweiße werden direkt aus dem Vollblut, da die Apherese durchfließt, gebunden (Beispiel DALI-Verfahren zur LDL-Apherese).

Besonders Immunglobuline können durch Immunadsorption wirksam selektiv entfernt werden. Eine Substitution von Blutbestandteilen, z.B. von Gerinnungsfaktoren, ist nicht erforderlich.

18.1   Technik der Plasmaseparation

18.1.1   Zentrifugen-Plasmaseparation

Das Plasma wird durch eine schnell rotierende Blutzentrifuge von den zellulären Blutbestandteilen abgetrennt. Auf diese Weise kann eine besonders vollständige Abtrennung auch von höhermolekularen Eiweißen und von sogenannten Immunkomplexen, in denen Antikörper und Anti-

körper gebunden sind, erreicht werden. Die in der Zentrifuge entstehenden Zentrifugalkräfte wirken auf die verschiedenen Partikelgrößen trennend, wenn die Geschwindigkeit entsprechend stufenweise eingestellt wird. Leichte Moleküle trennen sich bei niedrigerer Geschwindigkeit ab, schwerere bei höheren. Es gibt keine Obergrenze hinsichtlich der Molekülgröße wie bei der Membranplasmaseparation. Abhängig von der Zentrifugengeschwindigkeit können alle Blutbestandteile, auch z.B. Thrombozyten und weiße Blutkörperchen, abgetrennt werden. Blutzellzentrifugen sind ein wichtiges Instrument in Blutbanken.

Theoretische Vorteile sind z.B. durch vollständigere Entfernung der Immunkomplexe bei bestimmten Erkrankungen wie der Kryoglobulinämie zu erwarten. Ein weiterer Vorteil ist die Durchführbarkeit durch Blutentnahme aus einer peripheren Vene.

18.1.2   Membran-Plasmaseparation

Die Membran-Plasmafilter erfolgt mit Plasmafiltern, die den gleichen Aufbau wie Hämofilter haben. Sie unterscheiden sich von letzteren durch die Membraneigenschaften, deren größere Poren die Filtration von Plasmaeiweißen gestattet (siehe unten).

Besonderheiten: Die Entfernung von höhermolekularen Eiweißen, z.B. von Immunkomplexen ist durch die Porengröße begrenzt. Dies ist ein wichtiger Unterschied zur Zentrifugationsplasmaseparation.

Die Plasma-Separationsmembran wird wie eine Dialyse- oder Hämofiltrationsmembran als Hohlfaserkapillare in einem Kapillarplasmafilter mit 2 Blutanschlüssen und einem Filtratanschluss angeordnet.

Obwohl äußerlich den Dialysatoren und Plasmafiltern ähnlich, liegt ein anderer Aufbau zugrunde und man spricht von Säulen. Der wirksame physikalische Vorgang zur Blutreinigung ist die **Adsorption** (wie bei der Hämoperfusion). Hierzu muss das Blut/Plasma auf möglichst großer Fläche Kontakt zum Adsorptionsmedium bekommen.

Die Bindung erfolgt anders als bei der Hämoperfusion immunologisch durch Antikörper-Antigen-Bindung und nicht aufgrund physikalischer Bindungsvorgänge. Deshalb spricht man auch von **Immunadsorption.**

Das Plasma oder das Blut (im Fall der Vollblutapherese (DALI-Verfahren)) wird über einen Bluteingang durch feine Kanälchen an dem Adsorptionsmedium vorbeigeleitet. Die an das Medium gebundenen Antikörper binden die gewünschten Eiweiße (die im Blut auch häufig als Antikörper fungieren) aus dem Plasma/Blut. Das Blut/Plasma verlässt die Immunadsorptionssäule mit deutlich reduzierter Menge des betreffenden Proteins. Wie bei der Hämoperfusion bleibt das Eiweiß an das Medium gebunden, und es kommt im Verlaufe der Behandlung zu einer Sättigung.

Die Säulen sind häufig aus Protein A aufgebaut, das das Immunglobulin IgG über das Fc-Fragment wirksam und selektiv bindet (weniger IgA und IgM).

Günstiger, aber weniger selektiv sind Phenylalanin- oder Tryptophan-beschichtete Säulen. Sie können im Gegensatz zur Protein A-Säule nicht mehrfach benutzt werden.

Besonders spezifisch, aber teuer in der Herstellung, sind Säulen die direkt mit humanen Anti-IgG-Antikörpern beschichtet sind.

Protein A-Säulen werden derzeit zum Beispiel zur Behandlung von Patienten mit schweren Formen der rheumatoiden Arthritis eingesetzt.

18.2 Therapeutische Wirkungen der Plasmaseparation

Therapeutische Wirkungen der Plasmaseparation

Die klinische Wirkung der Plasmapherese besteht in mehreren Effekten:

- In erster Linie wird eine Entfernung pathologischer Plasmabestandteile erzielt.
- Außerdem spielt die Reduktion von physiologischen, aber erhöhten Entzündungsvermittlern (wie Komplementfaktoren) zur Verbesserung der Krankheitssymptome eine Rolle.
- Es wird außerdem spekuliert, dass die Plasmapherese die körpereigene Entfernung dieser pathologischen Eiweiße in der Milz (splenale Clearance) verbessert.

Nebenwirkungen (Gerinnungsproblematik)

Komplikationen bei Plamaseparation nach Hypokalzämie: Durch die Zufuhr von Zitrat zu Bikarbonat kann besonders nach wiederholter Anwendung auch eine Alkalose auf. Eine Verdünnungshypokaliämie kann durch Kaliumzusatz in der Substitutionslösung vermieden werden. Nach neuerer Erkenntnis kein erhöhtes Risiko für Infektionen.

Antikörper-Rebound

❗ **Die Wirkung einer einmaligen Plasmapherese von mehreren Stunden ist von begrenzter Dauer. Die Plasmaproteinkonzentration steigt nach einer Plasmaseparation rasch wieder an.**

Dies liegt zum einem am Einstrom der pathologischen Eiweiße aus dem Interstitium in den gereinigten Plasmaraum, bis ein neues Gleichgewicht entstanden ist. Außerdem führt die Entfernung der pathologischen Eiweiße zu einer Steigerung der Antikörpersynthese nach Plasmaseparation. Dies ist der Grund dafür, dass begleitend zu einer Plasmaseparation eine immunsuppressive Behandlung durchgeführt werden sollte. Sie soll die Neuproduktion der Eiweiße gering halten oder verhindern.

18.3 Eigenschaften der Plasmaseparationsmembran

Die Porengröße der aus Zelluloseacetat oder Polypropylen bestehenden Plasmaseparationsmembranen beträgt maximal 0,2–0,6 μm. Der durch die Porengröße bestimmte Siebeffekt entlang der Membran wird für die jeweiligen Moleküle mit dem Siebkoeffizienten angegeben.

❯ Der Siebkoeffizient ist der Quotient der Konzentration des Moleküls im Filtrat und der Plasmakonzentration.

Werden durch die Membran alle Moleküle zurückgehalten, beträgt der Siebkoeffizient 0, werden alle durchgelassen, beträgt er 1. Moderne Plasmaseparationsmembranen besitzen auch für großmolekulare Plasmaeiweiße, wie z.B. das Immunglobulin M (IgM) (Molekulargewicht von 900.000) einen großen Siebkoeffizienten (0,7–0,8), d. h. eine hohe Durchlässigkeit der Membranen für diese Moleküle. Moleküle von der Größe des Albumins (Molekulargewicht von 68.000) werden zu über 90% filtriert, d. h. ihr Siebkoeffizient liegt über 0,9 (◘ Tab. 18.1 und 18.2). Nach neueren Untersuchungen reduziert eine Plasmaseparation die Makromoleküle des Plasmas um 60%, fünf Behandlungen in etwa einer Woche eliminieren 90% der pathophysiologisch bedeutsamen Immunglobuline.

❗ Mit der *Kaskadenfiltration* wird durch das Hintereinanderschalten von Filtern unterschiedlicher Porengröße die selektive Abtrennung einzelner Eiweißfraktionen mit bestimmtem Molekulargewicht möglich.

◘ **Tab. 18.1.** Molekülgewichte von Plasmaproteinen

Substanz	Molekulargewicht [D]
Albumin	69.000
IgG	180.000
IgA	150.000
IgM	900.000
LDL-Cholesterin	1.300.000

Ig = Immunglobulin
LDL = »low density lipoprotein«

◘ **Tab. 18.2.** Siebkoeffizient von Plasmaproteinen bei Plasmaseparation

Substanz	Siebkoeffizient (Blutfluss = 100 ml/min, TMP = 40 mmHg)
Gesamtprotein	0,9
Albumin	0,95
IgG	0,9
IgA	0,85
IgM	0,8
Fibrinogen	0,95

Ig = Immunglobulin

18.4 Durchführung der Plasmaseparation

18.4.1 Grundlagen zum Ablauf des Verfahrens

❗ Üblicherweise erfolgt ein Plasmaaustausch täglich an 5–6 aufeinanderfolgenden Sitzungen mit einem Intervall von 24 h zwischen den Behandlungen.

Bei besonderen Indikationen kann auch von diesem Schema abgewichen werden (s. hierzu ▶ Abschn. 18.6).

Dem Standardvorgehen liegen folgende Überlegungen zugrunde:

– In dem 24stündigen Zeitintervall zwischen den Plasmaseparationen kommt es zur Wiederauffüllung des Plasmaraums mit den pathologischen Eiweißmolekülen durch lymphatische Drainage des Interstitiums und durch transkapilläre Diffusion. Die Synthese der Eiweiße wird zudem in einer gegenregulatorischen Antwort auf die Plasmaseparation gesteigert.

– Am Anfang folgt die Entfernung der Eiweißmoleküle aus dem Intravasalraum einer negativen Exponentialfunktion mit raschem Abfall der Plasmakonzentration während der Plasmaseparation und zügigem Wiederanstieg im Intervall zwischen den Plasmapheresen.

– Nach der 3.–4. Plasmaseparation erfolgt der Wiederanstieg der Eiweißmoleküle im Intervall nur noch geringfügig, d. h. es hat sich ein neues Gleichgewicht eingestellt. Kurzfristig sind daher meist keine weiteren, über eine 5. Sitzung hinausgehende Plasmapheresen notwendig.

Akut reduziert die Plasmaseparation nach einer Sitzung die Immunglobuline IgG um 50% und IgM um 45% im Plasma. Der langfristige Konzentrationsabfall hängt von der Verteilung der Eiweiße zwischen intra- und extrazellulären Räumen und der Geschwindigkeit ihrer Resynthese ab. Zur Kalkulation des Plasmavolumens und damit des bereitzustellenden Volumens des Substituats stehen Normogramme zur Verfügung. Es liegt etwa bei 35–40 ml/kgKG.

Extrakorporales System

Die Plasmaseparation wird mit einem der Hämofiltration vergleichbaren extrakorporalen System durchgeführt (◘ Abb. 18.1).

- Das als Filtrat abgepresste Plasma wird gravimetrisch mit einer Waage gemessen. Ein Mikroprozessor ermittelt anhand dieses Messwertes die erforderliche Substitutionsmenge.
- Die Zumischung des angewärmten Substituats erfolgt in der venösen Luftfalle. Bei Doppelpumpenbetrieb ist auch eine volumetrische Steuerung der Substitutionsmenge möglich.
- Als Mindestblutfluss sind bei der Membranplasmapherese 50 ml/min erforderlich. Der maximale Blutfluss ist von der Filteroberfläche abgängig; bei einer Oberfläche von 0,5 m^2 beträgt er 300 ml/min. Der Blutzufluss erfolgt über einen großlumigen venösen Zugang, z.B. einen zweilumigen Shaldon-Katheter.
- Um ein zu starkes Eindicken des Blutes in den Kapillaren des Plasmafilters zu verhindern, darf der Filtratfluss nicht mehr als 30% des Blutflusses betragen. Wie bei der Hämofiltration besteht eine kurvilineare Abhängigkeit des Filtratflusses vom Blutfluss.

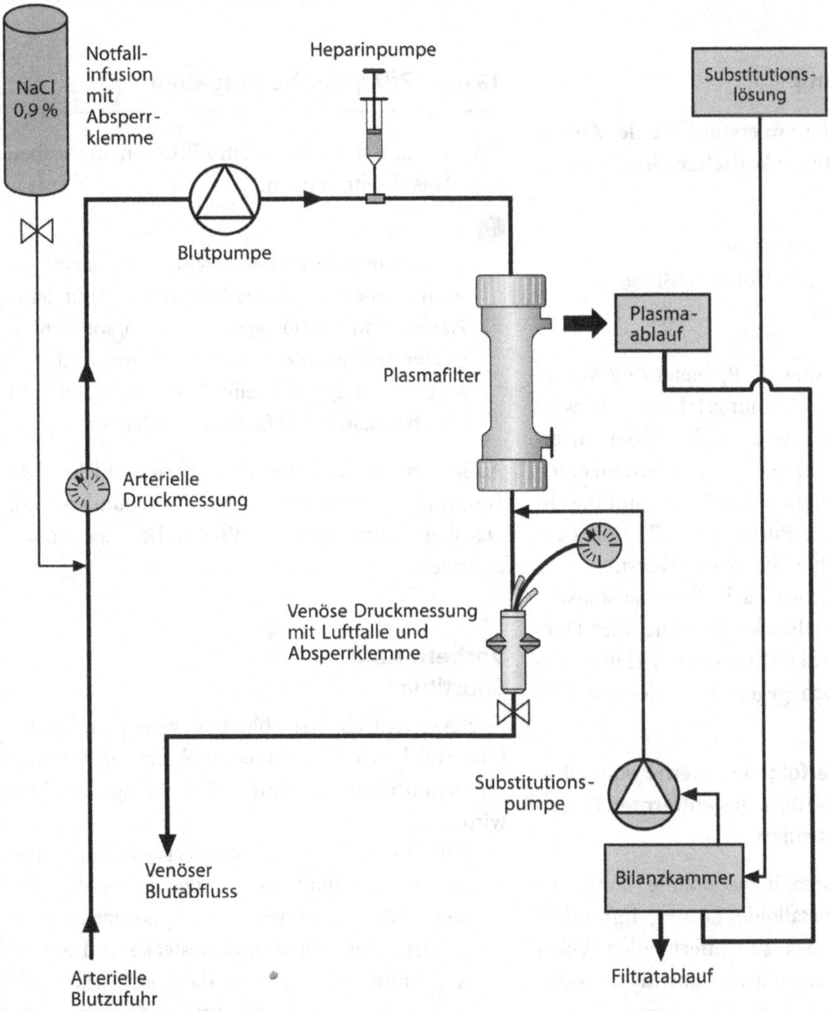

◘ **Abb. 18.1.** Flussschema bei Plasmaseparation

❶ **Der transmembranöse Druck (TMP) darf 100 mmHg nicht überschreiten, da sonst die Gefahr der Hämolyse besteht. Auf die TMP-Anzeige ist daher sorgfältig zu achten, wenn der Blut- und der Filtratfluss vorgewählt werden.**

— Die Antikoagulation wird mit Heparin (5.000 I. E. als Bolus, danach 1.500 I. E./h als Infusion) oder mit Citrat (auf Serumkalzium achten) durchgeführt. Im allgemeinen werden höhere Dosen Heparin benötigt als bei der Hämodialyse, da dieses mit dem Plasma entfernt wird.

❶ **Der Heparinbedarf bei Plasmaseparation liegt meist doppelt so hoch wie bei der Dialyse.**

Substitutionslösung

❶ **Das Substituat dient in erster Linie der Aufrechterhaltung des onkotischen Drucks im Intravasalraum.**

Dieses Ziel kann erreicht werden:
— mit einer 3,5–5%igen Albuminlösung,
— mit Frischplasmen.

Gefrorenes Frischplasma (FFP) bietet den Vorteil der Substitution von Gerinnungsfaktoren. Dies ist besonders bei Blutungsneigung des Patienten erwünscht. Frischplasmen bewirken außerdem einen therapeutischen Eigeneffekt bei der thrombotisch-thrombozytopenischen Purpura (TTP) und dem hämolytisch-urämischen Syndrom (HUS).

Grundsätzlich können auch Plasmaaustauschstoffe wie Hydroxyethylstärke, Gelatine oder Dextrane substituiert werden. Ihre kurzen Halbwertszeiten sprechen jedoch gegen ihre alleinige Verwendung.

❶ **Die Substitution erfolgt annähernd äquivolumetrisch, d. h. 85–100% des entfernten Plasmas werden substituiert.**

Zu Beginn der Plasmapheresesitzung kann zunächst auch eine kristalloide Lösung infundiert werden (bis zu 1/3 des zu entfernenden Volumens), um Verluste des teuren Substituates während der noch andauernden Plasmaseparation zu reduzieren.

Nach etwa 3 Plasmaseparationssitzungen mit Albuminsubstitution ist die Kontrolle der Gerinnungswerte (Quick, PTT, Fibrinogen) notwendig, damit ggf. ein bereits eingetretener Verlust der Gerinnungsfaktoren durch eine Fortsetzung der Substitution mit Frischplasmen korrigiert werden kann. Nachteile der Substitution mit Frischplasmen sind:
— Infektionsrisiko für Hepatitis und AIDS,
— erforderliche AB0-Kompatibilität,
— Hypokalzämie durch den Citratzusatz,
— Verfälschung der Immunglobulinwerte durch Frischplasmen, deren Überwachung bei immunglobulinvermittelten Erkrankungen während der Plasmapheresebehandlung erfolgt.

18.4.2 Pflegerische Aufgaben

Das Verfahren ist der Hämofiltration in Aufbau und Ablauf sehr ähnlich.

❶ **Beachte**
Der Patient muss bei der Durchführung allerdings noch sorgfältiger überwacht werden, da mit dem Plasma nicht nur Flüssigkeitsvolumen, sondern das für den onkotischen Druck verantwortliche Albumin entfernt wird. Eine Fehlbilanzierung kann innerhalb kurzer Zeit fatale Folgen haben.

Außerdem werden mit dem Plasma Elektrolyte entfernt, die an die Plasmaeiweiße gebunden sind. Darüberhinaus können allergische Reaktionen auftreten.

Vorbereitung
Substituat

Der Arzt entscheidet abhängig vom Krankheitsbild, welches Substitutionsmittel für die Plasmaseparation eingesetzt und welche Menge benötigt wird.
— Soll Frischplasma substituiert werden, muss dies aus der Blutbank rechtzeitig bestellt werden. Die einzelnen Frischplasmaeinheiten werden über Transfusionsbestecke und Mehrweghähne verbunden, so dass nach und nach jeder Beutel einzeln substituiert werden kann. Dieses Vorgehen kann im Falle einer Allergie

die Identifizierung der verantwortlichen Plasmaeinheit ermöglichen (■ Abb. 18.2). Wegen der Infektionsgefahr sollte die Vorbereitung der Frischplasmen mit Handschuhen erfolgen.

■ **Tab. 18.3.** Mischungsanleitung für Substituat bei Plasmaseparation aus Hämofiltrationslösung und 20% Humanalbumin

a Herstellung von 3 l Substitutionslösung

Lösung [%]	HF-Lösung [ml]	Humanalbumin 20% [ml]
2,5	2625	375
3,0	2550	450
3,5	2500	500
4,0	2400	600
5,0	2250	750

b Herstellung von 4 l Substitutionslösung

Lösung [%]	HF-Lösung [ml]	Humanalbumin 20 % [ml]
2,5	3500	500
3,0	3400	600
3,5	3300	700
4,0	3200	800
5,0	3000	1000

Wenn eine Humanalbuminlösung substituiert werden soll, muss festgelegt werden, wie hochprozentig sie sein soll. Üblich sind 2,5- bis 5 %ige Lösungen. Die Menge Substituat gibt der Arzt entsprechend des anhand von Tabellen geschätzten Plasmavolumens an. Standardmengen sind 3 oder 4 l pro Plasmaaustausch. Die Autoren verwenden zur Herstellung der Lösung eine kommerzielle Hämofiltrationslösung (bicarbonathaltige Elektrolytlösung) und 20 %iges Humanalbumin. Eine Mischungsanleitung für verschiedene Konzentrationen und Gesamtmengen zeigt ■ Tab. 18.3.

❶ Beachte
Die Herstellung der Humanalbuminlösung darf nicht durch Verdünnung mit sterilem Wasser erfolgen.
Eine derartige Lösung ist durch den Elektrolytmangel hypoosmolar und kann zur Hämolyse und damit zu lebensgefährlichen Komplikationen führen.

Gefäßzugang

Rechtzeitig vor der geplanten Plasmaseparation sollte ein großlumiger Gefäßzugang durch den Arzt gelegt werden. Günstig ist die Durchführung im Zweinadelbetrieb, also über einen doppellumigen Gefäßzugang. Prinzipiell ist auch der Singleneedle-Betrieb möglich.

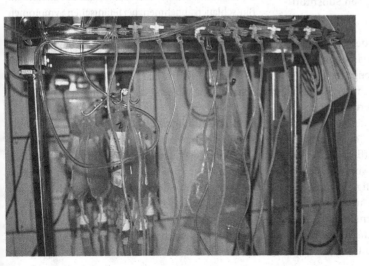

■ **Abb. 18.2.** Über Transfusionsbestecke und Mehrweghähne verbundene Frischplasmabeutel an der Wiegeeinheit vor Beginn der Plasmaseparation

Aufbau des Gerätes

- Blutschlauchsystem und Filter werden mit Kochsalzlösung gefüllt und gespült (dabei die Herstellerangaben genau beachten: Bei vielen Plasmafiltern darf ein TMP von 100 mmHg auch beim Füllen nicht überschritten werden).
- Anschließend erfolgt das Füllen und Spülen des Filtrations- und Substitutionsschlauchsystems mit Kochsalz. Um die empfindliche Membran nicht zu gefährden, darf bei der Filtervorbereitung die Entlüftung nicht mit Druck erfolgen und kein starkes Klopfen auf den Filter stattfinden. Beim Anbringen von Substitutionsbeuteln und Leerbeuteln zur Aufnahme des Filtrats muss die maximale Belastbarkeit der Waagen beachtet werden.

Patientenvorbereitung

- Vor dem Anhängen des Patienten sind Blutdruck und Puls zu kontrollieren.
- Shaldon-Katheter werden angespült.
- Die Prämedikation zur Vorbeugung einer allergischen Reaktion (Steroide, Antihistaminika) durch i.v.-Gabe führt der Arzt durch.
- Die Gerinnungskontrolle erfolgt durch ACT vor Beginn der Behandlung.

Überwachung des technischen Ablaufs

❗ **Wie bei der Hämofiltration muss eine genaue Bilanzierung der abfiltrierten Plasmamenge und der zugeführten Menge an Substitutionslösung erfolgen.**

Technisch wird dies wie bei der Hämofiltration durch 2 Wiegeeinheiten zur Erfassung der Filtratmenge und der Substitutionsmenge realisiert. Wiegen des Patienten vor und nach der Behandlung kontrolliert die richtige Bilanzierung.

Blutfluss und Filtratfluss werden nach Herstellerangaben eingestellt, d. h. der Blutfluss auf 50–250 ml/min und der Filtratfluss auf etwa ein Drittel des Blutflusses. Da der vom Hersteller angegebene maximale TMP (häufig 100 mmHg) wegen der Gefahr einer Hämolyse nicht überschritten werden darf, müssen die Alarmgrenzen für den TMP sehr eng eingestellt werden. Bei Auftreten eines Blutlecks sind ebenfalls die Herstellerempfeh-

lungen zu beachten; nicht immer ist der Austausch des Filters erforderlich.

Überwachung des Patienten

- Neben den Geräteparametern müssen Blutdruck und Puls engmaschig kontrolliert werden. Auf Zeichen der Allergie und Zeichen der Hypokalzämie (Tetanie) ist gezielt zu achten. Die Protokollierung der Werte sollte auf einem übersichtlichen Formblatt erfolgen.
- Kontrollen des Serumkalziums, des Serumkaliums und der ACT wegen des hohen Heparinbedarfs sind während der Behandlung erforderlich. In Rücksprache mit dem Arzt werden anhand dieser Werte die Elektrolytsubstitution und die Heparindosis bestimmt.
- Da allergische Reaktionen auch noch nach der Behandlung auftreten können, ist eine Überwachung des Patienten noch bis etwa eine Stunde nach Abschluss der Behandlung erforderlich.

18.5 Nebenwirkungen der Plasmaseparation

Hypokalzämie. Bei Verwendung von Citrat als Antikoagulans im extrakorporalen System (unüblich) oder durch den Citratzusatz der Frischplasmen tritt Hypokalzämie auf. Gegenmaßnahmen sind die Überwachung des Serumkalziums und Substitution als Kalziumglukonat. (Serumkalzium aus afferentem Blutschlauch abnehmen, bei tetanischen Symptomen 10 ml 10%iges Kalziumglukonat in den efferenten Blutschlauch applizieren oder 2 ml 10%iges Kalziumglukonat in 250 ml 5%ige Albuminlösung, nicht in FFP! Alternative: alle 30 min 500 mg Kalziumkarbonattablette während der Behandlung per os.)

Erhöhte Anfälligkeit für Infektionen. Die erhöhte Anfälligkeit für Infektionen ist eine Folge der Immunglobulinverluste durch die Plasmaseparation. Aufgrund der vorliegenden Erfahrungen ist dieser theoretisch zu befürchtende Effekt meist nur bei gleichzeitiger Leukopenie bedeutsam.

Hypotonie. Durch unzureichende Volumensubstitution kann im Rahmen der Zentrifugenplasmaseparation eine Hypotonie auftreten. Bei der mikroprozessorgesteuerten Substitution der Membranplasmaseparation spielt diese Komplikation heute keine Rolle mehr.

Allergische Reaktionen. Allergische Reaktionen auf das Substituat sind selten, treten aber sowohl bei Albumin als auch bei Frischplasmen gelegentlich auf. Meist handelt es sich um urtikarielle (quaddelige) Exantheme, Schwitzen und febrile Reaktionen. Sehr selten kommt es zum anaphylaktischen Schock. Prophylaktisch sollten neben Kortikosteroiden vor jeder Plasmaseparation Antihistaminika gegeben werden. Bei Frischplasmen ist auf AB0-Kompatibilität zu achten.

Bei paralleler Gabe von ACE-Hemmern wurde ein vermehrtes Auftreten von schweren Anaphylaxien beschrieben.

Langzeitkomplikationen. Hier sind Infektionen durch Viren im Substituat, in erster Linie HIV und Hepatitis zu nennen.

Stark proteingebundene Pharmaka. Diese werden im Rahmen der Plasmaseparation ggf. weitgehend eliminiert und die Dosis entsprechend erhöht. Beispiele für stark proteingebundene Pharmaka sind Vancomycin, Cyclophosphamid, Tobramycin und Digitoxin.

18.6 Indikationen zur Plasmaseparation

Goodpasture-Syndrom

Bei dieser Glomerulonephritis werden Autoantikörper gegen die glomeruläre Basalmembran gebildet. In Verbindung mit Befall der alveolären Basalmembranen der Lungen, dem klassischen Goodpasture-Syndrom, gilt seit den 70er Jahren die Plasmaseparation in Kombination mit hochdosierter Immunsuppression als aussichtsreichstes Vorgehen. Im einzelnen werden verschiedene Therapieprotokolle verfolgt. Das sind z. T. für mindestens 6 Tage 2 Plasmaseparationen pro Tag, die bei weiterhin nachweisbaren Antikörpern bis zu 14 Tage fortgeführt werden. Ziel ist die völlige Elimination der Antikörper aus dem Serum. Gleichzeitig erfolgt die Immunsuppression mit Kortikosteroi-

den und Cyclophosphamid. Die Serumantikörper sind nur bei 60–70% der Goodpasture-Patienten nachweisbar und als Richtschnur bei der Therapie verwendbar. Bei negativen Serumantikörpern wird die Diagnose und damit die Indikation zur Plasmaseparation häufig aufgrund der Nierenbiopsie gestellt.

Eine Antikoagulation mit Citrat anstatt mit Heparin soll das Risiko der Lungenblutungen bei Goodpasture-Syndrom reduzieren. Hierbei ist die Gefahr einer Hypokalzämie besonders zu beachten (s. oben). Auch bei rasch-progredientem Nierenfunktionsverlust bei anderen Glomerulonephritiden, wie bei der IgA-Glomerulonephritis oder den Vaskulitiden (Morbus Wegener), hat die Plamaseparation zusätzlich zur immunsuppressiven Medikation einen in Studien belegten Nutzen.

Gemischte Kryoglobulinämie

Kryoglobuline sind ein Gemisch aus monoklonalem IgM und polyklonalem IgG und deren Immunkomplexen, die bei Abkühlung ausflocken. Die mit dem klinischen Bild einer systemischen Vaskulitis einhergehende essentielle gemischte Kryoglobulinämie ist durch Kryoglobuline des IgM-anti-IgG-Typs charakterisiert. Die Erkrankung hat eine hohe Spontanremissionsrate, die Indikation zur Plasmaseparation ist v. a. bei progredienter Niereninsuffizienz gegeben. Die Einzelberichte über Plasmaseparationen bei symptomatischer Kryoglobulinämie dokumentieren übereinstimmend die gute Elimination der Immunkomplexe, deren Abfall im Serum mit einer Frequenz von 6 Behandlungen in 2tägigem Abstand überwacht werden sollte.

Hyperviskositätssyndrom

Das Hyperviskositätssyndrom entsteht bei Plasmazelltumoren, speziell dem Plasmozytom (= mutiples Myelom) und dem verwandten M. Waldenström, bei denen pathologische Eiweiße in sehr großer Menge produziert werden und diese zum Eindicken des Blutes führen. Bei erheblicher klinischer Symptomatik (Seh-, Hörstörungen, Blutungsneigung) kann die Plasmaseparation zur Symptombesserung eingesetzt werden. Sie wirkt durch die Entfernung der pathologischen Eiweiße.

Thrombotisch-thrombozytopenische Purpura (TTP) und hämolytisch-urämisches Syndrom (HUS)

Bei diesen relativ seltenen Krankheitsbildern konnte ein positiver Effekt der Plasmaseparation auf Krankheitsdauer und Überleben der Patienten dokumentiert werden. Da auch die alleinige Substitution von Frischplasmen einen positiven Einfluss auf den Krankheitsverlauf hat, sollten Frischplasmen und nicht Humanalbumin als Substitutionsmittel bei der Plasmaseparation eingesetzt werden.

Myasthenia gravis

Die Myasthenie ist eine neurologische Erkrankung, die durch blockierende Autoantikörper gegen Acetylcholinrezeptoren bedingt ist. Diese Antikörper verhindern die neuromuskuläre Reizübermittlung und führen auf diese Weise zu Lähmungen. Wenn diese Lähmungen lebensbedrohlich werden, z.B. durch Ausfall der Atemmuskular, spricht man von myasthener Krise. Die Entfernung der Autoantikörper mit Plasmaseparation ist unter Umständen lebensrettend.

Die Antikörper gehören zum IgG-Typ und haben einen hohen Siebkoeffizienten. Während der Plasmaseparationstherapie mit bis zu 8 Austauschbehandlungen sollte eine regelmäßige Bestimmung der Antikörper erfolgen. Die Plasmaseparation kann mit einer Immunadsorption der pathogenen Antikörper an ein tryptophanbeschichtetes Polyvinylalkoholgel kombiniert werden. Das gereinigte Plasma wird auf diese Weise wiederinfundiert, so dass auf Substituat verzichtet werden kann.

❶ Die Plasmaseparation muss wegen der durch sie gesteigerten Synthese der pathologischen Antikörper mit einer immunsuppressiven Therapie (Kortikosteroide, Imurek, Ciclosporin) kombiniert werden.

Guillain-Barré-Syndrom (GBS)

Das GBS ist eine weitere neurologische Erkrankung, bei der die Plasmaseparation in vielen Zentren eingesetzt wird. In kleineren Patientengruppen konnten verkürzte Krankheitsverläufe bei Plasmaseparation beobachtet werden. Insgesamt bleibt der Einsatz der Plasmaseparation bei diesem Krankheitsbild umstritten, da in einer kontrollierten Studie kein eindeutiger Nutzen gegenüber alleiniger Therapie mit Immunglobulinen nachweisbar war. Die i.v.-Infusion von Immunglobulinen ist apparativ weniger aufwendig und komplikationsärmer als die Plasmaseparation.

Plasmaseparation bei Nierentransplantation

Zunehmend werden Plasmaseparationen bei nierentransplantierten Patienten mit Transplantatversagen durchgeführt, da man eine pathogenetische Rolle von im Plasma zirkulierenden Faktoren annimmt. Allerdings ist ein Nutzen bisher nur für einige spezielle Erkrankungsformen belegt worden. Für die Mehrzahl der Patienten, bei denen ein chronisches Transplantatversagen vorliegt, sind Plasmaseparationen nicht indiziert.

Wirksam sind Plasmaseparationen bei Patienten mit der Nierenkrankheit »Fokal segmentale Glomerulosklerose (FSGS)«, die häufig im Transplantat wiederauftritt. Auch zur Entfernung von HLA-Antikörpern bei Nierentransplantierten, die durch vorausgegangene Transplantationen oder durch Transfusionen hochsensibilisiert sind, können Plasmaseparationen die sonst zu erwartende Organabstoßung durch diese Antikörper vermeiden oder zumindest verzögern.

Für die Entfernung der Blutgruppenantikörper, der sogenannten Isoagglutinine, vor einer geplanten AB0-inkompatiblen Transplantationen wird überwiegend eine Immunapherese (s. u.) durchgeführt, die Isoagglutinine spezifischer entfernen kann. Auf diese Weise werden die im Empfänger vorgebildeten Antikörper gegen die fremden Blutgruppenantigene soweit reduziert, dass eine Abstoßung ausbleibt (❏ Abb. 18.3).

Immunapherese

Die Immunapherese vermeidet die Nachteile der Plasmaseparation, indem sie gezielt die krankheitsauslösenden Antikörper aus dem Plasma entfernt, während die übrigen Plasmaproteine verbleiben. Die Immunadsorption kommt bei hochimmunisierten/AB0-inkompatiblen Transplant-Empfän-

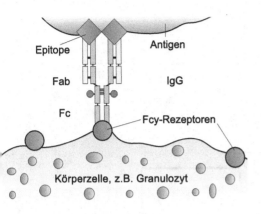

Abb. 18.3. Antigen-Antikörperbindung.

gern zum Einsatz. Durch die Reduktion der vorgebildeten Antikörper wird eine hyperakute Abstoßung des Transplants verhindert (▶ Kap. 20).

Die **Immunadsorption** zur Entfernung der sogenannten Isoagglutininen oder Blutgruppenantikörper erfolgt z.B. mit der anti-A/B spezifischen **Glycosorb Säule**. Diese aus niedermolekularen Kohlenhydraten aufgebaute Säule weist an eine Sepharosematrix gebundenen A oder B-Blutgruppenantigene auf, die die IgG und IgM-Isoagglutinine effizient reduzieren, wenn sie mit Serum in Kontakt kommen.

Vor einer AB0-inkompatiblen Nierenspende werden in der Regel 4 präoperative Behandlungen durchgeführt, um die Antikörper wirksam zu reduzieren (Zielantikörpertiter von <1:8). Zur Vermeidung eines raschen Wiederanstiegs der Titer, werden postoperativ in der Regel noch drei Apheresen angeschlossen.

18.7 Extrakorporale Therapie bei Fettstoffwechselstörungen (Lipidapheresetherapie)

❗ Wenn bei schweren Fettstoffwechselstörungen (Hyperlipidämien) weder durch Diät noch durch lipidsenkende Medikamente eine ausreichende Senkung der Blutfettwerte erreicht wird, können extrakorporale Blutreinigungsverfahren zum Einsatz kommen.

― Zur Lipidapherese kommen mehrere Verfahren in Frage. Zum Teil ist zunächst eine Abtrennung des Plasmas aus dem Blut notwendig, bevor die eigentliche Entfernung der Lipoproteine erfolgt. Dies trifft grundsätzlich für die Kaskadenfiltration und die heparininduzierte extrakorporale LDL-Präzipitation (HELP) zu. Für die Immunadsorption steht neben Verfahren, die weiterhin als ersten Schritt eine Plasmaseparation beinhalten, auch ein Verfahren zur Entfernung von Lipoproteinen aus dem Vollblut dar.

― Entfernt werden bei den Verfahren der Lipidapherese an Proteine gebundenes Cholesterin. Im Vordergrund steht die Entfernung des LDL-Cholesterins, dessen Erhöhung (besonders im Zusammenhang mit einem erniedrigten HDL-Cholesterin) zu einer beschleunigten Arteriosklerose beiträgt.

Da wegen des zugrundeliegenden genetischen Defekts bei den familiären Hypercholesterinämien der Wiederanstieg der Fette auf pathologische Werte unvermeidbar ist, müssen die Blutreinigungsverfahren in regelmäßigen Abständen wiederholt werden. Dies wird als chronisch-intermittierende Therapie bei vielen Patienten in Dialysepraxen durchgeführt.

Kaskadenfiltration

Mit der Kaskadenfiltration wird das gewonnene Plasma durch einen zweiten Hohlfaserfilter gepumpt, dessen Porengröße so angelegt ist, dass die relativ großen LDL-Cholesterine zurückgehalten werden, während alle anderen Eiweiße den Filter passieren (❑ Abb. 18.4). Die pro Sitzung erreichte Reduktion des LDL-Cholesterins wird mit 50–80% angegeben.

Immunadsorption

Ein anderes zum Einsatz kommendes Verfahren ist die Immunadsorption. Zunächst werden in Schafen Antikörper gegen menschliches LDL-Cholesterin gewonnen. Diese werden an Sepharose kovalent gebunden, d. h. immobilisiert und in einen Glasbehälter, eine Sepharosesäule gepackt. Wenn das zu-

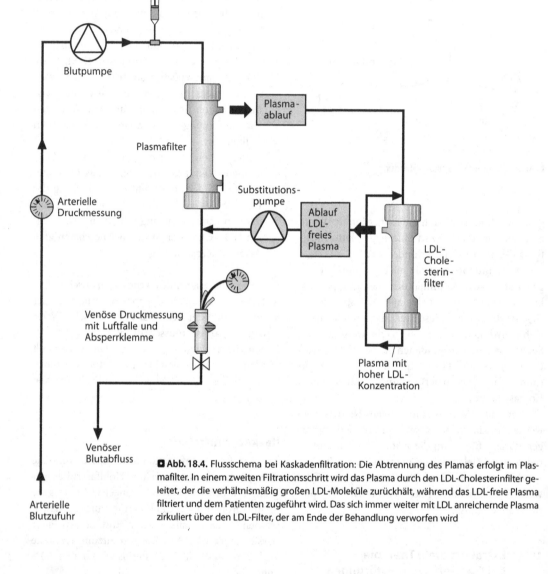

Abb. 18.4. Flussschema bei Kaskadenfiltration: Die Abtrennung des Plamas erfolgt im Plasmafilter. In einem zweiten Filtrationsschritt wird das Plasma durch den LDL-Cholesterinfilter geleitet, der die verhältnismäßig großen LDL-Moleküle zurückhält, während das LDL-freie Plasma filtriert und dem Patienten zugeführt wird. Das sich immer weiter mit LDL anreichernde Plasma zirkuliert über den LDL-Filter, der am Ende der Behandlung verworfen wird

vor abgetrennte Plasma durch die Säule gepumpt wird, binden die Antikörper das LDL-Cholesterin und halten es in der Säule zurück.

Wenn die Säule mit LDL gesättigt ist, wird sie durch Spülung mit Glyzerin und Kochsalzlösung von den gebundenen Lipiden gereinigt und so für erneuten Gebrauch wiederaufbereitet. Die Säulen kommen auf diese Weise bis zu 50 mal zum Einsatz.

DALI-Verfahren

Die DALI-Apherese der Fa. Fresenius ist das erste Vollblutverfahren zur Elimination von Lipoproteinen, LDL-Cholesterin und Lipoprotein-a. DALI steht für die direkte Adsorption von Lipoproteinen (□ Abb. 18.5).

Die Vollbluttechnik beinhaltet Vorteile für den Anwender als auch für den Patienten gegenüber den Techniken mit vorausgehender Plasmasepa-

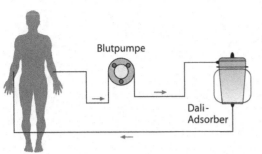

◘ Abb. 18.5. Flussschema des Blutkreislaufs bei der Lipidapherese mit dem DALI-Adsorber

ration. Der vergleichsweise einfache Aufbau durch den Entfall der Plasmaseparation sowie die kurze Aufrüstzeit in Verbindung mit einem automatisierten Hämoadsorptionsgerät erleichtert die Arbeit. Die fehlende Plasmaseparation ermöglicht kurze Behandlungszeiten zwischen 1–2 h. Das System ist überall verfügbar, da nur ein Stromanschluss notwendig ist.

Der Adsorber ist an seiner Oberfläche negativ geladen. Die LDL-Cholesterol-Bindungsstellen weisen zudem eine spezielle Orientierung auf, die eine Bindung an den positiv geladenen Anteil des LDL-Cholesterins fördern. Beide Faktoren – Ladung und Orientierung der Bindungsstellen – führen zu einer selektiven Bindung des LDL-Cholesterins. Der Einsatz des DALI-Adsorbers kann dadurch den LDL-(66–77% Reduktion) und Lipoprotein-a-(59–73% Reduktion) Anteil im Blut vermindern, während die anderen Blutbestandteile nahezu unverändert dem Patienten zurückgegeben werden.

Aufbau des Systems

Das Blut wird dem Patienten aus einer Armvene entnommen, über den Adsorber geleitet und über die andere Armvene dem Patienten wieder zurück gegeben. Die Antikoagulation nach Entnahme des Blutes erfolgt im extrakorporalen Kreislauf durch kontinuierliche Citratgabe. Der Adsorber, der in verschiedenen Größen zur Verfügung steht, kann patientenindividuell dem jeweiligen Cholesterinspiegel angepasst werden. Das LDL-cholesterinreiche Blut wird auf den Adsorber geleitet und dort dem Blut entnommen, adsorbiert. LDL-armes Blut verlässt den Adsorber und wird dem Patienten wieder reinfundiert.

Heparininduzierte extrakorporale LDL-Präzipitation

Ein weiteres Verfahren für die Reinigung des Plasmas von den Lipiden ist die heparininduzierte extrakorporale LDL-Präzipitation (HELP). Hier erfolgen mehrere Schritte.

▬ Das abgetrennte Plasma wird mit Heparin und Essigsäure auf einen niedrigen ph-Wert (5,1) gebracht. In diesem sauren Milieu kommt es zur Präzipitation (Ausfällen) des positiv geladenen LDL-Cholesterins mit dem negativ geladenen Heparin.

▬ Die so entstehenden Präzipitate, die zusätzlich Fibrinogen enthalten, werden durch einen Filter entfernt.

▬ Bevor der Patient das Plasma zurückerhält, wird das noch überschüssige Heparin durch einen Absorber entfernt, und der ph-Wert durch eine Bicarbonatdialyse wieder auf den Normwert (7,4) angehoben.

Schwindel, Blutdruckabfälle und brennende Augen sind sehr typische Nebenwirkungen, die sogar zum Abbruch dieses ansonsten effizienten Verfahrens führen können.

Indikationen zur Lipidapheresebehandlung

Die Indikation zu einem der hier vorgestellten Ap500hereseverfahren ist besonders bei den schweren familiären Hypercholesterinämien mit sehr hohen Cholesterinwerten (über 500 mg/dl) gegeben. Diese Patienten entwickeln ohne diese Therapie sehr frühzeitig, d. h. bereits im Jugendalter, eine koronare Herzkrankheit und sind durch Herzinfarkte gefährdet.

▬ Eine Lebensverlängerung durch regelmäßige Apheresetherapie ist bei Patienten mit homozygoter familiärer Hypercholesterinämie bewiesen; die Therapie sollte frühzeitig erfolgen, auch wenn keine koronare Herzkrankheit vorliegt.

▬ Weniger eindeutig ist die Indikation zur Apheresebehandlung bei der heterozygoten familiären Hypercholesterinämie. Eine Behandlung erfolgt meist erst bei sehr hohen Cholesterinwerten oder bei Nachweis einer koronaren Herzkrankheit.

Extrakorporale Verfahren
bei Vergiftungen: Hämoperfusion

> Die Hämoperfusion ist ein extrakorporales Blut-
reinigungsverfahren zur Entfernung von Toxinen
aus dem Blut unter Verwendung eines Adsorpti-
onssystems. Die Toxinelimination beruht auf der
Adsorption, also auf dem Bindungsvermögen des
verwandten Absorptionsmediums für die Gifte.
Eine Giftelimination durch Diffusion oder Konvektion findet bei der Hämoperfusion nicht statt.

Die Hämoperfusion kommt bei der Elimination exogen zugeführter Toxine zum Einsatz, die weder mit
konservativen Therapien noch mit Hämodialyse/
Hämofiltration ausreichend enfernt werden können.

19.1 Adsorptionsmedien

Als Adsorptionsmedien für die Hämoperfusion
dienen beschichtete Aktivkohle und Neutralharze.
Zur Oberflächenvergrößerung und damit Erhöhung der Bindungsplätze für die Toxine liegen die
Adsorptionsmedien in Form von Granula, d. h.
körnchenartigen Partikeln mit unregelmäßiger
Oberfläche, vor. In gebräuchlichen Hämoperfusionskartuschen werden 70–300 g der Adsorptions-
granula eingeschlossen (◻ Abb. 19.1a,b).

❗ **Eine Füllung mit 300 g Aktivkohle entspricht
einer Oberfläche von ca. 400.000 m², das
entspricht etwa einer Fläche von 50 Fußball-
feldern. Die Blutfüllmenge der Kartuschen
liegt zwischen 140 und 300 ml.**

Da keine Filtration erfolgt, haben die Hämoperfusionskartuschen nur 2 Anschlüsse: den Bluteingang und den Blutausgang. Die Adsorption der
Toxine an das Adsorptionsmedium ist irreversibel.
Mit der Zeit tritt eine Sättigung der Bindungsstelle
auf, die den Wechsel der Hämoperfusionskartusche notwendig macht.

Funktion der Aktivkohle

Aktivierte Kohle (= Aktivkohle) kann aus biologischen Materialien (Kokosnussschalenkohle, Torf)
oder nichtbiologischen Substanzen wie der Petro-
kohle gewonnen werden. Die Aktivierung erfolgt
durch Oxidation in Luft, Kohlendioxid oder Dampf.
Durch diese Aktivierung erhält die Kohle ihre speziellen Bindungseigenschaften für die Toxine.

Die Kohle wird in Form von Granula in der
Hämoperfusionskartusche aufgeschichtet. Das
Blut fließt durch die verbleibenden Hohlräume
an den Granula vorbei. Durch Poren an der Oberfläche kann das Blut in immer feinere Kanälchen
innerhalb der Granula eindringen, und die Toxine
entlang dieser Kanälchen je nach ihrer Affinität
adsorbieren.

❗ **Aktivkohle bindet wasser- und lipidlösliche
Substanzen mit einem Molekulargewicht von
60–21000.**

Aktivkohlebeschichtung

▬ In der Frühphase der Hämoperfusion mit Aktivkohle wurden häufig Embolien mit von der

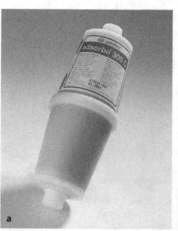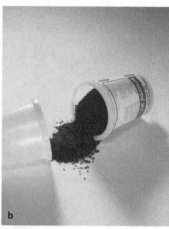

◻ **Abb. 19.1. a** Hämoperfusionskartusche (Firma Gambro), **b** aufge-
schnitten mit dem herauslaufenden
Kohlegranulat. (Mit freundlicher
Genehmigung von Gambro Medizintechnik)

a   b

rauhen Oberfläche der Kohle abgeschilferten Partikeln beobachtet.

- Außerdem traten massive Thrombozytopenien und Leukopenien durch Adsorption dieser Zellen an die Aktivkohle auf.
- Die traumatisierende Oberfläche der Aktivkohle bedingte mechanische Schädigungen der Erythrozyten mit nachfolgender Hämolyse.

❗ Durch moderne Beschichtungsverfahren lassen sich die unerwünschten Folgen des Blutkontaktes mit dem Adsorptionsmedium weitgehend vermeiden.

Die Beschichtungsmembran als semipermeable Membran stellt jedoch nicht nur einen Schutz, sondern auch eine Diffusionsbarriere dar, die verhindert, dass größere Serumproteine adsorbiert werden. Mit zunehmender Schichtdicke sinkt der Anteil der Toxine, die in das Innere der Granula diffundieren können, und damit die Gesamtadsorption.

❗ Die Adsorption niedermolekularer Substanzen verläuft weitgehend unbeeinflusst von der Beschichtungsmembran, während ab einem Molekulargewicht von etwa 3500 eine deutliche Reduktion der Adsorption auftritt. Geringe Beschichtungsdicken werden daher angestrebt.

Die Beschichtung erfolgt u. a. mit Zellulose, Acrylhydrogel oder Kollodium in einer Schichtdicke von 0,05–0,5 mm.

Diese der Adsorption vorgeschaltete Diffusionsbarriere ist nicht bei jeder Intoxikation von Vorteil. Eine Indikation zur Hämoperfusion mit unbeschichteter Aktivkohle stellt die Methotrexatintoxikation dar.

Kunstharze

Neutrale oder ionische Kunstharze, z.B. das Polystyrol, eignen sich besonders zur Adsorption lipophiler Substanzen, wobei z. T. ein mehr oder minder enges Adsorptionsspektrum der einzelnen Adsorptionsmedien vorliegt. Eine Embolisierung von Mikropartikeln kommt nicht vor, so dass eine Beschichtung sich erübrigt. Die handelsüblichen Kartuschen bestehen aus Polystyrol.

19.2 Durchführung der Hämoperfusion

19.2.1 Grundlagen zum Ablauf des Verfahrens

Die Hämoperfusion wird mit einem der Hämodialyse vergleichbaren extrakorporalen Kreislauf durchgeführt (◘ Abb. 19.2). Die Blutzufuhr erfolgt über einen großlumigen zentralen Katheter.

❗ Beachte
Da manche Firmen ihre Hämoperfusionskartuschen vor Verkauf nicht sterilisieren, muss dies vor Beginn der Behandlung geprüft werden. Ist dies nicht der Fall, muss vor Gebrauch eine Dampfsterilisation erfolgen.

❗ Beachte
Im Unterschied zur Hämodialyse fehlt eine Blutheizung, d. h. es besteht die Gefahr der Auskühlung des Patienten. Ein Heizkissen kann dem vorbeugen. Eine weitere Möglichkeit zur Vermeidung der Auskühlung besteht in einer Kombination von Hämoperfusion mit Hämodialyse.

Dies könnte folgendermaßen aussehen:
- Für eine effektive Hämoperfusion ist ein Blutfluss von 200–300 ml/min anzustreben.
- Die Kartusche ist mit heparinisiertem Kochsalz (2500 I. E./l vorzuspülen, falls das Adsorbens nicht bereits heparinbeschichtet ist (Angabe des Herstellers beachten).
- Vor Beginn der Behandlung 2500–5000 I. E. Heparin in den arteriellen Schenkel des Schlauchsystems applizieren und daran anschließend eine Dauerinfusion im hohen Dosisbereich durchführen. Durch die Adsorption des Heparins an die Aktivkohle wird mehr Heparin als während einer Hämodialyse benötigt. Der höchste Heparinbedarf besteht bei Hämoperfusion mit Kunstharzen.
- Zur Vermeidung einer möglichen Hypoglykämie durch Adsorption von Glukose empfiehlt sich die Vorspülung der Kartusche mit 5%iger Glukoselösung.

Komplikationen: Außer der Hypoglykämie kann ein vorübergehender Abfall der Thrombozytenzahlen (Thrombopenie) durch Adhäsion der

Thrombozyten an das Adsorbens auftreten. Meist kommt es zu einem Abfall der Thrombozyten um weniger als 30% ohne Blutungsneigung. Außerdem ist ein vorübergehender Abfall der weißen Blutkörperchen (Leukopenie) möglich.

In den vergangenen Jahren wurden auch mehrfach schwere Hämolysen bei Hämoperfusionen mit beschichteter Aktivkohle beobachtet. Zu-rückzuführen ist dies sicher auf den Kontakt der Erythrozyten mit den Oberflächen des Adsorptionsmediums, der sie beschädigt. Während der Anwendung von Hämoperfusion, die ausschließlich bei lebensbedrohlich Erkrankten erfolgt, ist also zusätzlich zu den übrigen notwendigen Überwachungsmaßnahmen auf Veränderungen des Blutbildes zu achten.

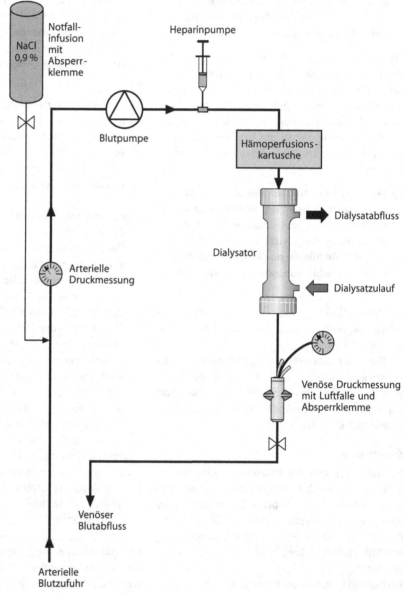

⬛ **Abb. 19.2.**
Schema des Blutkreislaufs bei kombinierter Hämoperfusion und Hämodialyse. Bevor das Blut den Dialysator erreicht, durchströmt es die Hämoperfusionskartusche

19.2.2 Pflegerische Aufgaben

Da die Hämoperfusion bei Intoxikationen eingesetzt wird, findet die Therapie normalerweise auf einer Intensivstation statt. Die Hämoperfusion kann mit einem Dialysegerät oder mit einem Hämofiltrationsgerät für kontinuierliche Verfahren durchgeführt werden. Der Hämoperfusionskartusche kann ein Dialysator nachgeschaltet werden (◻ Abb. 19.2).

Großlumige Gefäßzugänge sind für die Hämoperfusion notwendig und sind rechtzeitig vom Arzt zu legen. Das Verfahren ist nicht in Singleneedle-Technik durchführbar.

Für Aufbau und Durchführung sind die Angaben des Herstellers auf dem Beipackzettel der Hämoperfusionskartuschen genau zu beachten, denn sie enthalten die allgemeinen Grundsätze des Aufbaus. Diese betreffen die gründliche, blasenfreie Füllung und Spülung der Kartusche, die für gute Flussverhältnisse des Bluts im Adsorptionsmedium entscheidend sind.

Vorbereitung

Folgende Schritte sind vor dem Anschließen des Patienten durchzuführen:

- Anbringen der Hämoperfusionskartusche in senkrechter Position im Infusionsständer.
- Einlegen des arteriellen Blutschlauchsystems in die Blutpumpe, Anbringen der Druckaufnehmer und Füllen der Kartusche bei niedrigem Fluss mit heparinisiertem Kochsalz (2.500 I. E./l) von arterieller Seite.
- Fortsetzen des Füllens wie vom Hersteller angegeben. Verwerfen der Spülflüssigkeit über das venöse Schlauchsystem.
- Danach erneutes Füllen mit Kochsalzlösung und Freispülen zur Entfernung von Partikelabrieb in der Hämoperfusionskartusche.

❗ **Beachte**
Diese partikelhaltige Spülfüssigkeit darf dem Patienten nicht infundiert werden!

- Bei Aktivkohlekartusche Durchführung einer Vorspülung mit 5%iger Glukoselösung (Hypoglykämieprophylaxe).
- Vor Anschluss des Patienten als letztes mit Kochsalzlösung spülen.

❗ Das vom Aufbau der Dialysesysteme gewohnte und dort sinnvolle Klopfen auf den Dialysator muss im Falle der Hämoperfusionskatusche unterbleiben!

Ablauf der Behandlung

Vor dem Anschluss des Patienten wird der Gefäßzugang nochmals auf Durchgängigkeit geprüft und die Behandlung wie folgt durchgeführt:

- Konnektion des arteriellen und venösen Schlauchsystems an die Gefäßzugänge.
- Einstellen der Blutpumpe auf etwa 100 ml/min.
- Wegen des hohen Heparinbedarfs Bolusinjektion von 2500–5000 I.E. in den arteriellen Schenkel unmittelbar vor Beginn der Behandlung, Beginn der Heparininfusion im hohen Dosisbereich (1000–2000 I.E./h).
- Steigerung des Blutflusses auf etwa 200 ml/min später auf 200–300 ml/min.
- Durchführung des Verfahrens für etwa 3 h, danach ist von einer Sättigung des Adsorptionsmediums auszugehen. Herstellerangaben zur Sättigung des Adsorbens für einen Kartuschenwechsel berücksichtigen.
- Regelmäßige Kontrolle und Protokollierung der ACT und der Serumglukose.
- Zur Überwachung des Patienten Blutdruck und Pulskontrollen engmaschig, stündliche Kontrolle der Thrombozyten, Temperatur mindestens alle 30 min messen, da Gefahr der Auskühlung besteht. Gegebenenfalls Anwärmen der Blutleitung über ein Heizkissen.
- Beendigung der Hämoperfusion entsprechend der klinischen Symptomatik nach Anweisung des Arztes. Das Abhängen erfolgt nach Diskonnektion der arteriellen Leitung und Kippen der Kartusche unter Zurückgabe des Blutvolumens mit Kochsalzlösung.

19.3 Einsatz extrakorporaler Blutreinigungsverfahren bei Vergiftungen

Für die Entscheidung zur Hämoperfusion oder einem anderen extrakorporalen Blutreinigungsverfahren zur Elimination von Toxinen müssen 2 wichtige Kriterien erfüllt sein:

- Es muss sich eine ausreichende Menge des Giftes in der Blutbahn befinden. Auf Gifte, die überwiegend außerhalb des Blutes, z.B. in Fett, Knochen oder Gehirn abgelagert werden und dort wirken, hat man mit den Blutreinigungsverfahren keinen Zugriff. Die Verteilung der Gifte in den verschiedenen Geweben wird durch das Verteilungsvolumen (s. unten) beschrieben.
- Das im Blut befindliche Toxin wird durch die Hämoperfusion oder Dialyse signifikant entfernt. Diese Eigenschaft kann durch die bereits besprochene Clearance beschrieben werden (▶ Kap. 7.3.1). Die Clearance wird in Labortests für Hämoperfusoren und Dialysatoren für jedes einzelne Toxin ermittelt. Es gibt tatsächlich Toxine, die nicht durch die bekannten Blutreinigungsverfahren entfernt werden können, obwohl sie in ausreichender Menge im Blut vorliegen, aber z.B. so fest an Plasmaproteine gebunden sind, dass sie nicht freigegeben werden.

> Das Verteilungsvolumen ist eine fiktive Größe, die das Wasservolumen beschreibt, in dem sich eine bekannte, dem Organismus zugeführte Toxinmenge verteilen würde, wenn man die gemessene Plasmakonzentration zugrunde legt.

❗ Blutreinigungsverfahren bei Vergiftungen sind erfolgversprechend, wenn sich ein ausreichend hoher Anteil des Giftes in der Blutbahn befindet und dies durch das gewählte Verfahren eliminiert werden kann.

Beispiel für die Berechnung des Verteilungsvolumens: Die Aufnahme von 42 mg eines Toxins führt bei einem 70 kg schweren Mann zu einer Plasmakonzentration von 10 mg/l. Das Plasmavolumen des 70 kg schweren Mannes beträgt 4,2 l (70 kg × 0,06, ▶ Kap. 2 und 4, Verteilung des Körperwassers). Da eine Konzentration von 10 mg/l des Toxins erreicht wurde, hat es sich offensichtlich ausschließlich im Plasmavolumen verteilt (42 mg/4,2 l = 10 mg/l).

Das Toxin hat damit ein ausgesprochen kleines Verteilungsvolumen und eignet sich für extrakorporale Blutreinigungsverfahren.

Exzessiv hohe Verteilungsvolumina haben Substanzen, die sich zusätzlich durch eine ausgeprägte Lipophilie in tieferen Geweben anreichern, wie z.B. das Hypnotikum Flurazepam (22 l/kg). Bei hohen Verteilungsvolumina zeigt die Plasmakonzentration nur einen geringen Anteil der Gesamtkörpermenge der Substanz an. Die extrakorporalen Blutreinigungsverfahren erlauben bei diesen Substanzen lediglich einen Zugriff auf den sehr kleinen intravasalen Anteil des Toxins und können die Gesamtkörpermenge nur geringfügig reduzieren.

Die Bewertung der Kriterien für das Verteilungsvolumen und für die Toxinclearance bei der Entscheidung für ein Blutreinigungsverfahren allgemein und das spezielle, in Frage kommende Verfahren zeigt ☐ Tab. 19.1.

Die Wahl des Blutreinigungsverfahrens, das die größte Clearance erzielt, hängt von den physikochemischen Eigenschaften des Toxins ab.

❗ Mitunter ist es sinnvoll, mehrere Verfahren zu kombinieren.

Entscheidend sind:
- das Molekulargewicht der Toxine.
- ihre Lipid- bzw. Wasserlöslichkeit und
- die Proteinbindung.

Im einzelnen gelten folgende Richtlinien:
- Wasserlösliche Toxine ohne oder mit nur geringer Eiweißbindung können hämodialysiert oder im Falle großmolekularer Substanzen hämofiltriert werden, wobei der Grenzwert bei einem Molekulargewicht von ca. 40000 liegt. Toxine mit hoher Eiweißbindung sind schlechter dialysierbar, da nur der nichtproteingebundene Anteil zur Diffusion verfügbar ist.
- Proteingebundene Toxine oder Toxine, die selbst Proteine sind, können durch Hämoperfusion oder Membranplasmaseparation besser eliminiert werden.
- Die Hämoperfusion eignet sich v. a. zur Entfernung lipophiler (aber auch wasserlöslicher) und proteingebundener Substanzen mit hoher Affinität zu den Adsorptionsmedien Aktivkohle oder Kunstharz.
- Bei Intoxikationen mit Eisen, Acetaminophen (Paracetamol), Paraquat (Insektizid), Amanitotoxin (Gift des Knollenblätterpilzes), Tetra-

☐ **Tab. 19.1.** Bewertung der Kriterien Clearance und Verteilungsvolumen für die Indikationsstellung eines extrakorporalen Blutreinigungsverfahrens

Clearance	Verteilungsvolumen	Bewertung
−	+	Ungünstige Konstellation, Blutreinigungsverfahren sind nicht indiziert
−	−	Evtl. Plasmaseparation, Blutaustauschtransfusion
+	+	Blutreinigungsverfahren sind manchmal – abhängig von der Klinik – zur Senkung der Plasmakonzentration indiziert. Mitunter ist eine sehr lange Behandlungsdauer notwendig, um das sich aus dem Gewebe zurückverteilende Toxin zu eliminieren
+	−	Ideale Konstellation für den Einsatz von Blutreinigungsverfahren

+ ≙ hoch, − ≙ niedrig

chlorkohlenstoff, Quecksilber und trizyklische Antidepressiva konnten durch Hämoperfusionen Vergiftungsspätfolgen verhindert werden. Wasserlösliche Substanzen wie Äthanol oder Methanol haben eine hohe Affinität zu den Adsorbenzien und eignen sich zur Hämoperfusion. Da die Sättigung der Bindungsstellen des Adsorptionsmediums aber sehr rasch erfolgt, ist die Hämodialyse effizienter.

Bei der Differentialindikation der Blutreinigungsverfahren muss außerdem bedacht werden, ob das Toxin wie z.B. Salicylate, Äthylenglykol oder Methanol eine Azidose hervorruft. In dieser Situation ist die durch eine Bicarbonatdialyse erreichte Azidosekorrektur ein großer Vorzug gegenüber der Hämoperfusion, die eine reine Toxinelimination bewirkt.

19.4 Häufige Intoxikationen

Acetylsalicylsäure

Acetylsalicylsäure hat mit einem Verteilungsvolumen von 0,15 l/kg ein ausreichend kleines Verteilungsvolumen für den sinnvollen Einsatz von extrakorporalen Blutreinigungsverfahren. Die Substanz ist im Bereich therapeutischer Serumspiegel (20–35 mg/dl) zu 90% proteingebunden. Bei supratherapeutischen (toxischen) Spiegeln von mehr als 80 mg/dl sinkt die Proteinbindung auf 50%, und die freie Substanz kann effektiv durch Hämodialyse eliminiert werden.

Acetaminophen (Paracetamol)

Die Gefahr der Lebertoxizität bei einer Acetaminophenintoxikation ist mit den Serumspitzenspiegeln abschätzbar, die ca. 4 h nach Aufnahme der Tabletten bestimmt werden sollten. Liegen sie unter 120 mg/dl, ist die Hepatotoxizität gering, bei Spiegeln über 300 mg/dl ist eine schwere Leberschädigung sehr wahrscheinlich.

Die Substanz hat eine geringe Proteinbindung (0% bei einer Konzentration von unter 60 ng/dl) und eine geringe Wasserlöslichkeit. Das Verteilungsvolumen liegt bei 0,9 l/kg. Sowohl für die Hämodialyse als auch für die Hämoperfusion ist der Nutzen fraglich. Die wichtigste Maßnahme zur Leberprotektion ist die hochdosierte intravenöse Verabreichung von Acetylcystein (Fluimucil®).

Phenobarbital

🛇 **Beachte**
Intoxikationen (toxischer Spiegel ab 3 mg/dl) mit dem Schlafmittel Phenobarbital führen bei Serumspiegeln von mehr als 6 mg/dl zum Koma.

Die Substanz ist zu 50% proteingebunden und hat ein Verteilungsvolumen von 0,5 l/kg. Hämodialyse und Hämoperfusion können zur Giftelimination eingesetzt werden, obwohl ihr Nutzen nicht eindeutig gesichert ist.

Digoxin

Digoxin hat eine 25%ige Proteinbindung, das Verteilungsvolumen ist abhängig von der GFR und beträgt bei normaler Nierenfunktion ca. 8 l/kg (bei

Dialysepatienten ca. 4,2 l/kg). Aufgrund des hohen Verteilungsvolumens sind extrakorporale Verfahren nur wenig effizient. Die Hämoperfusion erzielt eine bessere Clearance als die Hämodialyse.

Wirksam bei Digoxinintoxikationen ist dagegen die immunologische Bindung des Medikaments durch Antikörper (Fab-Fragmente). Die entstehenden Fab-Digoxin-Komplexe können bei normaler Nierenfunktion über den Urin eliminiert werden, bei Patienten mit schwerer Nierenfunktionsstörung ist dagegen zur wirkungsvollen Clearance ein zusätzliches Blutreinigungsverfahren erforderlich. Die Komplexe werden nicht über Dialyse oder Hämofiltration entfernt. Plasmaseparationen nach der Behandlung mit Digoxin-Fab sind bei diesen Patienten zur endgültigen Entfernung des antikörpergebundenen Digoxins notwendig.

❗ Beachte

Bei lebensbedrohlicher Intoxikation ist eine immunologische Inaktivierung mit digoxinspezifischen Fab-Fragmenten, evtl. in Kombination mit Hämoperfusion oder Plasmaseparation, durchzuführen.

Sie reduziert die freie Substanz, die antikörpergebundene Substanz kann bei intakter Nierenfunktion renal eliminiert werden. Die enterohepatische Rezirkulation des Digoxins ist gering, so dass ihre Unterbrechung durch Austauschharze einen geringen Effekt besitzt.

Digitoxin

Die Proteinbindung des Digitoxins beträgt 95%, das Verteilungsvolumen liegt bei 0,54 l/kg. Aufgrund der hohen Plasmaeiweißbindung ist die Hämodialyse wirkungslos.

❗ Beachte

Bei lebensbedrohlicher Intoxikation sind die digoxinspezifischen Fab-Fragmente einzusetzen, die eine ausreichende Kreuzreaktion mit dem Digitoxin aufweisen.

Zur Unterbrechung der erheblichen enterohepatischen Rezirkulation des Digitoxins sollten orale Austauschharze eingesetzt werden.

Lithium

Lithium hat keine Proteinbindung und ein Verteilungsvolumen von 0,8 l/kg und ist damit sehr gut dialysierbar. Lange Dialysezeiten sind erforderlich, da die Äquilibrationszeiten durch den Rückstrom des Lithiums aus dem Interstitium hoch sind. Die kontinuierliche AV-Filtration ist ebenfalls effektiv.

Äthylenglykol und Methanol

Intoxikationen mit Äthylenglykol können durch Aufnahme von Frostschutzmitteln auftreten. Das Verteilungsvolumen liegt bei 0,6 l/kg. Äthylenglykol wird durch die Alkoholdehydrogenase der Leber zu Glykolsäure und Oxalsäure umgewandelt. Durch die in den Nierentubuli ausgefällte Oxalsäure kann ein akutes Nierenversagen auftreten. Um den oxalsäurebildenden Schritt zu verhindern, wird die Alkoholdehydrogenase durch Äthanolinfusion blockiert.

❗

Bei Äthylenglykolplasmaspiegeln von über 20 mg/dl oder schwerer metabolischer Azidose ist neben einer Äthanolinfusion die Dialysebehandlung indiziert.

Methanolintoxikationen sind durch kontaminierte Spirituosen zu erwarten. Methanol hat ein Verteilungsvolumen von 0,6 l/kg. Plasmaspitzenkonzentrationen sind 60–90 min nach der Ingestion zu erwarten. Durch die Alkoholdehydrogenase entsteht Formaldehyd, das die Augen stark gefährdet. Um die Bindungsstellen an der Alkoholdehydrogenase zu binden, wird Äthanol infundiert. Die Äthanolspiegel sollten nicht unter 100 mg/dl absinken.

Bicarbonatdialyse ist bei schwerer klinischer Symptomatik, bei Methanolspiegeln von über 50 mg/dl, hohen Ameisensäurespiegeln oder gesicherter Ingestion von mehr als 30 ml Methanol indiziert. Die Dialyse ist so lange fortzusetzen, bis die Methanolspiegel auf unter 20 mg/dl abgesunken sind.

19.5 Extrakorporale Entgiftung bei Leberversagen: »molecular adsorbent recirculation system« (MARS)

Beim Leberversagen kommen es zur Anhäufung von toxischen Stoffwechselzwischenprodukten im Körper. Die meisten dieser Stoffwechselprodukte sind stark an Plasmaeiweiße gebunden, v. a. an

Albumin. Sie können deshalb nicht, wie die Urämietoxine, über eine Standardhämodialyse oder Hämofiltration aus dem Körper entfernt werden. Obwohl die Pathophysiologie des Leberversagens und seiner Folgen nicht restlos geklärt ist, gibt es doch Hinweise, dass die Anhäufung von Toxinen wie dem Bilirubin, Gallensäuren, Ammoniak, aromatischen Aminosäuren und kurz- und mittelkettigen Fettsäuren, hier eine Rolle spielen. Dies gilt sowohl für die systemischen Folgen eines Leberversagens wie Kreislaufschwäche und Gehirnfunktionsstörungen, als auch für organspezifische Schädlichkeit einzelner Substanzen. So konnte gezeigt werden, dass Bilirubin oder Gallensäuren sowohl hepato- als auch nephrotoxische Eigenschaften haben, also das Restlebergewebe weiter schädigen und die Nierenfunktion verschlechtern. Es erscheint daher wünschenswert, diese Toxine aus dem Körper zu entfernen.

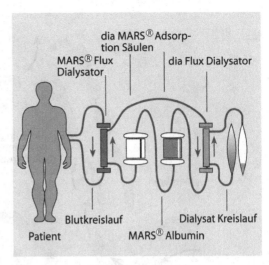

D Abb. 19.3. Typisches Setting einer MARS-Therapie mit den drei verschiedenen Kreisläufen (Blut, Albumin, Dialysat), zwei Filtern (High flux li. und Low flux re.) und den MARS-Adsorptionssäulen (Mitte)

Funktionsprinzip von MARS

MARS ist ein Verfahren, mit dem die exkretorische Leberfunktion unterstützt werden kann. Innerhalb von MARS werden verschiedene Methoden der klassischen extrakorporalen Blutreinigung wie Hämodialyse, Ultrafiltration und Adsorption kombiniert. Zum Einsatz kommt außerdem ein albuminangereichertes Dialysat, das die Entfernung albumingebundener Toxine erleichtert.

Es lassen sich insgesamt 3 verschiedene Flüssigkeitskompartimente unterscheiden:
- Blutkreislauf,
- Albuminkreislauf und
- Dialysatkreislauf (D Abb. 19.3)

Zur Kontrolle des Blut- und Dialysatkreislaufs dienen entweder Standardhämodialyse- oder Hämofiltrationsmaschinen. Weiterhin benötigt man den sog. MARS-Monitor (Teraklin AG, Rostock), der den Albuminkreislauf überwacht und den Blut- und Dialysatkreislauf miteinander verbindet. Der Blutkreislauf wird gespeist über einen venovenösen Zugang (doppellumiger Shaldon-Katheter, Blutfluss zwischen 150–250 ml/min) und über die Rollerpumpe der HD- oder CVVHF-Maschine gesteuert. Das Blut fließt dann zunächst durch das Blutkompartiment einer High flux-Membran (z.B. MARSFlux, F60). Der Albuminkreislauf, der

20%iges Humanalbumin enthält, wird über die Rollerpumpe des MARS-Monitor angetrieben. Das Humanalbumin fließt durch das Dialysatkompartiment der High flux-Membran.

Hier übernimmt das Dialysatalbumin die Giftstoffe, die an das Blutalbumin gebunden sind, ohne das es zu einem Austausch der Albuminmoleküle kommt (D Abb. 19.4). Das mit Toxinen beladene Albumin fließt weiter über eine Low flux-Membran und wird durch eine Dialyse gegen bicarbonathaltiges Dialysat aus dem Dialysatkreislauf und über einen Filter mit Aktivkohle und einem zweiten Filter aus einem Austauscherharz aufbereitet. Das so gereinigte Albumin gelangt dann über den geschlossenen Kreislauf zurück zum High flux-Dialysator. Als Antikoagulans wird Heparin eingesetzt, die ACT sollte bei 160–190 s liegen.

Die MARS-Behandlung wird normalerweise intermittierend für 6–8 h durchgeführt, ist aber prinzipiell auch kontinuierlich einsetzbar.

Blutreinigungseffizienz und klinische Wirksamkeit

Prinzipiell sind die Eliminationsraten für Bilirubin, Gallensäuren, mittel- und langkettige Fettsäuren und Aminosäuren unter einer MARS-Therapie deutlich höher als bei einer Hämodiafiltration.

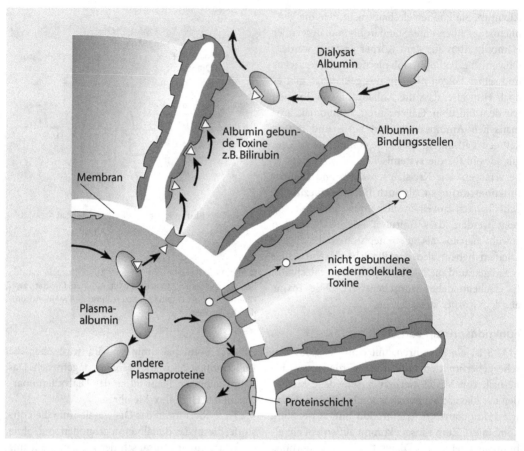

Abb. 19.4. Querschnitt durch die Kapillarwand einer MARS-Membran mit Blut- und Dialysatseite: Darstellung des albumin-abhängigen Transports von albumingebundenen Toxinen und der davon unabhängigen Diffusion freier wasserlöslicher Substanzen

Weiterhin wurden eine Verbesserung der Leber-syntheseleistung und der zerebralen Funktion, der Nierenfunktion und ein stabileres Blutdruckver-halten mit einem Anstieg des mittleren arteriel-len Blutdrucks beschrieben. Die Behandlung wird meist gut vertragen.

Nierentransplantation

A. Müller

❗ Die Nierentransplantation stellt zweifellos die Therapie der ersten Wahl für einen Patienten mit terminaler Niereninsuffizienz dar. Kein anderes Nierenersatzverfahren stellt im gleichen Maße Überleben und Lebensqualität wieder her wie die Transplantation.

Neben der Tatsache, dass Transplantierte zu 60–80% wieder am Berufsleben teilnehmen, aktiv sind und Sport treiben, Kinder bekommen und Familien gründen, sind psychisches und physisches Wohlbefinden kaum unterschiedlich zu der Normalbevölkerung.

Für die Behandlung von Kindern unter 5 Jahren ist die Komplikationsrate der Dialysebehandlung besonders hoch. Trotz signifikanter Verbesserung der Dialyse stellt die Nierentransplantation hier das führende Therapieziel dar, denn nach einer Nierentransplantation ist die Wachstumsrate und psychomotorische Entwicklung der Kinder bedeutend besser als unter Dialysetherapie.

20.1 Immunologische Grundlagen

❗ Die Grundlage einer erfolgreichen Transplantation stellt die Verträglichkeit von Gewebe des Organspenders mit den Gewebemerkmalen des Organempfängers, genauer gesagt dessen Immunsystems, dar.

20.1.1 HLA-System

Das wachsende Interesse an der Organtransplantation hat zu einem einzigartigen Schub in der Entwicklung der Immunologie geführt.

Eine der dramatischsten Erkenntnisse war die Entdeckung der Rolle der Hauptgewebemerkmale, des HLA-Systems (engl. »human leucocyte antigen«), als Schlüssel zu Gewebeverträglichkeit und Immunreaktion.

Entdeckung der HLA-Eigenschaften

Die Entdeckung der HLA-Eigenschaften von Leukozyten erfolgte 1952 durch Dausset in Paris, der Serum von immunisierten Menschen, die multiple Bluttransfusionen oder Schwangerschaften hinter sich hatten, mit Leukozyten von Blutspendern zusammenbrachte und dabei eine Zerstörung der Zellen feststellte. Die immunisierten Personen hatten also einen Blutbestandteil, der in der Lage war, fremde Zellen zu erkennen und abzutöten, die sogenannten Antikörper. Die Bildung dieser Antikörper wurde durch den vorherigen Kontakt mit fremden Gewebseigenschaften, wie er bei Bluttransfusionen oder Schwangerschaften stattfinden kann, hervorgerufen.

Der nächste Schritt bestand darin, Testpersonen wiederholt Blut von demselben Spender zu transfundieren und dadurch Antikörper gezielt gegen die Gewebeeigenschaften dieses Spenders nachzuweisen. Van Rood führte mit Hilfe von Computeranalysen und einer ganzen Batterie von Antiseren diese Idee weiter und stellte 1963 ein erstes System von HLA-Eigenschaften auf. Zu gleicher Zeit fand Rappaport in New York auf der Basis von Hauttransplantaten ein System von Gewebeeigenschaften (bei nichtverwandten Individuen), das dem von Dausset beschriebenen HLA-System entsprach.

Serologische Methode der HLA-Typisierung

Die damals entwickelte serologische Methode zum Nachweis von Antigenen wird bis heute angewendet:

- Lymphozyten werden mit Antiseren inkubiert, die Antikörper gegen bekannte HLA-Eigenschaften enthalten.
- Binden die Antikörper an diese Lymphozyten, werden die Zellen durch hinzugegebene Komplementfaktoren lysiert.
- Gibt man einen spezifischen Farbstoff dazu, der in diese lysierten Zellen eindringt, von lebenden Zellen aber nicht aufgenommen wird, kann man eine Zellzerstörung und damit die spezifische Bindung von Antikörpern gegen ein HLA-Merkmal sichtbar machen.

Führt man diesen Test mit Antiseren gegen jedes HLA-Merkmal durch, können die Zellen eines Organspenders oder -empfängers auf jede ihrer Gewebeeigenschaften typisiert werden.

Molekularbiologische Methode der HLA-Typisierung

Neuere Methoden zur Typisierung von HLA-Antigenen machen sich die mittlerweile gut bekannten DNA-Sequenzen dieser Antigene zunutze, also den Code, mit dem die Information für die HLA-Eigenschaften auf den Chromosomen aufgeschrieben sind. Man kann heutzutage mit der sog. PCR (Polymerase-Kettenreaktion) aus winzigsten Mengen von Zellkern-(DNA-)Material die HLA-Eigenschaften eines Individuums nachweisen. Die molekularbiologischen Methoden sind zudem um ein Vielfaches genauer als die serologischen.

Typisierung der Empfänger- und Spendermerkmale

> **!** Die Typisierung von Organempfängern wird aus Blutproben durchgeführt, und die gefundenen Merkmale werden bei der Meldung auf der Warteliste mit angegeben.

Bei Organspendern wurden die HLA-Eigenschaften bisher serologisch aus B-Lymphozyten aus der Milz ermittelt, die bei der Organentnahme mitentnommen wird. Heute kann die Typisierung mit der oben genannten Methode der PCR auch aus Blut durchgeführt werden, wenn der Organspender keine Bluttransfusion kurz vor der Bestimmung erhalten hat.

Die Zellen aus der Milz eigenen sich deshalb so gut für die Typisierung, weil in der Milz besonders viele B-Lymphozyten enthalten sind, die bestimmte HLA-Eigenschaften, die sog. Klasse-II-Antigene (s. unten), sehr dicht auf ihrer Oberfläche präsentieren.

Eine komplette HLA-Typisierung ist eine sehr aufwendige und teure Untersuchung, die mehrere Stunden Zeit in Anspruch nimmt. Diese Zeit ist natürlich bei der Typisierung von Organempfängern reichlich vorhanden, bei Organspendern muss jedoch alles sehr schnell vor sich gehen. Deshalb sollten auf den hierfür verwendeten Zellen die gesuchten Eigenschaften auch besonders stark vorhanden sein, um ein möglichst genaues Ergebnis zu erhalten.

MHC-Antigene der Klasse I und II

Für die Nierentransplantation haben sich einige HLA-Merkmale als besonders wichtig herausgestellt. Es sind die MHC-Antigene des Haupthistokompatibilitätskomplexes (»major histocompatibility complex«) der Klasse I und II. Diese Antigenklassen unterscheiden sich voneinander durch ihre

- Struktur, d.h. durch ihre Zusammensetzung aus Polypeptidketten und
- äußere Form.

> **!** Die MHC-Antigene sind bei Abstoßungsreaktionen wesentlich beteiligt.

Klasse-I-Antigene. Diese werden auf allen kernhaltigen Zellen im Körper und auch auf Erythrozyten und Thrombozyten gefunden. Klasse-I-Antigene bestehen aus den Merkmalen HLA-A, HLA-B und HLA-C und spielen außer bei der Transplantation auch eine wichtige Rolle bei der Präsentation von Virusantigenen an T-Lymphozyten und damit der antiviralen Immunantwort. Zytotoxische T-Lymphozyten, die gegen Viren gerichtet sind, können virusinfizierte Zellen nur erkennen und zerstören, wenn sie zusammen mit eigenen Klasse-I-Antigenen präsentiert werden.

Klasse-II-Antigene. Diese werden nicht von allen Zellen exprimiert. Im wesentlichen findet man Klasse-II-Antigene bei Zellen mit immunologischer Funktion wie Makrophagen, B-Lymphozyten, dendritischen Zellen, Langerhans-Zellen und Kupffer-Zellen in der Leber. Bestimmte Zellen können aber nach Stimulation Klasse-II-Antigene synthetisieren, z.B. Nierentubuluszellen und Endothelzellen von Blutgefäßen. Auf diese Weise werden Immunogenität und Intensität bei einer Abstoßung gesteigert. Klasse-II-Antigene werden in die Eigenschaften HLA-DR, HLA-DQ und HLA-DP unterteilt.

> **!** Die Gewebeverträglichkeit zwischen Spender und Empfänger wird am stärksten von den Eigenschaften HLA-DR, HLA-B und HLA-A beeinflusst, was einen Vergleich dieser 3 Eigenschaften vor einer Nierentransplantation zwingend macht.

20.1.2   Sonstige Antigene

Außer diesen HLA-Eigenschaften spielen auch noch andere Antigene eine Rolle bei der Organtransplantation. Sogenannte »minor« MHC-Antigene, bestimmte Endothelzell-Monozyten-Antigene und besonders die Blutgruppenmerkmale sind von Bedeutung.

> ❶ Transplantationen von Leichennieren werden nur blutgruppenidentisch durchgeführt. Dabei spielt nur das AB0-System eine Rolle.

Dahingegen hat der Rhesusfaktor z. B. keine wesentliche Bedeutung. Wird eine Transplantation über die AB0-Schranken hinweg durchgeführt, erkennen die im Blut vorhandenen Antikörper (Isoagglutinine) die blutgruppenfremde Eigenschaft auf den Endothelzellen und Tubuluszellen, die dann eine hyperakute Abstoßung hervorrufen.

20.2   Abstoßungsreaktionen

> ❯ Stammt das transplantierte Organ von einem Individuum derselben Spezies (Mensch-Mensch), nennt man dies ein Allotransplantat, stammt es von einer anderen Spezies (Mensch-Tier), nennt man dies ein Xenotransplantat.

Abstoßungsreaktion ist ein Sammelbegriff für die zellvermittelte und antikörpervermittelte Zerstörung eines Allotransplantates oder Xenotransplantates, wenn es als fremd erkannt wird.
Es werden 3 Formen von Abstoßungsreaktionen unterschieden:
- Hyperakute Abstoßung
- Akute Abstoßung
- Chronische Abstoßung.

Hyperakute Abstoßung

Vor der Transplantation befinden sich in diesen Fällen im Blut des Empfängers schon durch eine Sensibilisierung – z.B. im Rahmen von Bluttransfusionen, Schwangerschaften oder selten auch durch zurückliegende Infektionen mit Viren, Bakterien oder Parasiten – Antikörper, die gegen Antigene des Spenders gerichtet sind oder mit solchen Antigenen kreuzreagieren. Diese Antikörper binden und aktivieren das Komplement und führen zu Gefäßverschluss und Zellyse:

> ❶ Das Transplantat verliert bei der hyperaktiven Abstoßung innerhalb von Minuten bis Stunden nach der Transplantation seine Funktion und wird nicht mehr durchblutet.

Um diese Reaktionen zu vermeiden, wird vor einer Nierentransplantation die Blutgruppe überprüft und ein Kreuztest (»Cross-match«) durchgeführt. Beim Cross-match werden Spenderzellen mit Serum des Empfängers unmittelbar vor der Transplantation inkubiert. Kommt es zu einer Zellzerstörung, wird die Transplantation nicht durchgeführt.

Akute Abstoßung

> ❯ Eine akute Abstoßungsreaktion ist ein zellvermittelter Prozess, der meist innerhalb der ersten Wochen, mitunter bis zu mehrere Jahre nach Transplantation auftritt.

Akute Abstoßungen nach einem Jahr sind eine absolute Seltenheit. Die Abstoßung verläuft wie eine Kettenreaktion:
- Am Beginn der Reaktion stehen Adhäsionsmoleküle auf Endothelzellen entlang der Blutgefäße des Transplantats, die zu einer Bindung bzw. langsameren Passage von Empfänger-T-Lymphozyten führen. Schließlich kleben die Lymphozyten immer mehr an den Blutgefäßen und dringen auch durch Zwischenräume in das Gewebe des Organs ein.
- Rezeptoren auf der Oberfläche dieser T-Lymphozyten erkennen fremde MHC-Moleküle oder Bruchstücke dieser MHC-Moleküle, die von Antigenpräsentierenden Zellen getragen werden. Es kommt zu einer Aktivierung der Immunzellen durch Zytokine.
- Die Immunzellen selbst produzieren wieder Zytokine, um andere Zellen zu aktivieren. Dabei werden Killerzellen gebildet, die zusammen mit anderen zytotoxischen Zellen wie Makrophagen, Monozyten, Neutrophilen und Granulozyten die Zellen des Transplantats direkt und indirekt schädigen.

Die Symptome der akuten Abstoßung, d.h. der akuten Immunreaktion, müssen deshalb frühzeitig erkannt werden:

- Fieber,
- Schwellung und Druckschmerzhaftigkeit des Transplantats und
- Allgemeinsymptome wie Müdigkeit, Abgeschlagenheit, Appetitverlust.

Weiterhin zeigen sich Symptome der Nierenfunktionsverschlechterung:

- Diureserückgang,
- Gewichtszunahme durch Wasserretention,
- Ödeme,
- Blutdruckanstieg und
- Kreatininanstieg.

Immunsuppressive Medikamente wirken auf unterschiedlicher Ebene auf diese Abstoßungsprozesse ein. Prophylaxe und Therapie zielen insbesondere auf das Verhindern einer ahnten Abstoßung.

Chronische Abstoßung

> Unter chronischer Abstoßung versteht man eine i. Allg. irreversible Verschlechterung der Transplantatfunktion, die Monate bis Jahre nach einer Transplantation auftritt.

Lange Zeit glaubte man, diese Form der Abstoßung sei nicht durch Antikörper vermittelt. Viele vermuten auch, sie sei durch nichtimmunologische Faktoren wie Bluthochdruck, Arteriosklerose und erhöhte Nierendurchblutung alleine oder in Kombination mit immunologischen Faktoren ausgelöst. Heute weiß man, dass unabhängig von den nichtimmunologischen Faktoren auch eine Vielfalt von Immunreaktionen beteiligt ist:

- T-Lymphozyten
- Zytokine
- Makrophagen
- Adhäsionsmoleküle.

In den meisten transplantierten Organen, ob Niere, Herz oder Leber etc., finden sich ähnliche Veränderungen bei chronischen Abstoßungen, die aus einer fibrinösen Verdickung der Gefäßwände bis hin zum partiellen oder totalen Verschluss

bestehen. Ursachen für eine chronische Abstoßung scheinen zu sein:

- eine inadäquate Behandlung von akuten Abstoßungen,
- ungenügende Immunsuppression zur Erhaltung,
- Fettstoffwechselstörungen,
- Infektionen und
- schlechte Spendernierenqualität, d. h. zu geringe Anzahl intakter Nephrone im Verhältnis zur Körpermasse.

Da akute Abstoßungen und deren Therapie wesentliche Risikofaktoren für chronische Abstoßungen sind, richtet sich derzeit das Augenmerk auf das Vermeiden und die gezielte Therapie von akuten Abstoßungen.

20.2.1 Diagnostische Verfahren

Unter den diagnostischen Verfahren, die eine Abstoßungsreaktion weiter eingrenzen können, ist in erster Linie die perkutane Nierenbiopsie mit histologischer und immunhistologischer Untersuchung von Bedeutung. Sie kann mit hoher Genauigkeit zwischen Abstoßung, wiederkehrender oder neuaufgetretener Nierenerkrankung, medikamententoxischem oder ischämischem Nierenschaden unterscheiden. Weiterhin stehen verschiedene wenig invasive oder nichtinvasive Verfahren zur Wahl, um eine Abstoßung von anderen Transplantatfunktionsstörungen zu unterscheiden:

- Feinnadelaspiration
- Nierensequenzszintigraphie
- Ultraschall und Dopplerultraschall
- Urinzytologie
- Verschiedene Urin- und Serumparameter.

20.2.2 Behandlung von akuten Abstoßungen und Langzeitimmunsuppression

Die erste erfolgreiche Nierentransplantation wurde 1954 in Boston an eineiigen Zwillingen durchgeführt. Der Patient überlebte 9 Jahre mit funktionierender Niere ohne Immunsuppression – das transplantierte Organ stammte von einem genetisch identischen Individuum – bevor er an einem Herzinfarkt verstarb.

Trotz ihrer zahlreichen Nebenwirkungen haben immunsuppressive Medikamente wie zunächst Steroide und Azathioprin, später polyklonale Immunglobuline und Cyclosporin-A schon immer eine Schlüsselrolle in der Transplantation von Allotransplantaten gespielt. Die klinischen Studien zeigen, dass die neueren zielgerichtet wirkenden Immunsuppressiva die Abstoßungen weiter reduzieren, ohne dabei die Rate an Infektionen oder bösartigen Tumoren zu erhöhen.

Immunsuppressiva
Kortikosteroide

❶ **Kortikosteroide blockieren reversibel die Produktion von vielen Zytokinen und Zytokinrezeptoren.**

Als Resultat daraus folgt, dass die Aktivierung von T-Lymphozyten auf verschiedenen Ebenen gleichzeitig gehemmt wird. Dies beginnt schon mit der Hemmung der Adhäsionsmolekülbildung auf Endothelzellen von Blutgefäßen, womit die Infiltration des Gewebes mit Lymphozyten verhindert wird. Kortikosteroide bewirken auch die Blockierung der Lymphozytenaktivierung und eine Hemmung bei der Bildung von zytotoxischen Zellen. Aus diesem Grund werden Glukokortikoide auch wirksam zur Behandlung von akuten Abstoßungsreaktionen in hoher Dosis eingesetzt.

Dialysierbarkeit. Kortikoide wie Prednisolon und Methylprednisolon sind dialysierbar, haben aber eine hohe Bindung an Serumeiweiße, so dass die Clearance durch eine Hämodialyse gering ist.

Nebenwirkungen. Nebenwirkungen sind aufgrund der vielschichtigen immunsuppressiven und antiinflammatorischen Wirkung sowie der hormonellen Wirkungen besonders ausgeprägt:
- Stammfettsucht
- Bluthochdruck
- Wachstumsverzögerung bei Kindern
- Knochennekrosen und Osteoporose
- Infekte
- Schlechte Wundheilung
- Katarakt
- Akne
- Fettstoffwechselstörungen
- Blutzuckererhöhungen
- Psychopathologische Nebenwirkungen.

❶ **Steroide werden aufgrund dieser erheblichen Nebenwirkungen rasch in ihrer Dosis reduziert und lediglich in einer niedrigen Erhaltungsdosis weiterverordnet.**

Azathioprin

❶ **Azathioprin greift in den Stoffwechsel der Purine ein und damit in die Synthese von DNA und Proteinen. Somit hemmt Azathioprin sowohl die Vermehrung von Entzündungszellen als auch die Synthese von aktivierenden Zytokinen.**

Diese Hemmung betrifft allerdings nicht nur die Entzündungszellen, d. h. die Lymphozyten, sondern auch alle anderen sich rasch vermehrenden Zellen. Tatsächlich wirkt Azathioprin aber aus bisher ungeklärten Gründen stärker auf Lymphozyten und Neutrophile als auf andere Zellen.

Dialysierbarkeit. Metabolisiertes Azathioprin wird renal ausgeschieden, damit ist die Substanz in ihrer wirksamen Form auch effektiv dialysierbar.

Nebenwirkungen. Nebenwirkungen bestehen im wesentlichen in einer Verminderung der Leukozyten. Allerdings ist auch eine Verminderung der Erythrozyten und Thrombozyten mit den entsprechenden Blutungs- und Infektgefahren möglich. Aufgrund der immunsuppressiven Eigenschaften trat auch eine erhöhte Anzahl von bösartigen Erkrankungen unter der Therapie mit Azathioprin auf.

Cyclosporin und Tacrolimus

❶ **Cyclosporin und Tacrolimus hemmen sehr spezifisch die Synthese von Zytokinen, v. a. von Interleukin-2, das bei der Abstoßung und Aktivierung von Entzündungszellen eine besondere Rolle spielt.**

20

immunzellen werden durch Cyclosporin und Tacrolimus sehr viel stärker gehemmt als andere Zellen, so dass die Wirkung sehr spezifisch ist. Beide Medikamente sind bzgl. Transplantatüberleben und Nebenwirkungen als gleichwertig zu betrachten. Das Auftreten von Abstoßungen scheint unter Tacrolimus etwas verringert zu sein.

Dialysierbarkeit. Cyclosporin und Tacrolimus werden über die Leber metabolisiert und mit dem Stuhlgang ausgeschieden; sie sind nicht durch Dialyse zu eliminieren.

Nebenwirkungen. Unter Therapie mit Cyclosporin und Tacrolimus kann es zu nephrotoxischen Nebenwirkungen kommen, die sowohl in einer reversiblen Verengung von arteriolären Gefäßen in der Niere bestehen als auch in der Entwicklung einer interstitiellen Fibrose mit irreversibler Funktionsstörung. Letzteres ist eine der problematischsten Nebenwirkungen und kann sowohl in der Frühphase nach Transplantation als auch noch nach Jahren auftreten. Weiterhin haben die Medikamente neurotoxische und diabetogene Nebenwirkungen.

Mycophenolat Mofetil

❶ Mycophenolat wirkt ähnlich wie Azathioprin, hemmt aber weitaus spezifischer nur den Lymphozytenstoffwechsel, und zwar die Bildung von Guanosinnukleotiden und damit ebenfalls die Vermehrung und die Protein-(Zytokin-)Synthese von Entzündungszellen.

Nebenwirkungen. Hierunter fallen gastrointestinale Beschwerden, insbesondere Durchfälle, die auch die Resorption des Medikamentes beeinflussen können.

Nach Einführung von Mycophenolatmofetil (MMF) konnte die Anzahl der Abstoßungen drastisch reduziert werden. Da keine nephrotoxischen Nebenwirkungen bekannt sind, eignet sich MMF auch als Langzeitimmunsuppression statt Cyclosporin.

Sirolimus (=Rapamycin)

Dies ist das zuletzt entwickelte Immunsuppressivum, das in der Transplantationsmedizin breit eingesetzt wird. Rapamycin hat einen anderen Wirkmechanimus als Cyclosporin und Tacrolimus. Es hemmt entscheidende Signalübertragungen innerhalb von Zellen, die letztendlich den Zellzyklus der für die Immunabwehr und Organabstoßung mitverantwortlichen T-Lymphozyten behindert. Biochemisch gehört Sirolimus zur Gruppe der Makrolidantibiotika und wurde erstmals aus einem Bakterienstamm isoliert, der auf den Osterinseln (Insel Rapa Nui) gefunden wurde. Daran erinnert der Name Rapamycin. Eng verwandt mit Sirolimus ist das ebenfalls inzwischen gebräuchliche Immunsuppressivum Everolimus.

Sirolimus und Everolimus werden nach Nierentransplantationen meist in Kombination mit Cyclosporin und Kortikosteroiden eingesetzt. Vorteile dieser Substanzen gegenüber Cyclosporin scheinen ihre geringeren nephrotoxischen Langzeitfolgen und die geringere Entwicklung eines Diabetes zu sein. Zusätzlich hat Sirolimus aufgrund seiner Wirkung an allen sich rasch vermehrenden Zellen einen günstigen Einfluss auf das Wachstum bösartiger Tumoren. Daher erfolgt bei Transplantierten, die gleichzeitig unter Tumoren leiden, gezielt die Umstellung auf Sirolimus. Negative Folgen der Therapie mit Sirolimus sind vor allem Wundheilungsstörungen, Akne, verschlechterte Blutfettwerte und Infektionen.

❯ **Polyklonale und monoklonale Antikörper**
Unter polyklonalen Antikörpern versteht man Antikörper gegen bestimmte Antigene (T-Lymphozyten), die von mehreren Zellreihen produziert werden z.B. anti-Thymezytenglobulin. Monoklonale Antikörper werden von einer einzigen Zellreihe produziert und sind deshalb völlig identisch z.B. OKT-3.

In der klinischen Transplantation werden Antikörper gegen Lymphozyten eingesetzt, die diese Zellen binden, lysieren und über Makrophagen/Monozyten abbauen. Abstoßungsreaktionen können damit sehr effektiv behandelt werden. Sie kommen hauptsächlich bei sehr schweren Abstoßungen zum Einsatz und haben teilweise erhebliche Nebenwirkungen. Die Patienten sind unter der Therapie mit Antikörpern sehr stark immunsupprimiert, müssen in Kliniken behandelt und vor Infektionen, v. a. viralen Infektionen, besonders geschützt werden. Das heißt:

- Das behandelnde Pflegepersonal sollte möglichst keinen floriden viralen Infekt haben.
- Die Patienten sollten Patientenaufenthalts- und Wartebereiche für die Dauer der Behandlung meiden.

Vor dem Beginn der Behandlung mit Antikörpern müssen die Patienten volumendepletiert, ggf. mit Dialyse zumindest auf ihr letztes Sollgewicht dialysiert werden. Grund ist eine massive Zytokinfreisetzung bei Einleitung einer Antikörpertherapie, die rasch zu einem Lungenödem führen kann.

Behandlungsschemata

Eine Standardimmunsuppression besteht seit der revolutionierenden Einführung 1978 durch Calne und Powels aus Cyclosporin in Kombination mit Kortikoiden und Azathioprin bzw. MMF (sogenannte Triple-Therapie). Seit der Verwendung von Cyclosporin hat sich das Überleben von Nierentransplantaten drastisch verbessert, was v. a. durch eine Reduktion der Abstoßungen und der Transplantatverluste durch Immunreaktionen in der frühen postoperativen Phase gelungen ist. Dabei werden Steroide auf eine niedrige Erhaltungsdosis innerhalb der ersten 6–12 Monate reduziert.

Diese Kombination ist erforderlich, solange das Transplantat in Funktion im Körper verbleibt. Es gibt auch einzelne Fallberichte, wo die Immunsuppression nach Jahren vom Patienten selbst abgesetzt wurde, ohne dass eine Abstoßung aufgetreten wäre. Meist führt das Absetzen der Immunsuppressiva aber auch noch nach Jahren zu einer mehr oder weniger starken Abstoßungsreaktion mit Verlust des Transplantates.

Gegenmaßnahmen:

- Akute Abstoßungen werden zuerst mit Kortikoiden in hoher Dosis (500–1.000 mg) behandelt.
- Sehr schwere Abstoßungen und insbesondere Abstoßungen mit einer Entzündung der Blutgefäße (vaskuläre Abstoßungen) werden mit den bereits genannten poly- oder monoklona-

len Antikörpern über eine Dauer von 10–14 Tagen behandelt.

Auch Tacrolimus und MMF sind zur Therapie von akuten Abstoßungen geeignet, werden aber erst bei Versagen der oben genannten Medikamente benutzt.

20.3 Durchführung einer Nierentransplantation

Organe zur Transplantation werden in Deutschland über eine unabhängige Organisation, die Eurotransplant Foundation, verteilt. Die Entscheidung richtet sich nach bestimmten Kriterien, z. B.

- HLA-Übereinstimmung,
- Wartezeit,
- medizinische Dringlichkeit (Kinder, Unverträglichkeiten und technische Schwierigkeiten bei der Dialysetherapie etc.).

Eurotransplant angeschlossen sind außer Deutschland noch Österreich, Belgien, Luxemburg und die Niederlande. Patienten werden auf eine gemeinsame Warteliste gestellt, wenn keine Kontraindikationen gegen eine Transplantation bestehen.

20.3.1 Kontraindikationen und Voruntersuchungen

Kontraindikationen gegen eine Nierentransplantation

- Schwere Infektionen (Sepsis, Aids, Tuberkulose)
- Metastasiertes Tumorleiden
- Psychose, Drogenmissbrauch
- Schwere Arteriosklerose (koronare Herzkrankheit, periphere arterielle Verschlusskrankheit)
- Schwere Herz- oder Ateminsuffizienz (OP-Risiko).

Daraus ergibt sich, dass die Patienten, bevor sie in die Warteliste aufgenommen werden, eine Reihe von

Untersuchungen durchlaufen müssen, bei denen sie auf bestimmte Erkrankungen getestet werden.

Herz- und Kreislauferkrankungen

Untersuchung

- durch EKG, Belastungs-EKG, bei Alter >50 Jahre, Diabetes mellitus auch durch Koronarangiographie.
- der peripheren Arterien und Venen, ggf. auch durch Doppler und Duplex-Sonographie oder Angiograpie.

Gastrointestinale Erkrankungen

Untersuchung durch Gastroskopie, bei okkultem Blutverlust auch totale Koloskopie.

Infektionen

Hier sind folgende Untersuchungen durchzuführen:

- Blutuntersuchungen auf HIV, Zytomegalie, Hepatitis B und C.

❗ **Patienten mit Hepatitis B haben eine erhöhte Sterblichkeit insbesondere durch Lebererkrankungen nach Transplantation. Das Transplantatüberleben ist dagegen sogar höher als bei anderen Patienten.**

Für die Hepatitis C sind noch zu wenige Langzeitdaten bekannt. Die bisherigen Zahlen zeigen kein eindeutig schlechteres Bild als bei Hepatitis-Cnegativen Patienten.

- Inspektion des Hals-Nasen-Ohren-Raums und der Zähne wegen möglicher Infektherde.

Urologische Erkrankungen

Diese werden abgeklärt durch:

- Ultraschall, urodynamische Untersuchungen, ggf. Zystoskopie zum Ausschluss von schweren Blasenanomalien, rezidivierenden Harnwegsentzündungen aufgrund von Blasenentleerungsstörungen oder Reflux
- Ausschluss von bösartigen Neubildungen, die bei einigen Nierenerkrankungen gehäuft auftreten (Analgetikanephropathie, Balkannephritis, Behandlung mit Cylophosphamid).

Karzinome

Bei kurativ behandelten Karzinomen ist eine gründliche Nachsorge mit mindestens 2–4 Jahre Rezidivfreiheit nachzuweisen, außer bei Karzinomen des Gehirns, bei denen eine kürzere Beobachtung gerechtfertigt ist.

Wird ein gewonnenes Organ einem Empfänger auf der Warteliste zugeordnet (allokiert), so wird der betroffene Empfänger unmittelbar vor Transplantation noch einmal orientierend untersucht auf:

- floride Infekte oder Malignome,
- Abnormitäten in Herz-, Kreislauf- und Gefäßstatus und
- Lungenfunktion.

Danach wird Blut zur nochmaligen Bestimmung der Blutgruppe und zum Cross-match abgenommen, um möglichst zeitnah eine Prüfung auf zytotoxische Antikörper gegen das Spenderorgan zu erhalten.

Fallen alle Untersuchungen negativ aus und ist die Blutgerinnung intakt, so steht einer Transplantation nichts mehr im Wege.

20.3.2 Operationstechnik

Die Transplantation erfolgt in die Fossa iliaca retroperitoneal. Dabei wird die Arterie der Transplantatniere an die Arteria iliaca externa (teilweise auch an die Arteria iliaca interna) End-zu-Seit angenäht. Die Vene der Transplantatniere wird ebenfalls End-zu-Seit, meist an die V. iliaca externa, angenäht (◘ Abb. 20.1).

Der Ureter wird mit der Niere entnommen und bei der Transplantation in einer speziellen Technik so in die Blase eingepflanzt, dass ein Zurückfließen von Urin in die Blase (Reflux) verhindert wird.

Selbst wenn keine funktionierende Blase beim Patienten vorhanden ist, kann eine Transplantation vorgenommen werden. Ein Stück Dünndarm wird als Ersatzblase konstruiert und an die Bauchwand angenäht. Die Urinentleerung erfolgt je nachdem durch Selbstkatheterisierung oder permanent in einen Urinstomabeutel.

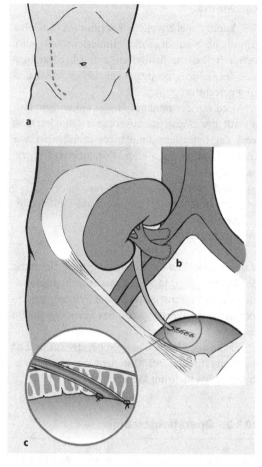

a

b

c

■ **Abb. 20.1.** Schema der Organimplantation in die Fossa iliaca bei Nierentransplantation. (**a**) Hautschnitt und Lokalisation, (**b**) Gefäßanastomose, (**c**) Harnleiter-Blasen-Verbindung. (Aus Hartmann u. Huland 1997)

20.3.3 Komplikationen nach Transplantation

Neben den Problemen der Gewebeverträglichkeit und Abstoßung, die bereits oben erläutert wurden, finden sich nach der Transplantation noch weitere häufige und weniger häufige Komplikationen.

Postoperative Komplikationen

In den ersten Tagen nach der Operation können – wenn auch selten – chirurgische Probleme auftreten:

Chirurgische Komplikationen nach Nierentransplantation

- Blutungen aus den Gefäßanastomosen durch Nahtinsuffizienzen, Wandverletzungen
- Gefäßverschlüsse durch Thrombosen oder Wanddissektionen (Einrisse in inneren Wandschichten)
- Ureternekrosen durch schlechte Blutversorgung bzw. Thrombosen
- Ureterobstruktion durch Lymphozelen, Hämatome etc.

Weitere Komplikationen:
- Neben chirurgischen Komplikationen ist hauptsächlich mit Elektrolytstörungen und Unregelmäßigkeiten im Flüssigkeitshaushalt, insbesondere mit postoperativen Hyperkaliämien zu rechnen.
- Von der ersten Woche an spielen Abstoßungen und zunehmend auch Infektionen und Wundheilungsstörungen die größte Rolle.
- Virale Infektionen, insbesondere Zytomegalie und andere Herpesviren, können schon nach einer Woche auftreten, haben aber einen Häufigkeitsgipfel nach 1–2 Monaten postoperativ.

Im Rahmen von Abstoßungsbehandlungen werden teilweise hochgradige Immundefekte induziert, so dass zusätzlich antivirale Substanzen prophylaktisch mitverabreicht werden müssen. Auch unter der konventionellen Immunsuppression müssen symptomatische Zytomegalieinfekte mit Gancyclovir behandelt werden. Zytomegalieinfekte können im weiteren Verlauf häufig rezidivieren und können schwer therapierbar sein, so dass eine gleichzeitige Reduktion der Immunsuppression notwendig wird, die wiederum das Risiko von Abstoßungen erhöht. Abstoßungsreaktionen können auch durch einen Virusinfekt (mit) ausgelöst werden.

Komplikationen im Langzeitverlauf

Im Langzeitverlauf kommen opportunistische Infektionen weit häufiger als in der Normalbevölkerung vor, z.B.:

- Atypische Mykobakteriosen
- Parasitäre Infekte wie Pneumocystis-carinii-Pneumonien oder Toxoplasmosen
- Seltene Pilzinfektionen wie Nokardiosen und Aspergillosen.

Bestimmte Virusinfekte treten gehäuft mit malignen Erkrankungen auf und können diese induzieren:

- Epstein-Barr-Virusinfekte können bestimmte Lymphome auslösen.
- Papillomaviren verursachen maligne Tumoren der Gebärmutter.

Aber auch ohne auslösende Virusinfekte ist die Häufigkeit von Karzinomen nach Nierentransplantation erhöht, besonders:

- Haut- und Lippenkarzinome
- Non-Hodgkin-Lymphome
- Kaposi-Sarkome
- Zervixkarzinome.

❶ Chronische Abstoßungen sind der häufigste Grund für ein Transplantatversagen und therapeutisch nicht beeinflussbar.

Meistens treten gleichzeitig eine verstärkte und schwer zu behandelnde arterielle Hypertonie sowie eine vermehrte Proteinurie auf. Die Erfolgsraten der klinischen Nierentransplantation hängen wesentlich von der Entwicklung von chronischen Abstoßungen ab, die wiederum zusammenhängt mit:

- der Rate an akuten Abstoßungen und
- dem Alter der Organspender und der damit verbundenen Anzahl an transplantierten Nephronen.

20.4 Nieren-Pankreas-Transplantation

Die Transplantation der Bauchspeicheldrüse zur Behandlung eines Diabetes mellitus Typ 1 wird fast immer als kombinierte Nieren- und Pankreastransplantation druchgeführt. Diese Art der Transplantation erfolgte 1966 erstmals erfolgreich am Menschen. Heute werden jährlich etwa 1.500 Pankreas-Nieren-Transplantationen weltweit durchgeführt, in Deutschland etwa 220. Etwa 70–90% der transplantierten Organe funktionieren nach einem

Jahr noch, wenn sie kombiniert mit einer Niere verpflanzt wurden, nur etwa 50–60% dagegen, wenn ein Pankreas allein transplantiert wurde. Der Grund für diesen Unterschied ist gleichzeitig auch der Grund für die heutige Vorgehensweise der fast ausschließlich kombinierten Nieren-Pankreas-Transplantation. Bei Abstoßungen ist fast nie die Bauchspeicheldrüse alleine betroffen, sondern meistens beide Organe. Abstoßungen an der Niere lassen sich aber sehr viel früher und sicherer diagnostizieren, sodass die richtige Therapie durch die Diagnostik der Nierentransplantatabstoßung schneller eingeleitet werden kann.

Voraussetzung für eine Pankreastransplantation ist also ein Typ-1-Diabetes mit einer dialysepflichtigen Niereninsuffizienz. Nur in absoluten Ausnahmesituationen, z.B. bei häufigen, lebensgefährlichen Hypoglykämien, ist eine isolierte Pankreastransplantation indiziert. Ein Diabetes mellitus Typ 2 ist ebenfalls keine Indikation für eine Bauchspeicheldrüsen-Transplantation, da hier die Ursache ja nicht ein absoluter Insulinmangel ist, wie beim Typ-1-Diabetes, sondern eine periphere Insulinresistenz mit einem Überschuss an Insulinausschüttung. Im Übrigen gelten die gleichen Kontraindikationen wie für die Nierentransplantation. Die HLA-Gewebeeigenschaften werden vor einer kombinierten Nieren-Pankreas-Transplantation nicht beachtet, da sie für die Transplantatfunktion im Langzeitverlauf keine Rolle zu spielen scheinen.

Das Pankreas wird entweder auf die gegenüberliegende Seite der Niere ebenfalls ins kleine Becken mit Anschluss an die Iliacalgefäße verpflanzt (❏ Abb. 20.2) oder an die Basis des Colon transversum mit Gefäßanschluss an die Aorta und die Milzvene. Der Ausführungsgang des Bauchspeicheldrüsensekrets wird dann mit der Harnblase bzw. dem Dünndarm verbunden.

Eine Transplantation von Inselzellen nach einer erfolgreichen Nierentransplantation ist zwar technisch viel einfacher durch eine einfache Injektion der Zellen in die Pfortader zu realisieren, die Langzeitergebnisse sind allerdings bislang noch enttäuschend. Außerdem braucht man für eine einzige erfolgreiche Transplantation die Inselzellen von mehreren Spender-Bauchspeicheldrüsen, was bei der heutigen Organknappheit fast nicht vertretbar ist.

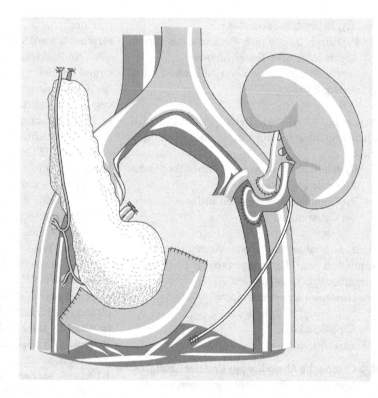

❏ **Abb. 20.2.** Schema der Organimplantation von Nieren und Pankreas beidseits in die Fossa iliaca. Die Spender-Portalvene wird mit der Iliacalvene des Empfängers anastomosiert. Der Pankreas-Ausführungsgang wird über eine Duodenalmanschette in die Blase drainiert.

20.5 Organspende und Rolle des Transplantationskoordinators

20.5.1 Hirntod und Transplantationsgesetz

Ende der 50er Jahre beobachteten die französischen Ärzte Mollaret und Goulon an Patienten, die mit Hilfe von modernen Beatmungsgeräten behandelt wurden, einen Zustand völliger Bewusstlosigkeit, bei dem jegliche Hirn- und Hirnstammfunktionen ausgefallen waren. Im weiteren Verlauf starben schließlich alle diese Patienten an einer Kreislaufdysregulation, die von außen nicht behandelbar war. Sie nannten diesen Zustand »Coma depassé«. Aus der wiederholten Beobachtung entstand schließlich mehr und mehr die Frage, ob Patienten in diesem Koma überhaupt noch als lebendig bezeichnet werden können und ob die aufwendige Intensivtherapie bis zum Herzstillstand ethisch überhaupt noch zu rechtfertigen sei.

1968 hat ein Ad-hoc-Komitee der Harvard Medical School schließlich die Kriterien für die Diagnose des Hirntodes anhand klinischer Symptome beschrieben:

❗ **Der Hirntod wurde mit dem Tod des Individuums, das durch die integrative Funktion des Gehirns charakterisiert ist, gleichgestellt.**

Diese Definition trägt der Endgültigkeit des Hirntodes Rechnung, im Gegensatz zum Herz- und Atemstillstand, die ja unter bestimmten Bedingungen reversibel sind und als Todeskriterien viel zu unsicher wären. Der wissenschaftliche Beirat der Bundesärztekammer, der neben Medizinern auch Theologen und Juristen beiwohnen, gab, auf diesen Kriterien aufbauend, 1982 Entscheidungshilfen zur Feststellung des Hirntodes heraus, die in einzelnen Punkten in den folgenden Jahren weiter konkretisiert wurden. Diese zählen im Vergleich zu allen anderen Ländern zu den am genauesten definierten Hirntodkriterien mit den längsten vorgeschriebenen Beobachtungszeiten. Diese

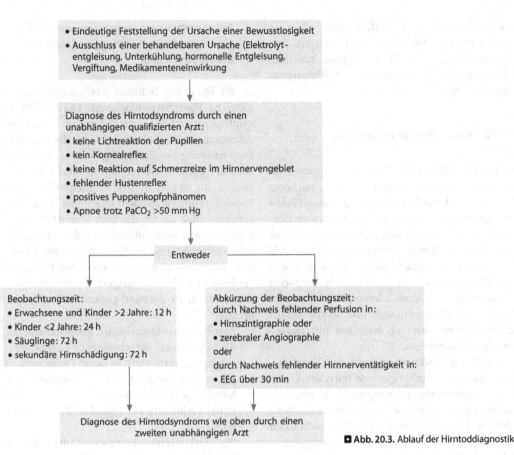

● **Abb. 20.3.** Ablauf der Hirntoddiagnostik

Beschreibung des Hirntodes grenzt ihn eindeutig und klar gegen andere Formen der Bewusstseinsstörung ab wie:

▬ apallisches Syndrom,
▬ Hirnstammtod oder
▬ Locked-in-Syndrom.

Die letztgenannten haben nichts mit Hirntod zu tun, werden aber leider in der Öffentlichkeit sehr häufig damit verglichen oder in Verbindung gebracht. Die diagnostischen Schritte zur Feststellung des Hirntodes zeigt ● Abb. 20.3.

Auf den oben genannten Grundlagen wurde der Hirntod mit Gesetzesbeschluss vom 25. Juni 1997 vom Deutschen Bundestag im Rahmen der Transplantationsgesetzgebung als allgemein gültiges Todeskriterium juristisch bestätigt.

❗ **Das Transplantationsgesetz regelt außer den Todeskriterien die Form der Zustimmung zur Organspende als sog. erweiterte Zustimmungslösung.**

Dabei wird weiterhin dem Persönlichkeitsrecht als Grundrecht auch über den Tod hinaus die absolute Priorität gewährt, d.h. der Verstorbene bestimmt zu Lebzeiten über eine Organspende nach seinem Tod. In anderen europäischen Ländern, wie z.B. Österreich, ist dagegen der Leichnam sozusagen Eigentum des Staates, und die soziale Pflicht zur Organspende zum Wohle der Gemeinschaft wird dem Persönlichkeitsrecht, das mit dem Tod endet, vorangestellt. Hat der oder die Verstorbene zu Lebzeiten seinen Willen zur Organspende weder mündlich noch schriftlich kundgetan, was leider bei 95–96% aller Betroffenen der Fall ist, so werden die nächsten Angehörigen gebeten, dem vermuteten Willen des Toten folgend, eine Entscheidung über Zustimmung oder Ablehnung zur Organspende zu treffen.

20.5.2 Koordinationsaufgaben

Es ist die Aufgabe des Transplantationskoordinators, vor die Angehörigen zu treten, nachdem diese die Todesnachricht erhalten haben, ihnen die unangenehmste Frage zum schlechtesten Zeitpunkt zu stellen und ihnen den Sinn und den unvergleichbar hohen Nutzen der Organspende zu erläutern. Außerdem soll er durch intensive Öffentlichkeitsarbeit die Bevölkerung möglichst schon vor einer solchen schweren Situation über die Problematik informieren und so die Bereitschaft erhöhen, sich vor dem Tod mit Organspende zu beschäftigen.

Liegt eine Zustimmung durch den Verstorbenen oder seine Angehörigen vor, muss der Transplantationskoordinator die organisatorischen Voraussetzungen für eine erfolgreiche Organentnahme schaffen. Diese Aufgabe besteht im wesentlichen in einer Kontaktaufnahme mit Eurotransplant in Leiden in den Niederlanden als Allokationszentrale und in der Koordination der einzelnen Entnahmeteams, die z. T. aus dem örtlichen Transplantationszentrum, z. T. (v. a. bei Herz- oder Lungenentnahme) aus den transplantierenden Zentren kommen. Im Falle von Nierentransplantationen werden die Organe erst nach Fertigstellung der HLA-Typisierung von Eurotransplant allokiert (Empfängern zugeordnet) und in einer speziellen Lösung auf Eis, per Flugzeug oder PKW in das Empfängerzentrum transportiert.

20.5.3 Konservierung des Transplantats

Die Nieren benötigen im lebenden Organismus etwa 20% des gesamten aufgenommenen Sauerstoffs.

❶ **Bei einer Lagerung bei 37°C oder einem Durchblutungsstopp im Körper können die**

Zellen etwa 30 min überstehen, um sich bei einer erneuten Versorgung mit Sauerstoff wieder zu erholen.

In der Phase der Ischämie werden weiter energiereiche Phosphatverbindungen (ATP = Adenosintriphosphat) zu energieärmeren (AMP = Adenosinmonophosphat) abgebaut, die zur Aufrechterhaltung des Zellgleichgewichtes, insbesondere der Elektrolytverteilung gebraucht werden. Gleichzeitig entstehen Stoffwechselprodukte wie Hypoxanthin und aus dem anaeroben Abbau der Kohlenhydrate Laktat, die über eine Aktivierung von Enzymen oder Bildung von Sauerstoffradikalen zellschädigend wirken. Aus diesen Gründen werden die Organe mit speziellen Lösungen perfundiert und darin gelagert, die mit Zusätzen versetzt sind, die die oben genannten Reaktionen bremsen:

- Kortikoide wie Methylprednisolon stabilisieren die Membranen, die schädigende Enzyme umgeben, und verhindern so deren Freisetzung.
- Allopurinol blockiert die Umwandlung von Xanthin in Hypoxanthin.
- Puffer verhindern ein Absinken des pH-Wertes.
- Die Elektrolytkonzentrationen der Lösung sind dem intrazellulären Milieu angepasst, so dass keine Konzentrationsgradienten zwischen intrazellulär und intravasal zu einem Ausstrom oder Einstrom von Elektrolyten und nachfolgend einem Zellödem oder Zelluntergang führen.

Heutzutage wird in Deutschland als Konservierungslösung ausnahmslos die von Belzer entwickelte University-of-Wisconsin-Lösung (UW- oder Belzer-Lösung) verwendet, die gegenüber der früher benutzten Euro-Collins-Lösung durch die beschriebenen Zusätze deutliche Vorteile, v. a. bei längerer Lagerung, aufweist (◌ Tab. 20.1).

Grundlage der Organkonservierung ist die eisgekühlte Lagerung. Dadurch werden Sauerstoff- und Nährstoffverbrauch auf ein Minimum reduziert und die genannten Reaktionen mit Bildung von zellschädigenden Stoffwechselprodukten in ihrer Reaktionsgeschwindigkeit sehr wirksam verlangsamt.

◘ Tab. 20.1. Zusammensetzung der Perfusionslösungen

Zusammensetzung	Euro-Collins	UW-(Belzer) Lösung
Natrium [mmol/l]	10	
Kalium [mmol/l]	108	
Bicarbonat [mmol/l]	10	
Chlorid [mmol/l]	15	
Magnesium [mmol/l]	–	
Phosphat [mmol/l]	60	
Sulfat [mmol/l]	–	
Glukose [mmol/l]	180	
Raffinose [mmol/l]	–	
Laktobionat [mmol/l]	–	
Adenosin [mmol/l]	–	
Gluthation [mmol/l]	–	
Allopurinol [mmol/l]	–	
Insulin [U/l]	–	
Dexamethason [mmol/l]	–	
Penicillin [U/l]	–	200.000
Hydroxyäthylenglykogen [g/l]	–	
Osmolalität	340	
pH	7,3	

❶ Eine Lagerung der Nieren ist bei Abkühlung auf 0–4°C bis zu 48 h relativ problemlos möglich.

In dieser Zeit können die notwendige Typisierung und Verschickung meist gut bewältigt werden.

20.5.4 Erhöhung der Spendebereitschaft

In Deutschland stehen zur Zeit etwa 10.000 Patienten auf der Warteliste, jedes Jahr kommen etwa 2700 hinzu. Dagegen werden nur etwa 2000 Nierentransplantationen pro Jahr durchgeführt, das heißt 8000 Patienten können zur Zeit die Therapie der ersten Wahl für die beste Lebensqualität und

die statistisch höchste Lebenserwartung nicht erhalten, und jedes Jahr werden es mehr.

❶ Es besteht eine große Notwendigkeit, die Organspendebereitschaft in der Bevölkerung und auch die Meldefrequenz von potentiellen Organspendern durch die behandelnden Ärzte zu erhöhen.

Dies hängt im wesentlichen von der medizinischen und gesellschaftlichen Akzeptanz der Organspende ab. Das heißt sowohl Ärzte, Pflegepersonal, Krankenhäuser, Träger des Gesundheitswesens als auch jeder einzelne sind angesprochen und sollten von der Berechtigung und Redlichkeit der Bitte um Organspende überzeugt sein.

20.5.5 Lebendspende

Da die Zahl der zur Verfügung stehenden Organe für die Nierentransplantation in den letzten 10 Jahren etwa konstant geblieben ist, die Wartelisten aber immer länger werden, nützt man Alternativen zunehmend häufiger. So hat in vielen Ländern und auch in Deutschland die Zahl der Lebendnierenspenden von direkten Angehörigen oder nahestehenden Lebenspartnern zugenommen.

In § 8 des Transplantationsgesetzes wurde die Lebendspende auch gesetzlich möglich gemacht und geregelt. Voraussetzung für eine Nierenspende ist Volljährigkeit und Fähigkeit zur Einwilligung. Außerdem ist unabhängig vom Transplantationsteam die Freiwilligkeit der Organspende von einer Kommission zu überprüfen. Beim Spender muss ausgeschlossen werden, dass er über das Operationsrisiko (< 0,5% schwerere Komplikationen) hinaus gesundheitlich gefährdet wird (◘ Tab. 20.2). Bei gesunder Nierenfunktion ist das Risiko, im weiteren Leben selbst eine Nierenerkrankung zu erleiden für den Spender nicht höher als in der Normalbevölkerung.

Die Funktionsraten nach einer Lebendspende sind deutlich besser als bei Nieren von Verstorbenen, selbst wenn die Niere nicht von einem Blutsverwandten stammt. Die HLA-Übereinstimmung spielt hier eine deutlich geringere Rolle. Die Gründe dafür sind kaum bekannt. Möglicherweise liegt es an der besseren Vorbereitung, einer kürze-

◻ Tab. 20.2. Kontraindikationen gegen eine Nieren-spende

Absolute Kontraindikationen
- Proteinurie oder Hämaturie
- Eingeschränkte Nierenfunktion (Kreatinin-Clearance < 80 ml/min)
- HIV-Infektion
- Bösartige Tumoren
- Unkontrollierte psychische Erkrankungen
- Drogenabusus
- Herz- und Lungenerkrankung (OP-Risiko)

Relative Kontraindikationen
- Starke Übergewichtigkeit
- Schwer einstellbare Hypertonie
- Diabetes mellitus bei nahen Verwandten
- Mehrere Nierengefäße
- Nierensteine in der Vorgeschichte
- Psychiatrische Erkrankungen

ren kalten Ischämiezeit oder einer besseren Qualität der verpflanzten Niere. Aber auch weniger stark exprimierte immunologische Gewebeeigenschaften auf der Oberfläche der Nierenzelle bringen Vorteile durch den Wegfall von akuter schwerer Krankheit mit Intensivtherapie vor der Organentnahme.

Die Kosten der Organspende und der dafür notwendigen Untersuchungen trägt die Krankenkasse des Empfängers. Ungeklärt ist allerdings, wer die Kosten für eine etwaige Arbeitsunfähigkeit trägt, wenn dies bei dem Spender als Folge der Organspende entstehen sollte.

20.5.6 Blutgruppenungleiche (inkompatible) Lebendnierenspende

Die wichtigste immunologische Barriere einer Lebendnierenspende waren bisher Blutgruppeninkompatibilitäten zwischen Spender und Empfänger. Ungefähr 25% aller potentiellen Lebendnierentransplantationen konnten deshalb nicht durchgeführt werden. Die Blutgruppe wird durch die Zuckermoleküle A und B definiert, die sich auf fast allen Geweben nachweisen lassen, insbesondere auch auf Erythrozyten und der Niere. Diese Blutgruppeneigenschaften führen, je nach-

dem, welche dieser Eigenschaften vererbt werden, zu den Blutgruppen A, B, AB oder 0. AB bedeutet, dass beide Merkmale vorliegen, bei 0 finden sich keines dieser Merkmale. Organempfänger haben in ihrem Blut jeweils Antikörper gegen die auf ihren Geweben nicht vorhandenen Blutgruppenantigene. Wird ein blutgruppeninkompatibles Organ transplantiert, dann erkennen die im Empfängerblut vorhandenen Antikörper die inkompatiblen Blutgruppenmerkmale auf dem Nierengewebe und lösen eine hyperakute Abstoßung aus (▶ Kap. 20.2). Eine Blutgruppeninkompatibilität zwischen Spender und Empfänger war deswegen bisher eine Kontraindikation für eine Nierentransplantation.

Bei der seit 2004 auch in Deutschland durchgeführten blutgruppeninkompatiblen Lebendnierentransplantation können allerdings durch den Einsatz der Immunadsorption (▶ Kap. 18.7) und neuer Immunmedikamente die Blutgruppenschranken grundsätzlich überwunden werde. Durch die Immunadsorption können unter Zuhilfenahme bestimmter Säulen, die gezielt Antikörper gegen Blutgruppenmerkmale adsorbieren, diese Antikörper aus dem Blut des Empfängers entfernt werden. Hierzu sind in der Regel vor der Transplantation mehrere Sitzungen notwendig. Die Nachproduktion dieser Antikörper, die normalerweise über die B-Lymphozyten stattfindet, wird gleichzeitig gezielt durch die Gabe einen Antikörpers (Rituximab), der nur gegen B-Zellen gerichtet ist, und die zusätzliche Gabe von Immunglobulinen, verhindert. Die Antikörperbildung muss nur innerhalb der ersten 14 Tage nach Nierentransplantation unterdrückt werden, weil das Immunsystem danach trotz erneuter Bildung dieser Antikörper die fremden Blutgruppenmerkmale toleriert (sogenannte Akkomodation). Danach verläuft die blutgruppeninkompatible Nierentransplantation wie jede andere Transplantation weiter. Alle bisher verfügbaren Daten deuten darauf hin, dass die Langzeitfunktion dieser Organe in keiner Art und Weise beeinträchtigt ist.

20.6 Pflegerische Aufgaben

Die pflegerischen Aufgaben bei der Transplantation bestehen in der Durchführung der prä- und gegebenenfalls auch postoperativen Dialysebehandung, der Überwachung des Flüssigkeitsund Elektrolythaushaltes sowie der Vitalparameter Atmung, Blutdruck und Puls. Da die Pflegekräfte oft ein persönliches, enges Verhältnis zu den Dialysepatienten haben, können sie in der Vorbereitung zur Transplantation und auch der Nachbetreuung Aufregungen und Ängste der Patienten vermindern.

20.6.1 Vorbereitung und Durchführung der Transplantation

Folgende Arbeitsschritte werden durchlaufen:

- Vor einer geplanten Transplantation sollten alle Patienten dialysiert werden, um Elektrolytabweichungen, insbesondere Hyperkaliämien, zu beseitigen.
- Der Volumenstatus sollte ebenfalls optimiert werden. Allerdings empfiehlt es sich, keine starke Volumendepletion durchzuführen, um intraoperativ ein ausreichendes Volumenangebot und stabile Kreislaufverhältnisse für die implantierte Niere aufrechtzuerhalten. Es empfiehlt sich für die präoperative Dialyse etwa 1–1,5 kg über dem üblichen Dialyseendgewicht anzustreben.
- CAPD-Patienten sollten vor der Operation das Dialysat entfernen und den Tenckhoff-Katheter abstöpseln.
- Vor der Operation muss die Haut am Unterbauch an der Implantationsstelle gründlich rasiert und desinfiziert werden.
- Nach Legen eines Dauerkatheters (meist in Narkose) wird die Blase mit desinfizierender Lösung gespült.
- Während der Operation soll darauf geachtet werden, dass der Shunt nicht komprimiert wird, um einem thrombotischen Verschluss vorzubeugen.

20.6.2 Postoperative Pflege

Primäre Transplantatdysfunktion

❗ 30–50% der Patienten haben postoperativ noch keine ausreichende Transplantatnierenfunktion, so dass auch nach der Transplantation noch die Gefahr einer Überwässerung und einer Hyperkaliämie im Vordergrund stehen.

Die häufigste Ursache für die primäre Transplantatdysfunktion ist meistens ein akutes Nierenversagen, z.B. durch eine ischämische Tubulusnekrose im Rahmen der Konservierung, einer Hypotonie oder einer Hypovolämie. Weitere Ursachen können selten auch postrenale Obstruktionen sein:

- Blasentamponade,
- Kompression des Ureters von außen durch Hämatome oder Lymphozelen und
- distale Ureternekrosen durch mangelnde Blutversorgung des distalen Uretersegmentes.

Vaskuläre Probleme wie Anastomosenlecks, Thrombosen oder Arteriendissektionen können auftreten und zusätzlich zur Transplantatdysfunktion eine Kreislaufinsuffizienz durch Blutung bis zum hämorrhagischen Schock führen.

Aus pflegerischer Sicht ist deshalb besonders wichtig:

- die engmaschige Kontrolle von Kreislauf und Atmung und
- eine genaue Volumenbilanzierung.

Regelmäßige Messungen des zentralen Venendrucks sind hier sehr hilfreich. In dieser Phase können auch weitere Dialysebehandlungen notwendig sein. Dafür gelten die gleichen Richtlinien wie präoperativ, d. h. Vermeiden einer starken Volumendepletion und zusätzlich rechtzeitiges Erkennen von dialyseassoziierten Blutungen im Rahmen der Heparinisierung.

Beginnende Transplantatfunktion

Nimmt das Transplantat seine Funktion auf, entwickelt sich meistens eine Polyurie aufgrund eines tubulären Defektes mit mangelnder Konzentrationsfähigkeit des Urins. Die Ursache ist dieselbe wie bei einem akuten Nierenversagen anderer Genese und kann zu unkontrollierten Urinausscheidungen bis zu über 3 l/h führen. Die Flüssigkeitszufuhr muss dabei unbedingt der Ausscheidung angepasst werden, um eine Hypovolämie zu vermeiden.

! Flüssigkeitseinlagerungen und Gewichtszunahmen sind nach initialer Transplantatfunktion verdächtig für Abstoßungsreaktionen
oder chirurgische (vaskuläre oder postrenale)
Komplikationen und sollten frühzeitig erkannt werden.

Im Rahmen der Kortikoidtherapie können Blutzu-
ckerentgleisungen bei Patienten auftreten, die zuvor keine medikamentöse antidiabetische Therapie
benötigten. Deshalb sollten grundsätzlich Blutzuckerkontrollen postoperativ durchgeführt werden,
auch wenn die Patienten bislang keinen bekannten
Diabetes mellitus haben.

Informationen

Stellenbeschreibung

Stellenbeschreibung der nephrologischen Fachkrankenschwester/ des Fachkrankenpflegers für den Bereich Hämodialyse

Offiziell verabschiedet im November 1994 vom Vorstand des Deutschen Zweiges der EDTNA/ ERCA und Vorstand der AfnP

Alois Gorke, Waltraud Küntzle, Alice Stücker, Uschi Vater

1   Stellenbezeichnung

2   Bewertung der Stelle

3   Direkte vorgesetzte Stellen

- Disziplinarisch: Pflegedienstleitung oder Stellvertretung
- Fachlich pflegerisch: Stationsleitung oder Stellvertretung
- Fachlich medizinisch: verantwortlicher Arzt

4   Anforderungen an den Stelleninhaber

- 3 Jahre Krankenpflegeausbildung mit bestandener Prüfung und der Erlaubnis, die Berufsbezeichnung Krankenschwester/-pfleger führen zu dürfen
- Teilnahme an einer Fachweiterbildung für nephrologische Pflege bzw. Anerkennung durch Übergangsregelung
- Teilnahme an kontinuierlicher Fortbildung entsprechend den Neuerungen im pflegerischen, technischen und medizinischen Bereich

5   Ziele der Stelle

- Gewährleistung einer sach- und fachkundigen Prozesspflege unter ganzheitlichen Gesichtspunkten im Rahmen eines Pflegekonzeptes
- Förderung der Unabhängigkeit und Selbständigkeit der Patienten durch individuelle Pflege, ausgerichtet auf die Erhaltung und Verbesserung ihrer Lebensqualität und die Prävention von zusätzlichen Komplikationen
- Kontinuierliche Sicherung und Verbesserung der Behandlungsqualität unter Gewährleistung des haftungsrechtlichen Pflegestandards
- Kooperative Zusammenarbeit mit den verschiedenen Mitgliedern des multidisziplinären Teams

6   Aufgaben des Stelleninhabers

6.1   Patientenbezogene Aufgaben

6.1.1 Grundpflegerische Aufgaben bei der Versorgung der Patienten

- Aufnahmegespräch und regelmäßige Epikrisen (Pflegeverlauf und -ergebnis)
- Erstellung von Pflegeplänen
- Laufende Krankenbeobachtung
- Unterstützung bei Bewegung, Umkleiden, Lagerung zu Beginn und während der Behandlung, beim Wiegen und Verlassen der Behandlungsräume
- Bereitstellung der Nahrung und Unterstützung bei der Nahrungsaufnahme
- Unterstützung bei Ausscheiden während der Behandlung, wie z. B. Erbrechen, Stuhlgang und Urinieren
- Säuberung des Behandlungsplatzes
- Assistenz bei und Durchführung von Verbandswechseln
- Information, Beratung und psychosoziale Betreuung von Patienten und Angehörigen

6.1.1.1 Behandlungspflege in der Routineversorgung auf den Patienten bezogen

- Beurteilung des aktuellen Zustands (Kurzanamnese)
- Vitalzeichenkontrolle vor, während und nach der Behandlung
- Kontrolle des Gewichts vor, während und nach der Behandlung
- Vorbereitung und eigenständige Durchführung der Shuntpunktion mit u. a.
  - Inspektion der Shuntumgebung und Funktionsprüfung
  - Desinfektion
  - Punktion und Fixierung der Kanülen
  - Anschluss des Patienten an den extrakorporalen Kreislauf
- Vorbereitung und Durchführung des Anschlusses von zentralvenösen Zugängen an den extrakorporalen Kreislauf u. a.
  - Entfernen des Verbandes und Desinfektion der Haut und der Anschlüsse
  - Abziehen des Füllmedikamentes und Funktionsprüfung
  - Spülen der Katheterschenkel
- Blutentnahmen für Bedside-Tests wie Blutzucker, Elektrolyte, Blutgasanalyse und Laborkontrollen für das Akut- und Routinelabor etc.
- Vorbereitung von Medikamenten nach Einzel- oder Dauerverordnung wie Heparine, Vitamine, Erythropoetine, Insuline, Impfstoffe ect.
- Verabreichung von Injektionen aufgrund ärztlicher Anordnung
- Patientenbeobachtung und selbständige Durchführung von präventiven Maßnahmen wie z. B.:
  - Messen des Blutdrucks,
  - Reduktion der Blutpumpe und der Ultrafiltration,
  - Kopftieflagerung,
  - Glukose- und Kochsalzinfusionen,
  - Blutzuckertests,
  - Gerinnungskontrolle zur Vermeidung von dialysebedingten Komplikationen, wie z. B. leichten und schweren Kreislaufproblemen, Rhythmusstörungen, Blutzuckerstörungen, Muskelkrämpfe und Gerinnungsproblemen im extrakorporalen System
- Rechtzeitige Einschaltung des Arztes bei einer Gefährdung des Patienten

- Beendigung der Dialysebehandlung
  - Entfernung der Kanülen, bei Bedarf Abdrücken der Punktionsstellen, Verband
  - Füllen der zentralvenösen Dialysekatheter mit verordneten Lösungen, Wechsel des Verbandes an Kathetereintrittsstellen
- Beratung und pflegerisch fachbezogene Sicherungsaufklärung der Patienten und deren Angehörigen über z. B.
  - Aufbau und Funktion der Nierenersatztherapie
  - Behandlungsablauf
  - Bedeutung des Sollgewichts und der Elektrolytverschiebungen
  - Ernährung und Auswirkungen auf das Kurz- und Langzeitbefinden z. B. Kalium und Rhythmusstörungen, Eiweiß und Infektionsanfälligkeit, Phosphat und Osteopathie
  - Trinkverhalten, Durst und Auswirkungen auf das Befinden, z. B. Blutdruck, Herzleistung
  - Anzeichen von Komplikationen
  - Pflege des Gefäßanschlusses
  - Prävention von kurz- und langfristigen Komplikationen
- Prozesspflege
  - Dokumentation von Planung, Durchführung, Auswertung der Pflege und von Anordnungen
  - Schriftlicher Dialog mit dem Arzt

6.1.1.2 Behandlungspflege in der Routineversorgung auf Dialysegerät und Technik bezogen

Die Fachkrankenschwester/-pfleger für nephrologische Pflege im Bereich der Hämodialyse trägt im Rahmen der Behandlungspflege die eigenständige Verantwortung als Geräteanwender.

- Vorbereitung und Aufbau des Dialysegerätes
- Füllen bzw. Spülen des blut- und dialysatseitigen Systems
- Desinfektion, Überprüfung und Dokumentation des betriebsbereiten Zustandes lt. gesetzlicher Regelung
- Zusammenstellung der Verbrauchsmaterialien lt. Dialyseregime
- Bedienung des Geräts lt. Bedienungsanweisung des Herstellers

- Erkennung und selbständige Behebung von Geräte- und systembedingten Zwischenfällen, z. B.
  - Austausch des Gerätes vor, während und nach der Behandlung
  - Dokumentation von Fehlern im Gerätebuch und Einleitung von notwendigen Maßnahmen
  - Teilweiser oder kompletter Austausch des extrakorporalen Systems
- Nachbereitung des Dialysegerätes, z. B.
  - Abrüsten des extrakorporalen Systems
  - Abwaschen des Gerätes mit desinfizierender Lösung
  - Desinfektion des dialysatführenden Systems
- Vor- und Nachbereitung sowie regelmäßige Überprüfung von anderen technischen Geräten, z. B.
  - Laborgeräten,
  - Notfallgeräten
- Inbetriebnahmen der Wasseraufbereitung und der zentralen Konzentratversorgungsanlage
- Überprüfung der beiden Anlagen in bezug auf die technische Funktionsbereitschaft
- Regelmäßige hygienische und mikrobiologische Kontrollen der Dialysegeräte, Wasseraufbereitung, Konzentratversorgung und deren Versorgungsleitungen

6.1.1.3 Behandlungspflege im Notfall

- Benachrichtigung des verantwortlichen Arztes
- Handeln nach den Notfallrichtlinien bis zum Eintreffen des Arztes, z. B.
  - Volumensubstitution
  - Abschließen des Patienten
  - Sauerstoffgabe
  - Lagerung
  - Herzdruckmassage
  - EKG-Monitor anschließen und EKG schreiben
  - Notfallmedikamente vorbereiten
  - Intubationsbesteck vorbereiten
  - Defibrillator vorbereiten
- Assistenz bei
  - Schaffung von Zugängen
  - Reanimation und Beatmung
  - Intubation
  - Defibrillation
- Überwachung der Vitalwerte
- Verständigung der Angehörigen

6.2 Weitere pflegedienstliche Aufgaben

- Sicherstellung einer ganzheitlichen Pflege
- Teilnahme und Mitwirkung bei Übergabebesprechungen
- Teilnahme an Dienstbesprechungen
- Teilnahme an Fort- und Weiterbildungen und Weitergabe der Erkenntnisse an Vorgesetzte, Kollegen und Patienten
- Weitergabe von Patienteninformation an Vorgesetzte und Kollegen
- Einhaltung von Pflegestandards und allgemeinen Richtlinien
- Teilnahmen an Pflegevisiten und Arztvisiten
- Einhaltung der Dienst- und Hygienevorschriften
- Meldung von Arbeitsunfällen
- Bereitstellung und Nachbereitung von Sterilgut
- Ständige Qualitätskontrolle der Materialien
- Mitverantwortung für Qualitätssicherung und Weiterentwicklung von Geräten und Materialien
- Koordination der Aufgaben verschiedener Teammitglieder
- Verantwortung für die erforderliche fachbezogene Aufsicht der Wahrnehmung von delegierten Aufgaben und Funktionen
- Überprüfung der Plausibilität von Anordnungen und Ergebnissen

6.3 Pädagogische Aufgaben

- Mitwirkung beim Erstellen und Überarbeiten von Anleitungskonzepten
- Anleitung und Beurteilung von Schülern
- Anleitung und Mitbeurteilung von neuen Mitarbeitern
- Einweisung von Ärzten in Ausbildung (AIP's) und Technikern in den Tätigkeitsbereich der Pflegekraft
- Patienten- und Partnertraining
  - Training und Schulung nach aktuellen Konzepten
  - Regelmäßige Überprüfung des Trainingsstandes des Patienten und bei Bedarf Nachschulung
  - Entsprechend den geistigen und physischen Fähigkeiten und des Trainingsstandes wer-

den Tätigkeiten aus 6.1.2.1 und 6.1.2.2 vom Patienten selbständig durchgeführt. Verantwortung für die sachgerechte Durchführung trägt die assistierende bzw. die trainierende Pflegekraft
- Entwicklung von Gegendarstellungen (Demonstrationspflicht)

6.4 Organisatorische Aufgaben

- Organisation des Behandlungsablaufs im zugewiesenen Tätigkeitsbereich
- Terminplanung für z. B.
  - Erstgespräche mit Patienten und deren Angehörigen
  - Gespräche mit Patienten außerhalb des Dialysetermine
  - Ambulanztermine für Heimpatienten
  - Erst- und Routinedialyse (Schichteinteilung und -umstellung)
  - Untersuchungen, z. B. Röntgen, EKG, Labor
  - Stationäre und ambulante Behandlungen und Untersuchungen
  - Vorbereitende Untersuchungen für die Transplantation
- Überwachung der Termineinhaltung durch Patienten
- Organisation und teilweise Durchführung von Kurierdiensten
- Organisation von Patiententransporten
- Rechtzeitige Einschaltung anderer Mitglieder des multidisziplinären Teams in Abstimmung mit dem verantwortlichen Arzt, z. B.
  - Vermittlung von sozialer Beratung
  - Vermittlung von Ernährungsberatung
  - Vermittlung von psychologischer Betreuung
  - Vermittlung von Kontakten zu Sport- und Selbsthilfegruppen
- Planung und Durchführung von Urlaubsdialysen
- Materialbestellung, Lagerhaltung und Ersatz von Verbrauchsmaterialien im Tätigkeitsbereich
- Mitwirkung bei der Inventur
- Mitverantwortung für die sichere Entsorgung und Zwischenlagerung des Abfalls
- Veranlassung von Reparaturen an Geräten
- Verbesserungsvorschläge für den organisatorischen Ablauf

6.5 Administrative Aufgaben

- Vor- und Nachbereitung der Visite
- Dokumentation und Auswertung der pflegerischen Leistung
- Erstellen von Pflegeübergaben und Pflegeberichten für die nachbehandelnden Pflegekräfte in Krankenhaus, Altenheim, Feriendialyse, stationärer Dialyse etc.
  - Vorbereitung von Laboruntersuchungen und Übertragung von Befunden
  - Beschaffung und Archivierung von Befunden
  - Erstellung von Überweisungs- und Transportscheinen
  - Mitwirkung bei der Erstellung von Abrechnungsunterlagen

Stellenbeschreibung der nephrologischen Fachkrankenschwester/des Fachkrankenpflegers für den Bereich Peritonealdialyse (Auszüge)

Offiziell verabschiedet im Sommer 1995 vom Vorstand des Deutsches Zweiges der EDTNA/ERCA und Vorstand der AfnP

Christa Tast, Alois Gorke, Waltraud Küntzle, Alice Stücker, Uschi Vater

Für den Bereich Peritonealdialyse hat die EDTNA-ERCA und AfnP eine eigene Stellenbeschreibung erstellt. Unter Abschn. 6 werden hier – analog zur obigen Stellenbeschreibung – die folgenden speziellen Aufgaben aufgeführt

6.5.1.1 Behandlungspflege in der Routineversorgung auf den stationären und Trainingspatienten bezogen

- Beurteilung des aktuellen Zustandes (Kurzanamnese)
- Vitalzeichenkontrolle täglich
- Tägliche Gewichtskontrolle
- Katheterrelevante Maßnahmen:
  - Vorbereitung des Patienten auf die Katheterimplantation
  - Inspektion der Katheteraustrittsstelle
  - Bereitstellen des Materials zur Katheterimplantation
  - Spülung und Funktionsprüfung des Katheters

– Druck- und zugsicherer Verband des Katheters unter aseptischen Bedingungen
– Versorgung von Probenmaterial (z. B. PE vom Peritoneum)
– PD-Beginn nach ärztlicher Rücksprache
▪ PD Einleitung
– Vorbereitung, Durchführung und Auswertung der verschiedenen PD-Tests (z. B. PET, KT/V, wöchentlich Kreatininclearance) zur Sicherstellung der adäquaten Dialyse
– Beratung bei der Entscheidung der jeweils angepassten Behandlungsform
– Patientenbeobachtung und Dokumentation bzgl. einer nichtadäquaten Dialyse und Änderung des PD-Regimes nach ärztlicher Anordnung
– Rechtzeitige Einschaltung des Arztes bei einer Gefährdung des Patienten
– Verabreichung von Injektionen aufgrund ärztlicher Anordnung
– Blutentnahmen nach ärztlicher Anordnung
– Individuelles Training des Patienten und der Angehörigen (bei Bedarf)
– Einsatz von PD-Hilfsmitteln zum Beutelwechsel bei Bedarf

6.5.1.2 Ambulante Behandlungspflege

▪ Hausbesuch und Dokumentation bei Entlassung in die Heimdialyse
▪ Vorbereitung der diagnostischen Maßnahmen während der Ambulanz wie z. B. Röntgen, EKG und Labor
▪ Kontrolle des Verbandes, evtl. Wechsel der Katheterverlängerung unter aseptischen Bedingungen
▪ Information des Patienten über die therapeutischen Änderungen aufgrund der diagnostischen Auswertung
▪ Regelmäßige Telefongespräche mit den Patienten, Rückmeldung über deren Dokumentation
▪ Regelmäßige Überprüfung des Trainingsstandes des Patienten und bei Bedarf Nachschulung

6.5.1.3 Behandlungspflege bei Komplikationen und Zwischenfällen in der ambulanten Betreuung

Die Fachkrankenschwester/-pfleger für nephrologische Pflege im Bereich der Peritonealdialyse

kennt die mit der PD verbundenen Zwischenfälle und Komplikationen und behandelt den Patienten nach Anordnung des Arztes bei:
▪ Katheterassoziierten Komplikationen
▪ Infektiösen und nichtinfektiösen Peritonitiden
▪ Komplikationen durch erhöhten intraabdominellen Druck
▪ Metabolischen Komplikationen
▪ Ultrafiltrationsverlust
▪ Hämoperitoneum und Chyloperitoneum

Stellenbeschreibung für Arzthelferinnen/ Arzthelfer für den Bereich Dialyse

Herausgeber: Bundesärztekammer, Arbeitsgemeinschaft der deutschen Ärztekammern unter Beteiligung von Vertretern der Deutschen Dialysegesellschaft niedergelassener Ärzte (DDnÄ), des Kuratoriums für Dialyse und Nierentransplantation (KfH) und der Patienten-Heimversorgung (PHV). Die Deutsche Arbeitsgemeinschaft für Klinische Nephrologie (DAGKN) als zuständige ärztliche Fachgesellschaft und die Verbände der Arzthelferinnen und der Krankenschwestern waren unmittelbar beteiligt

1   Dauer und Gliederung

120 h in Form eines berufsbegleitenden Lehrgangs, der fachtheoretischen und fachpraktischen Unterricht sowie eine fachpraktische Unterweisung (»Praktikum«) integriert.

Unterricht: 80 h

Praktikum: 40 h in strukturierter und dokumentierter Form in einer oder mehreren »fremden« Einrichtung(en); diese Einrichtung(en) muss (müssen) durchschnittlich mindestens 10 PD-Patienten und/oder 60 HD-Patienten betreuen.

2   Zulassung zur Fortbildung

Die Teilnahme setzt einen erfolgreichen Abschluss als Arzthelferin oder Krankenschwester/

Krankenpfleger und minestens 6 Monate patien-
ennahe ununterbrochene Tätigkeit in der Dia-
yse voraus.

3 Ziele

Die Arzthelferin soll unter Anweisung und Verantwortung des Arztes Nierensatztherapie qualifiziert
vorbereiten, durchführen und nachbereiten. Sie
soll insbesondere

- über das medizinische, pflegerische und technische Grundlagenwissen verfügen,
- die technischen Geräte pflegen und beherrschen,
- den Arzt in der Durchführung der Nierenersatztherapie unterstützen,
- fachgebietsbezogene Hygienemaßnahmen
  durchführen und überwachen,
- Abweichungen von der Norm erkennen, darauf
  adäquat reagieren und über Notfallkompetenz
  verfügen,
- die psychosoziale Betreuung der Patienten und
  Angehörigen im Dialyseteam fach- und situationsgerecht durchführen.
- Organisations- und verwaltungsbezogene sowie qualitätssichernde Aufgaben wahrneh-
  men.

4 Überblick über Fächer und Stundenverteilung des Unterrichts

Fächer	Stunden-verteilung
1. Krankheitslehre	10 h
2. Nierensatztherapie	30 h
3. Gefäß- und Peritonealzugänge	5 h
4. Hygiene	4 h
5. Wasseraufbereitung	2 h
6. Notfälle	4 h
7. Pflege	10 h
8. Psychosoziale Betreuung durch das Dialyseteam	5 h
9. Qualitätssicherung, Organisation, Verwaltung	5 h
10. Dokumentation, Recht, Datenschutz	5 h
Gesamt	80 h

5 Inhalte des fachtheoretischen und fachpraktischen Unterrichts   80 h

1 Krankheitslehre   10 h
1.1 Krankheitsbilder
   1.1.1 Glomerulare Nieren-erkrankungen
   1.1.2 Vaskuläre Nierenerkrankungen
   1.1.3 Interstitielle Nierenerkrankungen
   1.1.4 Angeborene Nierenerkrankungen
   1.1.5 Nierentumoren
1.2 Symptome
1.3 Diagnostik
   1.3.1 Urin
   1.3.2 Blut
   1.3.3 Bildgebende Verfahren
   1.3.4 Sonstige Untersuchungen
1.4 Chronische Nierenisuffizienz
   1.4.1 Kompensierte Retention
   1.4.2 Präterminale Niereninsuffizienz
   1.4.3 Folgen der chronischen Nieren-insuffizienz
   1.4.4 Terminale Niereninsuffizienz
   1.4.5 Vorbeugung der chronischen Niereninsuffizienz

2 Nierenersatztherapie   30 h
2.1 Physikalisch-technische Grundlagen
   2.1.1 Diffusion
   2.1.2 Konvektion
   2.1.3 Ultrafiltration/Osmose
   2.1.4 Adsorption
2.2 Dialysen
2.3 Hämodialyse
   2.3.1 Hämodialysegeräte
   2.3.2 Blutseite
   2.3.3 Wasserseite
2.4 Hämofiltration
   2.4.1 Hämofiltrationsgeräte
   2.4.2 Substitutionslösung
2.5 Hämodiafiltration
   2.5.1 Hämodiafiltrationsgeräte
2.6 Besondere Aspekte
   2.6.1 Gerinnungshemmung
   2.6.2 Single-Needle-Verfahren
   2.6.3 Monitoring der Verfahren
   2.6.4 Pflege und Umgang mit den Geräten

6 Abschluss

Der Lehrgang wird mit einer Prüfung abgeschlossen, die aus einem schriftlichen Prüfungsteil von höchstens 45 min und einem mündlich-praktischen Prüfungsteil von höchstens 30 min besteht. Zur Prüfung sind der Nachweis und ein Bericht über das Praktikum vorzulegen.

Über das erfolgreiche Bestehen der Prüfung erhält die Arzthelferin ein Zertifikat des Veranstalters.

7 Übergangsregelung

Wer am [1]_____ eine mindestens 3-jährige ununterbrochene patientennahe Tätigkeit in der Dialyse sowie eine regelmäßige interne und/oder externe Fortbildung nachweisen kann, ist von der Verpflichtung zur Teilnahme am 80-stündigen Lehrgang befreit. Die Prüfung ist in diesen Fällen bis spätestens [2]_____ abzulegen.

Wer am [3]_____ eine mindestens 10-jährige ununterbrochene patientennahe Tätigkeit in der Dialyse sowie eine regelmäßige interne und/oder externe Fortbildung nachweisen kann, ist von der Verpflichtung zur Teilnahme am Lehrgang und an der Prüfung befreit.

---

[1] Stichtag: Datum des Beschlusses des Vorstands der Bundesärztekammer plus 12 Monate
[2] Übergangszeitraum: Stichtag plus 24 Monate
[3] wie 1

Europäische Standards für die nephrologische Pflegepraxis

(Auszug). Herausgegeben vom Deutschen Zweig der EDTNA-ERCA

Hämodialyse
Standarderklärung

Die Hämodialysebehandlung bei Patienten mit terminalem Nierenversagen soll die höchstmögliche Lebensqualität sowie die bestmögliche Behandlungsverträglichkeit anbieten, die innerhalb der körperlichen und psychischen Einschränkungen des Gesundheitszustandes des Patienten möglich sind.

Strukturkriterien

- Die Dialyseabteilung ist mit einem Wasseraufbereitungssystem und mit Geräten zur Durchführung der Dialyse ausgestattet, die den gültigen nationalen Vorschriften, Richtlinien und Sicherheitsstandards entsprechen.
- Die Dialyseabteilung stellt erfahrenes nephrologisches Pflegepersonal zur Verfügung, das für die Pflege der Patienten, den Umgang mit Dialysegeräten und den Einsatz von entsprechenden Behandlungstechniken innerhalb des multidisziplinären Teams ausgebildet ist.
- Der Dialyseabteilung stehen Techniker zur Verfügung, die für die Sicherheit und den optimalen Betrieb der Dialysegeräte, der Wasseraufbereitung und anderer wichtiger Geräte zuständig sind.
- Dialysepatienten werden im Notfall jederzeit in der Dialyseeinheit oder auf der Intensivstation behandelt.
- Der Dialyseabteilung stehen separate Räumlichkeiten für infektiöse Patienten zur Verfügung.
- Die Dialyseabteilung bietet den Patienten die Möglichkeit anderer Formen der Nierenersatztherapie an wie Peritonealdialyse und Transplantation.

- Die Dialyseabteilung verfügt über ein sicheres Entsorgungssystem für klinische Abfälle und infektiöses Material.
- Alle eingesetzten Einwegmaterialien werden entsprechend den Herstellerempfehlungen und/oder den örtlich gültigen Richtlinien für Sicherheit und Qualitätskontrolle eingesetzt.

Für Heimhämodialyse

- Der Patient verfügt über einen Raum und/oder einen besonderen Bereich, der für die Durchführung einer sicheren und bequemen Heimdialyse geeignet und eingerichtet ist.
- Richtlinien zur Infektionsverhütung und andere Sicherheitsrichtlinien, wie sie von der Hämodialyseabteilung festgelegt wurden, finden auch im Heimhämodialysebereich Anwendung.
- Für den Patienten besteht eine Rufbereitschaft rund um die Uhr, die von einer erfahrenen nephrologischen Pflegekraft wahrgenommen wird.
- Der Patient erhält im Notfall jederzeit Hilfe durch fachkundiges Personal – zu Hause oder im Krankenhaus.
- Mitglieder des multidisziplinären Teams besuchen den Patienten zu Hause, um Unterstützung anzubieten, notwendige Maßnahmen einzuleiten und die Behandlung zu optimieren.
- Die nephrologische Pflegekraft der Hämodialyseabteilung plant und organisiert die regelmäßige Nachbetreuung und Untersuchungen.
- Die Versorgung mit allen notwendigen Materialien und deren ordnungsgemäße Entsorgung wird von der nephrologischen Pflegekraft organisiert.

Prozesskriterien

- Die nephrologische Pflegekraft der Dialyseabteilung bewertet die Kenntnisse und die Einstellung des Patienten über seinen Zustand sowie die Dringlichkeit der Dialysebehandlung.
- Die nephrologische Pflegekraft bietet dem Patienten und seiner Familie Informationen, Schulung und Anleitung an. Dies ermöglicht ihm die individuelle Unabhängigkeit und Rehabilitation durch aktive Teilnahme an Entscheidungsprozessen bezüglich der Behandlung.
- Die nephrologische Pflegekraft dokumentiert die körperlichen und psycho-sozialen Probleme sowie die Behandlung des Patienten, um so die bestmögliche Qualität der Pflege sicherzustellen.
- Das multidisziplinäre Team unterstützt den Patienten und seine Familie bei Beginn der Behandlung und wenn diese entsprechend den individuellen Bedürfnissen angepasst oder geändert wird.
- Die nephrologische Pflegekraft vermittelt den Patienten zur Beratung, wenn dieses von dem Patienten gewünscht oder von der Familie des Patienten oder dem multidisziplinären Team als erforderlich angesehen wird.
- Die nephrologische Pflegekraft ist an der Transplantationsvorbereitung beteiligt.
- Die nephrologische Pflegekraft ist für die fachkundige Pflege des Gefäßzuganges verantwortlich, um den Gefäßzugang so lange wie möglich zu erhalten.
- Die nephrologische Pflegekraft schult und trainiert den Patienten in der Pflege seines Gefäßzuganges.
- Die nephrologische Pflegekraft dokumentiert alle Auswirkungen der Dialysebehandlung.
- Die nephrologische Pflegekraft überwacht die Laborwerte des Patienten und stellt sicher, dass die vom Arzt angeordneten Zielspiegel erreicht werden.
- Die nephrologische Pflegekraft überprüft, dass die vom Arzt verordnete Dialysatzusammensetzung den aktuellen physischen Erfordernissen des Patienten gerecht wird.
- Die nephrologische Pflegekraft sichert die Durchführung der erforderlichen chemischen und bakteriologischen Kontrollen von Wasser und Dialysierlösung.
- Die nephrologische Pflegekraft überwacht, dass die sicherheitstechnischen Kontrollen der Dialysegeräte regelmäßig von einem autorisierten Techniker vorgenommen werden.
- Die nephrologische Pflegekraft ist verantwortlich für eine adäquate Dialyse entsprechend den örtlichen Empfehlungen. Wird keine adäquate Dialyse erreicht, werden entsprechende Maßnahmen vom multidisziplinären Team durchgeführt (Harnstoff-Kinetik-Model, EDTNA/ERCA Monographie Nr. 4, 1990).
- Die nephrologische Pflegekraft ist verantwortlich für die sichere, ordnungsgemäße Entsorgung der klinischen Abfälle wie z.B. scharfe infektiöse Einwegmaterialien.
- Die nephrologische Pflegekraft beachtet die kulturellen, philosophischen und religiösen Bedürfnisse des Patienten und integriert sie in den Pflegeplan.
- Die nephrologische Pflegekraft wertet alle Ergebnisse aus und bespricht sie mit dem Patienten und/oder seiner Familie.
- Die nephrologische Pflegekraft informiert sich über neue Entwicklungen in der Hämodialyse.
- Die nephrologische Pflegekraft unterweist den Patienten in der Führung des Dokumentationssystems.
- Die nephrologische Pflegekraft besucht den Patienten zu Hause, um zu überprüfen, ob die Behandlungsziele erreicht werden, bietet ihm nötige Unterstützung an und informiert ihn über Infektionsverhütung.

Ergebniskriterien

- Organisation, Ausstattung und Betrieb der Dialyseabteilung entsprechen den nationalen und örtlichen Gesundheits- und Sicherheitsrichtlinien.
- Die nephrologische Pflegekraft ist an Entscheidungsprozessen der baulichen Planung und der Ausstattung beteiligt.
- Patient, Familie und das gesamte Personal sind vor Infektionen auf der Dialyseabteilung geschützt.
- Die Qualifikation und die Anzahl der Mitarbeiter des multidisziplinären Teams sind ausgerichtet am klinischen Zustand der Patienten.

- Die Pflege und die Behandlung werden durch ein definiertes Qualitätsicherungsprogramm bewertet.
- Der Dialysepatient wird im Notfall jederzeit behandelt.
- Bei Bedarf werden dem Patienten andere Formen der Nierenersatztherapie angeboten.
- Bei Auftreten übertragbarer Erkrankung wird eine Ausbreitung verhindert.
- Die technische Aussattung (z. B. Dialysegeräte, Wasseraufbereitung etc.) befindet sich in einem ordnungsgemäßen Zustand.
- Der Patient erleidet keine kurz- oder langfristigen Beeinträchtigungen und Komplikationen bedingt durch die technische Ausstattung.
- Klinischer Abfall und infektiöses Material werden vorschriftsmäßig und unter ökologischen Gesichtspunkten entsorgt.
- Die Kenntnisse des Patienten über seine Erkrankung und Behandlung sowie seine Einstellung hierzu werden richtig eingeschätzt.
- Der Patient und seine Familie sind informiert, geschult und trainiert. Der Patient erklärt, dass die gewünschte Unabhängigkeit und Rehabilitation erreicht sind.
- Die Dialysebehandlung wird sicher, qualitäts- und kostenbewusst durchgeführt.
- Körperliche und psychosoziale Probleme und die Therapien sind dokumentiert.
- Der Patient erklärt, dass seine Sexualität angesprochen und verständnisvoll behandelt wurde.
- Der Patient und seine Familie werden in jeder Behandlungsphase angemessen unterstützt. Wenn erforderlich und vom Patienten gewünscht, wird er zur Beratung weiterüberwiesen.
- Zur Transplantation gemeldete Patienten sind körperlich und psychisch optimal auf die Transplantation vorbereitet.
- Vermeidbare Komplikationen am Gefäßzugang treten nicht auf.
- Die angestrebten Ziellaborwerte des Patienten werden erreicht und im Normbereich gehalten.
- Der Patient zeigt keine Anzeichen und Symptome einer unzureichenden Dialysebehandlung.

- Der Patient erleidet keine vermeidbaren Komplikationen, die durch den Einsatz oder die Wiederverwendung von Einmalartikeln verursacht wurden. Anm. des deutschen Zweiges: Es sind keine Struktur- und Prozesskriterien zur Wiederverwendung erstellt worden. Diese Aussage ist deshalb unvollständig und unter erheblichem Vorbehalt zu betrachten.
- Die Pflegeergebnisse werden gemeinsam mit dem Patienten bewertet.
- Der Patient zeigt eine zufriedenstellende Compliance bei der Dialysebehandlung, übernimmt Verantwortung für seine Pflege und ist in der Lage, kleine Schwierigkeiten und Komplikationen zu lösen.

Anschriften von Selbsthilfevereinigungen

- nach Postleitzahlen -

Baden-Württemberg

Nierenkranke Kinder und Jugendliche e.V. Heidelberg
Jürgen Drawitsch, Kandelbornweg 4,
64625 Bensheim, ☎ 0 62 51 / 6 43 34
Kinder-Heidelberg@DDeV.de

Herztransplantation Südwest e.V.
Dieter Wolf, Alte Eppelheimer Straße 38,
69115 Heidelberg, ☎ 0 72 64 / 91 30 90,
www.herztransplantation.de

Selbsthilfe bei Nierenversagen Sindelfingen e.V.
Claus Graseck, Arzetstraße 25,
71272 Renningen, ☎ 071 59 / 1 82 27

ArbeitsGruppe Organspende e.V.
Ulm/Aalen   Gustav Wirth, Ebersbergstraße1,
73434 Aalen, ☎ 0 73 66 / 73 48

Selbsthilfe Lebertransplantierter Deutschland e.V.
Jutta Riemer, Maiblumenstraße 12,
74626 Bretzfeld, ☎ 0 79 46 / 94 01 87,
Fax 94 01 86, www.lebertransplantation.de

Niere Baden-Württemberg e.V.
Klaus Zinnecker, Weimarer Straße 2,
35083 Wetter, ☎ 0 64 23 / 96 39 90,
info@niere-bw.de, www.niere-bw.de

Albstadt   Hans-Peter Seupt, Kapfstraße 7,
72469 Meßstetten-Hossingen, ☎ 0 74 36 / 89 58

Göppingen   Heinz Nerling, Ziegelstraße 51,
73033 Göppingen, ☎ 071 61 / 2 71 21

Heilbronn   Claudia Jany, Mörickestraße 16/1,
74172 Neckarsulm, ☎ 071 32 / 4 28 08

Hohenlohe/   Walter Schneider, In den Pfaffenwiesen 4,
Schwäbisch Hall   **74532 Ruppertshofen,** ☎ 0 79 04 / 94 09 23

Ludwigsburg   Bernd Peichl, Johannes-Nefflen-Straße 14
74385 Pleidelsheim,
☎ 071 44 / 28 10 50, Fax 28 10 52

Main-Tauber   Roland Neu, Ettetalstraße 49,
74673 Zaisenhausen, ☎ 0 79 36 / 12 01

Ostwürttemberg   Jürgen Langer, Finkenweg 8/1,
73453 Abtsgmünd, ☎ 0 73 66 / 92 17 24

Reutlingen   Reinhard Henne, Teckstraße 14,
72664 Kohlberg, ☎ 0 70 25 / 66 96

Schwarzwald/   Theresia Friedrich, Pommernstraße 10,
Baar/Heuberg   **78549 Spaichingen,** ☎ 0 74 24 / 50 16 94

Stuttgart   Heide Stolz, Rohrackerstraße 228,
70329 Stuttgart, ☎ 07 11 / 37 96 54

Tübingen   Dietmar Held, Frauengasse 3,
72108 Rottenburg a.N., ☎ 0 74 72 / 2 34 62

Ulm   Tanja Lutz, Reuttier Straße 108
89231 Neu Ulm, ☎ 0731 / 7 35 47, Fax 7 25 63 66

Waiblingen   Klaus Zinnecker, Alte Waiblinger Straße 32,
71336 Waiblingen, ☎ 071 51 / 8 18 68

Zollernalb   Gisela Schittenhelm, Eugenstraße 20,
72336 Balingen, ☎ 0 74 33 / 1 69 07, Fax 99 83 14

IG Dialyse Nordbaden e.V.
Friedrich Poller, Im Speitel 49,
76229 Karlsruhe, ☎ 0721 / 46 89 91

IG chronisch Nierenkranker Kraichgau-Hardt e.V.
Bernd Lang, Josef-Heid-Straße 25,
76646 Bruchsal, ☎ 0 72 51 / 1 69 29

Junge Nierenkranke Deutschland e.V.
Rainer Merz, Fichtenstraße 10,
78078 Niedereschach, ☎ 0 70 54 / 9 20 35 09,
Fax 93 13 29, www.junge-nierenkranke.de

TKG Transplantations-Kooperations-Gruppe Baden-Würt. e.V.
Herbert Anders, Blumenstraße 3,
78194 Immendingen,
☎ 0 74 62 / 91 72 8, Fax 91 72 7

**Hilfe für chronisch nierenkranke Kinder und Jugendliche
e.V. Freiburg**   Kristina Feil c/o Uni-Kinderklinik, Mathildenstr. 1,
79106 Freiburg, ☎ 0761 / 2 70 45 43,
Fax 2 08 59 51, www.nierenkranke-kinder.de

**IG der Dialysepatienten und Nierentransplantierten
Bodensee - Oberschwaben e.V.**
Wolfgang Stuckenbrock, Mühlenberg 12,
88079 Kressbronn,
☎ 0 75 43 / 87 14, Fax 9 52 93 21

Bayern

Deutsche Restless Legs Vereinigung RLS e.V.
Schäufeleinstraße 35, **80687 München,**
☎ 089 / 55 02 88 80, Fax 55 02 88 81

**Förderverein f. Nierenkranke, Dialyse- u. transplantierte Kinder
e.V. München**   Cornelia Kußmann, Postfach 40 06 63,
80706 München, ☎ 0 88 61 / 6 80 02 27,
info@foeniditrak.de, www.foeniditrak.de

ArbeitsGruppe Organspende e.V.
Anton Liebermann, Nonnengasse 4,
86720 Nördlingen, ☎ 0 90 81 / 8 63 99,
Fax 27 17 40, a-g-o@a-g-o.de, www.a-g-o.de

Berchtesgadener   Luise Steinbacher, Hoferstraße 3,
Land/Traunreut   **83301 Traunreut,** ☎ 0 86 69 / 51 16

Traunstein   Willis Rötscher, Am Irlach 3,
83209 Prien, ☎ 0 80 51 / 6 10 16

**Selbsthilfegruppe für Nierenkranke und Angehörige
Landshut e.V.**   Ingeborg Weber, Münchnerau 26,
84034 Landshut, ☎ 0871 / 6 62 81

**Hilfsgemeinschaft der Dialysepatienten und Transplantierten
Freising e.V.**   Günter Schott, Hauptstraße 21,
84048 Steinbach, ☎ 0 87 51 / 23 89

**Hilfsgemeinschaft der Dialysepatienten und Transplantierten
Regensburg/Straubing**
Siegfried Bäumel, Hirschenkreuther Straße 61,
84066 Mallersdorf-Pfaffenberg,
☎ 0 87 72 / 9 10 81, Fax 91 4 30

**Selbsthilfegruppe für Dialysepatienten und
Nierentransplantierte Altötting**
Peter Egart, Altöttinger Straße 20,
84524 Neuötting, ☎ 0 86 71 / 7 19 13

**Verein der Freunde und Förderer von Dialysepatienten und
Nierentransplantierten der Selbsthilfegruppe Allgäu e.V.**
Karl Küster, Am Kreuzberg 34,
87647 Kraftisried, ☎ 0 83 77 / 6 00

Förderkreis für chronisch nierenkranke Kinder Memmingen e.V.
Heinz Groner, Unterer Flurweg 8,
89250 Senden, ☎ 0 73 07 / 3 15 22,
Fax 9 52 36 68,
www.DDeV.de/Nierenkinder-Memmingen

Lipid-Apharese-Patienten-Initiative e.V.
Wolfgang Bieler, Am Hirtenfeld 31a,
91522 Ansbach, ☎ 0981 / 8 45 99, Fax 8 87 00

Selbsthilfegruppe Familiäre Zystennieren e.V.
Dieter Ehrenberger, Paulstraße 27,
92353 Postbauer-Heng, ☎+ Fax 0 91 80 / 10 24
Zystennieren.Shg@t-online.de, www.znshg.de

Augsburg   Manfred Möser, Anton-Bruckner-Straße 1a,
86415 Mering, ☎ 0 82 33 / 9 24 11

München   Kavisha Rein, Plauener Straße 6c,
80992 München, ☎ 089 / 1 49 17 51

Ulm/Neu-Ulm   Renate Fißl, Wiesenweg 8,
89269 Vöhringen, ☎ 0 73 06 / 3 45 91

VDO - Verein für Dialysepatienten und Organtransplantierte e.V.
Reiner Pohl, Breslauer Straße 19,
95615 Marktredwitz, ☎ 01 71 / 9 53 97 39,
vdo.ev@web.de, www.DDeV.de/vdo-ev

**IG der Dialysepatienten und Nierentransplantierten in
Bayern e.V.**   Geschäftsstelle: Frankfurter Straße 82a,
97082 Würzburg, ☎ 09 31 / 88 67 64, Fax 7 63 69

Allgäu   Franz Sieber, Ohneberg 25,
87634 Günzach, ☎ 0 83 72 / 74 09, Fax 98 03 61

Amberg   Hans Letz, Poltzstraße 6,
92224 Amberg, ☎ 0 96 21 / 1 35 23

Augsburg   Roland Maier, Max-Planck-Straße 19,
86179 Augsburg, ☎ 0821 / 6 50 85 84

Bamberg   Klaus Eckert, Am Steinig 11,
96179 Rattelsdorf, ☎ 0 95 47 / 73 99

Bayreuth   Harald Ramming, Bayreuther Straße 16,
95463 Bindlach, ☎+ Fax 0 92 08 / 3 39 32

Kinder/Jugend-   Petra Knipfer, Caritasstraße 20,
liche Erlangen   **92318 Neumarkt,** ☎ 091 81 / 3 39 32, Fax 40 75 00

Fichtelgebirge   Günter Geisler, Waldstraße 46,
95632 Wunsiedel, ☎ 0 92 32 / 41 54,
Fax 88 17 61, guenter.geisler@fichtelgebirge.org

GAP/Murnau	z.Zt. nicht besetzt
Ingolstadt	Helga Woitas, Ziegeleistraße 24d, **85055 Ingolstadt**, ☎ 08 41 / 5 85 98
Kulmbach	z.Zt. nicht besetzt
Landsberg/Lech	Friedrich Lomp, Karlsbader Straße 9, **86859 Igling**, ☎ 0 82 48 / 9 00 74, Fax 9 00 73
Main-Spessart	Hans Fieseler, Julius-Leber-Straße 8a, **97828 Marktheidenfeld**, ☎ 0 93 91 / 73 81
Mittelfranken	Karin Jones, Am Klosterbach 9, **90455 Nürnberg**, ☎ 09 11 / 88 39 37, Fax 88 81 34
München	Brigitte Seemüller, Netzerstraße 43, **80992 München**, ☎ 0 89 / 3 16 12 53, Fax 3 16 12 54
Rhön-Grabfeld	Edwin Gensler, Zum Bildstock 7, **97618 Wollbach**, ☎ 0 97 73 / 6 3 57
Rosenheim	Birgit Ladewig, Doktorweg 5, **83075 Au/Bad Feilnbach**, ☎ 0 80 64 / 90 58 33
Schwandorf-Regenstrauf	Helmut Bruhnke, Iffelsdorf 20, **92536 Pfreimd**, ☎ 0 96 06 / 91 45 97
Untermain	Max Kunkel, Siegfriedstraße 8, **63868 Großwallstadt**, ☎ 0 60 22 / 2 39 18
Weiden	Franz Nowy, Breiter Weg 5, **92660 Neustadt**, ☎ 0 96 02 / 13 01, Fax 91 80 53
West-Mittelfranken	Gerlinde Hassold, Burggrafenstraße 12, **97215 Uffenheim**, ☎ + Fax 0 98 42 / 85 62
Würzburg	Ulrich Roßner, Kantstraße 36, **97074 Würzburg**, ☎ + Fax 09 31 / 7 28 79

Selbsthilfegruppe für Dialysepatienten und Nierentransplantierte Passau und Umgebung e.V.
Ursula Lämmer, Lindental 44, **94032 Passau**, ☎ 08 51 / 3 33 78

Verein der Freunde und Förderer der IG der Dialysepatienten und Nierentransplantierten in Bayern e.V.
Ingrid Roßner, Kantstraße 36, **97074 Würzburg**, ☎ + Fax 09 31 / 7 28 79

IG der Dialysepatienten und Transplantierten in Schweinfurt e.V. Hannelore Seitz, Kreuzstraße 25, **97493 Bergrheinfeld**, ☎ 0 97 21 / 9 07 87, Fax 0 97 21 / 9 33 71, www.dialysepatienten-schweinfurt.de

––––––––––––––––––– Berlin –––––––––––––––––––

Junge Helden Claudia Kotter, Postfach 58 06 52, **10415 Berlin**, info@junge-helden.org

IG Künstliche Niere und Transplantation Berlin (IKN) e.V.
Thomas Grunze, Zillestraße 69, **10585 Berlin**, ☎ + Fax 0 30 / 34 78 18 21

Berliner Nieren- Alexander Wolf, Friedrichstraße 246, **verein e.V.** **10969 Berlin**, ☎ 0 30 / 259 25 929, Fax 259 25 99

Dialyse-Kinder Cornelia Franck, Skalitzer Straße 52, **Berlin e.V.** **10997 Berlin**, ☎ 0 30 / 6 12 39 58, Fax 61 07 34 31, www.DDeV.de/Dialyse-Kinder-Berlin

IG organtransplantierter Patienten e.V.
Ute Opper, Zescher Straße 12, **12307 Berlin**, ☎ 0 30 / 76 40 45 93, Fax 76 40 45 94, www.iop-berlin.de

IG Dialyse und Transplantation Berlin (IDT) e.V.
Kerstin Puhle, Postfach 77 03 01, **13003 Berlin**, ☎ 0 30 / 38 20 73 17

Forum Organtransplantation Berlion e.V.
Thomas Mehlitz, c/o Charité Berlin, Augustenburgerplatz 1, **13353 Berlin**, ☎ 0 30 / 450 55 22 21

HDP – Heim-Dialyse-Patienten e.V.
Marion Petznick, Weinmeisterhornweg 178b, **13593 Berlin**, ☎ 0 30 / 3 63 03 33, Fax 36 41 55 38, marion.petznick@web.de

––––––––––––––––––– Bremen –––––––––––––––––––

IG der Dialysepatienten und Nierentransplantierten Bremen e.V.
Christa Bahrs, Graf-Waldersee-Straße 41, **28205 Bremen**, ☎ 04 21 / 70 55 44, Fax 44 77 38, IG-Bremen@DDeV.de

––––––––––––––––––– Hamburg –––––––––––––––––––

Elternkreis nierenkranker Kinder und Jugendlicher in der IkN Hamburg e.V. Carsten Schroers, Reimerstwiete 4a, **21502 Geesthacht**, ☎ 0 41 52 / 7 03 44, http://Kinderdialyse-Hamburg.DDeV.de

IG künstliche Niere Hamburg e.V.
Peter E. Stoetzer, Malerwinkel 5, **22607 Hamburg**, ☎ 0 40 / 85 33 79 36, Fax 8 90 17 72, IKN-Hamburg@DDeV.de, www.IKN-Hamburg.de

––––––––––––––––––– Hessen –––––––––––––––––––

GIOS Gemeinnützige Interessengemeinschaft Organspende e.V.
Gisela Schäfer, Bruchweg 22, **34369 Hofgeismar**, ☎ 0 56 71 / 50 97 24, Fax 50 97 25, www.gios-organspende.de

IG der Dialysepatienten und Transplantierten Nordhessen e.V.
Jürgen Sattler, Segelbreite 2, **34314 Espenau**, ☎ 0 56 73 / 79 75, IG-Nordhessen@DDeV.de

IG Dialysepatienten und Transplantierte Mittelhessen e.V.
Ewald Hofmann, Vogelsbergstraße 8, **36318 Schwalmtal**, ☎ 0 66 38 / 438, Fax 91 94 81, dtmittelhessen@bnev.de http://dtmittelhessen.bv-niere.de

Elterninitiative Kinderdialyse Marburg e.V.
Dr. G. Klaus / J. Wendt, Bunsenstraße 1, **35037 Marburg**, ☎ 0 64 21 / 6 40 21

IG der Dialysepatienten und Nierentransplantierten Osthessen e.V. Burckhart Schneck, Am Stempel 8, **36137 Großenlüder**, ☎ 0 66 48 / 71 42, Fax 91 64 93, ig-osthessen@ddev.de, http://IG-Osthessen.DDeV. de

GDO Gemeinschaft der Organtransplantierten e.V.
Geschäftsstelle: Lichtweg 18b, **36145 Hofbieber**, ☎ 0 66 57 / 76 54, Fax 91 82 87, piccotx@t-online.de

Landes-Arbeits-Gemeinschaft Hessen (LAGH) der chronisch Nierenkranken u. Transplantierten e.V.
Ewald Hofmann, Vogelsbergstraße 8, **36318 Schwalmtal**, ☎ 0 66 38 / 438, Fax 91 94 81, EwaldHofm@aol.com

IG der Dialysepatienten und Nierentransplantierten Raum Frankfurt e.V. Michael Kinze, Henricusstraße 22, **61440 Oberursel**, ☎ 0 61 71 / 5 61 61, michael.kinze@gmx.de

Selbsthilfegruppe der Dialyse- und Nierenpatienten Stadt und Kreis Offenbach Anna Maria Walter, Felix-Mendelssohn-Str. 1, **63069 Offenbach**, ☎ 0 69 / 83 19 88, Fax 15 34 71 40, a.m.walter@arcor.de,

PKD Familiäre Zystennieren e.V.
Uwe Korst, Karl-Kreuzer-Weg 12, **64625 Bensheim**, ☎ 0 62 51 / 98 36 83, Fax 07 21 / 1 51 47 13 68, www.pkdcure.de

IG der Dialysepatienten und Nierentransplantierten Darmstadt e.V. Georg Seibert, Odenwaldstraße 9, **64832 Babenhausen**, ☎ 0 60 73 / 21 57

IG der Dialysepatienten und Transplantierten Wiesbaden e.V.
Gerhard Stroh, Geschäftsstelle: Blücherstraße 12-14, **65195 Wiesbaden**, ☎ + Fax 06 11 / 49 53 30

––––––––––––– Mecklenburg-Vorpommern –––––––––––––

Selbsthilfegruppe chronisch Nierenkranker im Dialysezentrum am Ring e.V. Bernhardstraße 3, **17033 Neubrandenburg**

Neubranden- Eckard Saß, Eichenstraße 3a, **burg** **17098 Friedland/Meckl.**, ☎ 03 96 01 / 2 66 70

Förderkreis chronisch nierenkranker Kinder e.V. Rostock
Klaus-Peter Lückert, Südstraße 1, **17509 Gahlkow**, ☎ 03 83 52 / 3 66

Dialyse Dr. Christian Binsch, Admannshäger Weg 7a, **Rostock e.V.** **18107 Lichtenhagen Dorf**, ☎ 03 82 03 / 8 48 22, Fax 8 23 22

IG der Dialysepatienten und Transplantierten Schwerin e.V.
Bert Burmeister, Kieler Straße 31a, **19057 Schwerin**, ☎ + Fax 03 85 / 4 84 31 24

IG Wismar e.V. Wolfgang Hindenberg, Drosselweg 10, **23970 Wismar**, ☎ 0 38 41 / 2 05 1 28

––––––––––––––––––– Niedersachsen –––––––––––––––––––

Landesverband Nierenkranker, Dialysepatienten und Transplantierter Niedersachsen e.V.
Alfred Börgerding, Am Markt 6, **49419 Dinklage**, ☎ 0 44 43 / 33 37, g.welz@t-online.de, www.landesverband-niedersachsen.de

Braunschweig	Almuth Tabatt, Pallwall 22, **38165 Lehre**, ☎ 05 08 / 29 09
Celle	Sigrid Kulhawy, Limmerstraße 15d, **30451 Hannover**, ☎+Fax 05 11 / 4 58 39 60
Göttingen	Bettina Sehnke, Weserstraße 12, **37081 Göttingen**, ☎ 05 51 / 70 58 12
Hameln/Pyrmont/ Schaumburg	Gerald Madretzki, Apelerner Str. 13, **31867 Lauenau**, ☎ 05 043 / 38 72,
Hannover	Rüdiger Sengpiel, Davenstedter Holz 35, **30455 Hannover**, ☎ 05 11 / 48 02 66
Hildesheim	Ute + Heinz Sielaff, Schildaustraße 7, **38723 Seesen**, ☎ 05 3 81 / 4 85 25
Lingen	Manfred Abram, Heidestraße 22, **49808 Lingen**, ☎+Fax 05 91 / 6 42 75
Lüneburg	z.Zt. nicht besetzt
Oldenburg	Manfred Völge, Meisenweg 9, **26131 Oldenburg**, ☎+Fax 04 41 / 5 19 50
Osnabrück	Wolfgang Kaiser, Wersener Landstraße 62c, **49076 Osnabrück**, ☎ 05 41 / 57 24 16
Papenburg	Ursula Park, Dechant-Schulte-Straße 44, **26871 Papenburg**, ☎ 49 61 / 7 39 45
Stade	Hartmut Heußner, Kattstraße 12, **21698 Harsefeld**, ☎ 04 1 64 / 59 62, Fax 81 29 12
Vechta/Cloppenburg	Gisela Skambraks, Samenfeldstraße 5, **49356 Diepholz**, ☎ 05 4 41 / 24 33
Wilhelmshaven/ Friesland	Kurt Bleek, Norderney Straße 43, **26384 Wilhelmshaven**, ☎ 04 4 21 / 30 39 38

Selbsthilfe nierenkranker Kinder und Jugendlicher e.V.
Sitz: Hannover, Wolfgang Grube,
Hauptstraße 156, **29352 Adelheidsdorf**,
☎ 05 085 / 95 58 18, Fax 05 1 44 / 9 41 65,
www.DDeV.de/Nierenkinder

——————— Nordrhein-Westfalen ———————

Verband Organtransplantierter Deutschlands (VOD) e.V.
Waldteichstraße 93, **46149 Oberhausen**,
☎ 02 08 / 6 35 32 23, Fax 6 35 48 68

IG Dialysepatienten/Nierentransplantierte Paderborn (IDP)
Johannes Glaen, Schlotmannstraße 6,
33100 Paderborn, ☎ 05 2 93 / 3 09

Gemeinschaft der Nierenkranken, Dialysepatienten und Transplantierten im Kreis Mettmann e.V.
Detlev Berbig, Am Püttkamp 26,
40629 Düsseldorf, ☎ 01 77 / 2 17 98 70
http://gemeinschaft-ndt-mettmann.DDeV.de

IG Niere Nordrhein-Westfalen e.V.
Geschäftsstelle: Bonner Straße 71,
41468 Neuss, ☎ 02 1 31 / 3 03 17, Fax 3 36 38
www.niere-nrw.de

Aachen	Maya Hügle, Malmedyer Straße 32, **52066 Aachen**, ☎ 02 41 / 5 68 27 84
Bergisch Land (Wuppertal/Remscheid/Solingen/Kreis Mettmann Ost)	Kontaktaufnahme über Geschäftsstelle NRW ☎ 02 1 31 / 3 03 17, Fax 3 36 38
Ennepe-Ruhr-Kreis	Kontaktaufnahme über Geschäftsstelle NRW ☎ 02 1 31 / 3 03 17, Fax 3 36 38
Essen Stadt/ Mettman (Nord)	Siegfried Hilscher, Humboldtstraße 159a, **45149 Essen**, ☎ 02 01 / 7 43 4 34, s.hilscher@t-online.de
Bielefeld/ Kreis Gütersloh	Vera Süwer, Am Muldendamm 21, **32549 Bad Oeynhausen**, ☎ 05 7 31 / 2 96 92
Herford	Bernd Rolf, Am Werredamm 7, **32584 Löhne**, ☎ 05 7 32 / 52 76
Hochsauerlandkreis	Peter Neutzler, Zum Graben 11, **59872 Meschede**, ☎ 02 9 03 / 25 09
Erkelenz und Linnich	Kontaktaufnahme über Geschäftsstelle NRW ☎ 02 1 31 / 3 03 17, Fax 3 36 38
Gladbeck/ Gelsenkirchen	Wolfgang Hendricks, Hermannstraße 135 **45964 Gladbeck**, ☎ 02 043 / 2 85 09,
Heinsberg	Kontaktaufnahme über Geschäftsstelle NRW ☎ 02 1 31 / 3 03 17, Fax 3 36 38
Märkischer Kreis	Gabriele Iseringshausen, Hallstraße 27, **58638 Iserlohn**, ☎ 02 3 71 / 2 22 03
Krefeld/Viersen/ Kempen	Annemarie Göbels, Dampfmühlenweg 31/33 **47799 Krefeld**, ☎ 02 1 51 / 2 11 93

Minden-Lübbecke	Helmut Altvalter, Auenweg 51, **32425 Minden**, ☎ 05 71 / 4 67 32
Mönchengladbach/Rheydt	Ehel. Edmund u. Doris Stein, Forststr. 53b, **41239 Mönchengladbach**, ☎ 02 1 66 / 31 08 97
Münsterland (Münster, Coesfeld, Steinfurt, Warendorf)	Hans Busse, Carl v. Ossietzky Straße 1, **59302 Oelde**, ☎+Fax 02 5 22 / 52 84
Kreis Neuss/ Düsseldorf Mettman West	Kontaktaufnahme über Geschäftsstelle NRW ☎ 02 1 31 / 3 03 17, Fax 3 36 38
Niederrhein/ Moers/Kleve/ Wesel	Brigitte Künzer, Kamperdickstraße 20, **47475 Kamp-Lintfort**, ☎ 02 8 42 / 5 56 69, bkuenzer@t-online.de
Siegerland/ Olpe	Horst Schäfer, Hagener Straße 205, **57223 Kreuztal**, ☎+Fax 02 7 32 / 76 36 10
Lippe-Hellweg/ Unna, Soest/ Hamm/Lippstadt	André Beiske, Dietrichstraße 1, **59071 Hamm**, ☎ 02 3 88 / 20 77

Westliches Ruhrgebiet (Duisburg, Mülheim, Oberhausen)
Christel Oettgen, Kirchstraße 92,
45478 Mülheim, ☎ 02 08 / 5 18 59,
chroettgen@aol.com

Die Peritonealdialyse e.V. (Selbsthilfeverein für PD-Patienten)
Hans-Dieter Willms, Wilhelmstraße 34,
41812 Erkelenz, ☎+Fax 02 4 31 / 34 64

Arbeitsgemeinschaft für Nephrologie Wuppertal e.V.
Ulrike Barzel, Rosenhügeler Straße 2-4a,
42859 Remscheid, ☎ 02 1 91 / 49 51 28

Selbsthilfeverein Nierenkranker Dortmund e.V.
Klaus Genster, ☎ 02 3 02 / 6 22 85,
Geschäftsstelle: DPWV-Haus, Westhoffstr. 8-12,
44145 Dortmund, ☎ 02 31 / 83 79 90
Angeschlossene Vereinssportabteilung
Leiter: Harald Flügel, ☎ 02 3 84 / 3 23 84

Selbsthilfegruppe der Dialysepatienten und Nierentransplantierten Bochum e.V., Geschäftsstelle:
Gisela Peronne, Sieben Planeten 23,
44892 Bochum, ☎+Fax 02 34 / 2 87 89 39,
http://Shg-Bochum.DDeV.de

Forschungsunterstützungskreis Kindernephrologie e.V.
Dr. med. Klaus-Eugen Bonzel, Ostpreußenstr. 34,
45259 Essen, ☎ 02 01 / 7 23-27 38 (Sekr. Klinik)

Förderverein nierenkranker Kinder und Jugendlicher Essen-Düsseldorf e.V. Wolfgang Hunger, Uechtmannstraße 32,
45966 Gladbeck,
☎ 02 043 / 5 66 16, Fax 98 92 41

Selbsthilfegruppe der Dialysepatienten und Transplantierten Oberhausen e.V. Christa Ludwig, Blumenthalstraße 53-55,
46045 Oberhausen, ☎ 02 08 / 60 25 55

Selbsthilfegruppe Familiäre Zystennieren e.V.
Duisburg/Krefeld/Niederrhein	Gabriele Scholz, Neue Marktstraße 12, **47051 Duisburg**, ☎ 02 03 / 33 06 49, Fax 2 98 89 79
Sauerland	Werner Bender, Kampstraße 46, 57439 Attendorn

Bundesverband der Organtransplantierten e.V. (BDO)
Geschäftsstelle: Paul-Rücker-Straße 22,
47059 Duisburg, ☎ 02 03 / 44 20 10,
Fax 44 21 27, www.bdo-ev.de
(Fachbereiche und Regionalgruppen über
Geschäftsstelle)

Selbsthilfegruppe Organtransplantierter im Förderkreis Herzzentrum Münster e.V.
Karl Kriens, Fürstengrund 15,
48356 Nordwalde, ☎ 02 5 73 / 22 15, Fax 9 86 86,
karl.kriens@t-online.de
Helmut Eifert, Kamphecke 9, **44339 Dortmund**

Nephrokids Nordrhein-Westfalen e.V.
Michaela Peer, Am Rinkenpfuhl 14,
50676 Köln, ☎ 02 21 / 80 15 88 88,
www.nephrokids.de

Dialyseverein Köln e.V	Bernd Ehritt, Diepenbeek Allee 12, **50858 Köln**, ☎ 02 2 34 / 7 42 92, info@dvkoeln.de, www.dvkoeln.de

Aachener Förderkreis für Organtransplantationen e.V.
Arnold Beer, Jochen-Klepper-Weg 1,
52499 Baesweiler, ☎+Fax 02 4 01 / 5 16 47,
www.afk-organtransplant.de

Bundesverband Deutsche Leukämie-Hilfe e.V.
Ralf Rambach, Thomas-Mann-Straße 40,
53111 Bonn, ☎ 02 28 / 33 88 92 00,
Fax 3 90 44 22, info@leukaemie-hilfe.de

IG der Dialysepatienten und Transplantierten Siegburg und Umgebung e.V. Geschäftsstelle: Humperdinkstraße 10-12,
53721 Siegburg, ☎ 0 22 41/5 96 4 30
Eberhard Rietdorf, Parkstraße 70,
53797 Lohmar, ☎ 0 22 46/7 3 46

Selbsthilfegruppe für Nierenkranke, Dialysepatienten und Transplantierte Lüdenscheid
Manfred Quellenberg, Jahnstraße 61,
58849 Herscheid, ☎ 0 23 57/3 3 33

Selbsthilfegruppe Nierenkranker im Kreis Unna e.V. (SGNKU)
Günter Krumwiede, Präsidentenstraße 34,
59192 Bergkamen, ☎ 0 23 07/9 1 46 72

Cystinose-Selbsthilfe e.V.
Antje Sgrundek, Vornholzweg 18,
59320 Ennigerloh, ☎ 0 25 24/4 4 36
asgundek@aol.com

――――――― Rheinland-Pfalz ―――――――

IG Niere Rhein-Ahr-Eifel e.V.
Willi Bach, Gartenstraße 3, **53501 Grafschaft**,
☎ 0 26 41/6 8 17, Fax 20 38 76,
www.ign-rhein-ahr-eifel.de

IG der Dialysepatienten Trier e.V.
Rolf Mertes, Schenkelsberg 5,
54597 Plütscheid, ☎ 0 65 54/7 2 51

Selbsthilfegruppe „Wanderniere" Idar-Oberstein e.V.
Birgit Blum, Talstraße 24,
55767 Nockenthal, ☎ 0 67 87/1 2 29

IG Nierenkranker und Transplantierter Mittelrhein e.V.
Hubert Mäder, An der Hauptschule 10,
56637 Plaidt, ☎ 0 26 32/7 33 17,
www.DDeV.de/IG-Koblenz

SHGC e.V. Nierenkranker, Dialysepatienten, Transplantierter und Angehöriger Eifel-Hunsrück-Mosel-Rhein
Albert Schwerbel, Grabenstraße 14,
56072 Koblenz, ☎ 02 61/21 05 13, Fax 2 1 00 7 90

IG der Dialysepatienten und Nierentransplantierten Kaiserslautern e.V.
Reiner Veit, Schubertstr. 1,
66849 Landstuhl, ☎ 0 63 71/6 26 02

――――――――――― Saarland ―――――――――――

Interessengemeinschaft der Dialysepatienten und Nierentransplantierten Saar e.V.
Helmut Maaß, Kyllbergstraße 126,
66346 Püttlingen, ☎ 0 68 06/4 75 63,
IG-Saar@bnev.de

―――――――――――― Sachsen ――――――――――――

IG der Nierenkranken in Dresden e.V.
Christine Paulick, Lößnitzstraße 23,
01640 Coswig, ☎ 0 35 23/6 33 32

IDN Leipzig e.V. Monika Engel, Lausener Straße 33,
04207 Leipzig, ☎ 03 41/4 11 52 71
Elterngruppe d. Kinderdialyse
Silke Hartmann, Am Sportplatz 12,
06198 Gimritz, ☎ 03 46 07/2 06 60

Dialyseverband Sachsen e.V.
Annegret Bresch, Windmühlenweg 5a,
04849 Bad Düben, ☎ 03 42 43/2 29 30
DVSachsen@DDeV.de,
www.DDeV.de/DVSachsen,

Bad Düben   Joachim Reiche, Gartenstraße19,
04849 Bad Düben, ☎ 03 42 43/2 24 26

Borna   Lothar Schmidt, Gartenstraße 6,
04567 Kitzscher, ☎ 03 43 3/7 4 11 81

Döbeln   Siegert Schlimpert, Lindenalle 17,
09648 Kriebstein, ☎ 03 42 7/9 29 48

Freiberg   Friedrich-Wilhelm Neumann,
Waldenburger Straße 15c,
09599 Freiberg

Großenhain   Dietmar Enge, Neue Straße 2,
01561 Treugeböhla, ☎ 03 52 2/50 49 30

Plauen   Ingrid Nullmeyer, Obere Kirchstraße 6,
08606 Oelsnitz

Riesa   Katrin Großmann, Alexander-Puschkinplatz 4d,
Elblanddialyse 01587 Riesa, ☎ 0 35 2 2/50 73 14

Zwickau   Michael Bach, Wiesenweg 4,
08144 Stenn, ☎ 0 37 5/5 2 66 54

IGD Chemnitz e.V.   Eva Klapper, Untere Hautstraße 48b,
09232 Hartmannsdorf, ☎ 0 37 2 2/9 5 0 36

――――――――――― Sachsen-Anhalt ―――――――――――

IG Dialyse und Transplantierte Halle/Saale e.V.
Christine Ossyra, Ulmenstraße 6,
06120 Lieskau, ☎ 03 45/4 44 55 20

Selbsthilfegruppe Niere im Vorharz e.V.
Ully Dube, Kahlenbergstraße 17,
06507 Rieder, ☎ 0 39 4 85/6 36 01,
www.niere-vorharz.de

Regionalverband Niere Dessau e.V.
Alfons Axmann, Pettenkoferweg 9,
06847 Dessau, ☎ 03 40/8 8 23 1 72,

IG Dialysepatienten/Nierentransplantierte Wittenberg e.V.
Dialysezentrum, Bernd Kwast, Heuweg 16,
06886 Witt.-Apollensdorf, ☎ 0 34 91/6 1 36 87

Interessenverband der Dialysepatienten und Nierentransplantierten Sachsen-Anhalts e.V.
Udo Kreissel, **39053 Magdeburg**,
☎ 03 91/4 00 57 55,
www.landesverbandniere-sachsen-anhalt.de,
info@landesverbandniere-sachsen-anhalt.de

Regionalverband Niere Magdeburg e.V.
Manfred Kleinert, Kirschweg 63,
39118 Magdeburg, ☎ 03 91/6 1 49 33,

――――――――――― Schleswig-Holstein ―――――――――――

Verband der Dialysepatienten und Transplantierten Lübeck e.V.   Lutz Hennings, Engelswisch 58,
23552 Lübeck, ☎ 04 51/7 0 60 8 96

IG der Dialysepatienten und Transplantierten in Schleswig-Holstein e.V.   Geschäftsstelle: Ringstraße 13,
24114 Kiel, ☎ 04 31/67 53 47,
ig-in-schleswig-holstein@DDeV.de
http://ig-in-schleswig-holstein.ddev.de

IG der Dialysepatienten und Transplantierten Flensburg e.V.
Margot Springer, Fruerlundhof 43,
24943 Flensburg, ☎+Fax 04 61/3 32 96 o.
☎ 0 46 36/4 78, mail@igdn-flensburg.de,
www.igdn-flensburg.de

IG der Dialysepatienten und Nierentransplantierten Westküste e.V.   Hans Adolf Rühmann, Bahnhofstraße 35,
25770 Hemmingstedt, ☎ 04 81/6 34 21

―――――――――――― Thüringen ――――――――――――

Förderverein für Dialysepatienten und chron. Nierenkranke e.V.
04600 Altenburg, Kreuzstraße 5,
☎ 03 4 47/5 0 99 22, Fax 89 97 25

Interessenverband der Kinderdialyse Jena e.V.
07745 Jena, Koch-Straße 2, ☎ 0 36 41/6 3 37 40

Selbsthilfegruppe Familiäre Zystennieren e.V.
Sieglinde Schaffrik, Karl-Reimann-Ring 1,
99087 Erfurt, ☎ 03 61/7 9 2 42 59

IG der Dialysepatienten und Nierentransplantierten Thüringen e.V.   Rosemarie Rudolph, Juri-Gagarin-Ring 94,
99084 Erfurt, ☎ 03 61/5 61 65 64,
www.DDeV.de/IG-Thuringen

Eisfeld   Frank Rehberg, Bürdener Straße 15,
98669 Veilsdorf

Erfurt   Edith Bohn, Ernst-Schneller-Straße 29,
99092 Erfurt, ☎ 03 61/2 11 20 75,

Ilfeld   S. Eichler, Ostrowerstraße 10,
99734 Nordhausen, ☎ 0 36 31/89 62 31

Jena   Klaus Müller, Lilo-Hermann-Straße 2b,
07747 Jena, ☎ 0 36 41/37 29 01

Rudolstadt   Carmen Müller, Königseerstraße 20,
07422 Bad Blankenburg, ☎ 0 36 7 41/4 30 00

Saalfeld   Ruthild Heinrich, Langenschader Straße 34a
07318 Saalfeld, ☎ 0 36 71/6 4 22 18

Sonneberg   Wolfgang Irmsch, Theodor-Körner-Straße 8,
96515 Sonneberg, ☎ 0 36 75/8 0 06 03

Weimar   Ute Graichen, Zum Wilden Graben 4,
99425 Weimar, ☎ 0 36 43/5 97 20

TransDia e.V. - Sport für Transplantierte und Dialysepatienten Wolfgang Ludwig, Arnheimweg 28, **48161 Münster**, ☎ 02 51 / 86 75 89, Fax 86 23 50, info@transdia.de, www.transdia.de	**Hilfsfonds Dialyseferien e.V.** Dieter Karau, Joh.-Seb.-Bach-Straße 10, **68723 Plankstadt**, www.DDeV.de/Hilfsfond, Hilfsfonds-Dialyseferien@DDeV.de

ARGE NIERE ÖSTERREICH
Arbeitsgemeinschaft der Selbsthilfegruppen der Nierenpatienten Österreichs
Präsident: Gerold Schackl, Dennigweg 7, 8046 Graz, ☎+ Fax 03 16 / 69 28 17, gescha@aon.at
argeniereoesterreich@gmx.net, www.nephro-zentren.at

Vereinigung der Dialysepatienten und Nierentransplantierten Oberösterreichs Rudolf Brettbacher, Wohnpark 3, **4222 St.Georgen/Gusen**, ☎ 0 72 37 / 40 96, rudolf.brettbacher@24speed.at **SFN - Selbsthilfegruppe für Dialyse- u. transplantierte Nierenpatienten Salzburg** Margret Resinger, Lacknerwinkel 44, **5325 Plainfeld**, ☎ 0 62 29 / 25 82, Fax 2 58 24, resinger.sfn-sbg@aon.at **Verein Nephro Tirol – Selbsthilfe f. Dialysepatienten u. Nierentransplantierte** Egon Saurer, Ing.-Etzel-Straße 16c, **6020 Innsbruck**, ☎06 64 / 5 09 99 28, www.nephrotirol.at **Interessengemeinschaft der Dialysepatienten und Nierentransplantierten Vorarlbergs** Lothar Lins, Baldebrechtgasse 23, **6830 Rankweil**, ☎ 0 55 22 / 4 69 09, lothar.lins@utanet.at **Erste Steirische Interessengemeinschaft der Dialysepatienten und Nierentransplantierten** Rolf Klinger, Postfach 11, **8026 Graz**, ☎ 06 64 / 3 44 20 71 helga.klinger@chello.at	**Interessengemeinschaft der Dialysepatienten und Nierentransplantierten Kärntens** Gernot Waste, Postfach 12, **9026 Klagenfurt**, ☎ 06 50 / 6 92 28 48, dial.ktn@utanet.at, www.nephro-zentren.at/knt/shg/default.htm **Gesellschaft Nierentransplantierter und Dialysepatienten Wien, Niederösterreich und Burgenland** Horst Achatz, Landstraßer Hauptstraße 99/2b, **1030 Wien**, ☎ 06 76 / 7 78 46 10, Fax 7 78 46 09, gndoe-wnb@chello.at, www.gnd-wnb.at **Austrian Transplant Sports Federation ATSF** Walter Rettenegger, Weizbergstraße 12, **8160 Weiz**, ☎ 06 64 / 3 95 78 09, Fax 0 31 72 / 3 03 26, walter.rettenegger@aon.at

Verband der Nierenpatienten Schweiz (VNPS)
Société Suisse des malades d'insuffisance rénale (SSMIR)
Associazione Svizzera per patienti d'insufficienza renale (ASPIR)
Präsidentin: Andrea Schäfer, Rue Principale 116, 1788 Praz (Vully), ☎ 026 / 6 73 12 66, Fax 6 73 22 60,
schaefer-ringmauer@bluewin.ch, www.nierenpatienten.ch

Regio Vaud	Pierre Décosterd, 21, ch. Villardiez, **1009 Pully**, ☎ 0 21 / 28 59 90	**Regio Basel**	Alfred Bär, Auf der Wacht 41, **4104 Oberwil**, ☎ 061 / 4 01 13 29, a.baer@intergga.ch
Regio Fribourg	Prof. Tit. Vassilis Gotzos, Ch. du Couchant 1, **1752 Villars-sur-Glâne**, ☎ 026 / 4 02 99 78, brunomorisod@hotmail.com	**Regio Aargau**	Gerhard Suter, Winzerweg 4a, **5312 Döttingen**, ☎ 056 / 2 45 31 16, Fax 2 45 77 39, gerry.suter@vnpa.ch, www.vnpa.ch
Regio Genève	Jean-Claude Ruckterstuhl, Case postale 2103, **1211 Genève 2**, ☎ 022 / 3 72 78 54, jcruckterstuhl@romandie.com	**Regio Ticino**	Adriano Turchetti, Casa Lisetta, **6518 Gorduna**, ☎ 091 / 8 29 27 64, Fax 8 46 45 21, kapamo@bluemail.ch
Regio Valais	Patrick Lavanchy, Les Rappes, **1921 Martigny-Croix**, ☎ 0 27 / 7 22 80 17, lavanchy.assurances@mycable.ch	**Regio Graubünden u. Rheintal**	Edith Huser, Grasch 3, **7075 Churwalden**, ☎ 081 / 3 82 10 51
Regio Jura	Claude Tendon, ch. des Places 23, **2800 Delémont**, ☎ 0 32 / 4 23 88 70	**Regio Zürich**	Markus Gribi, Quentlistraße 88, **8193 Eglisau**, ☎ 044 / 8 67 58 38, markus.gribi@nok.ch
Regio Neuchâtel	André Braichet, Les Champsrayés 14, **2525 Le Landeron**, andre.braichet@hapi.ch	**Regio Ostschweiz**	Jörg Iseli, Vollmoosstrasse 2a, **9030 Abtwil SG**, ☎ 071 / 3 50 00 73, nierenpatienten-ostschweiz@bluewin.ch
Regio Solothurn	Iris Kaech, Haldenweg 4, **4515 Oberdorf/SO**, ☎ 0 32 / 6 21 52 27, f.kaech@bluewin.ch	**Verein der Eltern von nierenkranken Kindern (VENK)**	Esther Ammann, Ackerstrasse 8, **8610 Uster**, info@venk.ch
Regio Bern	Hans Schweizer, Gammen, **3206 Rizenbach**, ☎ 031 / 7 47 81 92, hausi.schweizer@bluewin.ch		

Mit freundlicher Genehmigung: Diatra-Journal-Fachzeitschrift für Nephrologie und Transplantation. www.diatra-verlag.de

Glossar

Absorption: entspricht Resorption; Aufnahme von Stoffen durch die Haut/Schleimhaut

Acetat: Salz der Essigsäure

Adsorption: Anlagerung einer Substanz im Grenzbereich zweier Phasen, z. B. zwischen fest und flüssig

Afterload: Nachlast des Herzens; der Widerstand, gegen den das Herz das Blut auswirft

Analgetikum: schmerzstillendes Medikament

Anastomose: Verbindung zweier Hohlorgane

Anatomie: Lehre vom Körperbau

Aneurysma: umschriebene Ausweitung eines arteriellen Blutgefäßes

Antigen: Substanz, die vom Körper als fremd erkannt wird und eine Immunantwort auslöst

Antikoagulation: Hemmung der Blutgerinnung

Antikörper: besondere Eiweiße, die von B-Lymphozyten als eine Antwort des Immunsystems auf antigene Substanzen gebildet werden mit der Fähigkeit zur Bindung des Antigens

Antiphlogistika: entzündungshemmende Medikamente

Aphasie: zentrale Sprachstörung

Äquilibrium: Gleichgewicht

artikulär: das Gelenk betreffend

asservieren: aufbewahren

asymptomatisch: ohne Krankheitszeichen

Aszites: Ansammlung von Wasser in der Bauchhöhle

Äthylenoxid (ETO): zur Sterilisation medizinischer Produkte eingesetzte Substanz

Auskultation: abhorchen, meist mit einem Stethoskop

auto-: Wortteil mit der Bedeutung »von selbst«

Autoimmunkrankheit: Krankheit, bei der das Immunsystem eigene Körperbestandteile angreift

Azidose: Störung des Säure-Basen-Haushalts mit Abfall des arteriellen pH-Wertes unter 7,36

Basalmembran: Grundschicht aus komplexen Eiweißbestandteilen zwischen Epithel/Endothel und Bindegewebe

Biopsie: Entnahme einer Gewebeprobe

Bronchospasmus: Krampf der Muskulatur in den Atemwegen

Calcitriol: 1,25-Dihydroxycholecalciferol, in der Niere gebildeter Vitamin-D-Metabolit

Calcidiol: 25-Hydroxycholecalciferol, in der Leber gebildeter Vitamin-D-Metabolit

Cholecalciferdiol: Vitamin D_3

chronotrop: Schlagfrequenz des Herzens betreffend

Compliance: therapietreue des Patienten

Cross-match: Kreuzprobe

Derivat: Substanz, die aus einer anderen abgeleitet ist

Diaphragma: Zwerchfell

Diarrhö: Durchfall

Diastole: Abschnitt des Herzzyklus, bei dem die Herzmuskulatur erschlafft und die Herzhöhlen mit Blut gefüllt werden

Differentialdiagnose: Unterscheidung ähnlicher Krankheitsbilder

Diffusion: Ausbreitung eines Stoffs entlang eines Konzentrationsgefälles

Dilatation: Erweiterung

Dilution: Verdünnung

Dislokation: Lageveränderung

Dissoziation: Zerfall von Molekülen

distal: von der Körpermitte entfernt

Diurese: Harnausscheidung

Diuretika: Medikamente, die den Harnfluss erhöhen

dromotrop: Leitungsgeschwindigkeit den Herzmuskel betreffend

dys-: Wortteil mit der Bedeutung »Miss-, Fehl-«

Dyspnoe: Luftnot

Dysurie: schmerzhafte Harnentleerung

-ektomie: Wortteil mit der Bedeutung »herausschneiden«

Elektrolyte: Verbindungen, die in wässriger Lösung in Ionen zerfallen

Embolie: Verlegung einer Gefäßleitung durch eine nicht im Blut gelöste Substanz

endemisch: Dauerverseuchung in einer bestimmten geographischen Region

endogen: von innen kommend

Endothel: Zellen, die die Gefäße und serösen Höhlen des Körpers auskleiden

epi-: Wortteil mit der Bedeutung »auf, darauf«

Exkretion: Ausscheidung

exkretorisch: ausscheidend

exogen: von außen kommend

Exsikkose: Flüssigkeitsmangel

Exsudat: durch Entzündung bedingter Austritt von Flüssigkeit und Zellen aus Blut- und Lymphgefäßen

extrakorporal: außerhalb des Körpers

extrazellulär: außerhalb der Zellen

Foetor: schlechter Geruch

Genese: Entstehung

Gradient: Gefälle

Hämatothorax: Blut innerhalb der Thoraxhöhle

hämodynamisch: Bedingungen des intravasalen Blutflusses (z. B. Druck, Flussgeschwindigkeit)

Hemiplegie: Halbseitenlähmung

Histologie: Lehre von den Geweben des Körpers

Homöostase: Gleichgewicht

Hormone: Wirkstoffe, die von besonderen Organen produziert und in das Blut abgegeben werden, um an ihrem Erfolgsorgan eine charakteristische Wirkung hervorzurufen

humoral: die Körperflüssigkeiten betreffend

hydrostatisch: Druck einer ruhenden Flüssigkeit

hyper-: Wortteil mit der Bedeutung »über«

Hypertrophie: Vergrößerung von Gewebe oder Organen durch Zunahme des Zellvolumens, aber nicht der Zellanzahl

hypo-: Wortteil mit der Bedeutung »unter«

idiopathisch: ohne erkennbare Ursache

Ileus: Darmverschluss

Immunsuppression: Unterdrückung der Immunantwort, Schwächung des Immunsystems

in situ: in natürlicher Lage

Inappetenz: fehlendes Verlangen nach Nahrung

Indikation: Veranlassung, eine bestimmte ärztliche Handlung vorzunehmen

Induration: Verhärtung

inguinal: im Bereich der Leiste

inhibierend: hemmend

Insuffizienz: Schwäche

Integrität: Unversehrtheit

intermittierend: abwechselnd

Interstitium: Zwischenraum; zwischen dem eigentlichen Parenchym gelegener Raum, der Bindegewebe, Gefäße und Nerven enthält

intrakraniell: innerhalb des Schädels

intrauterin: innerhalb der Gebärmutter

intravasal: in den Blutgefäßen

intrazellulär: innerhalb der Zellen

intrinsisch: von innen her, aus eigenem Antrieb

Ionen: geladene Teilchen, die in einem elektrischen Feld wandern; Anionen sind negativ geladen und wandern zum positiven Pol (Anode), Kationen sind positiv geladen und wandern zum negativen Pol (Kathode)

irreversibel: nicht umkehrbar

Ischämie: Verminderung der Durchblutung

Kapillare: feinste Blutgefäße mit einem Durchmesser von ca. 6–20 um

Kollaps: Zusammenbruch

Kompartiment: abgeteilter Raum

kompatibel: verträglich

Kompensation: Ausgleich

Kompression: Zusammenpressung

Konstriktion: Zusammenziehung

Kontamination: Verunreinigung

Kontraindikation: Umstand, der die Anwendung einer bestimmten ärztlichen Heilmaßnahme auf jeden Fall verbietet

Kortikoide: in der Nebenniere gebildete Steroidhormone (z. B. Kortison)

kryo-: Wortteil mit der Bedeutung »Kälte«

kumulativ: anhäufend

Lumen: Hohlraum

makroskopisch: mit bloßem Auge sichtbar

Malnutrition: Sammelbegriff für Unter- und Fehlernährung

Metabolit: Stoffwechselprodukt

metastatisch: über Absiedelung entstanden

Miktion: Wasserlassen

Monitorisierung: Überwachung

Morbidität: Krankheitshäufigkeit

Morphologie: Lehre von der Organform und -struktur

Mortalität: Sterblichkeit

multi-: Wortteil mit der Bedeutung »viel«

Mutation: Veränderung des Erbgutes

nativ: sich im natürlichen Zustand befindend

Nekrose: Gewebstod

obsolet: veraltet

Ödem: Ansammlung wässriger Flüssigkeit im Gewebe

okklusiv: verschließend

oligo-: Wortteil mit der Bedeutung »wenig«

ossär: den Knochen betreffend

Osmose: Diffusion einer Flüssigkeit durch eine semipermeable Membran, die zwei Lösungen unterschiedlicher Konzentration voneinander trennt und die nur für das Lösungsmittel durchlässig ist

Palpation: Untersuchung durch Betasten

Parenchym: besondere Zellen eines Organs, die seine Funktion ausmachen

parenteral: unter Umgehung des Magen-Darm-Traktes, d. h. intravenöse oder subkutane Gabe

parietal: wandständig

-pathie: Wortteil mit der Bedeutung »Krankheit, Schmerz«

pathologisch: krankhaft

Pathophysiologie: Lehre von den krankhaften Lebensvorgängen

Peptid: chemische Verbindung aus mehreren Aminosäuren

Perforation: Durchbohrung

peri-: Wortteil mit der Bedeutung »um etwas herum«

Permeabilität: Durchlässigkeit

Persistenz: das Erhaltenbleiben

Pharmakon: Arzneimittel im allgemeinen

Physiologie: Lehre von den normalen Lebensvorgängen

Pinozytose: Aufnehmen gelöster Stoffe ins Zellinnere

Pneumothorax: Luft im Raum zwischen dem äußeren und inneren Blatt des Rippenfells

Polysaccharid: hochmolekulare Kohlenhydrate, bestehend aus vielen Monosachariden

Prävention: Vorbeugung

Preload: Vorlast des Herzens, d. h. Dehnung der Herzmuskelfasern unmittelbar vor dem Auswurf des Blutvolumens

Prodromi: Vorzeichen

Prognose: Aussicht, Voraussage

Proliferation: Wucherung

Prophylaxe: Vorbeugung

Protein: allgemeine Bezeichnung für Eiweiße

proximal: zur Körpermitte hin

pseudo-: Wortteil mit der Bedeutung »Schein«

putride: faulig

pyo-: Wortteil mit der Bedeutung »Eiter-«

Rekonvaleszenz: Erholungsphase nach schwerer Krankheit

Restriktion: Einschränkung

Retention: Zurückhaltung

retrograd: von hinten her

reversibel: umkehrbar

Rezidiv: Rückfall

reziprok: umgekehrt

Ruptur: Zerreißung

Sekretion: Absonderung

selektiv: auswählend

semipermeabel: halbdurchlässig

Sepsis: Allgemeininfektion mit Krankheitszeichen durch Einschwemmen von Krankheitserregern in die Blutbahn, landläufig Blutvergiftung

Singultus: Schluckauf

Soluta: gelöste Stoffe

Somnolenz: Schläfrigkeit

Sonographie: Ultraschalluntersuchung

Stenose: Engstelle

sub-: Wortteil mit der Bedeutung »unter«

Substitution: Vorgang des Ersetzens

Superinfektion: Zweitinfektion nach einer noch nicht ausgeheilten Erstinfektion

Surfactant: oberflächenaktive Substanz, die die Lungenbläschen auskleidet und vor dem Zusammenfallen schützt

Syndrom: zusammengehörende Gruppe von Symptomen, die typisch für eine bestimmte Krankheit sind

synthetisch: künstlich

therapierefraktär: einer Behandlung widerstehend

Thromboembolie: Verlegung einer arteriellen Strombahn durch ein Blutgerinnsel

Thrombogenität: Neigung zur Aktivierung der Blutgerinnung

Thrombose: Bildung eines Blutgerinnsels

Toxin: Giftstoff

umbilikal: den Nabel betreffend

Urosepsis: Blutvergiftung, ausgehend vom Urogenitaltrakt

Urtikaria: Nesselsucht, Auftreten stark juckender Quaddeln

Vaskulitis: Gefäßentzündung

Vigilanz: Wachheitszustand

Visus: Sehschärfe

viszeral: die Eingeweide betreffend

Zirkulation: Kreislauf

Zytokine: Botenstoffe, die die Funktion weißer Blutkörperchen regeln

Literatur

Apsner R, Buchmayer H, Lang T et al. (2001) Related articles. Simplified citrate anticoagulation for high-flux hemodialysis. Am J. Kidney Dis 38(5):979–987

Beise U, Heimes S, Schwarz W (2006) Krankheitslehre für Gesundheitsfachberufe. Springer Berlin Heidelberg

Blake PG (1996) Targets in CAPD and APD prescription. Perit Dial Int 16 (Suppl 1):S 143–146

Blake PG (1996) Techniques for modelling adequacy in patients on peritoneal dialysis. Am J Kidney Dis 27(5):750–753

Blumberg A, Weidmann P, Show S, Gnadinger, M (1988) Effect of various therapeutic approaches on plasma potassium and major regulating factors in terminal renal failure. Am J Med 85:507–512

BMG Bundesministerium für Gesundheit (1997) Fbmt-Kommentar zum Entwurf der BetreibVMP. (Pressemitteilung ND: 1994056, 1994) Fachverband Biomedizinische Technik, http://www.fkt.de/infobase

Böckmann RD (1980) Studie zur Verbesserung der Sicherheit von Dialyseverfahren und Dialysegeräten. (MAGS Ministerium für Arbeit, Gesundheit und Soziales des Landes Nordrhein-Westfalen) TÜV Rheinland, 1980

CANUSA Study group (1996) Adequacy of dialysis and nutrition in continuous peritoneal dialysis: association with clinical outcomes. Canada-USA (CANUSA) peritoneal dialysis study group. J Am Soc Nephrol 7:198–207

Churchill DN et al. (1998) Increased peritoneal membrane transport is associated with decreased patient and technique survival for continuous peritoneal dialysis patients. The Canada-USA (CANUSA) Peritoneal Dialysis Study Group. J Am Soc Nephrol 9(7):1285–1292

Daugirdas JT (1993) Second generation logarithmic estimates of single-pool variable volume Kt/V: An analysis of error. J Am Soc Nephrol 4:1205–1213

Daugirdas JT, Blake PG, Ing TS (2007) Handbook of dialysis, 4th edn. Lippincott Williams & Wilkins, Baltimore

Diaz-Buxo JA, Farmer CD, Walker PJ et al. (1981) Continuous cyclic peritoneal dialysis: a preliminary report. Artif Organs 5:157–161

DOQI (Dialysis Outcomes Quality Initiative) Guidelines. National Kidney Foundation (1997–2006)

DOQI (2001) Clinical Practice Guidelines. 2000 update. Am J Kidney Dis 37 (Suppl 1):S84–86

EDTNA/ERCA Deutscher Zweig, Sonderveröffentlichung (1995) Qualifikation in der nephrologischen Pflege, Stellenbeschreibungen, Nephrologische Weiterbildung. Pabst Science Publishers, Lengerich

Europäische Empfehlung zur optimierten Therapie der renalen Anämie. Spectrum der Nephrologie Sonderausgabe 1/2000

Franz HE, Hörl WH (1997) Blutreinigungsverfahren. Technik und Klinik, 5. Aufl. Thieme, Stuttgart New York

Frei U, Schober-Halstenberg H (1999) QUASI-Nieren-Report. Krankenkassenverband, Berlin

Frei U, Schober-Halstenberg H (2007) Nierenersatztherapie in Deutschland. Jahresbericht 2006/2007, QUASI-Niere

Gokal R, Nolph KD (2009) Nolph and Gokals textbook of peritoneal dialysis. Springer, Heidelberg Berlin New York

Hartmann R, Huland H (Hrsg) (2006) Urologie. Springer, Berlin Heidelberg New York Tokyo

Henrich WL (2009) Prinicples and practice of dialysis. Lippincott William & Wilkins, Baltimore

Hepp W, Hegenscheid M (1998) Dialyse-Shunts. Steinkopff, Darmstadt

Ifudo O (1998) Current concepts: Care of patients undergoing hemodialysis. N Engl J Med 15:1054–1062

Jacobs C, Kjellstrand CM, Koch KM, Winchester JF (eds) (2004) Replacement of renal function by dialysis, 5th edn. Springer, Dordrecht

Jacobson HR, Striker GE, Klahr S (1995) The principles and practice of nephrology, 2nd edn. Mosby, St. Louis

Keane et al. (1996) Peritoneal Dialysis related peritonitis treatment recommendations. Perit Dial Int 16:557

Keane WF et al. (1996) Peritoneal dialysis-related peritonitis treatment recommendations: 1996 update. Perit Dial Int. 16(6):557–573

Keane WF, Everett ED, Golper et al. (1993) Peritoneal dialysis-related peritonitits treatment recommendations. 1993 updat. The Ad hoc Advisory Committee on peritonitis management. International Society of peritoneal dialysis. Perit Dial Int 13:14–28

Keane WF, Bailie GR, Boeschoeten E et al. (2000) Adult peritoneal dialysis related peritonitits treatment recommendations: 2000 update. Perit Dial Int 20:396–411

Khanna R, Oreopoulos DG (1986) Dialysis: continuous ambulatori peritoneal dialysis and haemodialysis. Clin Endocrinol Metab 15:823–36

K/DOQI (2001) Clinical guidelines for hemodialysis adequacy, 2000. Am J Kidney Dis 37: S7–S64

Landesamt für Gesundheit und Soziales Mecklenburg-Vorpommern (2003): Rahmenhygieneplan für Dialyse-Einrichtungen. Rostock

Langkau GH (1997) Der Gefäßzugang für die chronische Hämodialysebehandlung aus gefäßchirurgischer Sicht. Spektrum der Nephrologie 5:63–65

Larsen R (2007) Anästhesie und Intensivmedizin für die Fachpflege, 7. Aufl. Springer, Berlin Heidelberg

Lindley E (1994) Ultrafiltration in Dialysis. EDTNA Journal 20:4–6

Millipore GmbH (1996) Technologien und Konzepte für die moderne Reinstwasseraufbereitung. (Firmenhandbuch) Eschborn

Osmonics Inc (1997) Pure Water Handbook. (Firmenhandbuch) Minnatonka, MN-USA

Pastan S, Bailey J (1998) Dialysis therapy. N Engl J Med 20:1428–1437

Pickering SJ et al. (1989) Urokinase: a treatment for relapsing peritonitis due to coagulase-negative staphylococci. Nephrol Dial Transplant 4(1):62–65

Schmidt RF, Lang F (Hrsg) (2007) Physiologie des Menschen, 30. Aufl. Springer, Berlin Heidelberg New York

Schönweiss G (2006) Dialysefibel, 3. Aufl. Abakiss, Bad Kissingen

Sokol C, Hoppenworth U (2006) Arbeiten mit Dialysepatienten. Praxisbuch für Fachpersonal. Springer, Berlin Heidelberg

Spornitz UM (2007) Anatomie und Physiologie. Lehrbuch und Atlas für Pflege- und Gesundheitsfachberufe, 5. Aufl. Springer, Berlin Heidelberg New York Tokyo

Stein G, Ritz E (1994) Diagnostik und Differentialdiagnostik der Nierenerkrankungen, 2. Aufl. Fischer, Jena Stuttgart

Tamm M, Ritz R, Thiel G, Truniger B (1990) Hyperkalemic emergency: causes, diagnosis and therapy. Schweiz Med Wochenschr 120:1031–1036

Tenckhoff H, Schechter H (1968) A bacteriologically safe peritoneal access device. Trans Am Soc Artif Intern Organs 14:181–187

United States Renal Data System (USRDS) (1994) Annual Data Report, Bethesda/Md. National Institutes of Health Institutes of Diabetes and Digestive and Kidney Diseases

Vychytil A, Lilaj T, Schneider B et al. (1999) Tidal peritoneal dialysis for home-treated patients: should it be preferred? Am J Kidney Dis 33:334–343

Waeleghem JP, Odenwälder P (1995) Europäische Standards für die nephrologische Pflegepraxis. (Herausgegeben vom Deutschen Zweig der EDTNA-ERCA). Pabst, Lengerich

Water Qualitiy Association (1995) What is Distillation. Water Review Technical Brief, vol 10 (2)

Water Qualitiy Association (1995) What is Reverse Osmosis. Water Review Technical Brief, vol 10 (3)

Willms B (2001) Was ein Diabetiker alles wissen muß. Kirchheim, Mainz

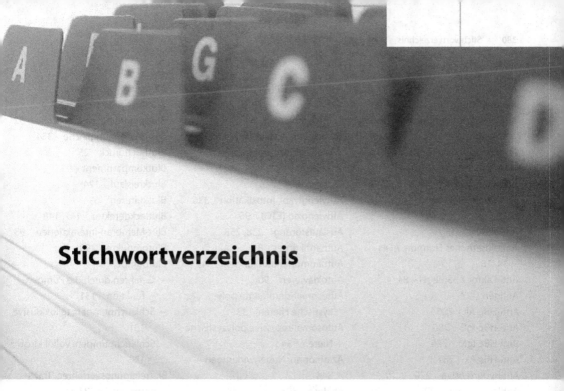

Stichwortverzeichnis